小病一穴灵，大病一穴养

罗杰/编著

科学技术文献出版社
SCIENTIFIC AND TECHNICAL DOCUMENTATION PRESS
·北京·

图书在版编目（CIP）数据

小病一穴灵，大病一穴养/罗杰编著.—北京：科学技术文献出版社，2015.11

ISBN 978-7-5189-0500-3

Ⅰ.①小…　Ⅱ.①罗…　Ⅲ.①穴位按压疗法　Ⅳ.①R245.9

中国版本图书馆 CIP 数据核字（2015）第 165891 号

小病一穴灵，大病一穴养

策划编辑：孙江莉　　责任编辑：宋红梅　　责任校对：赵　瑗　　责任出版：张志平

出 版 者　科学技术文献出版社
地　　址　北京市复兴路 15 号　邮编　100038
编 务 部　（010）58882938，58882087（传真）
发 行 部　（010）58882868，58882874（传真）
邮 购 部　（010）58882873
官方网址　www. stdp. com. cn
发 行 者　科学技术文献出版社发行　全国各地新华书店经销
印 刷 者　北京建泰印刷有限公司
版　　次　2015 年 11 月第 1 版　2015 年 11 月第 1 次印刷
开　　本　710×1000　1/16
字　　数　320 千
印　　张　21
书　　号　ISBN 978-7-5189-0500-3
定　　价　28.00 元

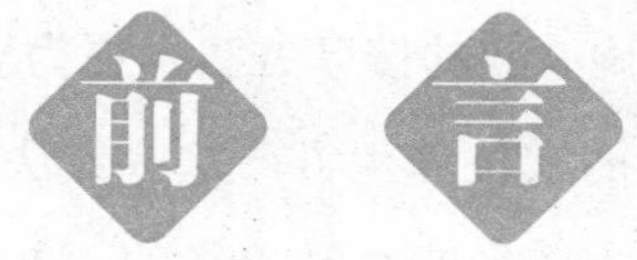

前言

人的一生总是免不了和各种常见病打交道，感冒发烧、头疼脑热经常会遇到。每个人都会生病，生了病就得吃药。殊不知，比各种疾病更大的隐患，是滥用药物。

实际上，每个人的身体都有一个自带的药箱，那就是我们的穴位。只要掌握一些经络穴位的知识，在适当的穴位施以正确的按压手法，不仅可以缓解症状、防治疾病，还可以与其他治疗相配合，减少药物的不良反应，减少用药量，提高药效，甚至在一定程度上替代药物。

这就是中医里所说的穴位治疗。穴位治病，是传统中医学中的重要治疗方法之一，具有操作简单、疗效灵验、花费低廉（零花费）的特点，在我国有着非常深厚的群众基础。

近年来，随着人们对自身健康的关注度越来越高，穴位按摩也越来越流行，但现在的穴位按摩类图书大多针对专业人士撰写，普通人读不懂也不愿意读；另一些穴位按摩的图书，虽然是针对普通读者所编撰，但由于种种原因，内容的通俗度、方法的科学和实用度、理论的广度与深度都有待提升，鉴于此，我们编撰了这本以单穴防治常见病、多发病的养生保健科普读物。

本书以调护大病、小病、常见病、多发病为主旨，以单穴为焦点，在阐明单穴按摩具有良好临床效应的同时，也为广大读者呈现了简便实用的生活保健方法。书中精选了十四经穴详加阐述，穴位下又设独立模块，亦突显此书别具匠心之处：每个穴位的讲解均采用通俗的语言，针对老人、女性、男性、宝宝等不同人群，提供简明、实用的按摩手法，展示了单穴防治疾病和家庭保健的功效与作用。

通过阅读本书，您将了解到人体各穴位的分布状况；您将掌握最为简易的取穴方法；您将获得正确有效的按摩方法。更为重要的是，通过阅读本书，您将获取最可靠、最实用的穴位养生方。这些方法都是经过发明者一生、有的甚至是几代人的摸索和临床实践总结出来的，在临床中具有非同一般的功效。虽不能说百分之百有用，但可以说疗效显著，值得大家放手一试，放心一用。我们相信，对没有任何医学基础的普通读者来说，在选用单穴与多穴治疗同一疾病，疗效没有明显差异的情况下，单穴治病的操作性自然会更强。我们也相信，本书必将成为您不可或缺的养生良友，健康知己。

编　者

目录 CONTENTS

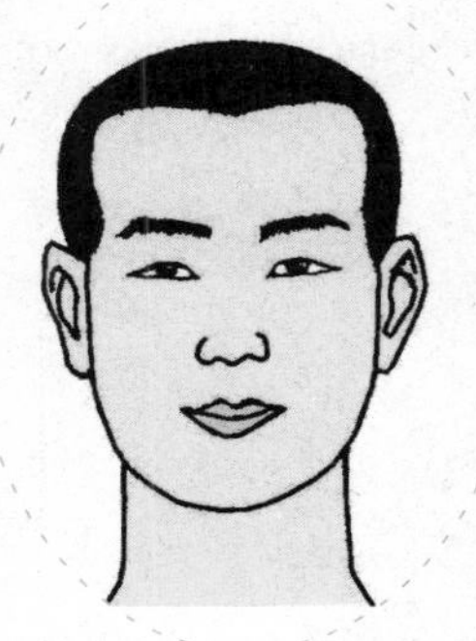

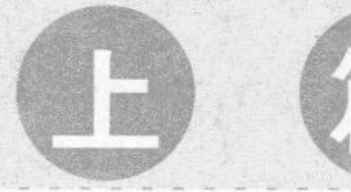

上篇 十四经络单穴应用

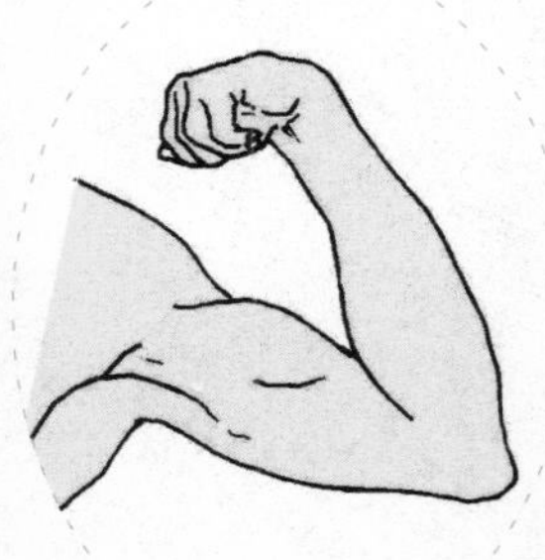

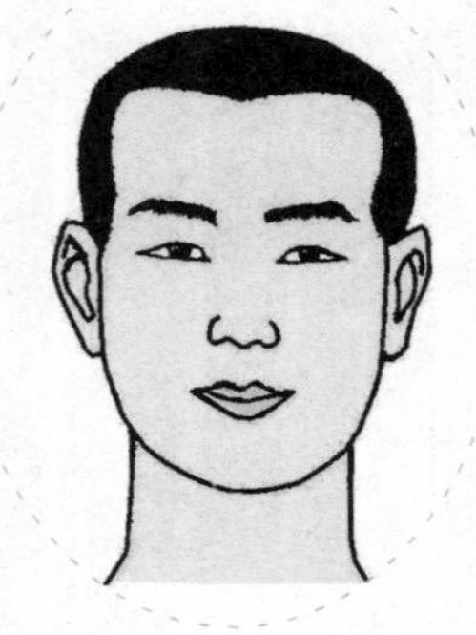

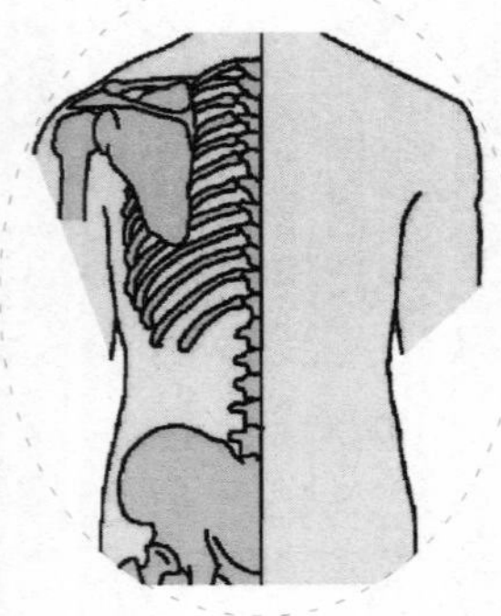

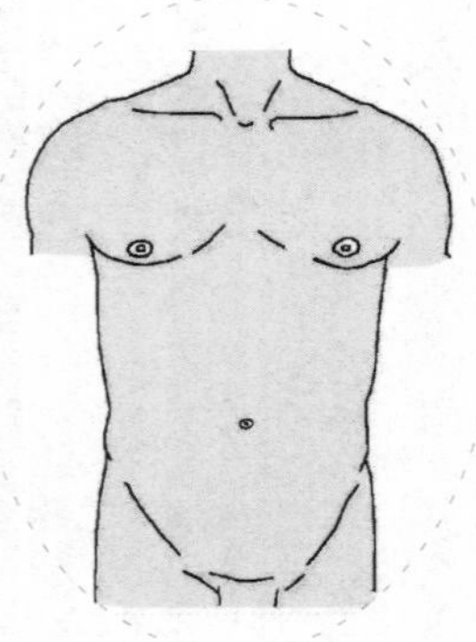

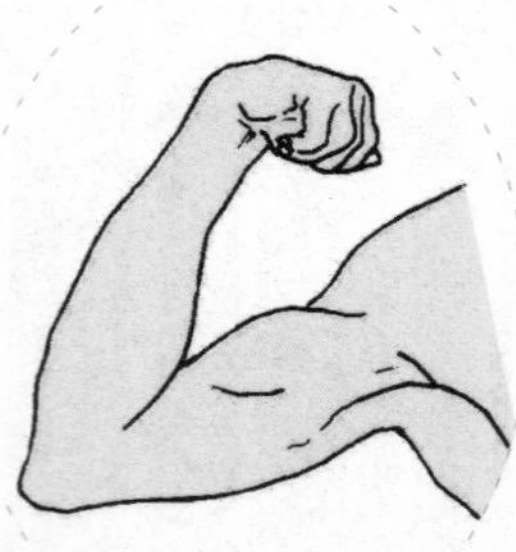

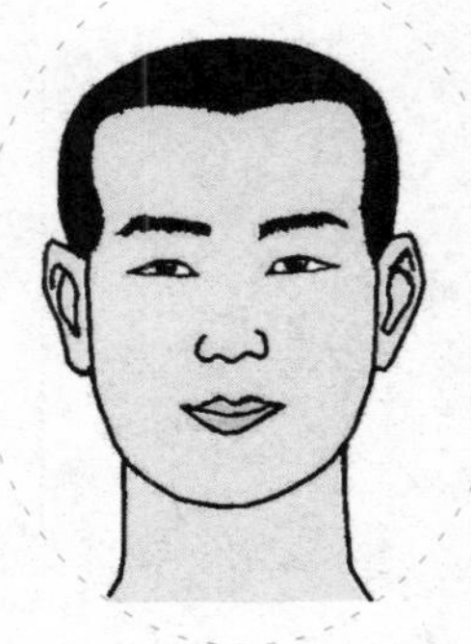
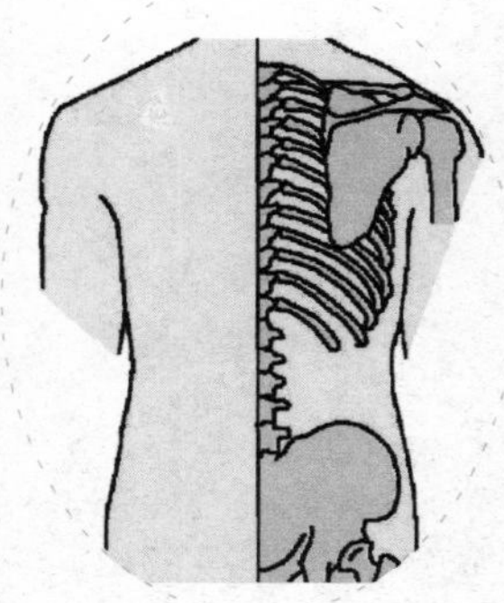
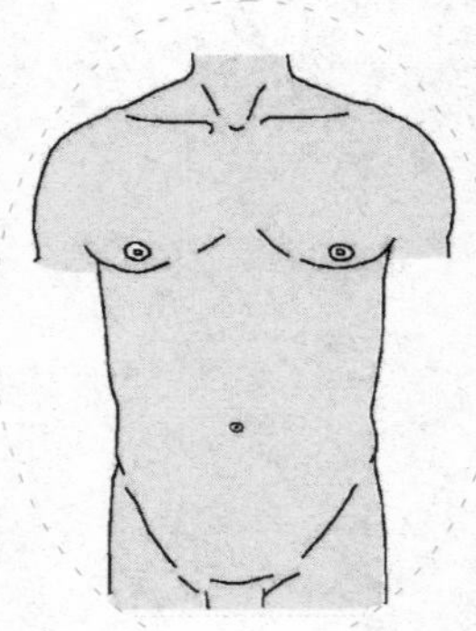
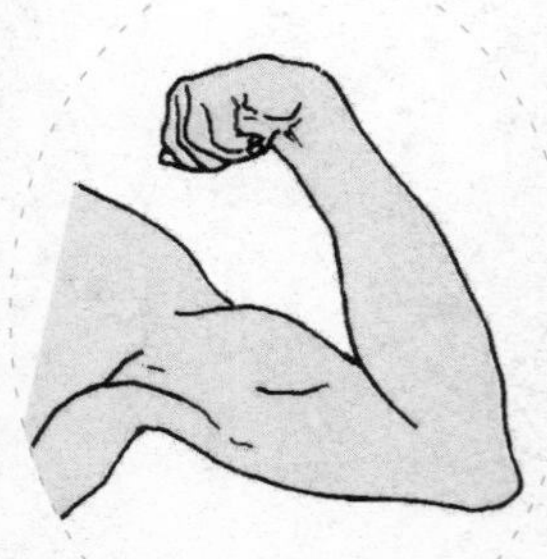

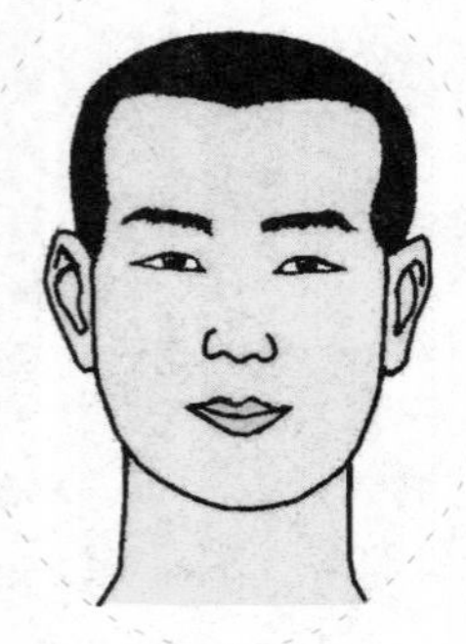

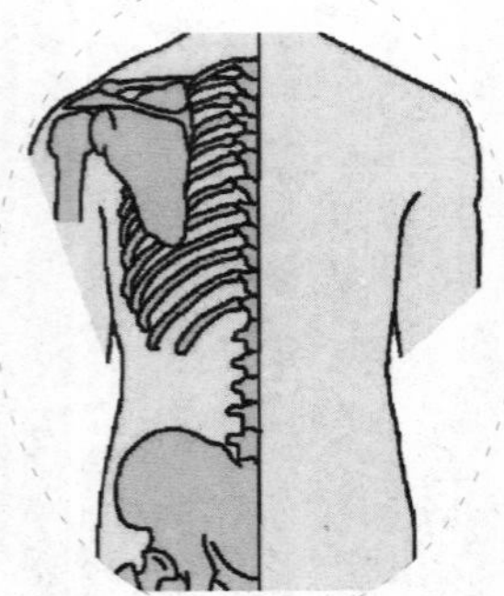

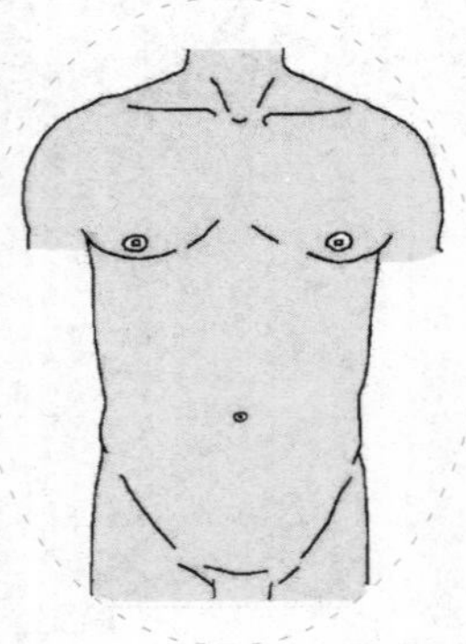

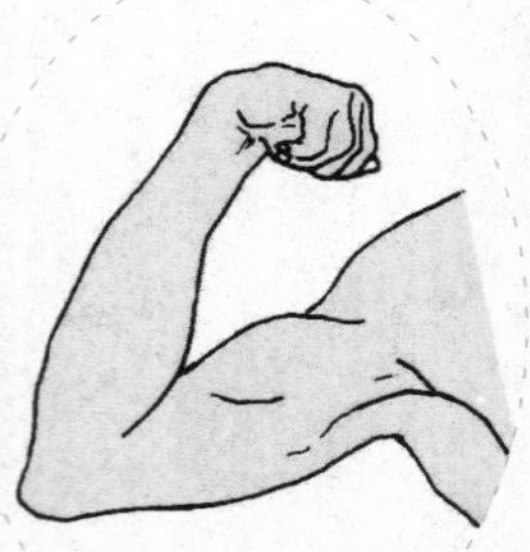

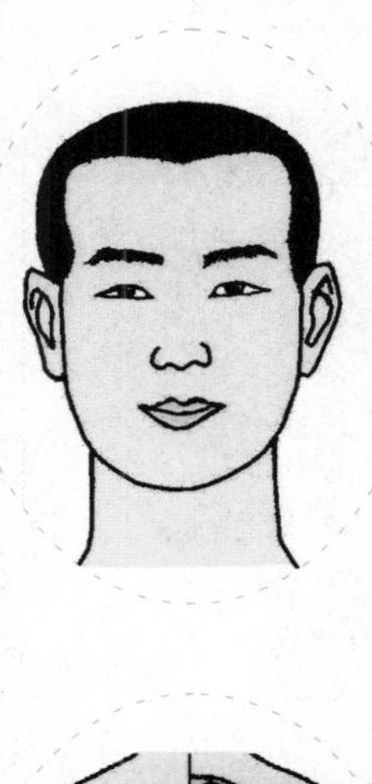

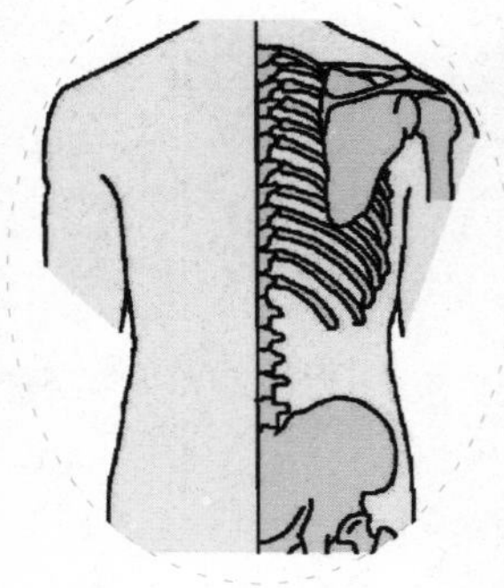

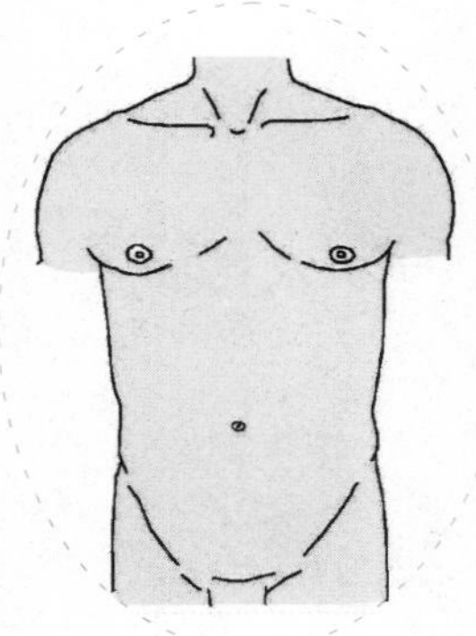

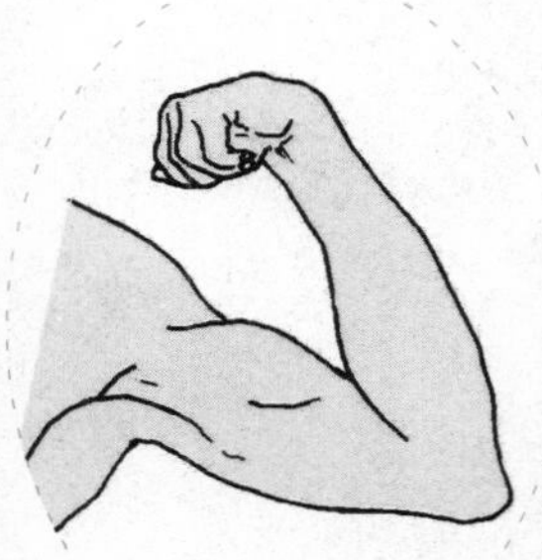

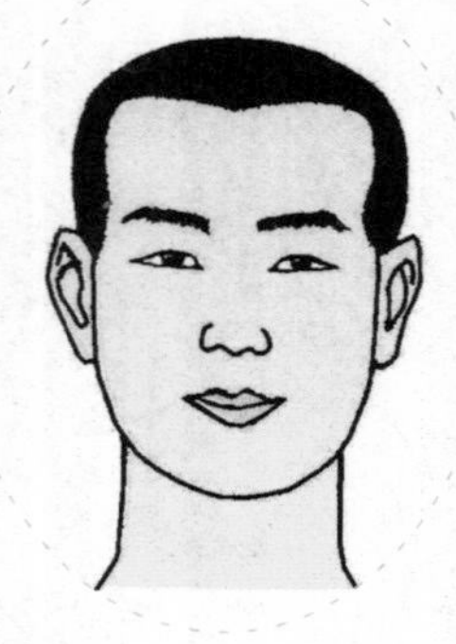
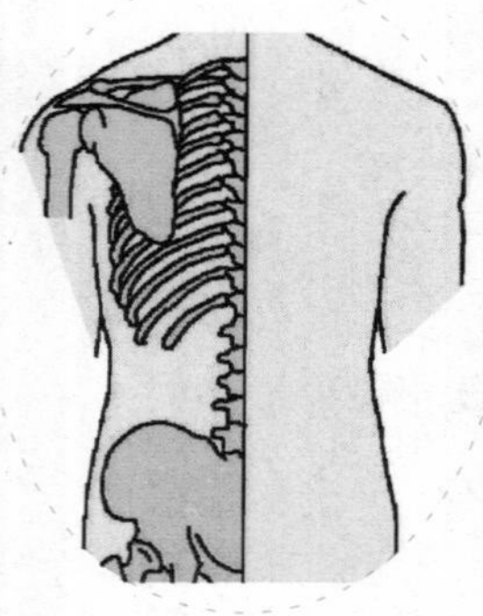
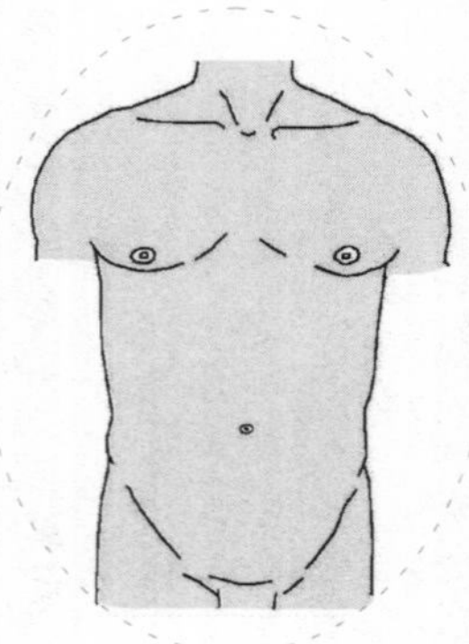
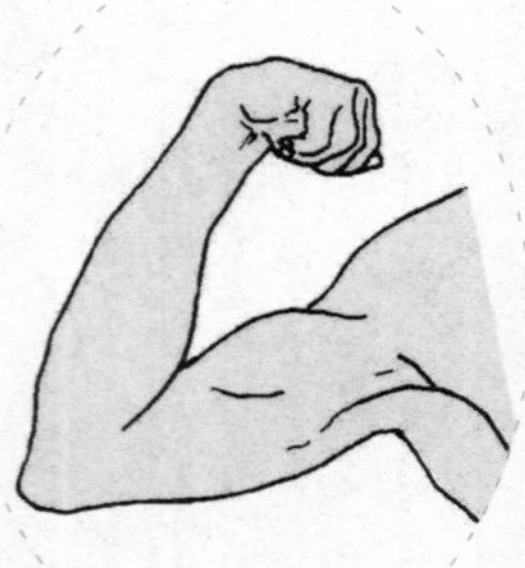

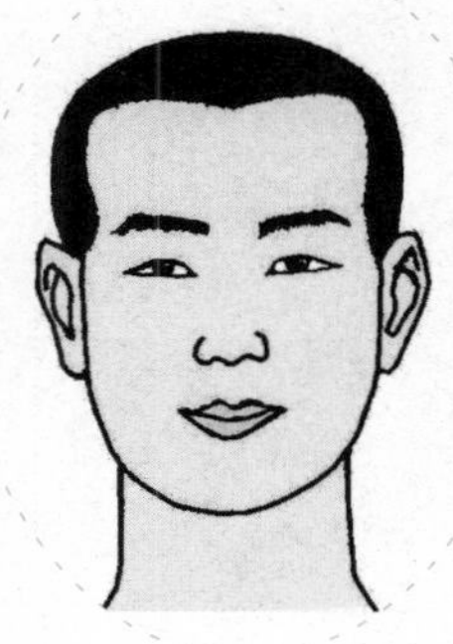

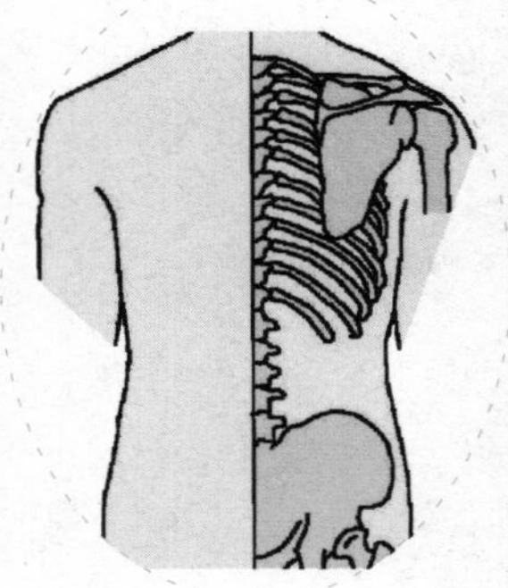

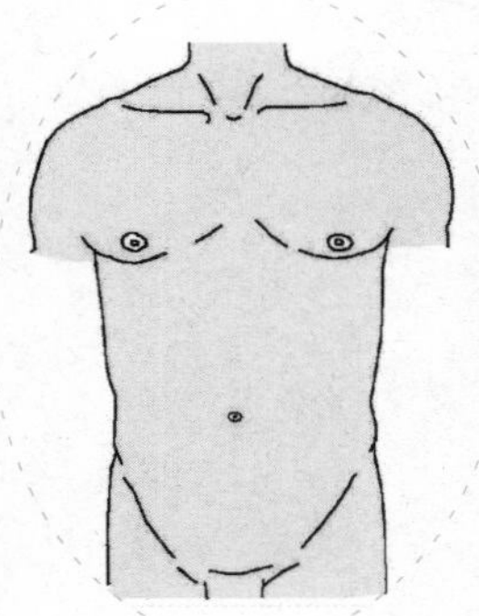

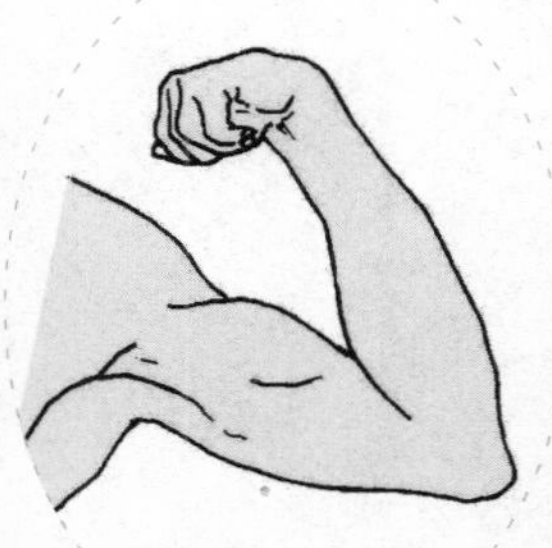

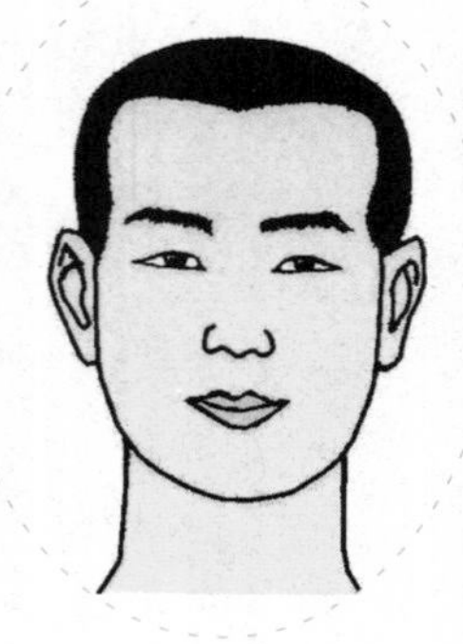

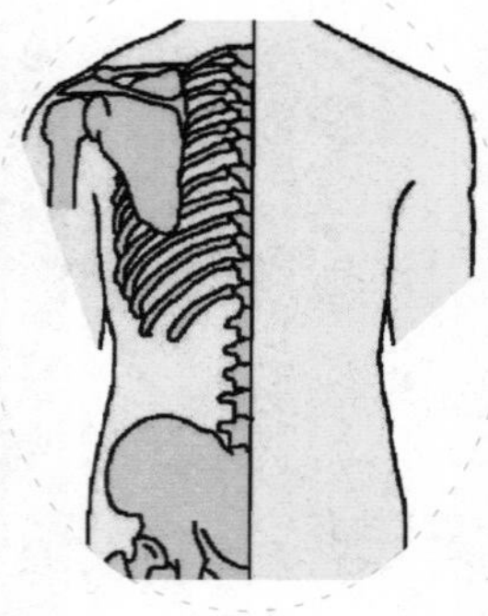

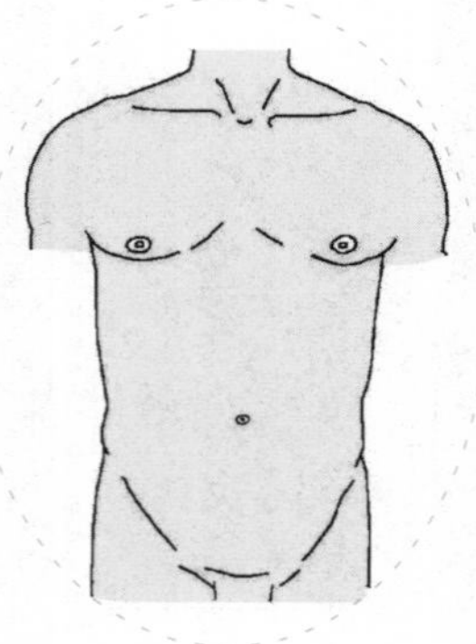

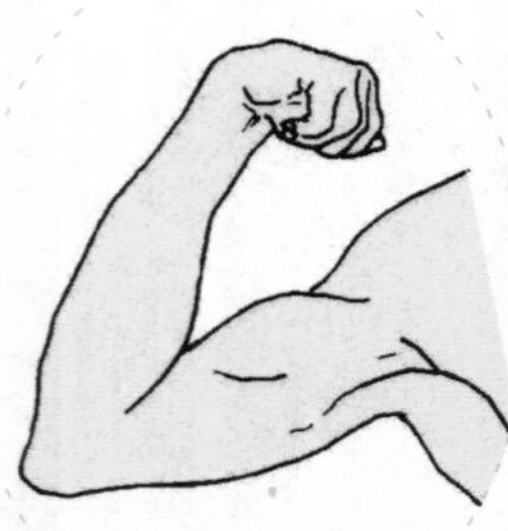

 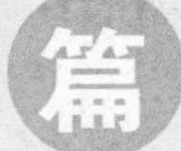

特效单穴使用指南

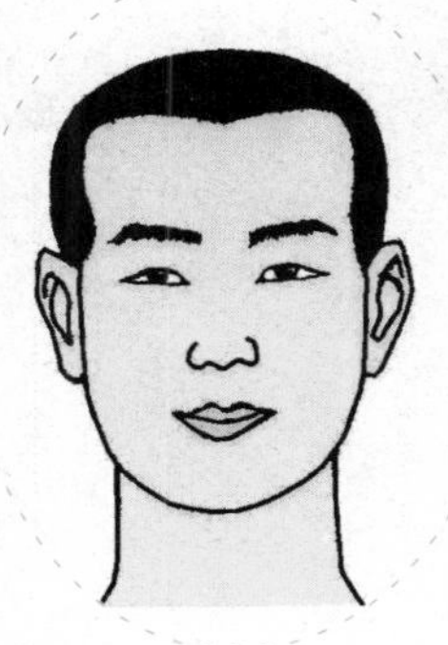

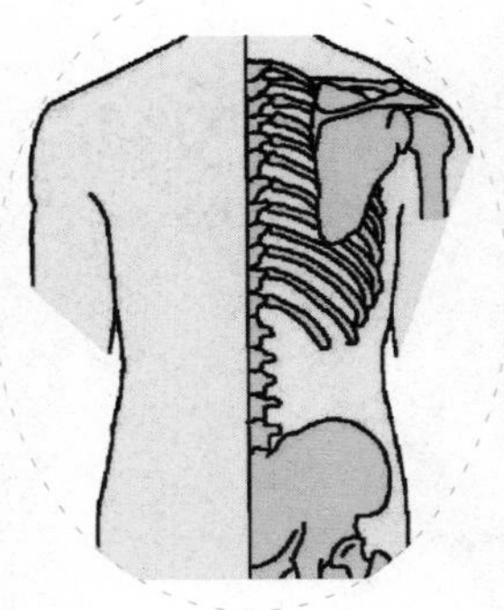

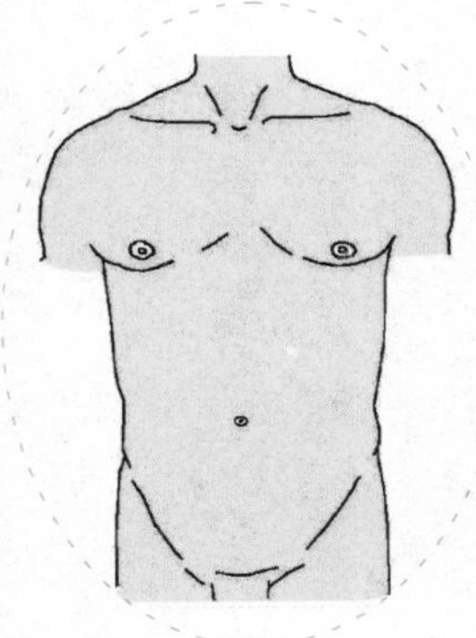

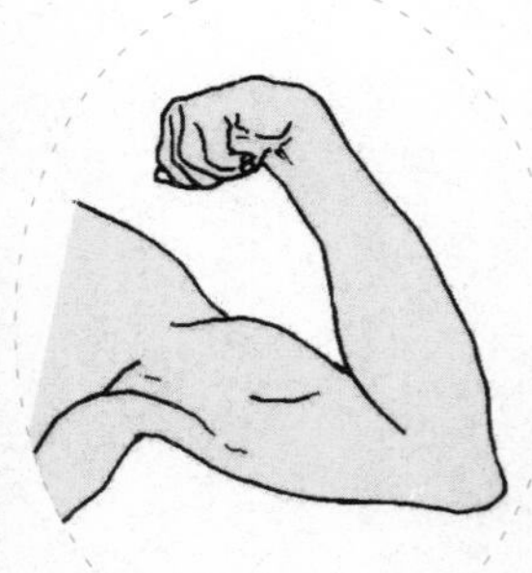

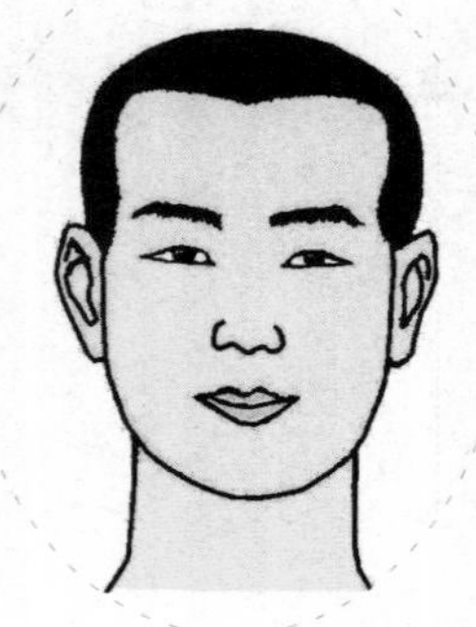

第四章　男女有别，各有各的养生要穴/279

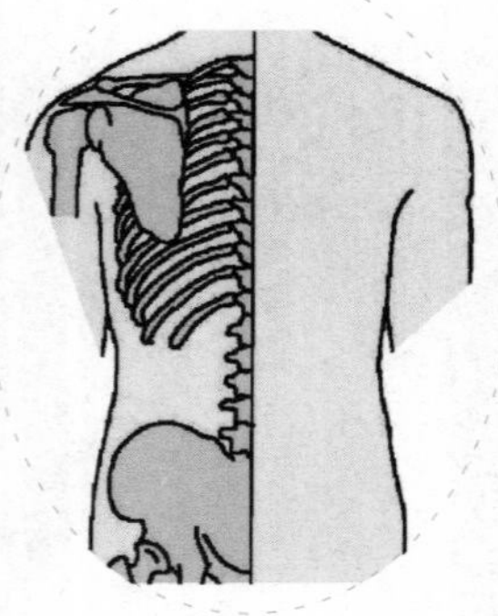

第五章　小病一穴治，一穴祛病神奇妙法/291

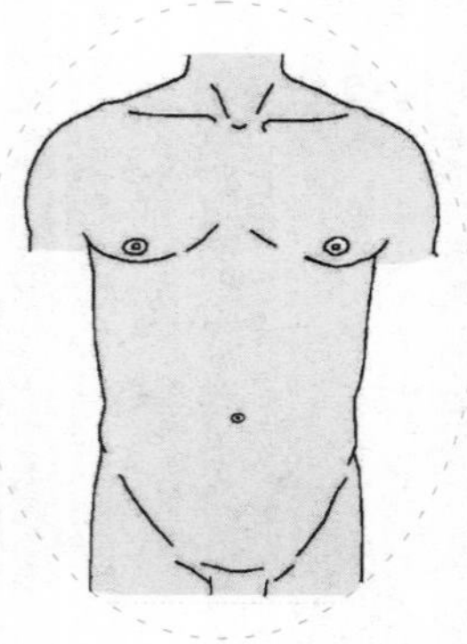

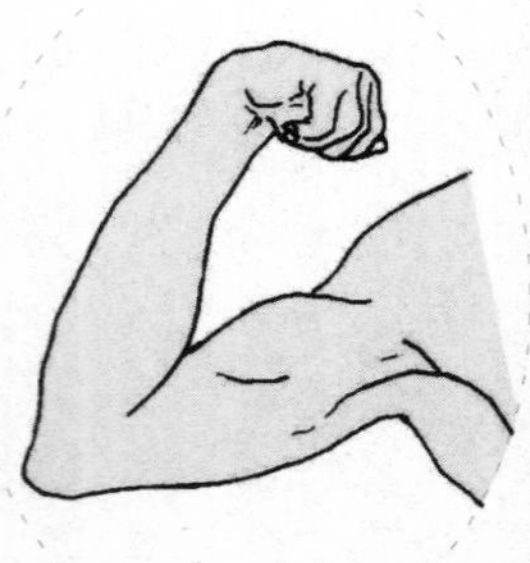

第六章 日常小问题，单穴显神威/309

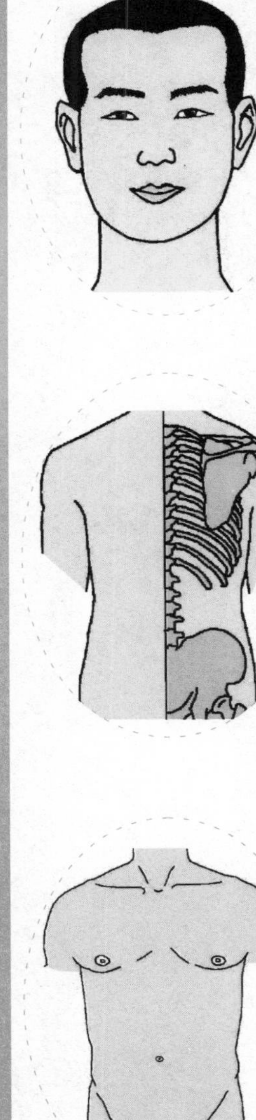
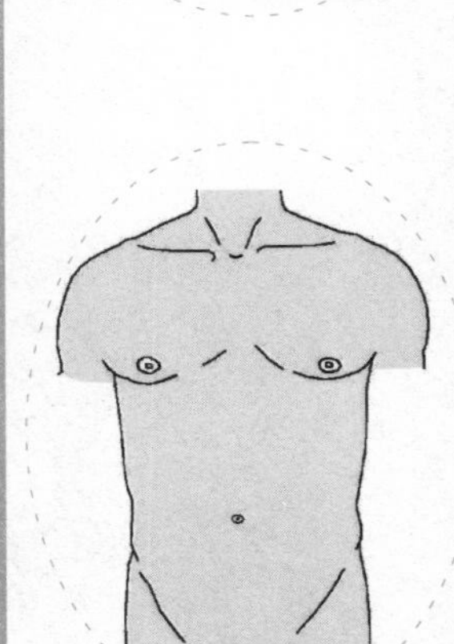
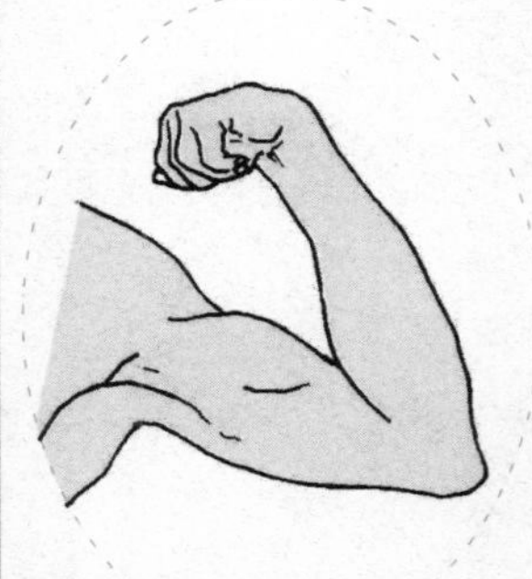

上篇

十四经络单穴应用

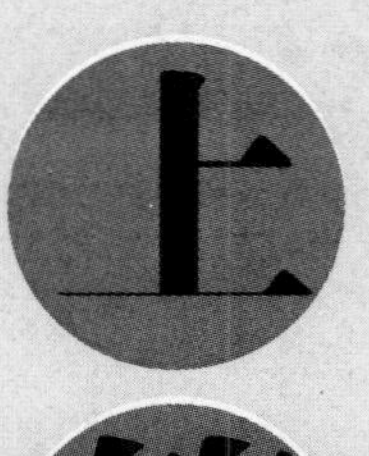

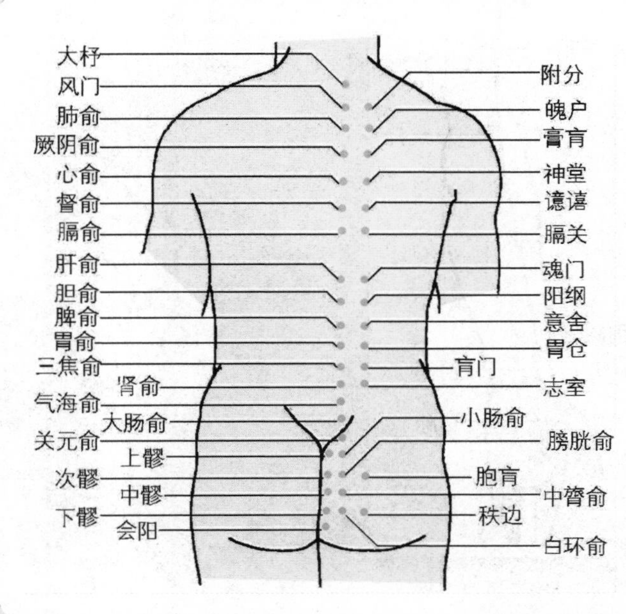
大杼
风门
肺俞
厥阴俞
心俞
督俞
膈俞
肝俞
胆俞
脾俞
胃俞
三焦俞
肾俞
气海俞
大肠俞
关元俞
上髎
次髎
中髎
下髎
会阳
附分
魄户
膏肓
神堂
譩譆
膈关
魂门
阳纲
意舍
胃仓
肓门
志室
小肠俞
膀胱俞
胞肓
中膂俞
秩边
白环俞

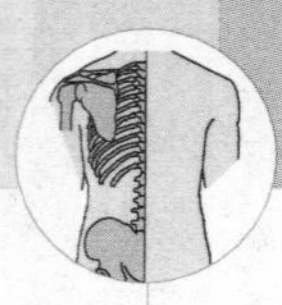

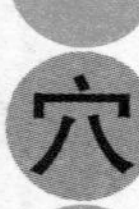
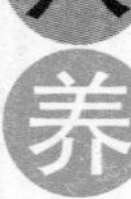

第一章

手太阴肺经：健康管家，让呼吸更畅快

手太阴肺经

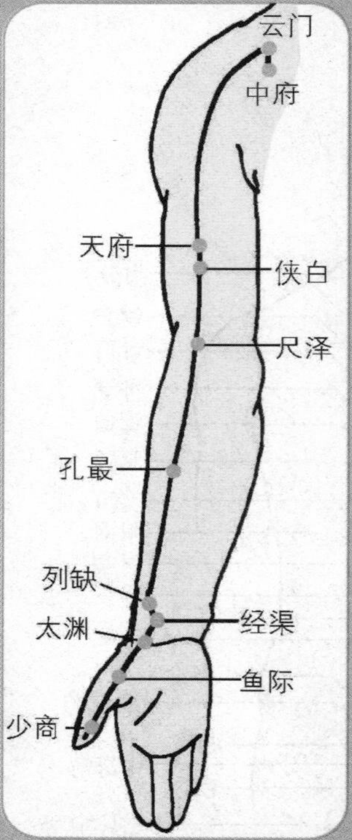

云门
中府
天府
侠白
尺泽
孔最
列缺
经渠
太渊
鱼际
少商

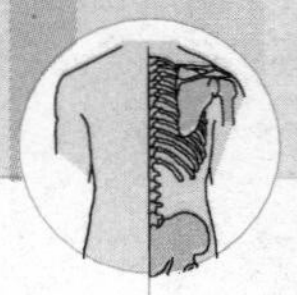

中府穴

胸闷气喘心病皆能医

在我们的身边，有一些人经常被咳嗽、气喘困扰。尤其到了气候干燥的季节、天气变化的日子，更会加重他们的烦恼。都说“久咳伤肺”，怎样才能很好地止咳呢？除了日常服药，每天坚持认真按摩中府穴，对治疗咳嗽、气喘这样的小毛病以及哮喘有很好的辅助治疗功效。另外，按摩中府穴对心绞痛还有一定的预防功效。

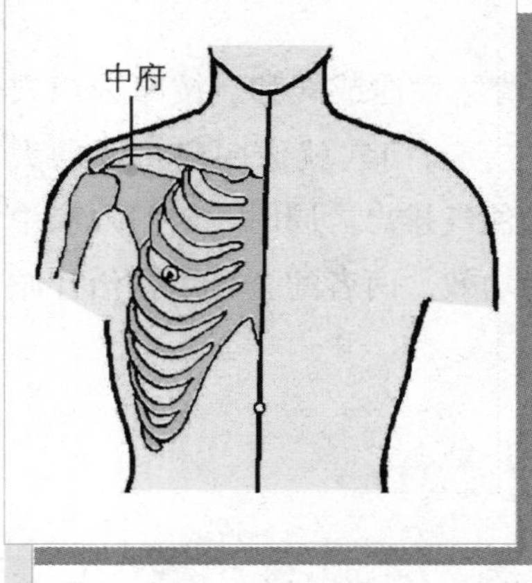

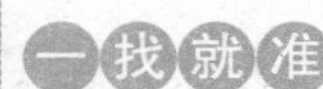

两手叉腰立正，锁骨外侧端下缘的三角窝中心是云门穴，由此窝正中垂直往下推一条肋骨（平第一肋间隙）处即是本穴。

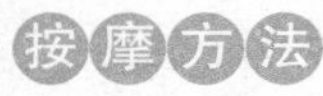

中府穴下方肌肉偏薄，日常保健建议不要使劲，稍稍施力按揉1～2分钟即可。同时，还可以再用画圆圈的方式按摩。

鼻病找中府，告别鼻塞、不闻香臭

我们用肺来呼吸，而鼻子就是我们呼吸的通道和肺气出入的门户。所以，外邪侵犯肺脏，首先要从口鼻进入，因此很多肺部疾病都会通过鼻子表现出来，如肺气不和，或者是邪气入侵肺部，打乱肺气正常次序，均可导致鼻塞、流涕、不闻香臭等鼻部病症的发生。要治疗这些病症，可从肺的治疗入手。中府穴是肺经上的第一个穴位，又为肺的募穴，募有聚集、汇合的意思。所以中府穴是肺气的气聚合之处，按摩此穴可起到补充肺气、驱逐邪气的作用，从而有效治疗鼻炎、鼻塞、不闻香臭等鼻部疾病。

中府，治疗咽喉肿痛的“西瓜霜”含片

有人把咽喉肿痛对人的侵扰，比喻成一只围着人“嗡嗡”叫的苍蝇，咬你与不咬你都没什么大不了，但就是让你总感到不舒服。所以咽喉肿痛虽不

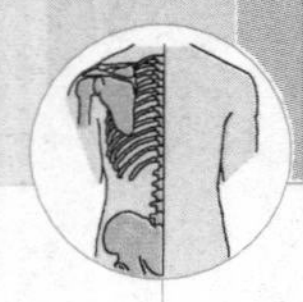

是什么大病，却影响人的情绪，有损生活质量，如何赶走这只可恶的“苍蝇”呢？中府穴就是一个很好的苍蝇拍，能让讨厌的“苍蝇”离你而去。为什么要选中府穴？主要因为咽接食道而通于胃，喉连气管而通于肺，所以无论是肺热还是胃热，均可导致咽喉肿痛。而中府穴是脾肺两经交会的穴位，脾和胃是表里关系，像夫妻一样。所以无论是肺的问题还是胃的问题，中府穴都有较强的协调沟通能力，所以可用于治疗咽喉肿痛等病症。

云门穴 消气解闷又能治咳嗽

生气后的宣泄方法，除了情绪发泄或转移，按摩云门穴也有一定的功效，在中医看来，云门穴就像一扇打开的大门，能把生气后郁积在胸中的浊气排出。同时，云门穴和中府穴一样，也具有止咳平喘的功效，两者配合可用在治疗咳嗽、气喘等方面。

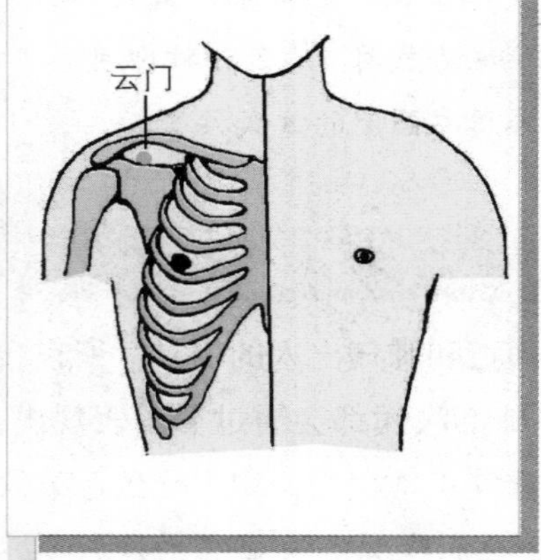

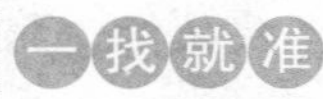

站立在镜子前，露出锁骨，双手一起叉腰，会看到两侧肩膀的锁骨旁边有一个窝，这个窝的中心点就是云门穴。

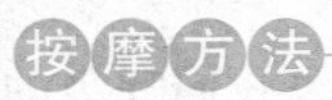

用一个手的三指轻轻搭在中府、云门穴附近，轻轻地按揉，同时这一侧的手做一个扩胸运动就可以了。注意：此穴是不能随便拍打的，容易伤到肺。

胸中烦热因气不通，“通风散气”找云门穴

都市白领中有胸闷、气短，胸中烦热等问题的非常多，且常常还有发脾气之类的毛病。这主要是由于气滞引起的。现代人，特别是都市白领由于体力逐渐下降，大多数人都变得静多动少。且长时间保持一个姿势，自然会影响到气的运行，气属阳，喜动。动得少了，浊气就会气滞，留在我

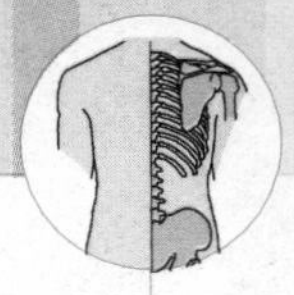

们的胸腹等部位，就像长时间没有开窗通风散气的屋子一样，人也容易憋闷，烦热。肺主气，司呼吸，当出现胸闷烦热等病症时，可从肺入手治疗。云门穴是手太阴肺经连接内外的门户，如同厨房的排气扇一样，具有排除胸中浊气、促进自然清气与人体真气在胸中交汇融合的作用，可有效改善胸闷烦热等症状。

按揉云门，“太平公主”“不太平”

食疗丰胸太慢？药物丰胸有副作用？手术丰胸不安全？那么不妨试试云门穴和中府穴，因为这两个穴位掌管的是肺部气血，而乳房部位刚好有两片肺叶，所以按摩这两个穴位，可以让肺部气血畅通，进而刺激乳房继续发育。

侠白穴

获得战胜恐惧的勇气

看过武侠小说的人都知道有一类叫侠客的人，他们是武艺高强、胆大如斗的人。“侠白穴”就是这么一个侠客，经常按揉该穴可以给肺经补充力量，提高自己的胆量。同时还可用于辅助治疗肋间神经痛等病症。

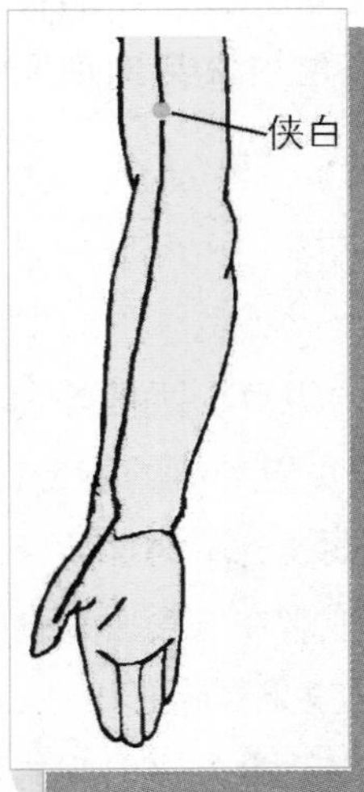

一找就准

伸出左臂，侠白穴在手臂肘横纹上5寸（四指并拢为3寸，三指并拢为2寸），内侧肱二头肌桡缘的凹陷处。古人找这个穴位的方法，将墨染于乳头后，抱臂双手夹之，手臂染上墨点的地方就是这个穴位。找不到穴位，也可试试此法。

按摩方法

食指与中指并拢，配合拇指对穴位进行按压，或者用四指并拢，配合大拇指进行按压1 ~3 分钟。

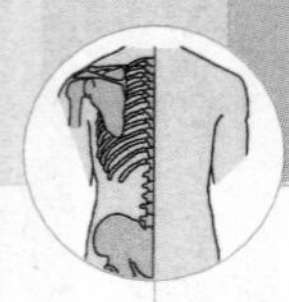

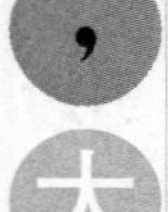

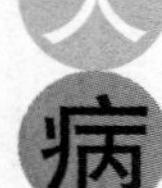

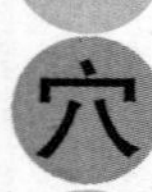

胆子小怎么办，按摩侠白可壮胆

我们经常用“胆大包天”来形容一个人胆子大。与它相反的还有一个词，那就是“胆小如鼠”。尽管“胆大包天”也未必都是好事，但“胆小如鼠”却遭到大多数人的鄙弃。的确，做什么事都需要自信，你事先就把自己否定了，注定将一事无成。

对于有这类心理问题的患者，侠白穴是一个很好的保健穴位。“侠”即“挟”，由于肺属金，金在五行的颜色为白，因此，这里的“白”就是肺的意思。所以侠白穴是一个携带大量肺气的穴位。有侠白穴给肺补充力量，你就会感到劲头饱满，应对外界不良刺激的能力自然也就提高了，胆子自然也就大起来了。

肋间神经痛常扰，两肋插刀找侠白

治疗肋间神经痛为什么要按侠白穴？如果你把两手紧贴时你会发现，侠白穴所处的位置刚好在两肋上，大家都知道呼吸就是由肺来主管的，但两肋对肺的扩张起着决定性的作用，肋开则肺张，肋合则肺闭。当年日寇侵略军进犯到我中华以后，曾经活埋了很多无辜的中国人，当土一旦埋至胸部时，人的呼吸就非常困难了，甚至会停止呼吸，土并没有直接侵害人的肺脏，为什么就不能呼吸了呢？原因就是两肋被控死了，不能再向前后和两侧开扩了，侠白穴如同控制两肋开张的机关一样，只有保证它的畅通无阻，我们才能自由呼吸。所以两肋疼痛的原因在于气瘀滞于此，此时可按摩侠白穴帮助理顺瘀滞之气，从而有效缓解两肋疼痛。

尺泽穴

补肾及调节身体虚实

上火了，我们首先想到的就是吃些寒凉的绿豆、西瓜等食物，实际上火有虚火与实火之分，且火也是我们身体的能量，不能将它轻易地泻掉。所以，有上火症状的朋友，不妨学会使用我们自己的“能量转化器”——尺泽穴，或者在进食去火食物的时候同时按摩该穴，可起到事半功倍的效果。除了上火，头痛脚轻、高血压、哮喘等上实下虚之证，以及由上火引起的嗓子痛、咽炎都可以通过按摩尺泽穴进行辅助治疗。

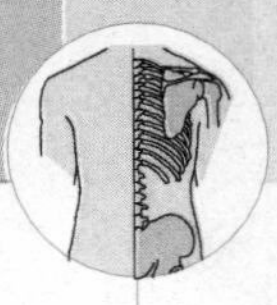

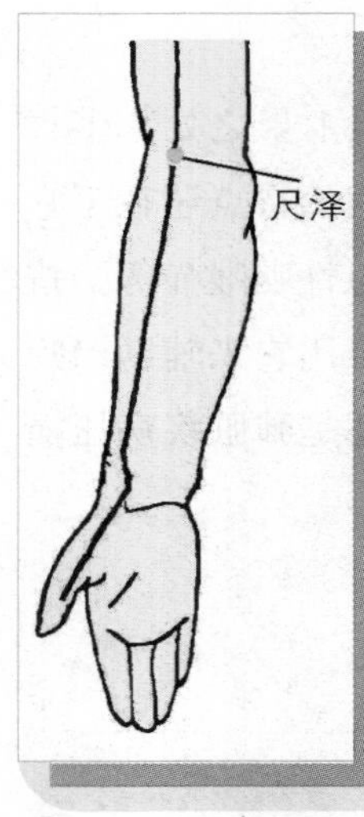

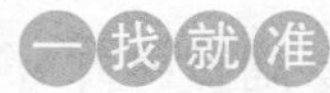
一找就准

尺泽穴位于肘内侧横纹中，偏外侧一个拇指宽。也可将手臂上举，在手臂内侧中央处找到粗腱，腱的外侧即是此穴。

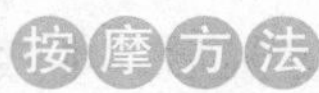
按摩方法

正坐，左臂自然弯曲，用右侧拇指端按压在左侧尺泽穴上 2 ~ 3 分钟。然后换右手。这个穴位在按压时，应朝小指方向用力，而并非垂直手背的直上直下按压，这样才能更好地发挥此穴道的疗效。

鼻子长疙瘩，尺泽堪称首席美容专家

有些朋友一上火，鼻子周围就长红色的疙瘩、脓疱等，遇到这种情况可按摩尺泽穴来解决。中医常讲“鼻为肺之窍”，认为鼻子上长疮主要就是肺上有邪火在作怪，所以需要清热解毒。尺泽穴是肺经的合穴，合穴好比一个入海口，脉气都向这里汇集。《难经》有言，“合主逆气而泄”，因此尺泽穴可将过盛的肺火泻掉，小小的肺火焉有不灭之理？

扁桃体发炎，尺泽穴是最佳消炎片

对于扁桃体炎患者，无论急性、慢性的，都可按摩左侧的尺泽穴来进行治疗。选择尺泽穴来治疗扁桃体炎的医理比较复杂，朋友们不需要记住太多枯燥的理论，只需要明白，对于扁桃体发炎这个病，尽管选取在左侧尺泽穴按摩就可以了。因为不管是饮食、运动、情绪、环境，还是时间等原因，它们作用于人体后，无一例外最终都要影响人体经气的运行，撇开致病的因素，单独从人体经气运行失衡的情况来看，均会造成扁桃体发炎，最有可能的就是左侧尺泽穴出了问题，所以，不管别的，重点处理这个穴位就行了。

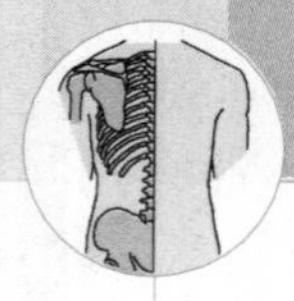

孔最穴

孔最穴是肺经的郄穴，是肺经经脉气血汇聚之处，多气多血，除了可以用于调理肺脏病症外，最大的特点还在于它在本经急性病方面的应用。如急性咳嗽、急性咽喉痛等，按摩孔最穴都有一定的治疗作用。当然，还可用它来辅助治疗各类血症，如咳血、崩漏等。最后，本穴还是肺脏疾病压痛检查的要穴。

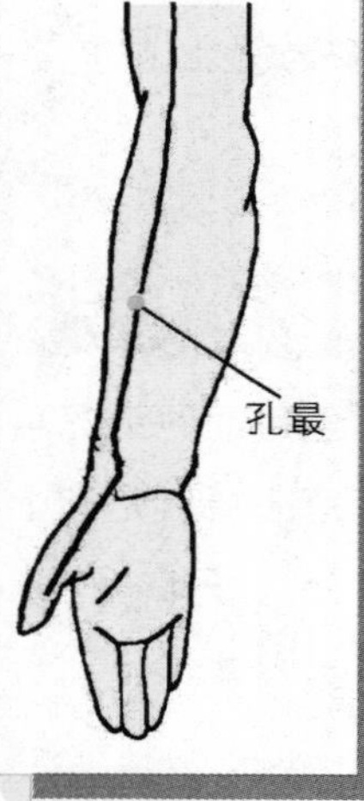

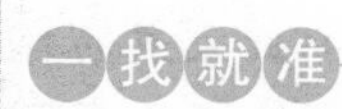

手臂向前，仰掌向上，另一手握住该手臂前臂。挽横纹和肘横纹连一条线，中段上缘处，拇指向上推约一横指，按之酸痛明显处即是该穴。

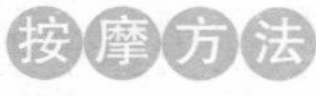

用拇指用力按压孔最穴，以略有酸痛为宜，每日按摩2～3分钟。

孔最穴可治风寒型咽喉肿痛

祖国医学认为，感冒多毒邪是由背上的“风门穴”（足太阳膀胱经）进入人体的，再沿着颈后的“风池穴”（足少阳胆经）上行达“风府穴”（督脉）、“脑空穴”（足少阳胆经），因而引起头痛与手、足关节痛等症状。毒邪最后还可集中于肺经的“孔最穴”，这些穴位虽然不在一条经络上，但是它们通过支脉及互相交叉等方式来相互联系及相互影响。所以刺激孔最穴可减轻上呼吸道感染的症状。当然，“感冒是百病之源”，一般的感冒以3日为限，如果迁延不愈，应尽快去医院检查，以免发生误诊、误治。

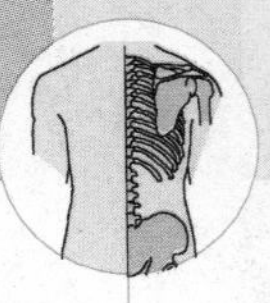

按摩孔最穴治疗痔疮

孔最穴是历代医家治疗痔疮的要穴。中医认为，孔最穴具有调降肺气，清热止血的功效。相传孔子喜欢读书，久坐不愿动弹，久而久之便患了痔疮，后来，就是这个穴位帮了他。孔最穴是肺经的郄穴，郄穴是脏腑经脉之气聚集的地方。如果气在这个部位只聚不散，就会导致直肠经脉出现结滞，进而引起痔疮。而“肺与大肠相表里”，也就是说它们的经络是互通的，中医叫“相互络属”，肺气能够推动大肠的气。通过按摩该穴，可疏通经络，调畅气血。大肠的气血通了，直肠末端经脉结滞得到疏散，痔疮自然也就好了。

太渊穴

气血不足有我来相助

生活中，一些人尤其是老年人，爬几层楼就变得气喘吁吁，此时不妨在休息时按揉身上的太渊穴。可别小看这个穴位，它可是中医中的补气要穴，能够将肺气源源不断地输向全身。因此，当遇到气喘吁吁；大便总没有劲；说话有气无力；身体虚弱等气不足问题时，按揉该穴就可以得到明显的改善。此外，“肺朝百脉，脉会太渊。”人体的脉在这里会集，由它掌管，因此一些与脉相关的疾病，如静脉曲张、心血管疾病，也可以通过按揉太渊穴，进行缓解。

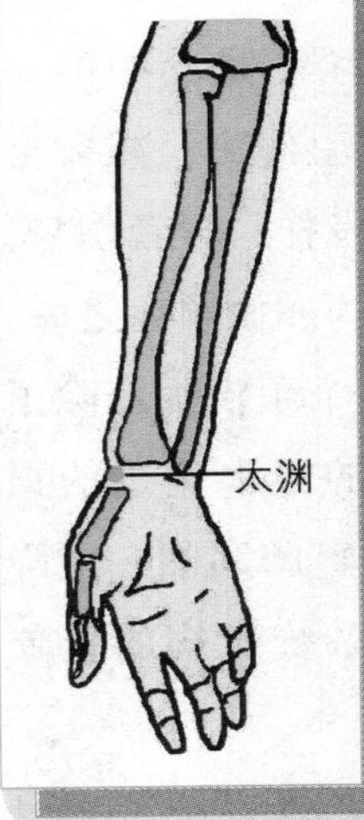

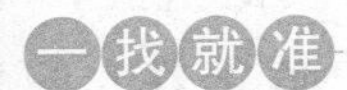

一找就准

太渊穴位于手内横纹凹陷处，取穴时，手掌心朝上，大拇指立起时，有大筋竖起，筋内侧凹陷有脉搏跳动处就是这处穴位。或将手放平，手腕横纹上拇指根部侧可以感到有脉搏在跳动，即是此穴。

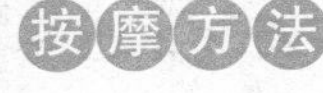

按摩方法

一手拇指尖按着另一手太渊穴，由轻渐重地掐中兼揉1～3分钟。

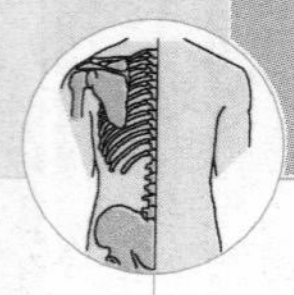

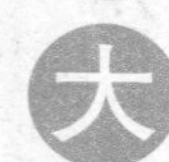
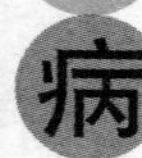
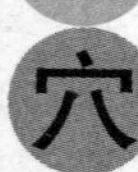
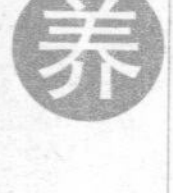

补气就按太渊穴

太渊穴是一个补气大穴。需要补气的人，千万不要忘记这个随身携带的补气大药，什么样的人需要补气呢？气上不来的人；喘气费劲的人；运动一小会儿就一头汗的人；大便时老觉得没劲或使不上劲的人都需要补气。不过太渊穴比较难找。从“太渊”这个名字上看，可知这个穴位很深，所以按摩的时候要用力掐，否则很可能会按不到这个穴位。在按摩之前，你可以用大拇指的关节顶一下太渊穴附近，找到顶着比较疼的那一个点，按揉此处，效果会比较明显。

静脉曲张，别忘找太渊

太渊穴还是百脉之会，人体内所有的脉络都在这里会集，由它掌管。因此静脉曲张、心血管病等，只要是和“脉”有关的病症，通过揉压太渊穴都会起到一定的缓解作用。值得一提的是，太渊穴又刚好在号脉的地方，可以用来探测心跳的速度。肺经的经气运行时间是早上3~5点，老人一般醒得早，每天清晨可以将一只手搭在另一只手的手腕上，感觉自己的心律，如果跳动的速度不平衡、不规律，太渊穴就要即时派上用场了。可以先在床上按揉2~3分钟，等心律平稳一点了，再起床。

经渠穴

保持呼吸通畅的妙招

很多疾病是因为气乱了或是气虚，哮喘就是其中的一种。这个常见的病症，不仅危害着人们身心健康，减弱劳动能力，而且还难以得到根治，最易反复发作，轻者伤身，重者致人丧命。因此，它也被医学界公认为四大顽症之一，列为十大死亡原因之最。怎样才能对抗这个顽疾呢？除了日常治疗外，我们还可以经常按揉肺经的经水流过的渠道——经渠穴。它不但能够调气，还具有宣肺利咽、逆降平喘的功效，是中医治疗哮喘以及呼吸系统疾病的重要穴位。

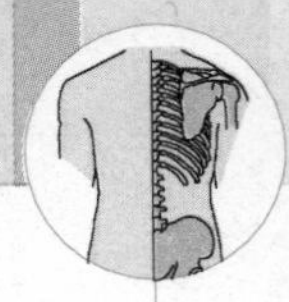

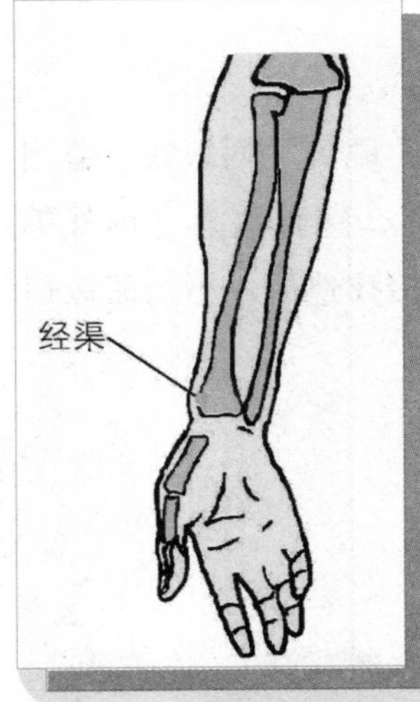

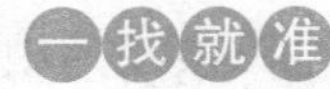

一找就准

伸臂侧掌，从腕横纹上一横指桡骨茎突的高点向内侧推至骨边，可感觉与桡动脉间有一凹陷处。

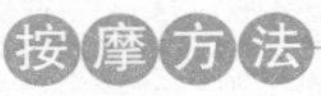

按摩方法

用右手中指的指腹按摩左侧的经渠穴4～5分钟。然后换右手。

经渠穴治疗咳嗽不辨证

咳嗽，是个恼人的事儿。怎么对付咳嗽呢？不同的咳嗽需要用不同的方法去治疗，可用经渠穴治疗咳嗽就简便得多了，不管是虚寒性的咳嗽还是肺热引起的咳嗽，按摩它都可以通治。所以，当发生咳嗽时，我们只要按摩经渠穴，就可以止咳。

按摩经渠穴可治感冒

通常感冒后大家都习惯于吃药，不知道大家注意到没有，无论西药中药，绝大多数的感冒药吃下去都是发汗的，汗出了，感冒的症状便立即减轻了。不是仅仅吃药才能发汗治感冒，穴位也可以的，经渠穴就有效果。方法非常简单，用手指按按压压就可以，倘若有小保健槌之类的东西，也可以拿来敲该穴位。但需要注意的是，按这个穴位的时候不要按到骨头上，而要按到骨头内侧缘。按到内侧缘以后，不要往下按，要往外按，这样就能找准穴位了。

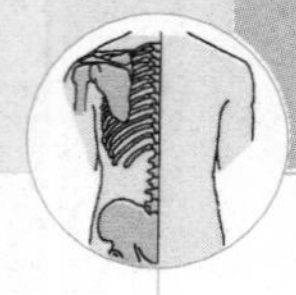

列缺穴

头颈问题专家

《四总穴歌》中说“头项找列缺”，说到了列缺穴，首当要说它治疗头颈疾病，如治疗偏头痛、感冒头痛、落枕等等。同时列缺穴与肾经交汇，还能够治疗遗尿、小孩尿床以及通利小便，治疗前列腺疾病的功效。

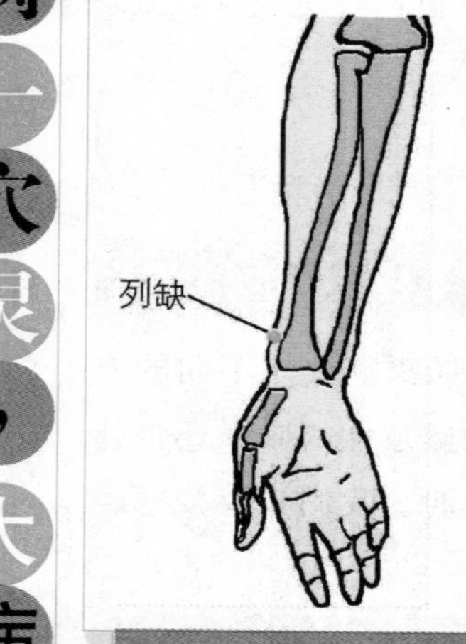

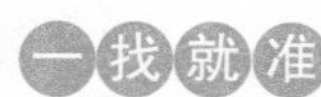

一找就准

列缺穴位于手腕外侧（大拇指侧），左右手在虎口处交叉，食指指端处的骨陷中。

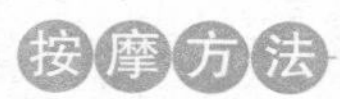

按摩方法

点按时，以局部有酸麻胀痛感为佳，点按的力量要渗透，使力量深达深层局部组织，切忌用蛮力。左右手交替按压各 1 分钟，早、晚各 1 次。

“提壶揭盖”治小便不利

中医里有一种非常有趣的方法叫“提壶揭盖”法，什么是“提壶揭盖”法？医者曾做了个形象的比喻：中国旧式的水壶，壶盖上有个小孔，如果将小孔塞住，则壶内的水就因气压的缘故倒不出来了，只要使小孔畅通，就可使水流如注了。在人体内，肺的解剖位置最高，肺也像这样的盖子。上面的盖子塞紧了，下面的水液也就出不了体外，从而形成水肿、小便不利之症。所以，只要能宣肺气，就能使水液通利。这种治疗方法被称为“提壶揭盖”之法。

中医认为，小便不利多是肾气不足引起的。而列缺穴虽然属于手太阴肺经，但它却是手太阴与肾经的交会穴。因此，通过刺激这个穴位，可以起到补肾的效果。

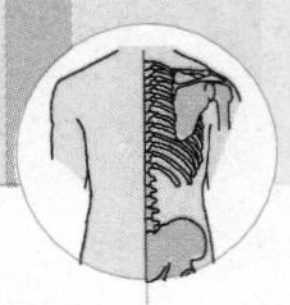

列缺穴，治偏头痛的助手

自古就有“头项寻列缺”的说法，即头面部的多种疾病都可选用列缺穴作为治疗穴位。日常生活中，人们常常会出现偏头痛现象，这其实大多数都是由于感染风寒所致，此时指压列缺穴可有效缓解头痛症状。

鱼际穴

防感冒健脾胃效果好

大拇指下有个像鱼肚子的地方，在这上面有一个非常敏感的点就是鱼际穴。鱼际穴是一个对抗感冒很好的穴位，首先鱼际穴可以增强肺主皮毛的功能，将血气津液敷于皮毛，有效地对抗感冒；其次，按摩鱼际穴可以有效地缓解咳嗽，尤其是让我们困扰的夜里咳嗽；最后，它还是退烧的要穴。除了鱼际穴对抗感冒的功效外，在儿科它又被称为“板门”，它像胃的一扇门，门开了，小孩子的胃口也就好了。

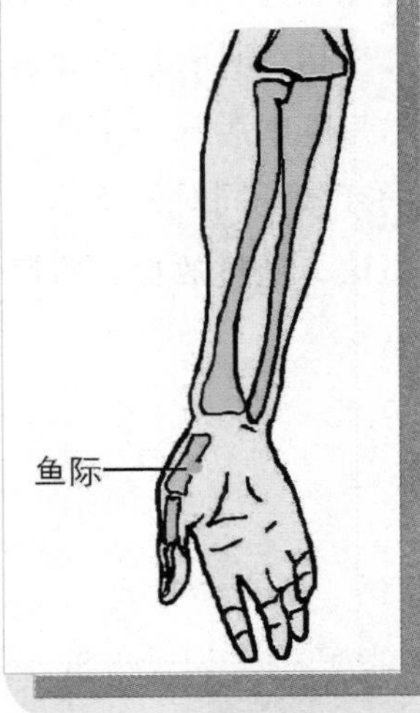

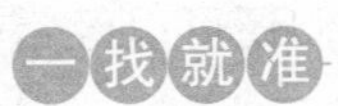

一找就准

摊开手掌，在手掌心靠近大拇指的地方，皮肤颜色泛白，肌肉隆起，大拇指根部和手腕连线中点，就是鱼际穴。

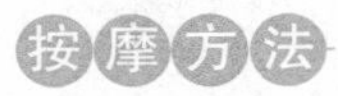

按摩方法

以一手拇指指端垂直按揉另一手的鱼际穴，以感觉酸痛明显而能够耐受为度，按压1～3分钟，左右交替。按揉时要使力度深达皮下组织，不可在皮肤表面按揉。

按摩鱼际穴，可治肺燥咳嗽

中老年人中有一种非常普遍的咳嗽，叫肺燥咳嗽，就是说肺里面的热量太多了，将肺里面的津液水分等消耗掉了，这个时候，按摩鱼际穴有很好的治疗效果，因为鱼际穴是肺经的荥穴，荥主身热，所以对肺燥所引起的咳嗽

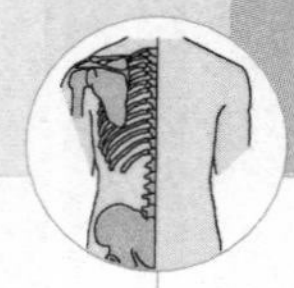

有较好的防治功效。

按摩鱼际穴，可治单纯性小儿消化不良

小儿消化不良，脾胃虚弱是罪魁祸首。此时多揉揉鱼际穴，具有较好的缓解作用。因为该穴又叫“板门穴”，具有健脾和胃，消食化滞的功效。经常按摩这个穴位，能够很好地改善脾胃功能，增强食欲，家长可以常给宝宝揉一揉。实际上，如果父母经常搓搓孩子的手，无异于为孩子做了手部的抚触按摩，可触及并刺激到手部的板门穴、肾经穴、脾经穴、小天心穴、八卦穴等，这些穴位均具有良好的保健作用。而且还可以促进亲子情感交流，使孩子感受到父母的关爱，获得心理健康。

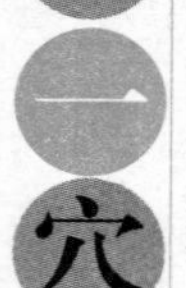

少商穴

治急性喉炎兼防流感

咽喉肿痛等常见的病症，因为天气干燥、吃辛辣食物等等，而频频来袭。虽然是我们认为的“小病”，然而发作起来，别说是吃饭就连咽口唾沫都感到疼痛难忍。除了身上随身携带的咽炎片，我们还可以经常按揉拇指上具有清肺止痛功效的少商穴，既有效又方便。除了治疗咽喉肿痛，少商穴对于咳嗽、感冒、腮腺炎等也有很好的疗效。同时，这个穴位需要强烈的刺激，我们可以采用刺血法，通过放血，将肺经过热的血气引出去，还肺部一片清凉。

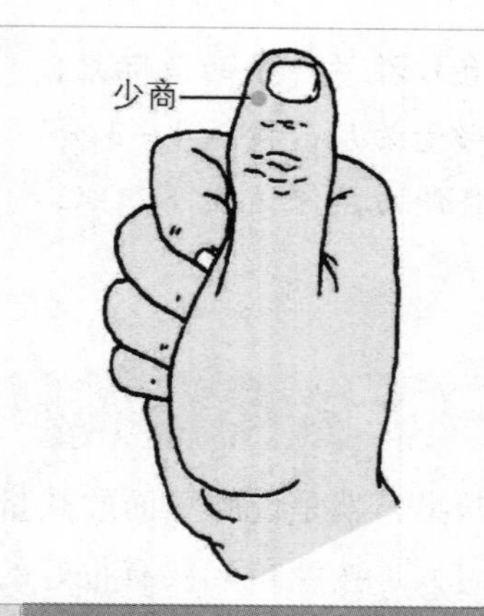

一找就准

少商穴在大拇指外侧，距离指甲角大约0.1寸的位置，紧挨指甲，基本上与指甲处相齐。

按摩方法

一手拇指按于另一手少商穴，先掐后揉1~3分钟。

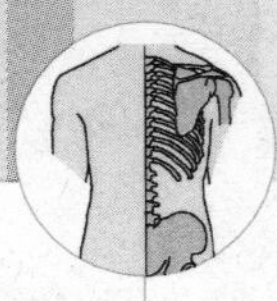

流行性感冒来袭，少商穴是预防良药

每年春、秋两季都是流行性感冒的高发期，不管老人、儿童，还是成人，只要冷热不均，稍感风寒就有可能会喷嚏连天，甚至严重的还会不断地流眼泪与鼻涕，既有碍外在形象，也影响了学习和工作。还有一些人由于免疫力比较低，也经常感冒。你可能会说，感冒根本就不能算什么大病。是的，感冒看似平常，然而，正是这样的小病却极有可能对我们的身体造成严重损害。那么，我们该怎么做呢？有没有既有效、又简单的办法，可以帮助我们防治感冒呢？其实办法很简单，只需要经常掐按少商穴就可以了。经常掐按这个穴位，能够增强肺功能，调理脏腑和人体经络，从而提高人体抵抗力，并能及时地化解侵犯身体的风邪，而对身体起到预防保健的作用。

急性喉炎，气血疏散找少商

急性喉炎属于中医里“暴喑”的范畴。患病时常会有发热、咳嗽、声音嘶哑等症状。中医认为，此病多由于外感风寒，郁积体内而化热，肺失清肃功能所引起的。对于此病，我们可掐按大拇指上的少商穴来治疗。少商穴是肺经上的最后一个穴，又是井穴，刺激该穴可以促进气血循环，这样就能把肺经上过热的气血疏散出去，相当于给肺降温。对于急性喉炎掐按少商穴，可达到清肺止痛，解表退热的功效，从而起到治疗的作用。患了此病时，多揉揉少商穴有很好的缓解作用。

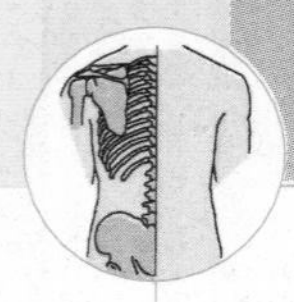

第二章

手阳明大肠经：保护胳膊，通经排废的“管道”

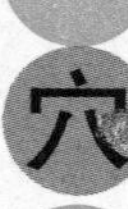
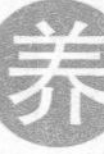

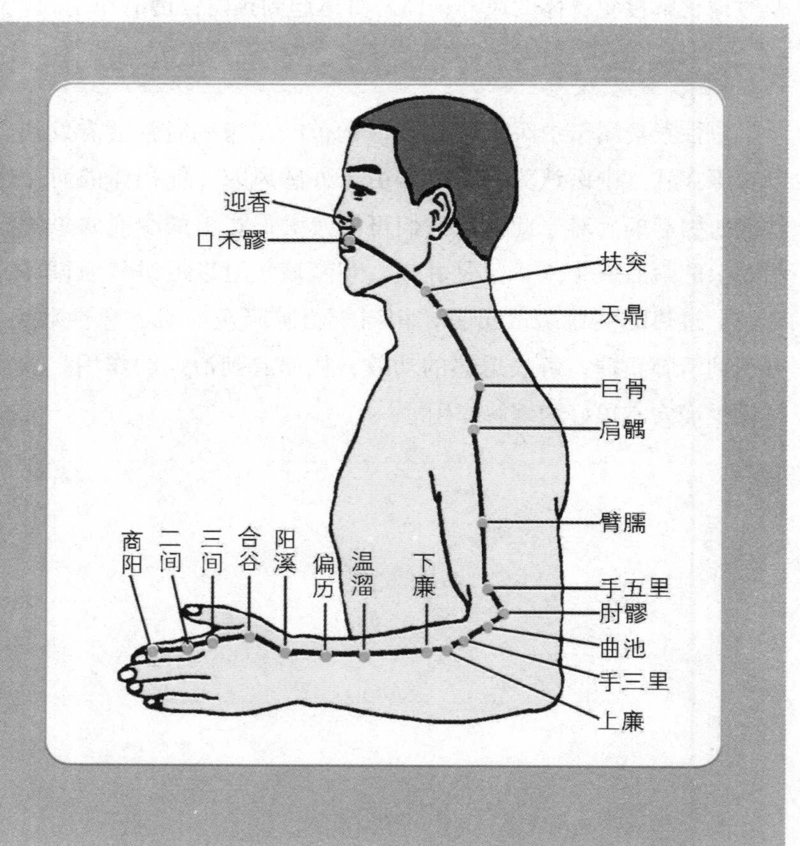

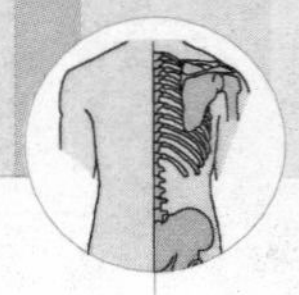

商阳穴

便秘耳鸣找商阳帮忙

便秘，是一件恼人的事。为了解决便秘，人们会试用多种润便方法，香蕉、酸奶、蜂蜜、润便茶，等等。其实，除了食疗，日常中经常掐按商阳穴，也具有通便的功效，尤其是解决大便到达肛门，却排不出去的情况。除了解决便秘，出现胸中憋闷的问题，掐按该穴，也能够让你身体变得舒服起来。同时，具有醒脑苏厥、利咽止痛功效的商阳穴，还可以配合合谷穴治疗腮腺炎；配合太溪穴治疗寒疟，等等。

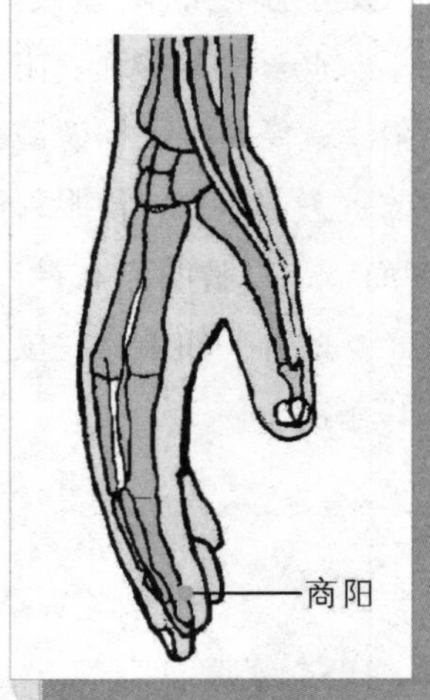

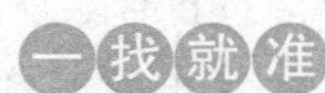

商阳穴位于食指指甲根部靠近拇指一侧。在指甲角正后方2毫米的地方。

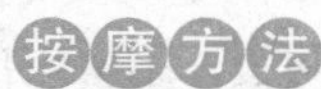

用右手的大拇指指尖轻轻地掐按左手的商阳穴1～3分钟。然后换右手。

按摩商阳穴治便秘

大便困难怎么办？商阳为你解烦忧。因为商阳穴是大肠经的井穴，井穴具有开窍的功效，大肠的窍即肛门，所以它是一个专门治疗便秘的要穴。对于好像大便已经到了肛门这块了，但却拉不出来的便秘，有较好的功效。有类似症状的朋友，不妨一边蹲着，一边按摩商阳穴，会有较理想的通便效果。不过需要提醒的是，它对气虚型的便秘，也就是肚子里胀却拉不出来的便秘，往往作用不明显。

要壮阳，找商阳

有这样一个故事：一位男性到药店买药，问售药者是否有三肾丸这种药。

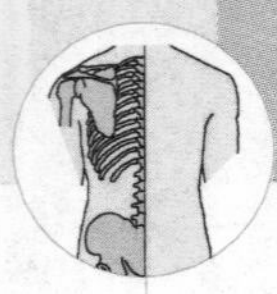

旁边的另外一个售货员一听就大声嚷嚷起来："有这种药，是壮阳的。"结果该男士立刻扭捏了起来，看看柜台旁边还有人，且女性居多，结果什么也没买，落荒而逃。实际上，如果问题不是很严重，按按阳穴也有类似的作用，因为该穴以"阳"命名，可起到强精壮阳的作用，所以能够让男性保持充沛的性热情，从而能够起到防治阳痿等病症。

阳溪穴

红眼病手腕痛速舒缓

用电脑时间一长，我们的眼睛就开始抗议了，变得酸涩肿胀，非常不舒服。此时，我们不妨揉一揉手腕上的阳溪穴。"阳"，温煦的阳光，"溪"，潺潺的溪水。大肠经多气多血，阳溪穴则最善补阳气。经常按揉阳溪穴，阳溪就像溪水一样源源不断地灌输到全身，尤其是头部，从而改善头部供血，使眼部气血充足，酸胀和疲劳的感觉也就不翼而飞，眼睛明亮有神，神采奕奕，做起事来当然也会事半功倍了。此外，如果有"鼠标手"、头痛、耳鸣的问题，阳溪穴也可以解决。

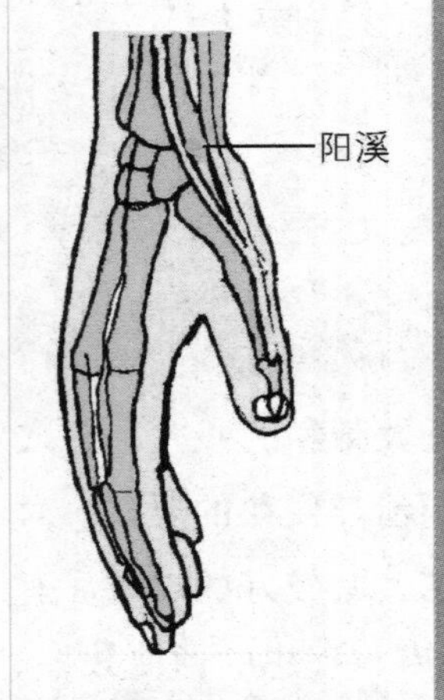

一找就准

阳溪穴在手背的拇指侧。即把拇指向上翘起，在拇指直下的手腕部，出现两条筋，与两骨所构成的凹窝，阳溪穴就在这个凹窝的正当中。

按摩方法

用右手的拇指轻轻地按压左侧的阳溪穴，直到有酸胀感时放松，如此重复2～3分钟。右侧方法相同。或者在阳溪穴上用胶布贴在米粒或绿豆上，空闲时可以经常刺激一下穴位。

眼病不用愁，阳溪解烦忧

一个人满眼都是红血丝，不是长期大便不通，就是熬夜了。调治红眼睛，

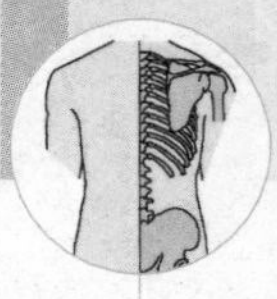

阳溪穴就派上用场了。我们可以稍用力按住阳溪穴，闭上眼睛，做腹式呼吸，呼气的时候嘴巴微张，发出“嘘”声，做10个呼吸就可以。或者一边揉着阳溪穴，一边闭着眼睛吹口哨，有通利肝火的作用。看累了，闭着眼睛，按着手腕，吹个小曲儿，再睁开眼睛，就能很好地改善红血丝，看东西也会觉得清亮多了。

为什么阳溪穴能治疗眼病呢？通过这个名字大家就能感觉到，大肠经这条经上的穴位都是补阳气、提精神的。阳溪穴，就是把这个阳气像溪水一样灌输到全身去，尤其是灌输到头面。它能改善头部供血，改善脑部供血，尤其改善眼部的供血。所以揉阳溪穴可以明目、治疗眼睛酸涩、眼睛胀痛等眼部疾病。

手腕痛，去痛就用阳溪穴

很多“办公室一族”每天的工作都离不开计算机，频繁地敲击键盘，使得很多人感到手腕疼痛；还有些人由于工作的需要，手经常接触冷水，时间一长，手腕关节感到疼痛，有时这种疼痛很严重，甚者夜间疼痛得难以入睡。对于腕关节的疼痛，有一个很重要的穴位——阳溪穴，经常按揉可以缓解疼痛。因为阳溪穴位于手腕部，古代认为“经之所过、病之所治”。若用道路来比方经络，当道路阻塞，物资就无法供应，便会出现民生问题。经过手腕的阳溪穴自然成了手腕痛的首选穴位。

合谷穴

牙痛莫愁合谷来收服

中医合谷穴歌诀有“面口合谷收”之歌。合谷穴被古代历代医家推崇为万能穴，能够运用到多种病症，其中首推的就是治疗牙痛。牙痛时，我们可以按压这个虎口部位的“止痛药”，解决燃眉之急。平时经常按揉合谷穴，还能够保护牙齿，减少口腔疾病的发生。除了牙痛外，头痛、腰腿痛之类的疾病也可以解决。同时，在治疗头面疾病中，长期按压该穴，还能对耳鸣、耳聋、鼻炎、视力模糊等具有很好的调理保健功效。

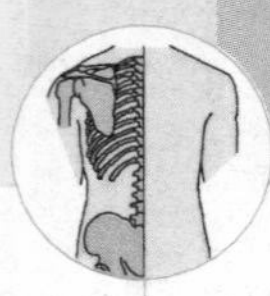

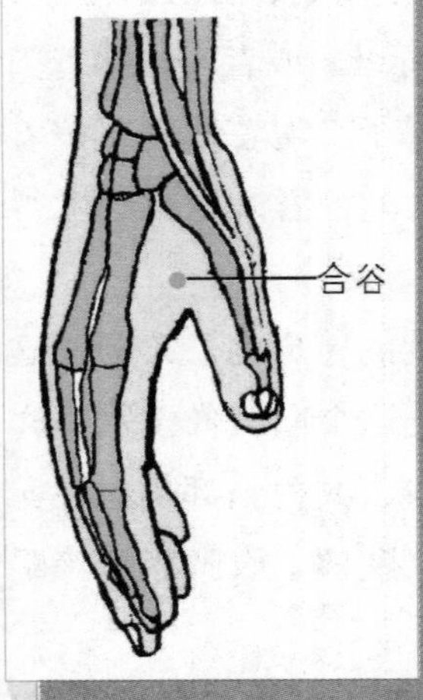

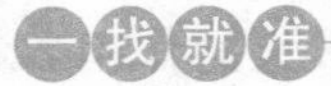
一找就准

定位合谷穴位于手的虎口处，拇指食指并拢，在肌肉最高处取穴。

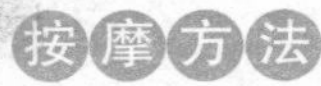
按摩方法

用左手的拇指均匀有力地点按、按揉右手的合谷穴1～3分钟，以局部有酸胀感，并向周围或上肢放射为宜。然后换手。

合谷穴，治牙痛的特效药

俗话说“牙疼不是病，痛起来真要命!”据说蒋介石从小锻炼身体，身体对疾病的免疫力极好，几乎百病不生，唯一让他烦恼的就是牙痛的毛病。大概因为他深知牙痛的痛苦，所以，凡遇到部属请假，只要在请假单上的请假缘由一栏里填上“牙疼”，他立刻批准。由此，我们可以知道牙痛有多厉害。不过不要紧，这里我们告诉你一个小窍门。万一你被牙痛折磨得苦不堪言时，只要按压合谷穴，就会立即止痛。

《四总穴歌》说“面口合谷收”，就是说合谷穴几乎什么头、面部的毛病都能治。其中，用它治疗牙痛最为有效。因为合谷穴是大肠经的原穴，也就是大肠经经气原发的地方，而大肠经循行面部且穿越下牙龈，因此按摩合谷穴可疏通大肠经络，激发大肠经期，有较好的治牙痛功效。

合谷穴，偏头痛的克星

引起偏头痛的原因很多，但无论是哪种原因引起的偏头痛，按摩合谷穴都有很好的效果。因为合谷穴所属的大肠经脉循行是经从手走头部，凡是头面上的病症，按摩合谷穴都可以得到缓解和治疗。但要注意的是体质较差的患者，不宜给予较强的刺激，孕妇一般不要按摩合谷穴。指压按摩合谷穴有

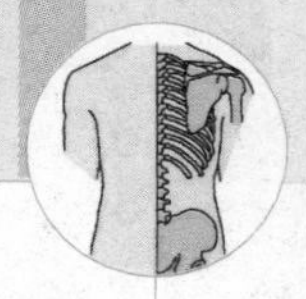

个小窍门，就是在指压时应朝小指方向用力，而不是垂直手背的直上直下按压，这样效果更好。

下廉穴

调和肠胃保身体轻松

现在不规律的饮食，使得肠胃疾病困扰着越来越多的人。治疗肠胃疾病需“三分药七分养”，除了在饮食和生活习惯上注意外，我们还可以经常按摩下廉穴。“廉”，廉洁清明。经常按摩下廉穴，能够清除体内的毒物，让血液保持清洁，调理肠胃。除此外，在《铜人》中记载其能治疗“头风，臂肘痛”，《循经》中记载其能够医治“脑风眩晕，腹痛如刺”的疾病。因此，它还是治疗头痛、眩晕、肩肘疼痛、腹痛等疾病的重要穴位。

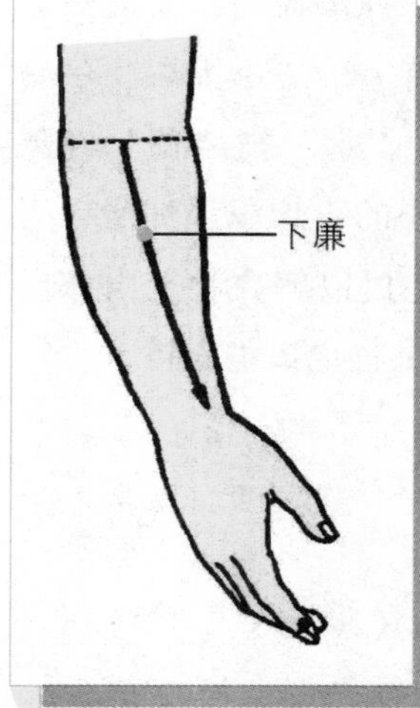

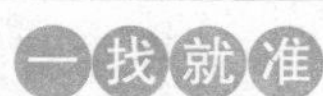
一找就准

左胳膊弯曲，从肘横纹向手掌方向2寸，即三指宽的位置，就是手三里。手三里向手掌方向一指宽的地方是上廉穴，再一指宽的地方是下廉穴。

另外也可侧腕屈肘，一手掌按另一手臂，拇指位于肘弯处，小指所在位置即是。

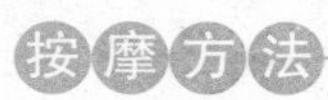
按摩方法

用右手的食指指腹垂直按压左侧的下廉穴上1～3分钟，然后换右侧。

肚子咕咕叫，用下廉穴最好

如今便秘的朋友很多，不分老幼，无论男女，很多都患有便秘。下廉穴是清肠毒的好穴位，防治便秘。通常情况下，手三里、上廉穴、下廉穴一起按揉，效果最好。另外，我们所熟知的“肚子咕咕叫”，在中医上称为肠鸣，此时也可以通过按摩下廉穴来治疗。不仅如此，经常按摩下廉穴，对消化系统的疾病，均有良好的治疗效果。肠胃不好的人，可按摩该穴来调理。

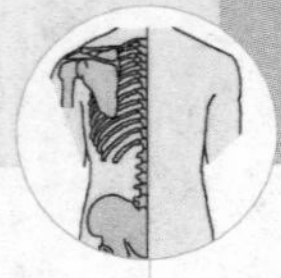

下廉穴止头风，风去了无踪

头风就是头痛经久不愈的病症。中医上认为，头风多是由于平时就有痰火，或是受了风寒时间长了而引起的。此时，按摩下廉穴具有很好的疗效。在古代医书《铜人》中记载："头风，臂肘痛。"意思就是说下廉穴具有治疗头风和手臂肘疼痛的作用。所以对于久治不愈的头风病患者，平时可经常揉一揉下廉穴，能大大减轻头痛给您带来的痛苦。

温溜穴

头痛腹痛止痛用温溜

手脚冰冷是很多人都有的症状，尤其是女性。他们常常手脚冰冷，即使在夏季也是如此，被人们称为"冷血"。实际上，这个小小的玩笑也说对了几分。水，受冷而结冰；我们身体的气血，因为受到寒邪的侵袭，寒凝血滞，血液流通缓慢，从而手脚变得冰凉。在手臂上有一个"小火炉"——温溜。从字面上讲，温，温暖；"溜"，"水"被"留"在那里。按摩这个穴位，就像是为这个小小的火炉添煤加炭，为我们的手脚"解冻"。此外，温溜穴还可以解决脸上由寒邪所造成的青春痘，为我们的战"痘"工程也提供支持。

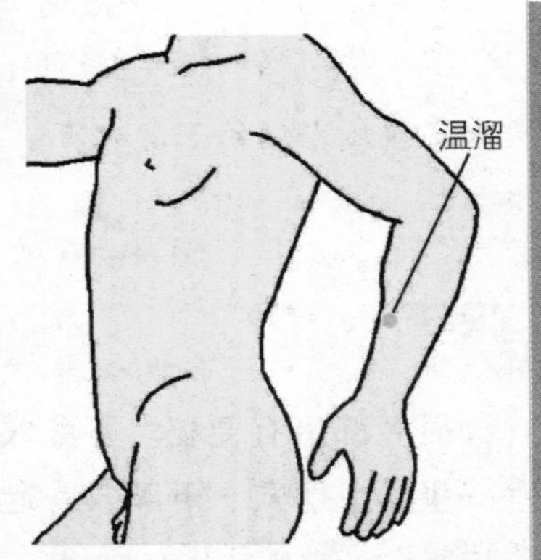

一找就准

先确定阳溪的位置（阳溪穴在手背的拇指侧。即把拇指向上翘起，在拇指直下的手腕部，出现两条筋，与两骨所构成的凹窝，阳溪穴就在这个凹窝的正当中），向上量取7横横指处即是。

按摩方法

用右手的大拇指指腹用力按压左侧的温溜穴，以有酸胀感为佳，每次按揉1～3分钟，然后换右侧。

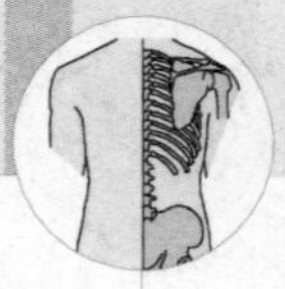

温溜穴是120，急性腹痛它最灵

穴位也是急救药，比如，心脏病突然发作，就马上取心包经上的郄门穴；急性哮喘，孔最穴就是大药，只要对它们进行强烈刺激，就能迅速缓解病情，起死回生。急腹痛也有大药，这个大药就是温溜穴，为什么按摩温溜可以治疗急腹痛呢？因为温溜穴是大肠经上的郄穴，而郄穴是专门用来治疗急症的神效穴。所以按摩这个穴位，既能补充人体的阳气，同时又能快速止痛。因此，当遇到腹痛急性发作的情况，及时按摩便可达到止痛的目的。

手心冰凉易出汗，按摩温溜来消除

不知您有没有过手心脚心出汗的烦恼，这虽说不上是什么大毛病，可也挺烦人，何况中医云，“汗为心之液”，出多了对身体也不利。这时，您可以按摩温溜来消除烦恼。因为经常按摩和刺激这个穴位，会调动我们体内的阳气，让温热的血液迅速通过手臂，把停滞的寒气带走，手凉和手心爱出汗的现象自然就好了。

曲池穴

缓解腹痛又除青春痘

窈窕的身姿，白皙的皮肤是无数女性的追求。然而脸上常常出现的痘痘却成为她们挥之不去的困扰，我们不妨在生活中多按揉肘部具有清热除湿功能的曲池穴，不但能够帮你去除痘痘的困扰，还能将身体的废物排除，达到瘦身的效果。经常按揉曲池穴还能够祛除顽固的老年斑和治疗多种皮肤病。除了排毒养颜的功效外，曲池穴还具有明目和降血压的功效。

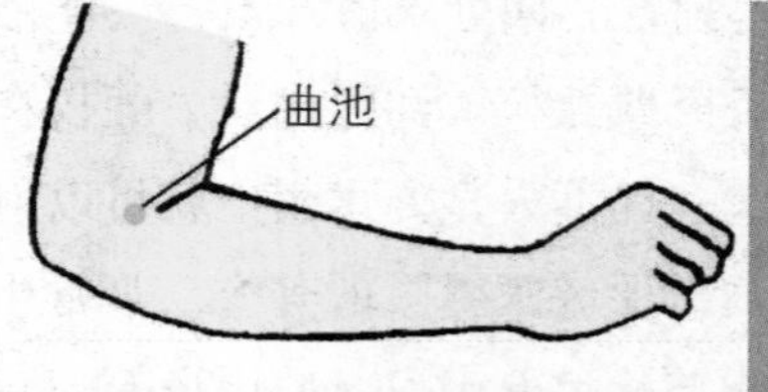

一找就准

弯曲胳膊90°，在肘关节会出现一道横纹，肘外侧横纹的端点就是该穴。

按摩方法

用右手的大拇指指腹垂直用力按压左侧的曲池穴，有微痛的感觉最好，每次按摩时间不少于3分钟。然后换右侧。

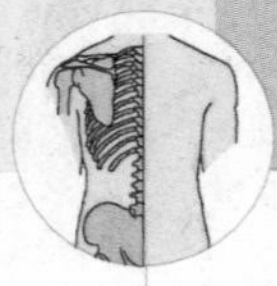

多揉曲池穴，给膝关节以关爱

膝关节为足阳明经胃经所过。该经是多气多血之经。膝关节扭伤，必先伤该经，形成气滞血瘀之症。手足同名经经气相通。曲池是手阳明大肠经的“合”穴，“合”有汇合之意，恰如百川归入大海，所以曲池穴气血最为充盛，具有通调气血、疏经活络的功效，用其治膝关节疼痛，效果颇佳。

郁闷烦热，泻热用曲池

很多人见面就问，你郁闷吗？说明郁闷已经成了很多人的心里基调。如何把快乐找回来呢？一方面就是不要老盯着那些房子、车子，盯着那些还没有来得及还上的银行贷款；另一方面则可以从保健的角度对我们的心情做些处理。曲池穴相当于身体中的“笑穴”。可以解决心情烦躁的问题，因为心情烦躁与火有关，而曲池穴是一个常泻热穴位，所以在拨动曲池穴的时候，能帮助我们挤兑掉一些燥热，心情自然也就变好了。

肩髃穴

护理肩部的保健医生

肩髃穴为上肢要穴，有通经止痛、缓解肩臂疼痛的功效，主要用于治疗肩关节疾病。对于经常使用电脑的上班族来说，经常按摩此穴，同时配合刺激曲池穴或手三里穴，能明显改善肩、背、臂的不适症状，防止肩周炎和“键盘手”。对于中风引起的半身不遂，经常刺激肩髃穴，尤其进行针刺，能起到很好的疏风活络作用。唐太宗时，鲁州刺史受风患之苦，手臂无力，无法弯弓射箭，四处求医却没有人能治疗此病。后来，他找到了针灸巨擘甄权。询问过后，甄权在他的肩髃穴上扎针，没想到，一针下去，鲁州刺史就可以射箭了。肩髃穴，在中医有“肩部保健医生”的美誉。日常生活中，经常按揉肩髃穴不但能够治疗五十肩、肩周炎等肩部疾病，同时，季节发生变化时，还能够预防风湿性关节炎的发病。此外，它还具有预防感冒、预防中风的功效。

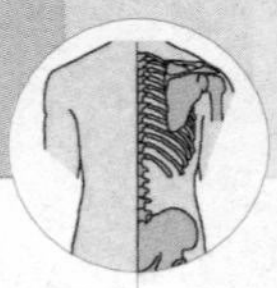

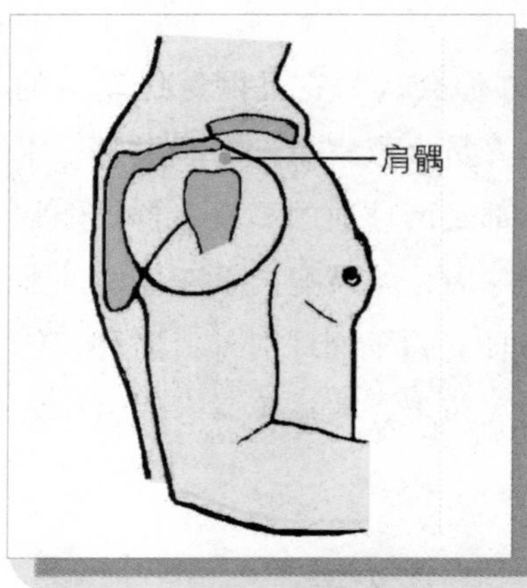

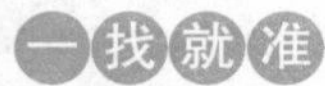

该穴在肩部的三角肌上，当臂外展或向前平伸时，肩峰前下方便有一个凹陷，该凹陷便是此穴。

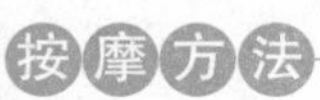

用右手的中指指腹按揉左侧的肩髃穴1～3分钟，然后换右侧。每天早晚各一次。

肩髃穴，肩周炎的特效穴

现在得肩部疾病的人越来越多。有的老年人，严重到连穿衣服都困难，早上起床时，甚至肩膀都抬不起来。对于因受寒导致的肩周炎，还有因长期使用电脑导致的肩膀酸痛、僵硬，以及偏瘫患者上肢活动不利，揉按肩髃穴都能起到较好的缓解作用。不过需要注意的是，肩髃穴是最容易受风寒的穴位，很多人患肩周炎，主要是因为年轻的时候喜欢光着膀子睡觉，或者只穿一个背心睡觉而导致的。为了防止风寒进去，夏天睡觉的时候也要穿上短袖衣服，不要光着膀子。

治荨麻疹，肩髃有良效

鬼风疙瘩是荨麻疹的俗称。中医认为，此病是由于肺部有问题而引起的。而肩髃穴属于大肠经，肺经又与大肠经表里相属，"肺主皮毛"，即皮肤和毛孔的功能是受肺气支配的，如果肺出现了毛病，皮肤和毛孔与外面的交流就不通畅，就容易引起皮肤疾病。按摩肩髃穴有调节气血，疏通经络，驱散风寒，活血化瘀的作用。能够调治肺病。鬼风疙瘩患者会有血虚症状，通过按摩肩髃穴，可驱散皮肤中的风邪，化除瘀血而发挥疗效。平时多按摩肩髃穴，不仅能增强防寒功能，还可预防皮肤病。

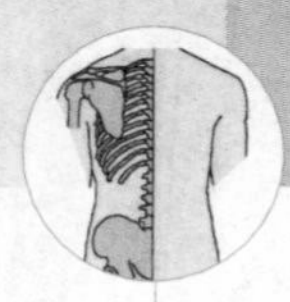

肘髎穴

防治肘部疾病保养穴

网球肘，第一次接触，也许你会认为它是网球运动员的专利。其实不然，办公室工作人员、家庭主妇、理发师、木工等这些肘关节使用频繁的人都是网球肘的高发人群。经常按揉肘髎穴可以缓解和治疗网球肘，如果配上手三里（曲池穴下2寸，三指处）效果会更佳。除了网球肘外，肘髎还能治疗其他肘部的疾病，比如说关节炎、臂痛不举、肘臂麻木等等。

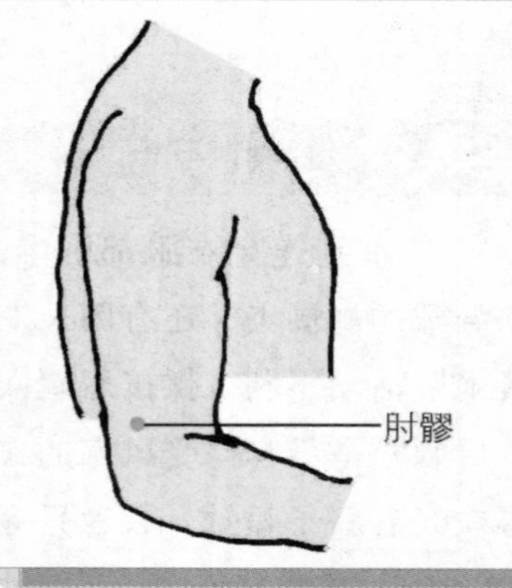

一找就准

伸出手臂，屈肘。曲池穴上稍稍偏外一拇指（1寸）处即是该穴。用力按压穴位时，会有麻麻的感觉。

按摩方法

用右手拇指的指腹按揉左侧的肘髎穴1~2分钟，然后换右侧。

肩周炎来袭，肘髎穴可防御

在夏天，很多人都受不得空调、风扇吹，吹得厉害了，一吹便会出现肩部的酸痛不适，这是因为患了肩周炎。此时，按摩肘髎穴效果颇佳，按摩时，可将拇指指尖立起，掐点此穴，颈肩症状严重者，一般会有明显的条索感；点按穴后再轻轻地活动僵直的颈肩，马上就有轻松感，颈肩不适者不妨试试此法！

口眼歪斜，肘髎穴可矫正

五官端正，人人企求。如果一旦突然发生面瘫，口眼歪斜，这给患者带来的精神负担委实很重，如是妙龄少女，更会被弄得寝食不安。此时，按摩肘髎穴有很好的治疗效果，至于原理，主要跟“经之所过，主治所及”有关，即本经对所经过的部位上的病症都有治疗的作用。因此，按摩该穴可以对面瘫进行

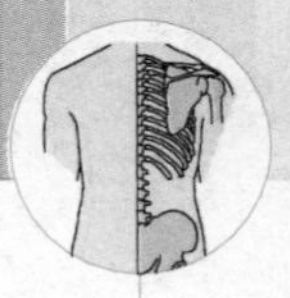

治疗。但应注意：面瘫重在预防，预防的关键是注意保暖，以避免遭风邪的侵袭。还要加强体育锻炼和保证充足睡眠，增强自身的抗病能力。

天鼎穴

止嗝祛风解表又止痛

呃逆，是生活中常常出现的情况，我们吃东西受风，或是吃东西过快时都可能会发生。然而这个生活中十分常见的呃逆，如果情况严重或是顽固存在还会引起可怕的中风。当呃逆发生时，除了喝少量的水或是屏住呼吸，我们还可以按摩天鼎穴。当然，如果还没有得到缓解，要及时去医院。除了止呃逆外，天鼎穴还有舒筋通络、祛风止痛的功效，能够治疗肩关节周围炎，上肢酸痛、颈项强痛、咽喉肿痛等疾病。

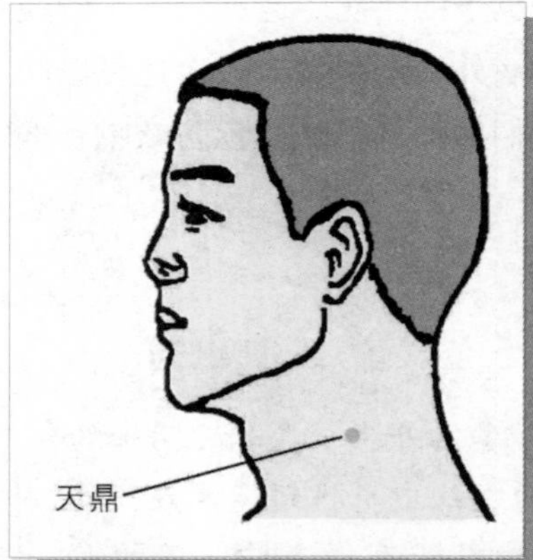

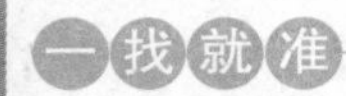

一找就准

正坐微仰头，在侧颈部的喉结约1指宽下方，胸锁乳突肌后缘。

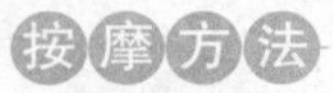

按摩方法

双手中指或拇指点按两侧天鼎穴1～3分钟，以不感到难受为宜。

按摩天鼎穴治疗打嗝

在日常生活中，大家都打过嗝。吃东西吃得太快或哈哈大笑时呛入冷风。都会引起打嗝。打嗝看起来不是什么大病，却很难受。

所以，按摩该穴可以通调二经经气，从而疏通经络，驱散外邪，恢复胃功能，而达到止呃的目的。但要记住，按摩时一定要找准穴位，这是提高疗效的关键。

按摩天鼎穴治疗急性喉炎

中医上认为，急性喉炎是由于风寒外袭或风热邪毒侵袭，内伤于肺，使

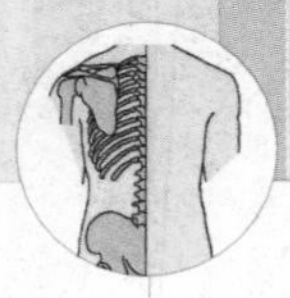

肺气不能正常宣发，气机不利，风寒之邪凝聚在喉中，久留不去，导致声门开合不利。或风热邪毒循经上蒸于喉咙，导致气血壅滞，脉络不通以致喉部肌膜红肿。均可按摩天鼎穴来治疗。因为肺与大肠相表里，取大肠经穴位可起到宣肺解表的作用，况且大肠经巡行过颈部，而天鼎穴又在颈侧，不仅能宣发肺气，解表散邪；而且还可以疏通喉部经络，起到活血化瘀的作用。表邪疏散，瘀滞尽除，则声门自然就能开合自如了。

迎香穴

鼻塞鼻炎速效缓解穴

迎香，迎接香味进来。然而如果鼻子堵塞了，再甜美的香味都无法闻到。此时，不妨揉一揉鼻子两侧的迎香穴，不但能够改善鼻子的堵塞，还能够治疗和缓解慢性鼻炎、过敏性鼻炎、鼻窦炎、鼻子出血等鼻子的疾病。迎香穴除了能使鼻子保持舒畅，治疗鼻子的疾病外，经常按揉该穴还可以防止空气中的燥气入侵，保护我们的肺部，从而预防咳嗽、喉咙干痛及肺部疾病。

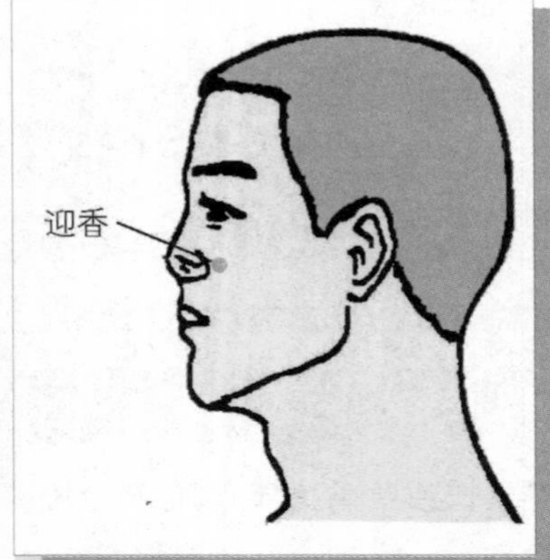

一找就准

迎香穴位于鼻翼外缘，在鼻孔两旁约拇指1/2宽处的笑纹中。找到鼻翼最宽处的两边，鼻翼最宽处有一个沟，笑的时候，最为明显，所以要取这个穴位的时候，先笑一下比较好取。

按摩方法

双手食指的指腹轻轻地垂直按压在同侧的迎香穴位上，按压1～3分钟。双手的大拇指弯曲，用大拇指的关节，同侧紧贴着鼻翼最宽的部位沿着鼻唇沟搓到鼻梁处，然后再回到鼻翼处，如此反复进行按摩，每天按摩2分钟或100次，长期坚持。

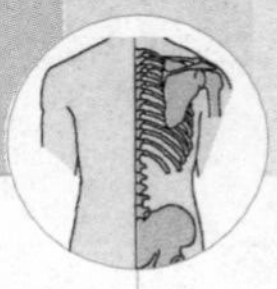

嗅觉变迟钝，按摩迎香变灵敏

嗅觉对于一个人来说是非常重要的，食物的喷香、花朵的芬芳、异性迷人的香水味等等都要靠嗅觉。如果人类的嗅觉出现了问题，想一想，那将少了许多对美好事物感知的能力。

当然，鼻子也难免跟你要点小脾气，鼻炎、鼻塞不闻香臭就是如此。出现这样的情况该怎么办呢？给其施压，当然，施压也要找对地方，迎香穴是鼻塞的特效药。为什么迎香穴能“迎香”呢？因为大肠经与胃经同为阳明经，气血物质所处的天部层次相近，迎香与胃经相邻，所处又为低位，清气上升，浊气下沉，因而胃经浊气下传到此穴。有些时候，受感冒或大肠经或胃经阻塞的影响，浊气容易在此堆积，从而导致鼻炎、鼻塞，此时按摩迎香穴可缓解相关症状。远亲不如近邻，如果配合印堂穴（位于前额部，当两眉头间连线与前正中线之交点处），效果则更为突出。

春季鼻出血，按摩迎香可预防

进入春季时，自然界气温逐渐升高，导致湿度降低、空气干燥，鼻出血变得更为常见。从中医角度讲，春季阳气开始升发，人体阳气也随之旺盛，即俗话所说“容易上火”，所以容易出现血随气上冲鼻咽导致出血。这时，按揉迎香和巨髎可以起到很好的预防作用。因为胃经和大肠经都是阳明经，多气多血，而胃经的巨髎穴和大肠经的迎香穴，均在鼻部附近，可调节鼻部气血的平衡，防治两经气血阻塞于鼻，从而防治鼻部出血，按摩时将双手食指指腹放于左右穴位，对称地进行按揉。先迎香，后巨髎，每穴5分钟，早、晚各1次。

扶突穴

止咳平喘扶突有奇效

咽部是呼吸道和消化道的第一防线，肩负着防御外界细菌的责任。然而，新居异味的刺激、喝酒吸烟等不良的生活习惯、口腔的炎症影响等各种原因，让越来越多的人受到咽炎的困扰，也使咽炎成为发病率高、复发性强的常见病症。怎样才能治愈它呢？我们可以经常按揉颈部的扶突穴。因为扶突穴紧贴颈动脉，是一个非常危险的穴位，因此，在按摩过程中一定要小心谨慎。此外，扶突穴还能治疗吞咽困难、甲状腺肿大、声音沙哑等病症。

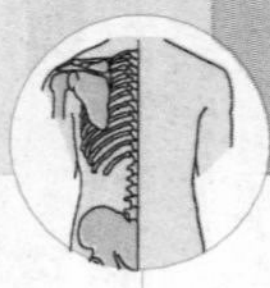

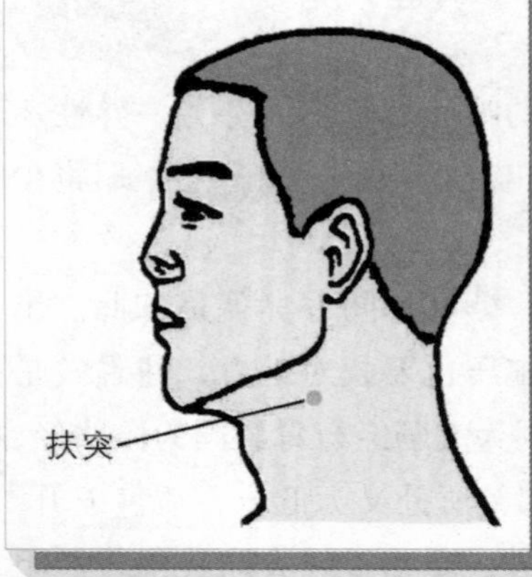

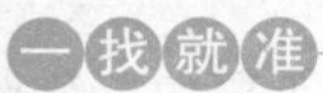

头微侧，手指置于平喉结的胸锁乳突肌肌腹中点，按压有酸胀感处即是。

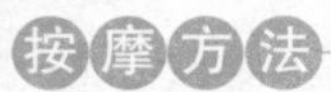

正坐或仰卧，四指微微握拳，将双手的大拇指按在左右两侧的扶突穴上，稍稍用力，揉按 10 ~ 20 次。

秋燥咳嗽，扶突穴不“糊涂”

到了秋天，由于气候干燥，天气渐凉，许多人出现了干咳。这种咳嗽又称为秋燥咳嗽。中医认为，秋燥咳嗽是由于燥邪伤肺而引起的。扶突穴具有清润肺气、平喘宁嗽、理气化痰的作用，是治疗秋燥咳嗽常用穴位，患上这种咳嗽时经常按摩此穴有不错的疗效。

顽固性打嗝，试试扶突穴

打嗝的经验相信大家都有，有时只要几秒钟几分钟就过去了，没什么大碍，可是万一你嗝个不停，而且就在开会中、在主管训话中，想必一定会引来众人的目光，让你困窘不已，若是情侣约会正在含情脉脉时这么嗝个不停，那可就煞风景了。

中医认为，顽固性呃逆大多是因为胃膈之气失去宣发，使胃气上逆而动膈所引起的。按摩扶突穴可刺激到膈神经，抑制膈神经的过度兴奋，从而达到降逆解痉的目的。所以，对于患有顽固性呃逆的人，不妨多按摩扶突穴来缓解症状。

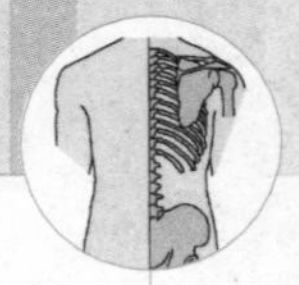

第三章

足阳明胃经：人体的给养仓库，身体的福田

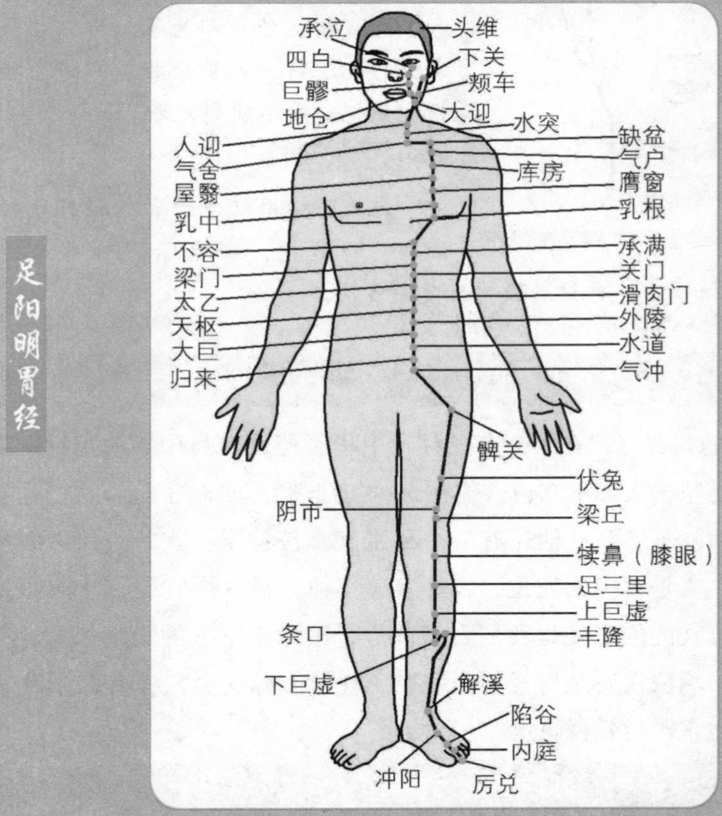

足阳明胃经

承泣
头维
四白
下关
巨髎
颊车
地仓
大迎
水突
人迎
缺盆
气舍
气户
库房
屋翳
膺窗
乳中
乳根
不容
承满
梁门
关门
太乙
滑肉门
天枢
外陵
大巨
水道
归来
气冲
髀关
伏兔
阴市
梁丘
犊鼻（膝眼）
足三里
上巨虚
条口
丰隆
下巨虚
解溪
陷谷
内庭
冲阳
厉兑

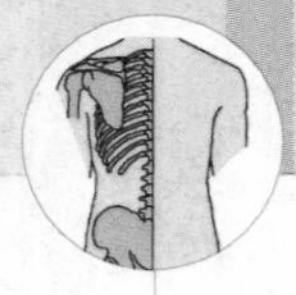

承泣穴

调治迎风流泪眼红肿

承泣，承，指承担、承受；泣，哭泣的意思。从字面就能够看出其功效，承载着我们的眼泪，因此，遇到迎风流泪、青光眼、流泪不止等问题，都可以请它来帮忙。同时，除了眼睛上的疾病，它还可以治疗口、鼻等方面的疾病，如与阳白穴配合可以治疗口眼歪斜；与太阳穴配合可以治疗眼赤肿痛。

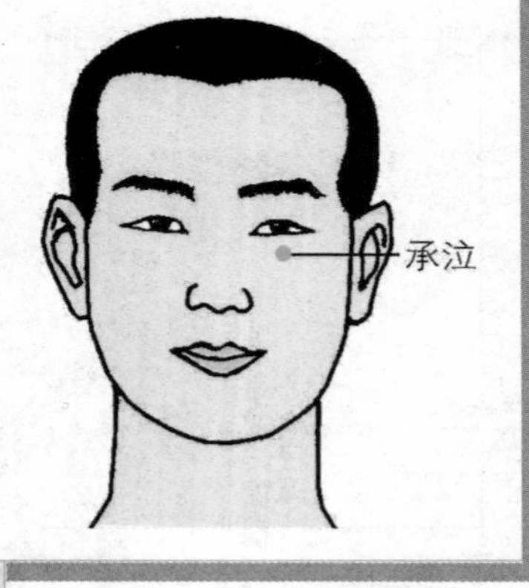

一找就准

两眼平视前方，先从瞳孔（黑睛）中心向下作垂直线，再沿眼眶下缘作水平线，两线相交处，即为承泣穴。在找这个穴位时，眼睛一定要平视，不可仰视、斜视、俯视，更不能到处看。

按摩方法

每天坚持用双手的食指轻轻地按揉承泣穴，一边按，一边环形地揉，做十个后，放松一下，再接着做，反复做3次。

按承泣穴，辅助治疗各种眼疾

85岁的贺普仁曾在中央电视台《中华医药》节目中表演穿针引线，令人吃惊，但是很多人却不知道，他在52岁时眼睛差点瞎了。转睛功是他常用的治疗方法，除了转睛，他还有一个秘密就是按揉承泣穴。为什么眼病要揉承泣穴，承泣穴是胃经的穴位，胃经多气多血，揉这个穴位直接对眼睛供血有帮助。承泣穴的位置就是我们目视前方，眼球正下方的眼眶位置，很容易找到。另外，承泣穴还是胃经、阳跷脉、任脉三脉交会穴，有助于疏通这些经脉中的气血来对付各种眼疾。

眼皮跳，按承泣穴可治疗

俗话说：“左眼跳财，右眼跳灾。”所以很多人眼皮一跳就在嘀咕究竟是

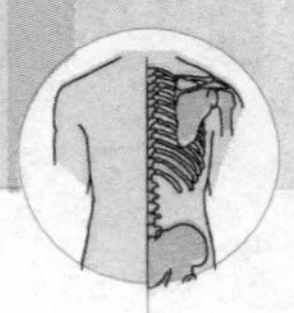

跳财还是跳灾，其实，眼皮跳在中医看来是血虚生风。此时按摩眼睛附近的承泣穴，一方面，可增强眼区周围肌肉的力量，促进眼周围的血液循环；另一方面，胃经是一条多气多血的经络，按摩承泣穴可调动胃经的气血上达眼周，实现补气养血的目的，从而防治眼皮跳。

四白穴 预防近视又除黑眼圈

随着生活压力的不断增大，加班越来越晚，熬夜越来越多，越来越多的人加入了黑眼圈的行列。有些人试过了多种方法，如热敷、用鸡蛋敷、涂抹去黑眼圈的眼霜产品，其实按摩小小的四白穴就可以解决黑眼圈的烦恼。

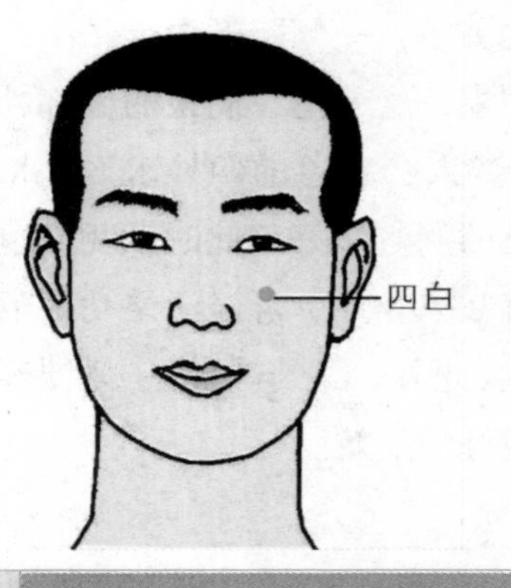

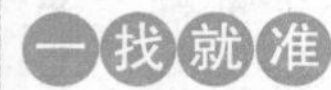

一找就准

眼眶下缘正中，直下约一横指处（2 厘米），也可把中指和食指并拢按压在鼻翼上缘的两侧，食指下的凹陷处就是四白穴。

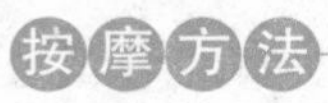

按摩方法

双手食指伸直，用食指的指腹按揉左右两侧的四白穴 1～3 分钟。也可先用食指的第二个关节在眼眶上轻轻地刮，最少刮 2 分钟，刮完后按摩四白穴 1～3 分钟。每天 2 次，临睡前、起床后各 1 次。

四白穴，近视患者的“睛视明滴眼液”

现在近视的人越来越多，中医认为，近视是由于眼部气血不足造成的。四白穴是胃经上的要穴，下眼睑的位置正好是四白穴的所在，所以有近视的朋友经常按摩该穴；同时再配合按摩承泣穴、足三里穴、丰隆穴，可让气血通过经脉上达眼睛，改善眼睛因气血不足而导致的近视等症状。

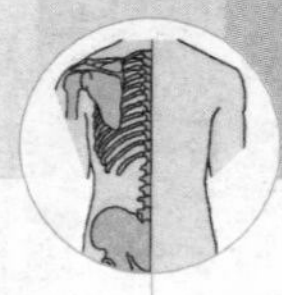

要美白，找“四白”

有了黑眼圈，就是胃经气血不足了，也就是眼睛的瘀血没有被及时地疏通走，好血没有及时地过来，这时候您不妨点揉四白穴，把气血引到眼眶四周，黑眼圈便可很快退去了。

不仅是黑眼圈，它还是面部皮肤的润肤霜，经常按揉此穴，您会发现脸上的皮肤开始变得细腻，美白的效果非常不错。如果再加上指压“人迎”（人迎位于前喉外侧 3 厘米处，能摸到动脉的搏动在这里）。天天如此，经过一段时间后，脸部血液循环顺畅了，小皱纹就会消失，皮肤自然会有光泽。

地仓穴

健脾祛风活血找地仓

很多人每天早上都要在“面子工程”上下足功夫，尤其是女性。简单的每日清晨刷牙、洗脸，复杂的就要早早起床为自己画上精致的妆容。你有没有想到如果有一天清床洗脸时，发现自己的面部神经突然失灵了，一侧脸颊失灵了，或是嘴巴歪斜了，那该是多可怕的事，这就是我们说的面部神经麻痹，俗称为“毁容病”。多数人会着急的四处求医，忙于吃药、扎针，等等，希望自己的病赶快好。此时，我们也可以在家自己下功夫，按摩具有祛风止痛，舒经活络功效的地仓穴，来帮助病症赶快痊愈。此外，地仓穴对三叉神经痛、失音、牙痛、颌颊肿也有很好的疗效。

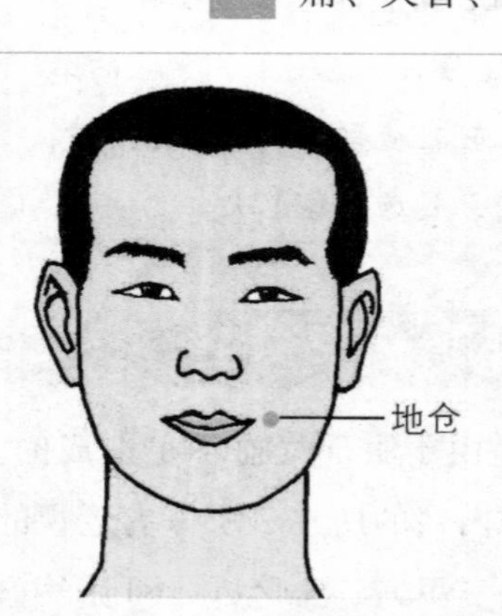

一找就准

嘴角外侧约 1 指（1.5 厘米）处。

按摩方法

用双手食指的指腹按揉左右两侧的地仓穴 5～10 分钟，每天 2 次。

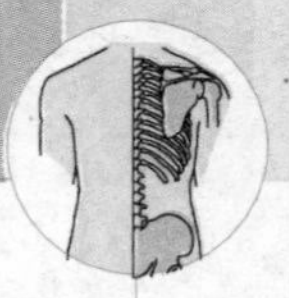

面肌痉挛，可按地仓调治

多数患者往往于清晨洗脸、漱口时突然发现一侧面颊动作不灵、嘴巴歪斜。这多半是面肌痉挛的原因，得了面肌痉挛不是一件小事，它不仅会影响到患者的面容，还使患者的精神受到损伤，那么，得了面肌痉挛怎么办呢？日常护理时，可加按地仓穴来缓解，因为地仓穴位于口角与面颊的重要部位，可起到“牵一穴而动全脸的功效”，是调节面部神经、改善面部气血供应的作用的重要穴位，值得您认认真真地去按摩它。

婴儿流口水，多揉揉地仓

家里有小孩子的家长，最苦恼的是自己的孩子为什么口水像瀑布似的，整天流个不停。其实小孩子流口水很正常，这多是因为孩子的后天脾胃很虚弱，而脾主肌肉，开窍于口；脾虚则肌肉弹力不足，变得松弛，因此就爱流口水。如果您的孩子比较爱流口水，您可以多给孩子按按地仓穴，可缓解小儿爱流口水的毛病。按摩地仓穴的原因是地仓属足阳明胃经，能够清泄脾胃的积热，又是口唇邻近穴，因此有一定的保健功效。此外，成年人流口水也可按摩此穴进行调理。

人迎穴

容光焕发降低高血压

随着我们生活质量的提高，高血压走入了越来越多人的生活中。因为如果控制不好能够引发多种并发症，因此受到了人们的重视。日常生活中，除了每日的降压药物治疗外，我们可以按揉颈部的人迎穴。该穴不仅能够治疗高血压，还具有预防的功效。除了防治高血压，它还是一个美容的要穴，不但能够瘦脸，还能够让人胃经血气旺盛，上升到脸上，使我们的脸部不长斑、没有黑眼圈、眼睛也非常明亮。人迎穴还能够很好地为我们缓解心理压力。这里要提醒大家的是，脖子的皮肤非常的嫩，且血气流通比较旺盛，一般不会经络不通，所以，不要过于用力按揉该穴。

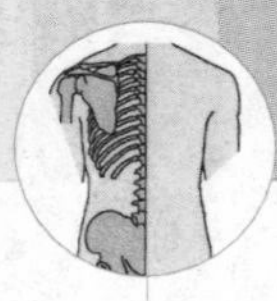

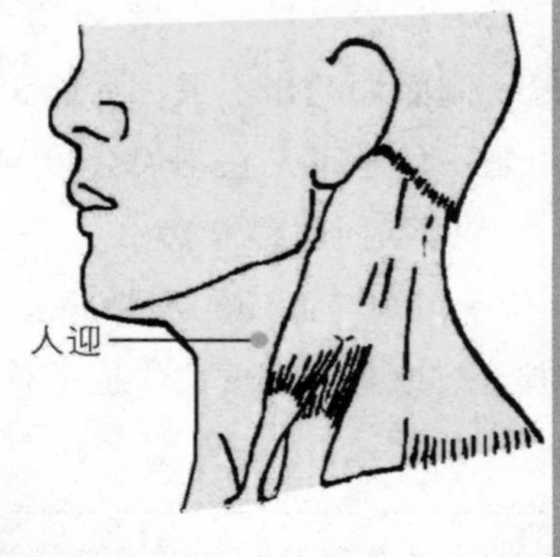

一找就准

在喉结左右两横指（食指、中指并拢）宽处，感到动脉跳动的地方即是人迎穴。

按摩方法

❶ 一边吐气一边轻柔地用双手的食指指腹按压同侧的人迎穴，每次大约按压6秒，重复按压10次。

❷ 用手掌轻轻地顺着脖颈向下抚摸。

按摩人迎穴，可治高血压

人迎穴可治疗高血压，是由它所处的特殊位置决定的。该穴深层有个颈动脉窦，具有降压的作用。按摩人迎穴能刺激到附近的颈动脉窦而迅速降压。此外，脖子是人体气血流动比较旺盛的地方，它一般不会有经络不通的情况，所以没必要强烈刺激它，平常只要抚摸它，帮它疏通就可以了。按摩人迎穴时，不要用力太大，否则容易咳嗽。用手轻轻地往下抚摸就行，抚摸的时候要让心情保持放松的状态，这样按摩效果会更理想。

面色不佳按摩人迎穴，可让你容光焕发

人迎穴是一个很好的美容穴，因为刺激这个穴位，可增强面部的血液循环和颈部的血液循环，使我们面部和颈部的皮肤变得更紧致。所以说女性朋友们如果想要让面部的皮肤更紧致，想改善你的容颜的话，可以经常地搓揉一下人迎穴。需要注意的是，人迎是不能点按和按压的，否则可能会导致心脏骤停。

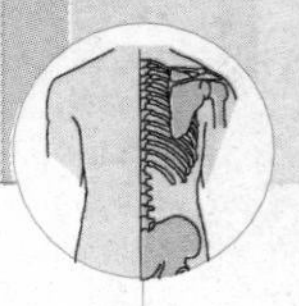

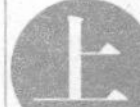

头维穴

明眸解头痛效果良好

从古到今，头痛可谓是一种折磨人的病症，由此它也成为事情难办的形容词。除了病症痛苦外，医治起来也不是一件容易的事。在中医古籍中记载了很多治疗头痛的方法，《甲乙经》、《金鉴》这两部分医学著作就都记载了头维穴有治疗头痛病的功效。在现代医学中，揉按该穴能够治疗偏头痛、前额神经性头痛、血管性头痛及日常生活中的头发胀、发懵和太阳穴莫名其妙的疼痛等病症。此外，经常按摩头维穴，还对精神分裂症、面神经麻痹、视力下降等有很好的疗效。

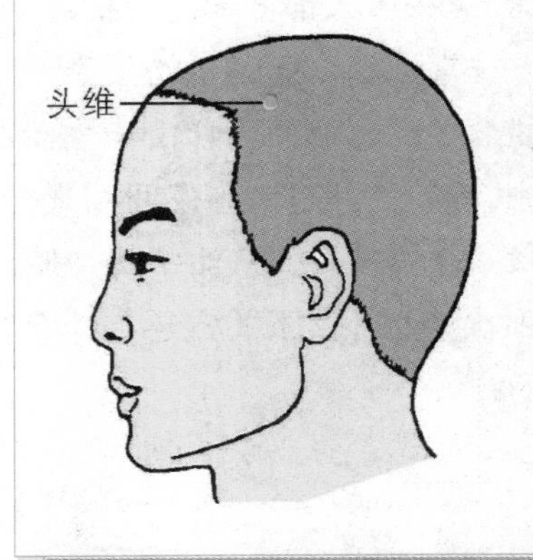

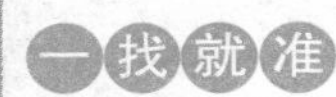

一找就准

头维穴位于额角发际上半横指，嘴动时肌肉也会动的地方。

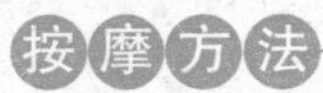

按摩方法

用双手的中指指腹揉按同侧的头维穴50~100次。

头维穴，头痛时的护理专家

在人类漫长的历史中，曾经试用过各种各样的药粉来治头痛，如氨、银、汞、胡椒粉，鸦片、大麻，等等，甚至有人拿电鳗来电击患者。我国用穴位治疗头痛已有2500余年，有非常好的疗效，头维穴就是其中一个非常重要的穴位。头痛的类型有很多，头维穴是专门治疗头痛如裹的头痛。在头维穴中，“维”是维持、维系的意思，“维”古代还有绳子之意。“头维”就是形容头痛的时候，就像有绳子或者别的东西把头包裹起来一样。所以对于这种头痛，用头维来治，犹如瓮中捉鳖一般，能够疏通阻滞的经络，从而达到快速缓解头痛的目的。

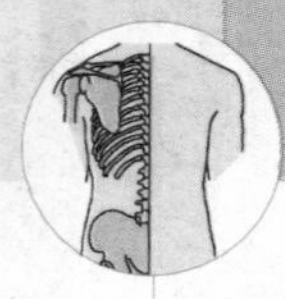

用眼过多伤气血，补充气血用头维

祖国医学认为，眼睛是靠气血来滋养的，所以眼睛用得多，就会伤到气血，气血不足就容易导致视力下降。而头维穴属足阳明胃经，有维持头部正常秩序的作用。因此，按摩该穴可以调节头部气血，让眼部的气血就能得到补充，眼部的气血足了，自然就会变得明亮。除此之外，头维穴也能用于胃病的治疗呢，特别是因饮食不节所致的胃痛，效果最好，为什么呢？正所谓“经络所过，主治所及”，虽然是胃痛，但是我们可以通过取位于头部胃经的头维穴来治胃部的疼痛。

颊车穴

治疗牙病强健牙齿穴

“牙痛不是病，痛起来真要命。”很多人都被牙痛困扰过，吃不了饭，睡不好觉，真是让人非常懊恼。此时不妨按摩一下我们脸上的为头部运送血气的颊车穴，从而治疗由于气血停滞引起的牙龈肿痛、面部水肿等病症。如果有夜间咬牙、磨牙的习惯，不妨在睡觉前也揉一揉颊车穴，从而缓解“咬牙切齿”给自己和他人带来的困扰。此外，下关穴还与地仓穴一样对面部神经麻痹有很好的疗效。

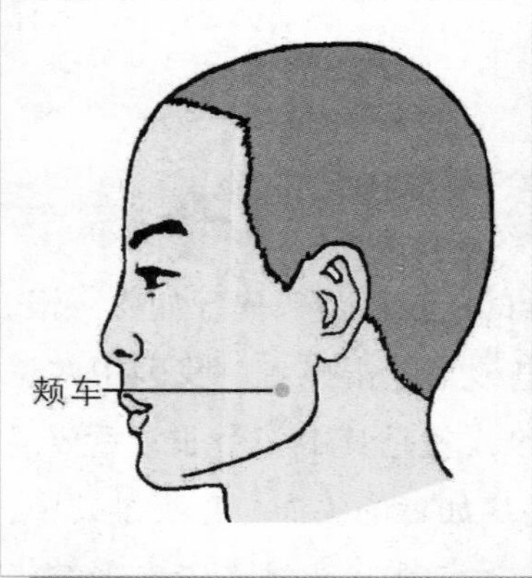

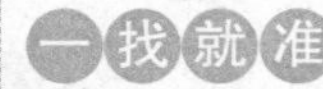

一找就准

在下颌角前上方一横指凹陷。当牙齿咬紧时有一块肌肉（医学上叫咬肌）凸起，在这块肌肉上，用双手的食指按时，有个凹窝并有疼痛感觉的地方就是该穴。

按摩方法

用双手的食指指腹揉 5 ~ 10 分钟，每日 2 次。

牙痛怎么办，按按颊车轻松除

人的身体总是会出现大大小小的毛病，不是这里就是那里，尤其是牙痛，

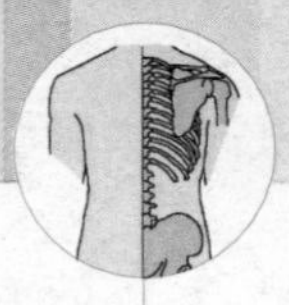

更是令人头痛不已。得了牙痛怎么办？按按颊车轻松除，牙痛为什么要按颊车？人体的骨头都很坚硬，很固定的，只有下颌骨能够活动，像车子一样。而且颌骨还有一个重要特点，它是牙槽生根的地方，几十颗牙齿都依附在颌骨上，也就是说，按摩颌骨上的穴位，可起到治疗牙病的作用，所以当我们牙痛之后，颊车就是一个很好的止痛穴位。

牙龈肿痛，消肿去痛用颊车

牙龈肿痛是常见的口腔疾病。中医认为，牙龈肿痛患者多属于胃火过大，胃热延着经络上行到牙齿而引发的疼痛症状，而颊车穴不仅是胃经上的穴位，同时刚好位于腮帮子上，可用于消除胃火，因此，牙龈肿痛时可按摩该穴来辅助治疗。另外，如果经常感觉到自己的脸上有多余脂肪，下巴这块儿肉比较多的人，可以通过三个手指并拢按摩腮部，即颊车穴，便可以缓解脸部多余的脂肪累积，有一张“瓜子脸”。

下关穴

防治口耳疾病有特效

下关，中医中将它形容为一个尽忠职守的“关卡”，它对气血中浊重阴湿的部分一点也不放过。由于又挨着咀嚼肌，能够有效地预防咀嚼肌的退化和牙龈萎缩，因此，是治疗由于风寒之邪侵袭所致的下颌关节综合征的最佳穴位。同时，下关穴又距离耳朵比较近，是胆经和胃经上的交会穴，它还能治疗耳鸣、耳聋等胆经上的疾病，是口耳的“保护神”。

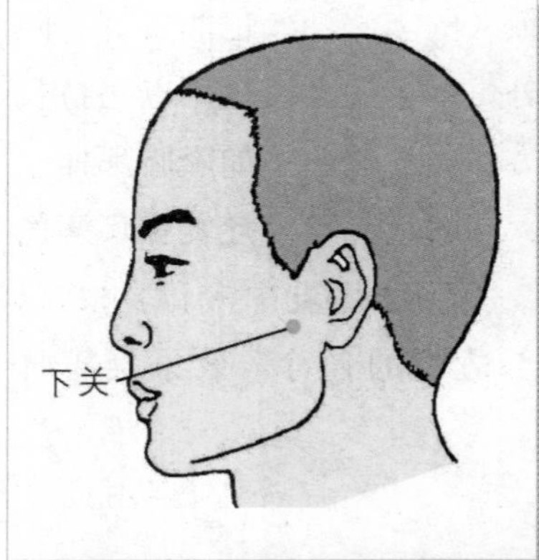

一找就准

正对耳屏前一横指，张闭口时，能感到活动。闭嘴时有一凹陷即为下关穴。

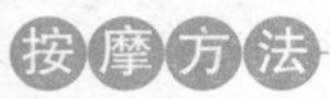

按摩下关穴常常采用点按法，用双手食指和中指轻轻按压，连续30次以上，以牙齿有酸痛感时，即可停止按摩。

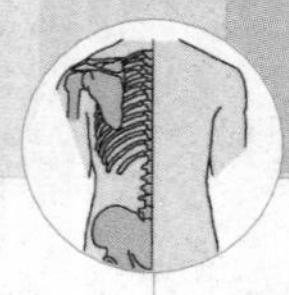

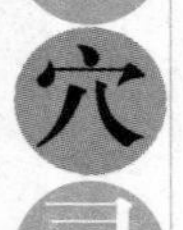

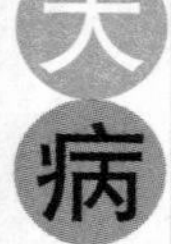
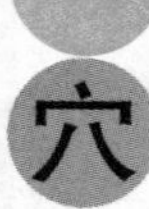
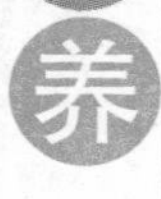

三叉神经痛，下关穴可治

三叉神经痛，是在一种面部三叉神经分布区内反复发作的阵发性剧烈神经痛，也被称为“脸痛”，是神经外科常见病之一，也是国际公认的疑难杂症之一。三叉神经痛疼起来非常剧烈，让人难以忍受。虽然三叉神经痛是医学上一个较难治疗的疾病，但也并不是束手无策。在人面部两侧面各有一个穴位——下关穴，对于三叉神经痛就有特效。经常按揉下关穴，可以预防和治疗三叉神经痛。

牙病搞突袭，下关来急救

齿龈肿痛不仅给生活带来很大的不便，更会影响形象，让人身心都备受煎熬。这时候，不妨按摩下关穴来消除牙龈的肿痛。为什么要按下关，因为足阳明胃经在脸上循行经过的位置离牙齿很近，所以，牙齿的疼痛，要寻找胃经上的穴位。第一个就是下关穴，因为它是胃经气血进出面部的关口。不仅是牙龈肿痛，对于急性的牙痛，下关也有很好的治疗效果，若夜半三更突然牙痛，不必眼巴巴地熬到天亮，按按下关穴便可助你一臂之力。

乳根穴

长按保健乳房有特效

随着生活节奏越来越快，人们的压力也越来越大，再加上现代女性食用大量的高脂肪、高蛋白食物，使得乳腺增生、乳瘤等疾病不断增多，每天按摩乳根穴可以起到辅助治疗乳腺疾病的功效。同时，乳根穴的丰胸功效也非常好，除了隆胸这样伤害性较大的手术外，爱美的女性也可以坚持长期按摩乳根穴位和胸部运动的方法，虽然它不如隆胸那样立竿见影，但却是十二分的安全，同时还具有治疗乳腺疾病的功效。对于奶水不足的新妈妈，每天按摩乳中穴和乳根穴，还可以促进乳汁分泌，再加上适当的食疗，效果会更佳显著。

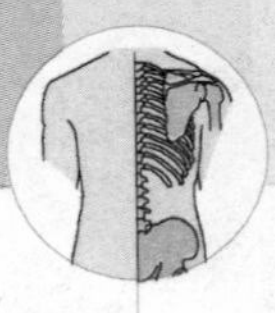

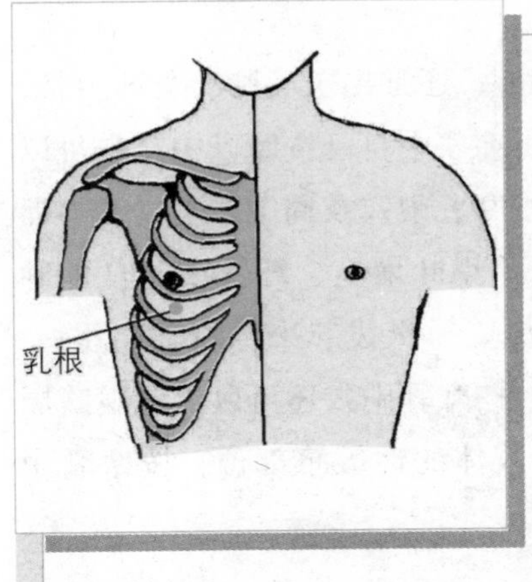

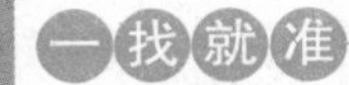

乳根穴位于乳头的正下方，乳房的根部。

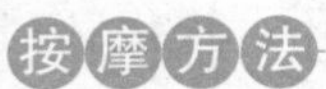

用双手的手掌贴着乳根穴，托住整个乳房，双手分别向外侧旋转按压5次，再将乳房向上推36次，这样可以使胸部坚挺、丰满。

乳根穴，少乳可多按

治疗产后少乳的重要穴位都在乳房附近，除了我们下面将要谈到的乳中穴，乳根穴也具有这样的作用。因为乳根之意指本穴为乳房发育充实的根本，所以按该穴可通经活络，行气解郁，疏通局部气血，促进乳汁分泌。除了乳根之外，膻中穴、乳中穴、神封穴等也可一并按摩。每穴按揉5分钟，当穴位产生酸胀感时，再换一个穴位。自我指压时，其顺序一般是以右手拇指按揉左侧穴位，然后再以左手拇指按揉右侧穴位。当然了，要想以指压法改善产后缺乳的状况，除了选择穴位准确，坚持按压之外，还必须结合食物疗法，才能收到较好的疗效。可多吃些补气血、通经络的食物，如猪蹄汤、鲫鱼汤等。

胸部小而平，按摩乳根变高峰

没有一个女人不渴望拥有完美的身材。而坚持按摩乳根穴，就能让乳房变得丰满起来。因为，乳房上有足阳明胃经穿过，乳房与胃气关系极为密切，倘若胃气不足，气血失调，便会使胸部肌肉松散，乳房失去支撑而导致下垂。而乳根穴属足阳明胃经，恰好处于胃经静脉气血下行的中枢。经常按摩乳根穴，能使胸部的各种血凝气瘀得到缓解，可有效促进气血流通，从而达到丰胸的效果。坚持按摩，对乳房具有良好的保健作用。

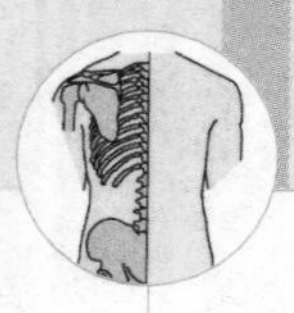

乳中穴

催增乳汁兼祛除目瘤

现在很多美容院除了丰胸外，还推出了美胸的美容项目，吸引了广大爱美女性。其实，在家中自己按摩乳中穴也可以使胸部变得丰满挺拔。经常按摩乳中穴及周围，不仅能够促进胸部血液循环，软化和消除小叶增生、纤维瘤等良性肿块，还能够使松弛下垂的乳房变得挺拔起来。同时，乳头，肝经经气所经，肝开窍于目，按摩乳中穴还可以治疗眼睛周围不美观的目瘤。乳头也是人体的性敏感部位，按摩乳中穴，还可治疗性冷淡。

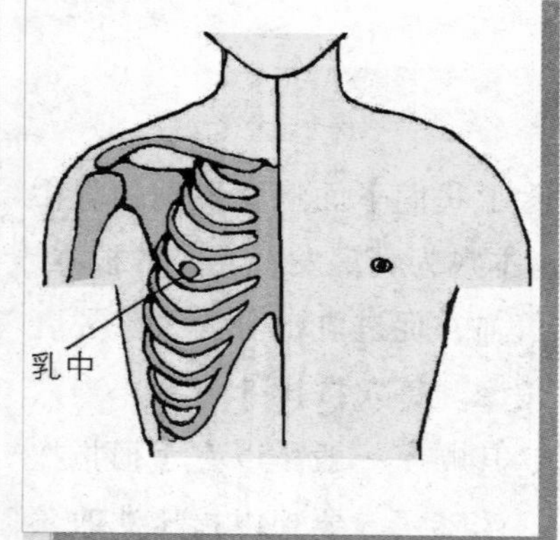

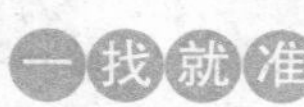

乳中穴在人体乳头的正中央。对于一些胸下垂的女性，最好仰卧来找该穴。

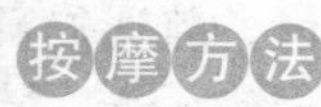

用双手食指的指腹同侧按压或轻捏乳头揉转，每次轻按或揉1~3分钟。

按压乳中穴可促使乳汁增多

母乳才是婴儿最好的食品，也正是因为如此，当产妇生完孩子后坐月子期间，家人都会让她们吃一些能够催乳的食物，如黄豆猪脚汤、鲫鱼豆腐汤。实际上，除了吃些补气血的食物之外，孕妇产后无乳，多按摩乳中穴，也可促进乳汁的分泌。当然，能从预产期这天起或宫缩时开始自行按压“乳中穴”，效果更佳。

按摩乳中穴可祛除目瘤

目瘤，是眼睛的内眼角或者眼皮上的一种疾病。它不仅影响美观，严重的时候甚至还会影响视力。在这种情况下可按摩乳中穴治疗。元代医学家朱

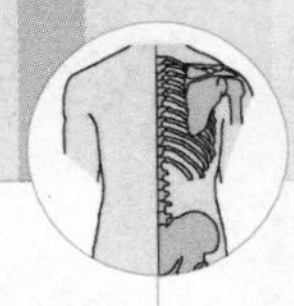

丹溪说："乳房，胃经经气所经，乳头，肝经经气所经，肝开窍于目，所以能够治疗目瘤。"而乳中穴就位于乳头上，因此，按摩该穴对目瘤具有治疗作用，长期坚持可收到不错的调理和保健效果。

梁门穴

强健肠胃治疗胃溃疡

有时我们会遇到这样的问题，虽然满桌的美食，却怎么也提不起胃口。这时，我们不妨按揉胃肠的门户——梁门穴。对于情绪不佳、疲劳、慢性便秘等引起的食欲不振，它都有很好的疗效。当然，这个方法孕妇还是不要使用。除了食欲不振，按揉该穴还能治疗胃痛、呕吐、呃逆、消化不良等肠胃的疾病。

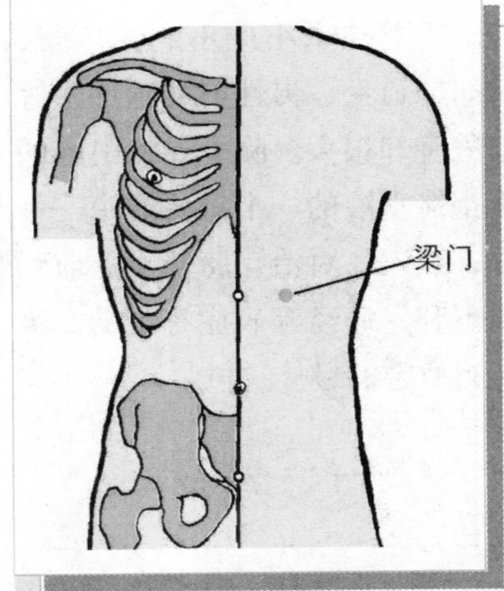

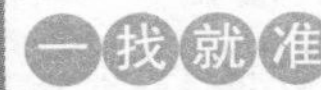

一找就准

取穴的时候可以从肚脐上移4寸（约5横指），然后向左右各移动2寸（拇指2横指），这个位置就是梁门穴。

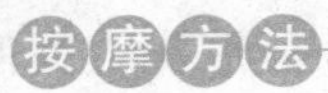

按摩方法

仰卧，双手分别置于两侧的梁门穴，用中指指腹进行点揉，顺时针和逆时针相交替进行。点揉时力度要均匀、柔和、渗透，使力量深达深层组织。每天早、晚各1次，每次3～5分钟，一般双侧同时点揉。

梁门穴，消化不良的通治大药

引起消化不良的原因很多，例如，饮食过量，或吃了煎炸油腻等难以消化的食物；或吃得太快，咀嚼不充分，食物粉碎得不够细，致使唾液分泌得不够，增加胃的负担，影响正常的功能；或精神受刺激，特别是吃饭前后的精神刺激，等等。无论是什么原因引起的，均可按摩梁门穴来调理。梁门穴隶属足阳明胃经。正好是在胃的中部，人吃进去的东西都要从这里进入胃的

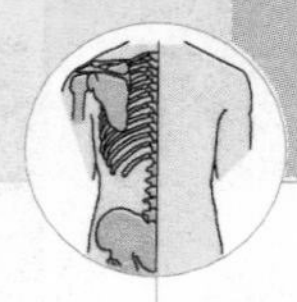

下部，所以它如同肠胃的大门一般，凡是消化系统方面的疾病，它都有治疗的作用。

马拉松式按梁门，让胃溃疡无机可乘

胃溃疡的典型表现为饥饿不适、饱胀嗳气、泛酸或餐后中上腹疼痛，严重时有黑便与呕血。胃溃疡由于病情复杂，病情加重或治疗不及时，还会导致出血、穿孔、幽门梗阻和癌变等后果，严重危害人体健康，所以应予以高度的重视。当然，胃溃疡作为一种慢性疾病，长期的调理更为关键。在调理过程中，坚持按摩梁门穴，能起到很好的治疗作用。因为梁门穴最大的作用就是治疗胃病，胃溃疡患者经常按摩梁门穴，好比天天洗脸和吃饭，能够保持胃部气血的长期畅通。

水道穴

防治小便不利兼调经

生活中，除了便秘，一些人还受到了小便不利的困扰，造成小便不利的原因有很多，如尿道炎、男性前列腺增生等等，虽然看似是小病，实际上危害却很大。除了寻找引起的病因外，还可以经常按揉人体排泄水液的一个重要通道——水道穴。水道穴除了能够利尿，该穴还对治疗膀胱炎、前列腺炎、肾炎、小腹胀满、大便不利、痛经等病症有帮助。水道穴还能够消除水肿，也是减肥瘦腰的最佳穴位。

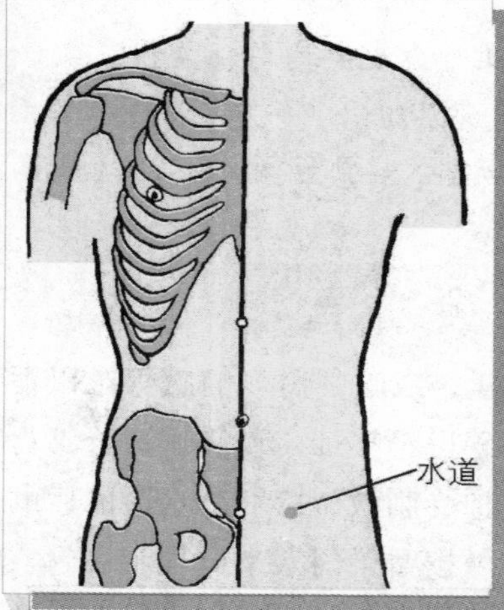

一找就准

位于下腹部，在肚脐下3寸（约4指并拢宽度），距离前正中线旁开2寸（约3指并拢宽度）处。

按摩方法

用双手的中指按在同侧的穴位上，轻轻地做环状按揉，每次3～5分钟，每日2次。

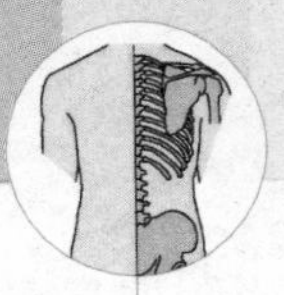

减肥用水道，瘦身有一套

对于爱美的女性来说，胖是不能容忍的，尤其是看到窄瘦漂亮的衣服与自己无缘，都会有一股郁闷之火，恨不能回到唐朝，像杨玉环那样以胖为美。回到唐朝不现实，不妨试试中医的办法，按摩按摩水道穴。在中医看来，肥胖是由于脾胃运化功能弱，导致“垃圾”堆积所致，帮助脾胃把这些垃圾运走，也就成了能否成功减肥的关键因素，按摩水道穴，可起到让赘肉缩水的作用。

按摩水道穴，治疗痛经疗效佳

有痛经的妇女为数不少，一旦发生则痛苦不堪。对于痛经患者，长期按摩水道穴具有良好的调理效果。因为水道穴是足阳明胃经上的穴位，有通调水道之功，女性月经也属于“水道”的范畴，因此按摩水道有除去淤滞，通经络的作用，因而能够治疗痛经。

归来穴

治疝气兼可调节月事

古代“还者为归，反者为来。”归来穴的最大功效就是可以将下垂或上缩之疾复归原处。因此，按揉该穴能够治疗女性子宫脱垂、男性睾丸上缩以及疝气、月经不调、带下等疾病。同时，长期按压还对改善女性经期腹痛、虚弱、畏寒，起到良好的调理保健功效。

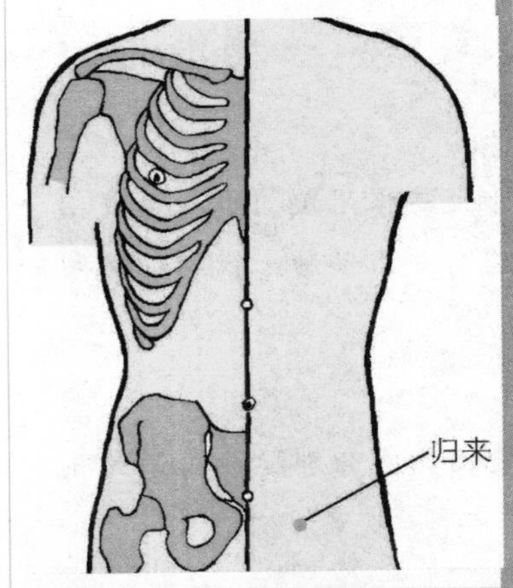

一找就准

于脐下4寸（脐下一横掌），前正中线旁开2寸（约3指并拢宽度）处取穴。

按摩方法

用手指指腹或指节向下按压，并做圈状按摩2~3分钟。

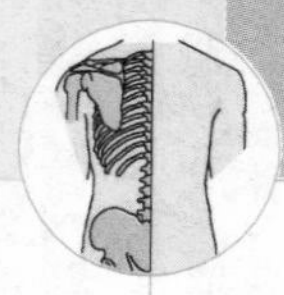

按摩归来穴治疗疝气

对男人来说，疝气是他们的难言之隐。归来穴是足阳明胃经下腹部的腧穴，内部是肠，靠近膀胱，具有活血散滞、温经散寒、理气止痛等功效。按摩归来穴，能够起到疏通经络，调节气血运行的作用。对于治疗疝气有良好的疗效。

归来如当归，月经不调、痛经的常用穴

月经不调给女性朋友的生活和工作带来了很大不便，按摩归来穴有非常好的调理效果，在临床上，有“归来如当归，皆妇科之良方”之说，是调理月经和治疗痛经的常用穴之一。至于原因，一是该穴为胃经在下腹部的穴位，适当刺激归来穴能够增强脾胃功能，使人体气血旺盛；二是该穴位于子宫之上，气血旺盛后，可为胞宫提供更多养分，因此常用于痛经和调理月经不调上。

气冲穴

舒缓腹痛疝气手脚凉

疝气，是容易被人忽视却危害性大的疾病。一些人尤其是小孩子得了疝气后觉得只要用手轻轻推或平躺一会就可以消失，如果对这个病忽视，发生嵌顿或上不去，往往会造成肠段缺血性坏死、肠穿孔而危及生命。除了及早去医院治疗外，我们还可以经常按气冲穴进行辅助治疗。除了治疗疝气，长期按压气冲穴，对治疗腹痛、月经不调、阳痿等病症都有效果。

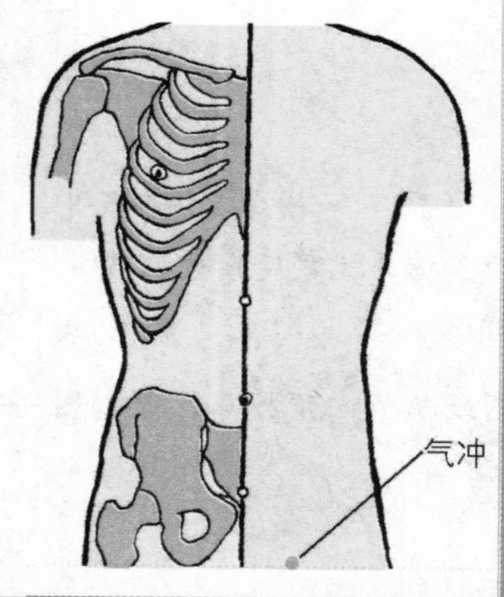

一找就准

气冲穴位于大腿根里侧，腹与下肢相连处，此穴下边有一根动脉，找到动脉即可找到该穴。

按摩方法

用双手的食指指腹分别揉按同侧的气冲穴1~3分钟，早、晚各1次。

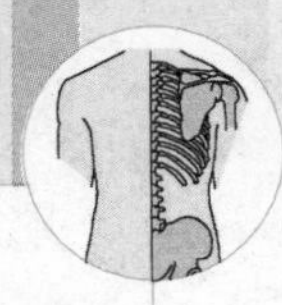

按摩气冲穴治疗腹股沟痛

腹股沟痛是许多疾病的前兆，发病的原因也是多种多样。按摩气冲穴，可有效缓解疼痛症状。气冲穴是个交会穴，为足阳明胃经与冲脉以及足少阴肾经三者的交会之处，此三者在生理上相互联系，病理上相互影响。因此，对于消化、生殖、泌尿等系统疾病，气冲穴都有治疗的作用。该穴具有行气活血，温通筋脉的功效。根据中医，不通则痛，通则不痛的理论。针对腹股沟痛，按摩该穴，能够疏通经络，祛除瘀血，从而让气血畅通无阻，而达到止痛的目的。

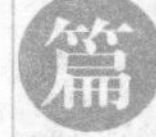

按摩气冲穴治疗手脚冰凉

手脚冰凉多是由于体内阳气虚弱引起，气冲穴是足阳明胃经与冲脉、足少阴肾经的交会穴，按摩该穴能够调和三经气血，起到改善手脚冰凉的作用，按揉时须注意：气冲穴位于大腿根里侧，此穴下边有一根动脉。应先按揉气冲穴，后按揉动脉，一松一按，交替进行，一直按揉到腿脚有热气下流的感觉为佳。此外，根据“动则生阳”的观点，通过加强对手脚的锻炼，可改善手脚冰凉的状况。

天枢穴

顽固便秘腹泻按天枢

俗话说，“一日不排便，胜抽三包烟。”宿便，可是我们肠道中一切毒素的根源。由于不即时排除，大量毒素又被人体吸收，通过血液循环又达到人体的各个部位，从而引发口臭、肥胖、心悸、痤疮等病状。怎样才能解决掉顽固、恼人的宿便问题呢？我们不妨经常按摩中医中治疗便秘的要穴——天枢穴，增强肠胃动力，帮助肠道蠕动，解决宿便。此外，天枢穴还对人的泌尿功能和消化功能具有调节的功效，经常按摩不但能够通利小便，还能治疗腹胀、消化不良等肠胃疾病。

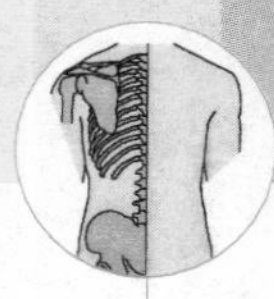

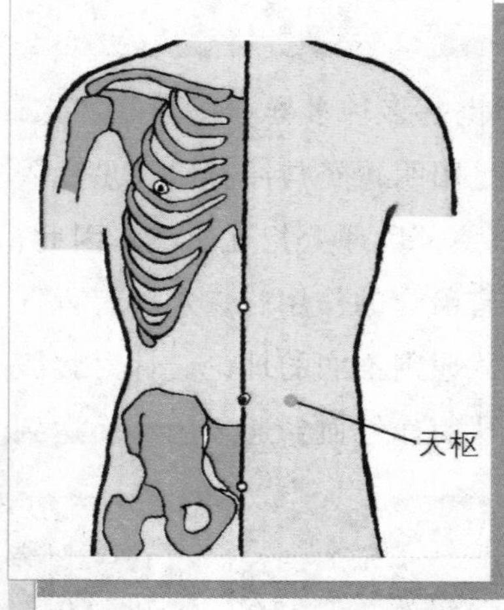

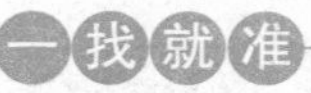

从肚脐的中点，向旁边侧开两个拇指的宽度，就是天枢穴。

乳头向下画条线，这条线和肚脐之间是4寸，天枢在肚脐旁2寸的地方。

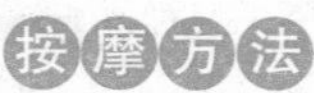

用双手的拇指轻轻地按在同侧的天枢穴上，缓缓地向下按。当感到有酸胀感后，轻轻地在穴位处旋转。再向外拉、揉，早、晚各1次，每次1~3分钟。

便秘、腹泻用天枢

天枢是一个很神奇的穴位，因为它对于我们的排便功能具有双向的调节作用。它既能治疗腹泻，又能治疗便秘，也就是同时具有止泻与通便的功能。大家知道吸毒的人，在戒毒的时候会出现很多阶段症状，其中一个常见的症状就是胃肠功能紊乱，有的人表现为腹泻，有的人表现为便秘。而使用天枢穴后，无论是腹泻还是便秘都可以得到很好的改善。点按时，可躺在床上，用食指、中指、无名指三个手指揉按天枢穴，两侧各按约2分钟。女性按揉时最好避开经期。

按摩天枢，改善肠胃功能

天枢是足阳明胃经的穴位，同时也是大肠的募穴，相当于大肠经气在小腹驻扎的营地。所以天枢穴不仅调胃经经气，还能调整大肠功能，促进排便，让痘痘、口臭很快消失。而且天枢的位置向内对应的就是大肠，所以每天按揉它可以很好地改善胃肠蠕动。在具体按揉时，可以采用大拇指按揉的方法，力度稍大，以产生酸胀感为佳。

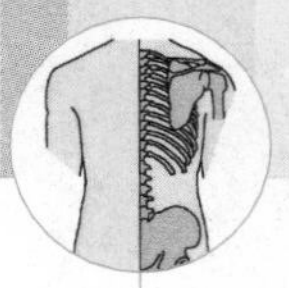

滑肉门穴

健美减肥又可治腹泻

随着生活水平的不断升高，越来越多的人加入了肥胖的行列，肥胖引起的各种疾病成为危害人们健康的隐形杀手，危害着人们的健康。减肥也被越来越多的人提上了日程，出现了多种减肥方法，一些美容院还推出了中医点穴的方法。其实，在家中，我们自己也可以长期按压滑肉门穴减肥。除此以外，《图翼》书中还记载着其具有治疗“癫狂，呕逆，吐血，重舌舌强”的功效。

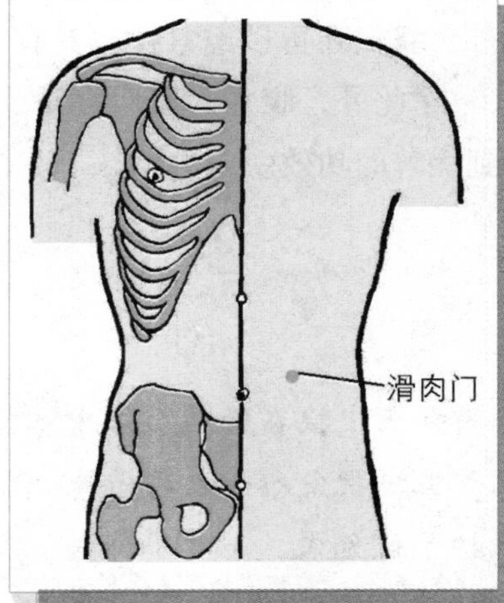

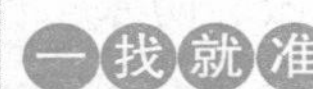

一找就准

正坐或仰卧，双手中间三指并拢。手指朝下，用食指的第一关节贴在肚脐上，无名指第二关节所在的地方即是该穴。

按摩方法

揉按滑肉门穴时可站立或平躺，用手掌上下、左右按摩此穴位3分钟，每天3次，饭前饭后都可按摩，但饭后按摩应将力度稍减。

滑肉门，五更泻的“开合之门”

五更泻这个名字听着觉得很有趣，但恐怕得了这个病的人才知道到底有多痛苦：每天早晨四五点钟睡得正香呢，突然感觉肚子不舒服，内急，上完厕所之后就好了。搞得整天觉都睡不好，尤其是在冬天，别提多难受。得了五更泻怎么办？每天早、晚先按滑肉门穴60次，直到按摩的部位酸胀即可。滑肉门可以调理肠胃的功能，止泻止痛，不仅可治五更泻，对多种胃肠疾病均有较好治疗功效。

滑肉门，减肥它“很行”

随着生活水平的提高，肥胖的人越来越多。而用减肥药减肥对身体的危

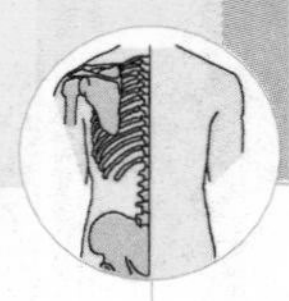

害很大，而且还可能产生不良反应。减肥除了要加强饮食控制和适当锻炼之外，我们还可以选择按摩身体上的滑肉门穴，同样具有减肥效果。滑肉门穴是足阳明胃经上的要穴。刺激该穴具有润滑脾胃、健美减肥的功用。每天坚持按摩滑肉门穴，对于降低人体的脂肪具有明显的效果。

髀关穴

下肢足背疼痛寻髀关

每到冬季，关节腰腿疼痛就“偏爱”上了女性。为了追求美丽，真可以说是“为了风度，忘了温度”。寒冬时节依旧是一条薄薄的毛裤，有的依旧是丝袜加短裙，怎怪疼痛上身呢？日常除了做好防寒工作外，我们还可以经常揉摩具有祛寒止痛，舒经活络的髀关穴。除此外，腹痛、股肌痉挛、下肢疼痛等疾病髀关穴都可起到缓解的功效。

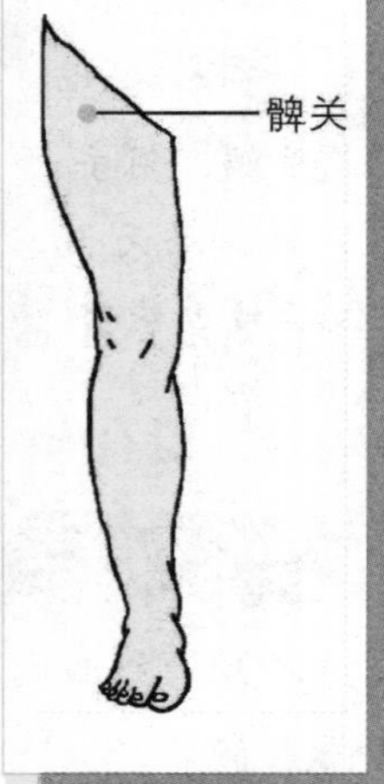

一找就准

正坐屈膝，以手掌第一横纹正中按在膝盖上缘中点处，手指并拢押在大腿上，当中指尖所止处即是伏兔穴。将手掌第一横纹中点按于伏兔穴，手掌平伸向前，当中指尖到达处即是髀关。

按摩方法

用双手的拇指分别按压同侧的髀关穴，由轻到重地向外点按 30～50 次。

按摩髀关穴治疗足背疼痛

足背正中疼痛时，按摩髀关穴治疗，往往可起到立竿见影的效果。为什么按摩髀关能够治疗足背痛呢？足背痛的原因，可以从经脉跟经筋两方面来看待。而足阳明胃经的经脉及经筋均通过足背，足背正中（解溪）为该经循行所过之处。根据“经络所过，主治所及”，按摩髀关即可起到疏通经络的作

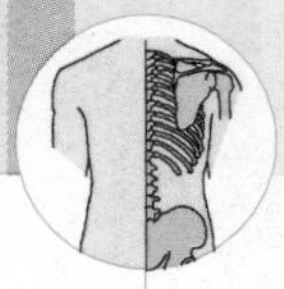

用。这种方法十分简单，而且见效快，是足背痛的“特效药”。

按摩髀关穴治疗下肢疼痛

髀关穴之下，才是真正进入人体的下肢部分。足阳明胃经行走于下肢的前外侧，所以髀关穴以治疗下肢前侧病变为主，如大腿前外侧疼痛、下肢疼痛等，同时，该穴也是胃经容易阻塞的部位，如果您按小腿的足三里反应并不敏感，说明此处可能已经不通畅了，要把堵在大腿的胃气引下去，这时候，您就得重按髀关穴，直到打通大腿段胃经，气血才能顺利下走。

伏兔穴

心跳膝冷缓解用伏兔

小学写作文时，当描述内心不安时，会用“像怀中揣着个小兔子似的”。有些人每当心中烦躁或遇到什么事情慌了后，都喜欢用手蹭自己的膝盖或是用手指敲点大腿。其实，这时，就是在按揉上面的伏兔穴。伏兔穴是一个调节心脏功能的穴位，按揉它可以为心脏补足气血，从而让心踏实下来。除了调节心脏功能外，经常按揉伏兔穴还可以促进下肢、膝盖及双脚的血液循环，从而治疗膝冷、下肢神经痛、膝关节炎等腿部疾病。

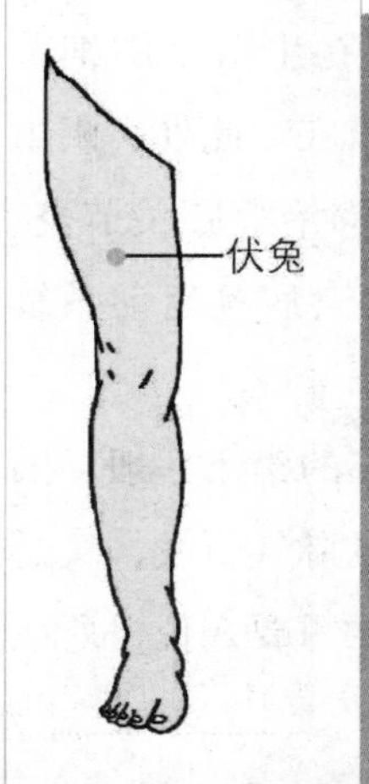

一找就准

❶ 正坐屈膝，以手掌第一横纹正中按在膝盖上缘中点处，手指并拢压在大腿上，当中指尖所止处即是伏兔穴。

❷ 仰卧，下肢伸直，脚尖用力向前屈，可以看到膝上方，有一块肌肉隆起，形状像一个小兔子，这个肌肉的中点就是该穴。

按摩方法

坐下，张掌，掌根对准扶兔穴，做按摩活动，连做1分钟。每天早、晚各1次。

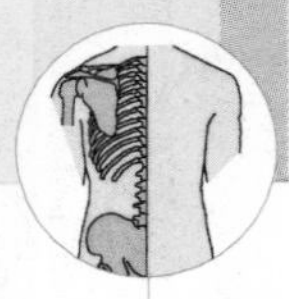

心慌、心跳过快按摩伏兔穴

有些人有时会莫名其妙地心慌，甚至稍微遇到点刺激，心里就会慌乱不堪，多为心脏气血不足所致。这个时候只要揉揉伏兔穴，就可以舒缓心慌的状况。伏兔穴属足阳明胃经，具有疏通经络，通畅气血的作用。但按揉时不要点揉和强烈刺激它，要用掌跟慢慢按揉。可以顺时针揉，用力要适度，揉完后就会觉得心里踏实，而且对心脏也有一种补血的效果。其实，正是由于通过按摩该穴，心脏补足了气血，心里才会觉得踏实。

按摩伏兔穴可改善膝冷症状

中老年人由于缺乏运动等原因，常会出现双脚酸软无力、膝盖冰冷等不适症状。遇到这种情况，只要按摩伏兔穴，就可使症状得到缓解。中医认为，膝冷症状多是因为阳气不能下达所致，也就是气血不足造成的。而按摩伏兔穴可起到疏通经络、调畅气血的作用，从而促进下肢膝盖的气血循环，而使症状得到改善。

阴市穴

揉阴市降血糖除风湿

高血糖对糖尿病患者来说，是一生挥不去的“紧箍咒”。不但要如履薄冰地饮食、作息、吃药，还要担心血糖高导致的失眠、心肌梗死、脑中风等病症。除了在生活中的细节外，还可以经常揉按具有降血糖功效的阴市穴。此外，阴市穴具有温经散寒、理气止痛的功效，还能够治疗膝关节炎、风湿性关节炎、髌骨软化症、脑血管病后遗症等运动系统疾病。

所有水谷都必须进入胃部，胃如同水谷的集市一般，因此有“胃为之市”的说法。而本穴是胃经的脉气所发，又是治疗“腰脚如冷水，膝寒”等、温经散寒的重要穴位，所以叫“阴市”。

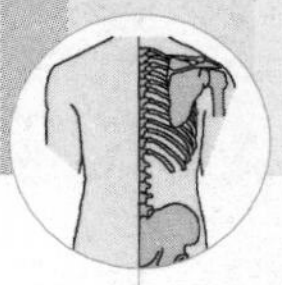

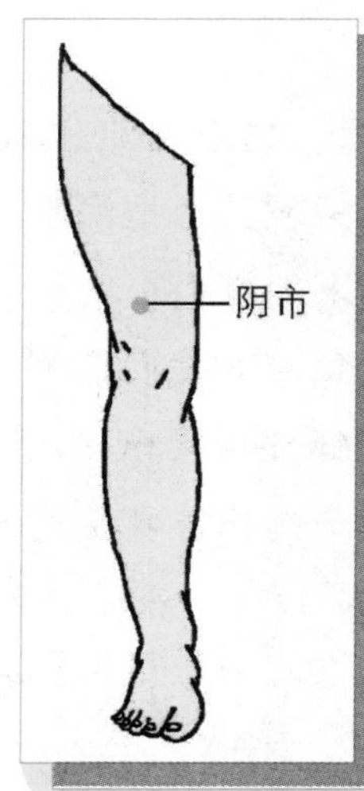

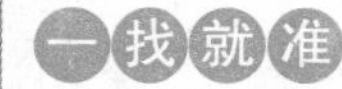

正坐屈膝。于膝盖外上缘上量4横指，按压有痛感处，即为本穴。

按摩方法

用拇指垂直按压该穴，每次1~3分钟。

按摩阴市穴可治疗风湿性关节炎

风湿性关节炎，多因风湿之邪入侵筋骨所引起的风湿症状。所谓阴市，意思是阴邪集结的地方。中医认为，湿为阴邪，最易犯下，尤其是侵犯下肢。且阴市穴属胃，胃与脾是相表里的，因此，该穴具有健脾和胃祛湿、通络止痛的作用。所以，对于风湿性关节炎，按摩阴市穴能疏散患处的湿邪。不过需要注意的是，想要达到好的治疗效果，通常需要配合风市穴（具有驱散风邪的功能）一块按摩。

多按阴市穴，降糖效果佳

降血糖的方法很多，除了用降糖药物、食疗、运动等方法外，这里介绍一种中医按摩穴位的方法，按阴市穴法。高血糖是由于受到多种原因影响，而导致脾运化精微物质（营养物质）的功能受到损伤，当脾不能充分运送食物精微，就会导致患者的血糖升高。阴市穴属足阳明胃经，胃与脾相表里，按摩这个穴位，通过恢复脾的功能，而起到治疗的效果。

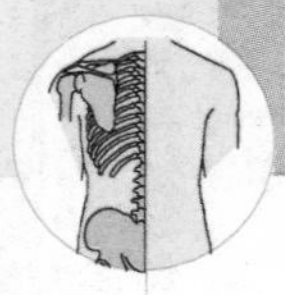

梁丘穴

缓解急性疼痛及胃病

由于现代生活习惯的改变，许多人吃饭也越来越随意，或是三餐变两餐、或是随便吃两口、或是一顿开怀地海吃山喝。因此，胃病发病率节节高，突如而来的胃痛往往让我们措手不及，除了随身携带的胃药，紧急时刻我们还可以按揉能快速止痛的梁丘穴。除了急性胃痛外，梁丘穴还可以治疗胃酸、急性肠胃炎、腹泻、膝关节疼痛、乳腺增生等病症。

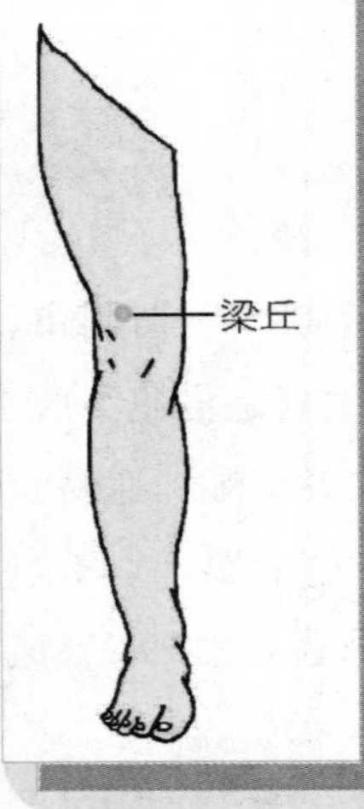

一找就准

将腿用力伸直时，在膝盖骨的外侧（小脚趾的方向）会出现细长肌肉的凹陷，凹陷处就是该穴。

按摩方法

用双手的拇指用力按压同侧的梁丘穴，有酸胀感时停手，然后继续按压，如此反复1～3分钟即可。

急性腹泻，找梁丘穴

急性腹泻多为进食生冷食物损伤到胃，或因误食腐败食物等因素，使得脾胃运化功能失常而引起的。梁丘穴是足阳明胃经上的郄穴，郄穴的特点就是专门治疗急性疾病，所以用它来治疗急性腹泻，自然是手到擒来，按摩时，可用大拇指使劲地在穴位上施加压力，施加压力的时候最好能感觉到疼痛。每次压20秒，停下来休息5秒，再继续下一次施压。这样重复几次，腹泻就会停止，效果是非常神奇的。梁丘穴的功效很强，急性腹泻，如急性胃炎、肠胃炎，或者突然肚子痛，按摩该穴都有良好的调治效果。

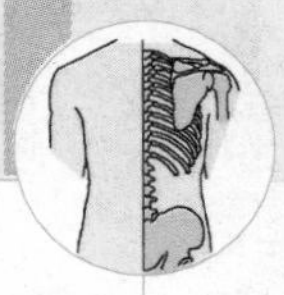

膝关节痛按摩梁丘穴，疼痛可迅速缓解

梁丘穴治疗急性病效果十分显著。按摩梁丘穴治疗膝盖疼痛，有立竿见影的效果。因为，梁丘穴是郄穴，郄穴是专治急症的。膝盖又是胃经巡行所过之处，因此，遇到膝盖疼时，赶紧揉一揉梁丘穴，疼痛症状马上就能得到缓解。需要提醒的是：梁丘穴只对偶尔扭了一下，或是因为爬山等造成劳累而膝盖痛有效，而对于陈旧性膝盖疼痛则没有疗效。但是有一点要注意的是，对于不明来历的经常性疼痛，在止痛之后要即时去医院做一个检查，以防万一。

犊鼻穴

预防膝部疾病保健穴

中国有句俗语，“树老先老根，人老先老腿。”一旦上了年龄，有些人的腿脚尤其是膝盖就觉得不利索，使不上劲，严重的还要扶着栏杆才能跨开步子。除了坚持日常锻炼外，我们还可以经常按揉能稳固周围肌肉和为膝盖增加润滑剂的犊鼻穴。此外，经常按揉犊鼻穴还能治疗受凉、运动量太大、膝关节积水等造成的膝盖疾病，是我们日常生活中不可缺少的强身穴。想瘦腿的女性还要注意，这个穴位还具有瘦腿的功效。

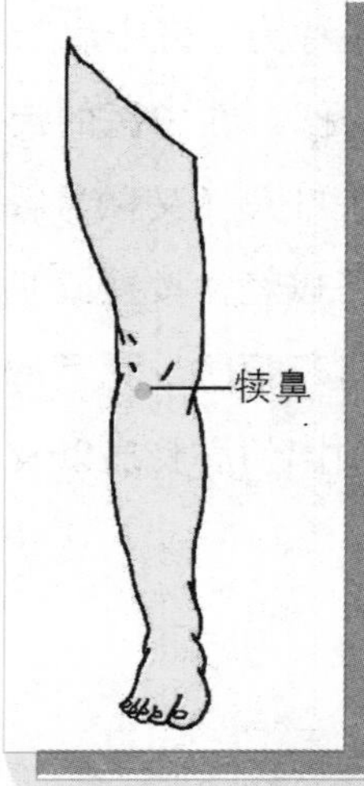

一找就准

正坐屈膝。下肢用力蹬直时，位于膝盖下面内外边均可见一凹陷，外侧的凹陷中（一般叫“外膝眼”），按压有酸胀感处，即为本穴。

按摩方法

左手揉左膝眼，右手揉右膝眼，同时操作，揉81次。

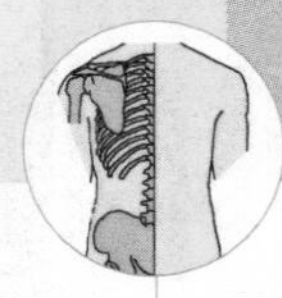

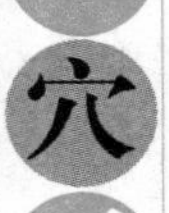

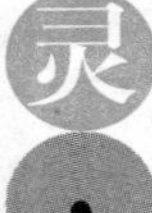

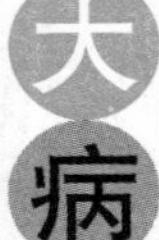

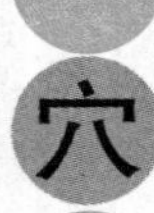

膝部磨损，犊鼻来修补

膝部磨损是老年人膝盖常见的病痛。中医认为，膝部磨损多是气血不足造成的。遇到这样的情况，按摩犊鼻穴往往能起到良好的治疗作用。首先，犊鼻穴属足阳明胃经的穴位，而胃经是一条多气多血之经。其次，该穴是大补气血的重要穴位，因此，对于因为气血不足导致的膝部磨损，有很好的调理效果。

膝部疾病犊鼻除

中医有句话叫“关节积水犊鼻求”，这个穴最善于治疗膝盖上的病。比如说，平时跑步、爬山导致膝盖受损、疼痛，膝关节积水，风湿性膝关节病，长时间久坐膝盖疼，都可以通过按揉犊鼻穴来解决。为什么犊鼻有如此大的功效？实际上，“犊鼻”的深意就是最有力量的，所以它是气血最盛之处，按摩该穴，体内的气血很容易就流注到膝盖上去，与膝盖相关的疾病便可不药而愈了。

条口穴

舒筋活血腰肩好帮手

进入中年，一些人感到肩膀僵硬、活动困难，感到像被冻结了一样。这就是我们常说的肩周炎，也称为“五十肩”，因为肩膀像被冻结了一样，又被称为“肩凝”。在中医的治疗中常常采用推拿和针刺肩周炎的专治穴条口穴（又称为肩凝穴）的方法来进行治疗。在家中我们也可以经常按揉或艾灸该穴治疗肩周炎，还可以通过按揉该穴进行预防。除了治疗肩周炎外，条口穴还可以治疗其他因素引起的肩膀痛以及小腿冷痛、下肢麻木、下肢瘫痪。

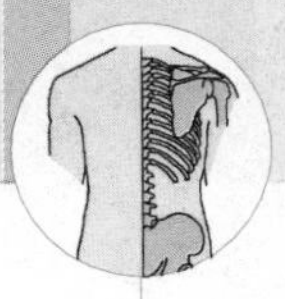

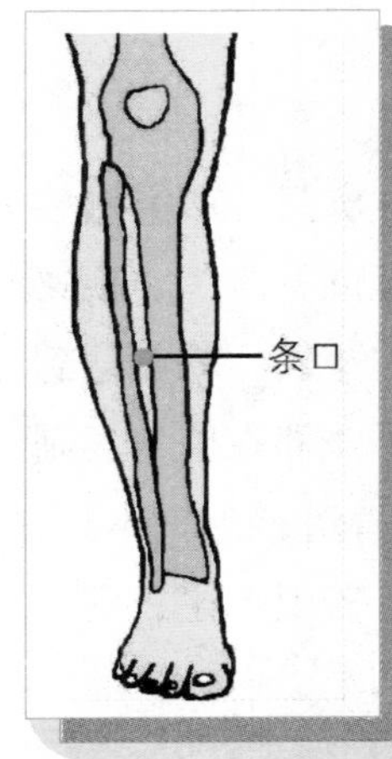

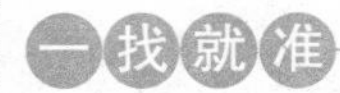

在找条口穴之前，先要定位好犊鼻，找到外侧的犊鼻穴，然后将它与外踝尖画一条连线，在这条线的中点就是条口穴。

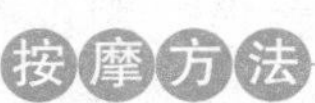

用双手的拇指指端垂直按揉同侧的条口穴1～3分钟。

按条口治肩周，肩部配合活动效果佳

《三国演义》第六十三回“诸葛亮痛哭庞统，张翼德义释严颜”中，刘备说：“吾夜梦一神人，手执铁棒击吾右臂，觉来犹自臂疼。此行莫非不佳。”此表现是典型的肩周炎。肩周炎这种病，不仅刘备有，不少中老年朋友都有，当今患者更是不计其数，治疗肩周炎，中医上有很多方法，按摩条口穴是其中之一。为什么要按条口？条口穴属于胃经，胃经与大肠经均属阳明经，其经气通过肩部，按摩条口穴能够起到行气活血的作用，所以可用于治疗肩周炎，按摩时可配合肩部活动，以便促进气血流通，使疼痛减轻。

腰部扭伤，条口来调理

有时不小心闪了腰，会感到疼痛难忍，甚至不能动弹，动则疼痛加剧。中医认为，腰部扭伤一般是由于腰部经络受阻，气血不畅，不能正常运行而导致疼痛。而条口穴属足阳明胃经，胃经乃是多气多血之经，因此，按摩该穴能够通调经气，调和营卫，经气调则气血通畅。对于经络受阻，气血不畅而引起的疼痛，能够达到“通则不痛”的治疗目的。

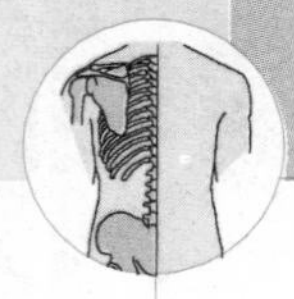

足三里穴

益寿延年第一保健穴

你有没有遇到这样的情况，早晨正准备出门，却突然感到胃部抽搐，或者遇到胃腹闷胀、吐酸、呕吐、腹泻、便秘等症状，针对这些情况，只要经常按摩足三里穴，就能达到良好的治疗效果。《内经·灵枢》中记载：“邪在脾胃，则病肌肉痛，阳气有余，阴气不足，则热中善饥；阳气不足，阴气有余，则寒中肠鸣腹痛。阴阳俱有余，若俱不足，则有寒有热。皆调于足三里。”

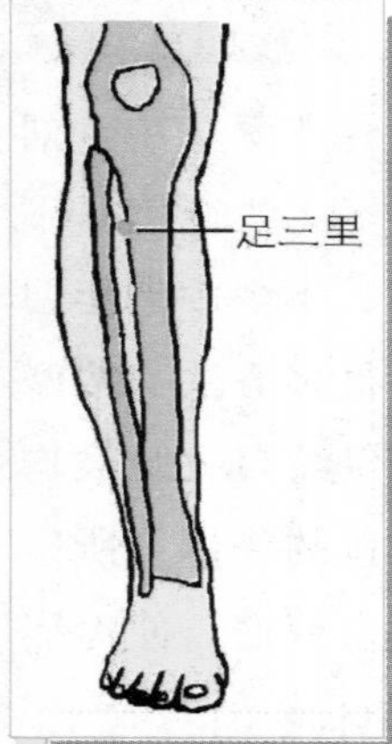

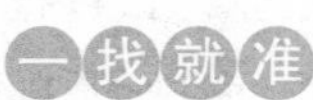

一找就准

正坐屈膝垂足，由外膝眼（犊鼻穴）直下3寸，距离胫骨约一横指尖的地方，就是本穴。

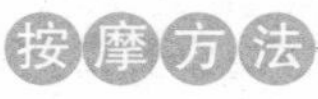

按摩方法

以中指指腹垂直施力按压，每天早、晚各1次，每次1~3分钟。

按摩足三里，祛病延年不是梦

足三里是自古以来公认的“第一大长寿穴”。如经常刺激足三里穴，就可以增强胃动力，促进全身气血的生化。人的身体有了足够的气血，就什么也不用怕了。所以古人常说：“常敲足三里，胜吃老母鸡。”可见足三里不但对人的身体有治疗作用，还有很好的保健养生作用。

足三里穴，治胃病的专家

很多男性朋友应酬多，爱酗酒，吃饭没有规律，再加上精神压力大，就会经常胃痛、胃胀，还反酸，到了30岁就形成了胃溃疡！而防和治的最好办

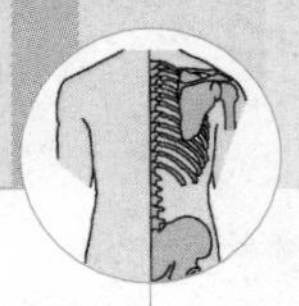

法就是多接近足三里。在工作休息之余，我们可以经常按摩足三里，持之以恒，定有裨益。方法是：用大拇指或中指在足三里穴做按压动作，每次5～10分钟。注意，每次按压要使足三里穴有针刺一样的酸胀、发热的感觉。

上巨虚穴

肛肠疾病调理治疗穴

中医上，上巨虚穴是治疗大肠疾病的要穴。对于让人难忍的肠中痛、肚子鼓胀的腹胀、胃肠辘辘作响的肠鸣、不停去卫生间的腹泻等大肠疾病，按揉具有调和肠胃、理气止痛功效的上巨虚都有很好的疗效。同时，由于具有舒筋活络、除湿散寒之功，它还能治疗膝关节痛、中风瘫痪、脚气等疾病。

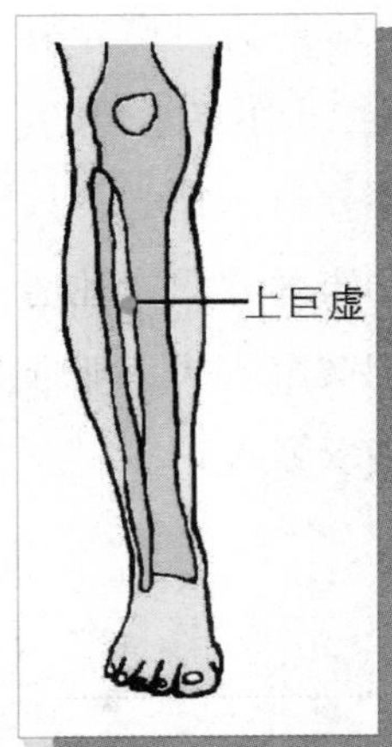

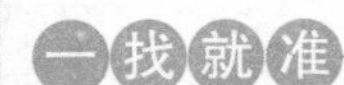

一找就准

坐位屈膝。从足三里（参见“足三里”）向下量4横指，在胫、腓骨之间可触及一凹陷处，即为本穴。

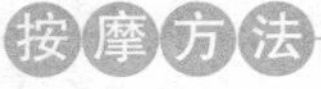

按摩方法

用双手中指的指腹垂直按压同侧的上巨墟穴1～3分钟。

消化不良，就用上巨虚

很多人都有爱吃零食的习惯，如果加上暴饮暴食，导致腹胀难受，又没有食欲，如厕时感到胃部隐隐作痛，大便困难，这时通过用左右两手食指、中指加无名指并拢一起按摩上巨虚穴，就能很好地缓解病痛并促使大便顺畅。除了按摩，用艾条点燃后灸治，也有非常不错的治疗效果。如果是脾胃虚寒的人，灸时会感到一股暖流向上涌，整个腹部很温暖，这就说

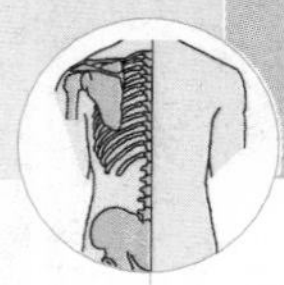

明已经在起作用了，这种方法简单实用，当您消化不良时不妨一试。

口臭，上巨虚是最佳的清新剂和口香糖

有的人一张嘴便发出难闻的味道，令人生厌，这就是我们通常所说的口臭。口臭并不是多大的毛病，不影响正常工作和生活，但会让人感觉尴尬，就像某个广告说的“口气清新，让我们靠得更近”。口臭怎么治，很多人以为口臭只需要勤刷牙就可以了。实际上，刷牙只能降低口臭的程度，并不能根治口臭的问题。在中医看来，口臭主要由于消化不良所致，胃经上的上巨虚，在治理消化不良问题上，堪称专家，所以用之对付口臭，也算是正当其用。

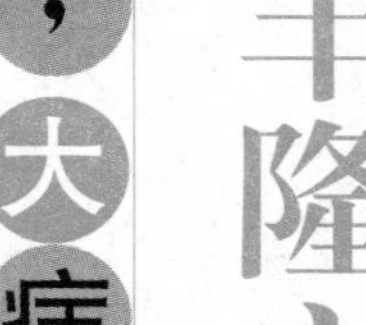

丰隆穴

痰多胸闷缓解按丰隆

总是在夜间，被不间断的咳嗽和喉咙中堵塞的浊痰弄得彻夜难眠，使人筋疲力尽，严重影响了第二天的工作与生活，成为现代人挥之不去的梦魇。不过，不要过分担心，只要您长期坚持按揉小腿外侧具有化痰功效的丰隆穴，这种情况就会有所改善。此外，经常按摩此穴还能缓解头痛、咽喉肿痛、眩晕、小腿酸痛、癔症、下肢神经痉挛等病症。

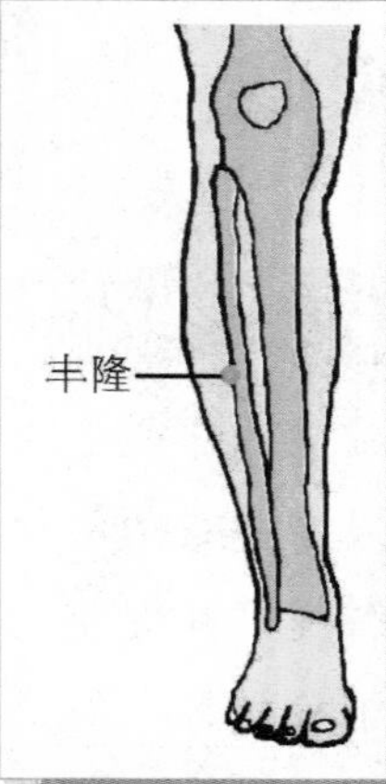

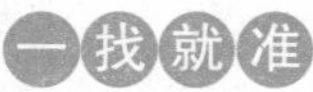

一找就准

膝盖髌骨外下方的凹陷称为外膝眼，把外膝眼和外踝高点连成一条线，取这条线的中点，在胫骨前缘外侧大约两指宽，平齐的地方就是丰隆穴。

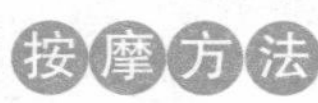

按摩方法

用双手的食指指腹按揉同侧的丰隆穴 1 ~ 3 分钟，每天早、晚各 1 次。

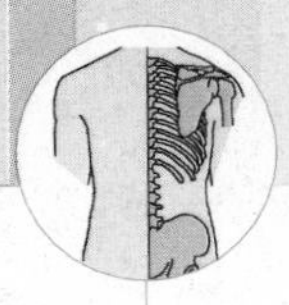

化痰良药丰隆穴

当胸闷有痰，整天都在咳嗽，而且经常感到喉咙有异物淤塞时，只要按摩丰隆穴，便能很好地改善症状。痰是体内水液代谢障碍的产物，痰的产生主要与肺、脾、肾三脏关系密切，而首先责之于脾，中医有“脾为生痰之源”“脾无留湿不生痰”的说法。而丰隆穴是足阳明胃经的络穴，是脾与胃两条表里经的联络之处，具有调节脾胃、化痰祛湿等功效。因而，按摩此穴对痰多、咳嗽等疾病，有很好的治疗作用。长期按压对人体具有良好的调理保健功效。

按摩丰隆穴，时刻保持“清醒”的良方

有人觉得嗜睡并不是什么起眼的病，说困了多睡会不就得了。殊不知，嗜睡便是病魔的使者，嗜睡不止的人很有可能患上糖尿病、脑血栓等“时尚病”，然而，值得庆幸的是，我们的身体上便有一个对付“睡魔”的法宝，那就是“丰隆穴”，经常关照这个穴位，能给人神清气爽之感。按摩这个穴位能够赶走“瞌睡虫”的原因与其能够驱逐水湿的作用有关，因为水湿是导致嗜睡最常见原因，用丰隆穴去水湿，疲惫困乏自然便消去了。

下巨虚穴

小肠方面毛病有速效

小肠疾病，有时是大家的一个盲区。有的人出现了不明原因的消化道出血、慢性腹痛、腹泻、消瘦，然而到医院做了胃镜、结肠镜、腹部CT，却没有发现什么问题，此时就该小心是否得了小肠疾病。虽然小肠疾病有时会让人忽视，然而《灵枢》中记载：“小肠病者，小腹痛，取之巨虚下廉。”治疗小肠疾病可以经常按揉下巨墟穴。除了治疗小肠疾病，下巨虚穴还对脚气、腰脚不遂等有很好的疗效。

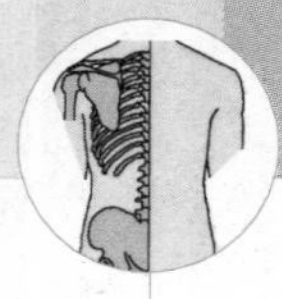

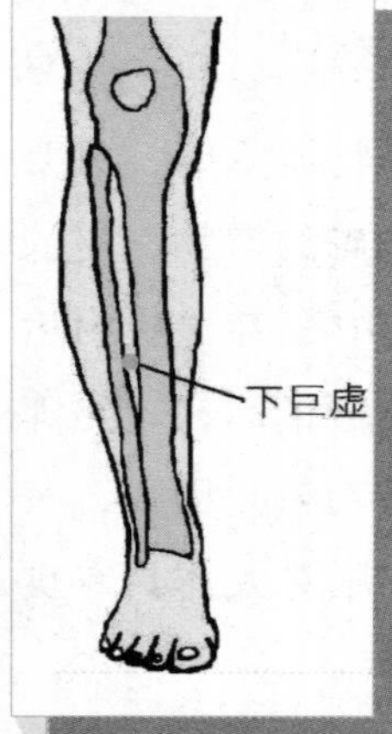

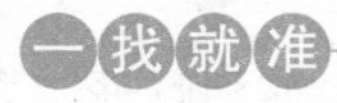

先要定位好犊鼻，找到外侧的犊鼻穴，然后将它与外踝尖画一条连线，在这条线的中点就是条口穴。条口穴向下 1 寸（一横大拇指）的位置即为本穴。

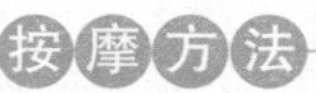

按揉下巨虚穴 30 次，按摩力度以局部胀痛为宜，每日 2 次。

治小腹痛，下巨虚穴助你一臂之力

有时小腹痛，感觉位置就在肚脐眼附近，其实不是胃的问题，而是小肠的毛病，此时，只要揉揉下巨虚穴，疼痛就会明显减轻。下巨虚穴的主要功能是解决小肠方面的问题，是治疗下腹部疼痛的要穴。因为下巨虚穴既是足阳明胃经腧穴，又是小肠经合穴，“合治内府”。因此，刺激该穴具有调理胃肠、清热利湿、调节气血的功效。经络通了、气血流畅了、湿热导出了，自然就不痛了。因此，遇到这种小腹痛时，可按摩该穴来止痛。

常灸下巨虚，腹痛腹泻不再来

常年出现反复腹痛、腹泻，或是天气稍有变化，饮食稍微不注意，就容易出现腹痛、腹泻，这类情况在人群中很常见。这种症状虽然不是大病，但很令人烦恼。治疗调理这种类型的功能异常恰恰是传统医学的长项，尤其对腹痛腹泻，灸法可以是首选疗法，灸哪个穴位呢？下巨虚就是常用穴位之一。下巨虚是手太阳小肠经下合穴，对于调整小肠运化吸收功能有独到疗效。灸下巨虚治疗泄泻方法非常简单，点燃艾条，对准穴位，灸上 10 ~ 20 分钟即可。

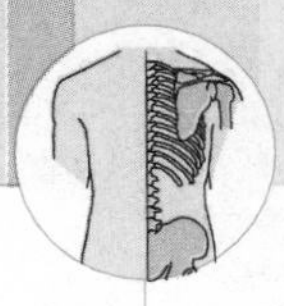

解溪穴

治疗眩晕心烦特效穴

脚腕扭伤可是一件让人着急的事情，除了脚腕肿痛外，工作、学习等不得不停止下来，只能在家中静静地休养。怎样才能尽快地养好筋骨，投入工作和学习中呢？建议大家不妨按揉解溪穴。具有舒筋解络功效的解溪穴不仅能治疗脚腕扭伤，还可以治疗踝关节软组织伤、踝关节伸屈不利的疾病，配合昆仑穴和太溪穴效果更佳。除了治疗脚腕外，它还对头痛、眩晕、便秘等有很好的调理保健功效。

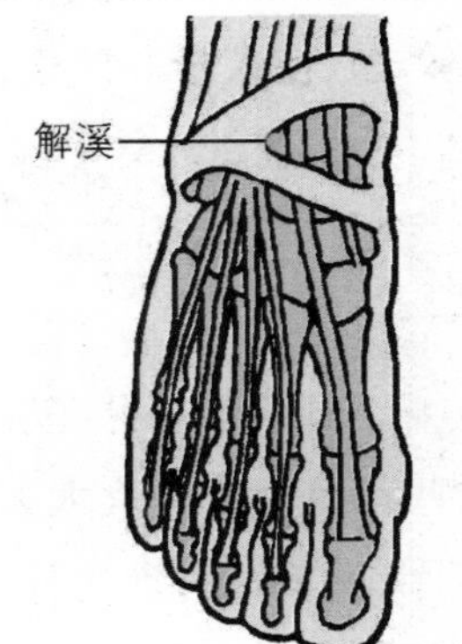

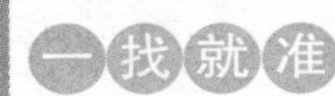

一找就准

在脚背和小腿交界处有一条横纹，解溪穴就在这条横纹的中央凹陷处。将手按在脚腕与脚背的交界处，也就是我们平常说的系鞋带的地方，抬起脚尖，会感到突出一个硬筋，硬筋旁边有一凹陷处就是该穴。

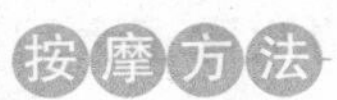

按摩方法

先用热水泡脚 10 分钟，用拇指按压，每次 10 秒后松开，然后再按压，如此重复按压 10 次，连续按压 1 个月。

按摩解溪穴治疗眩晕

大家都听过“头痛医脚”这一说法，解溪穴就是一个治疗头晕的要穴，为什么这个穴位能治疗头晕呢，这就得从人体气血循环的规律说起了。人体的大循环是气血先下行到脚部，然后再由脚上升到头部，如此反复循环。脚上的气血没有通，又怎么可以上升到脑部呢？我们刺激此穴的目的，就是使脚部的气血供应充足。脚部的气血足了，就自然会像喷泉一样上涌了。大脑气血充足，就可以得到很好的供养，自然就会好好工作了，头晕、目眩的症状自然也就不见了。

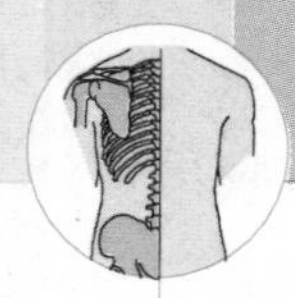

解除心烦，按摩解溪穴有特效

生活中我们经常看到这样一些人，自己的事情没做好，就迁怒别人；别人的事情没做好，不能做到就事论事，而是将做事的人骂得狗血淋头。对于这类心烦之人，很多人都敬而远之，实际上，心烦不仅仅是性格因素，也与健康息息相关。在中医看来，心烦多是由于上焦郁热所致。从部位而言，上焦一般指胸膈以上部位，包括心、肺在内，也就是这个部位郁热不散，导致人心烦的。解溪穴是解决心烦的特效穴位。该穴是一个让人全身放松的要穴，具有通络祛火的作用。它可以导引上焦的郁热下行，从而起到解除心烦的作用。按摩解溪穴的时候，由于不好用力，所以很费劲。这里介绍两个简单的方法：一是脚跷一下；二是转脚腕。二者都能活动到解溪穴，使人身心放松，而消除烦闷。

内庭穴

人体天然的祛火要穴

有的时候你是不是总感到胃部灼热疼痛，或者总是牙龈肿痛，或是总是有口臭的困扰，等等。这些都是由于胃火太大引起的。祛除胃火除了食用去火药物、少吃辛辣的食物外，你还可以经常按揉内庭穴，为你的胃部“降温”。此外，该穴还具有很好的保健功效，那些总是感到手脚冰冷、心烦意乱、怕吵闹的人经常按揉该穴，也会起到立竿见影的效果。

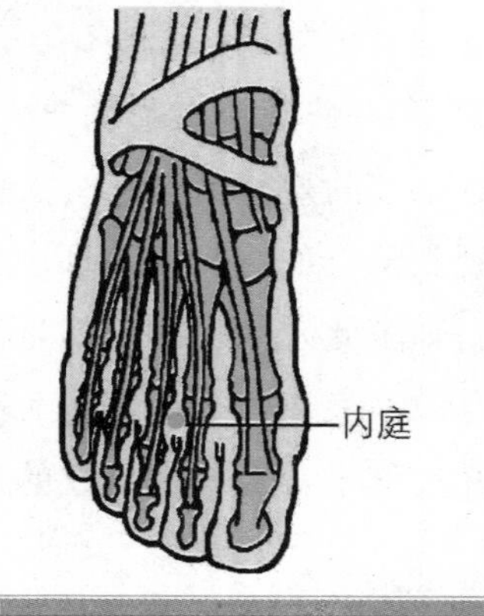

一找就准

位于脚趾头第二趾和第三趾间的接缝凹陷处。

按摩方法

用大拇指的指尖下压按揉该穴 1～3 分钟，每日早、晚各 1 次。

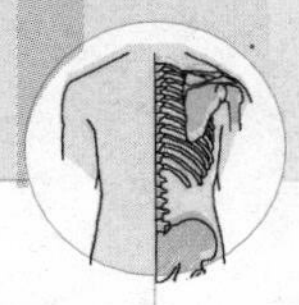

胃火大时，按摩内庭穴可泻火

人的内火如果过大就会引发很多疾病，其中胃火是最常见的一种类型，其症状一般会贯穿整个身体系统，从呼吸系统到消化系统都会出现问题，一般来说胃火大会导致鼻出血、口臭、胃酸、便秘等，所以一定不能忽视这个问题。人的内庭穴具有泻火清胃的功效，所以因胃火过大引起的各种症状可以通过按摩内庭穴来解决。

在按摩内庭穴的时候要用一侧拇指的指端来按压，力度以产生酸胀感为宜，每天坚持按摩，这样做一段时间你就会发现自己的内热情况有很大改善了。

常按内庭，减肥瘦身

一般来说，胃火大的人比较能吃，消谷善饥，这样也容易引起肥胖。你若想通过抑制食欲来控制体重，仍旧可以找内庭穴来帮忙。内庭穴能抑制食欲的主要原因，还是在于它能够泻胃火。按摩内庭穴可以将胃里面过盛的火气降下来，从而降低食欲。你可以在每天早晚坚持用大拇指轻轻揉动此穴 100 次，以有酸胀感为宜。

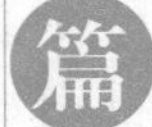

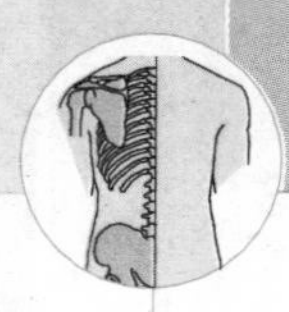

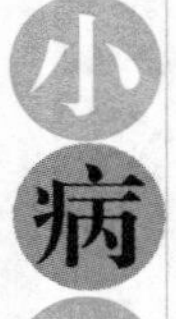
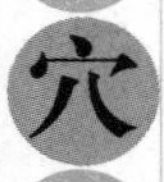
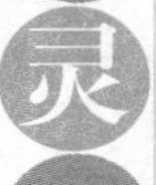
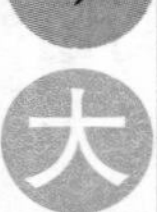

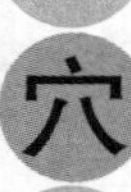
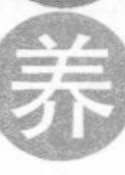

第四章

足太阴脾经：后天之本，妇科疾病的万能丹

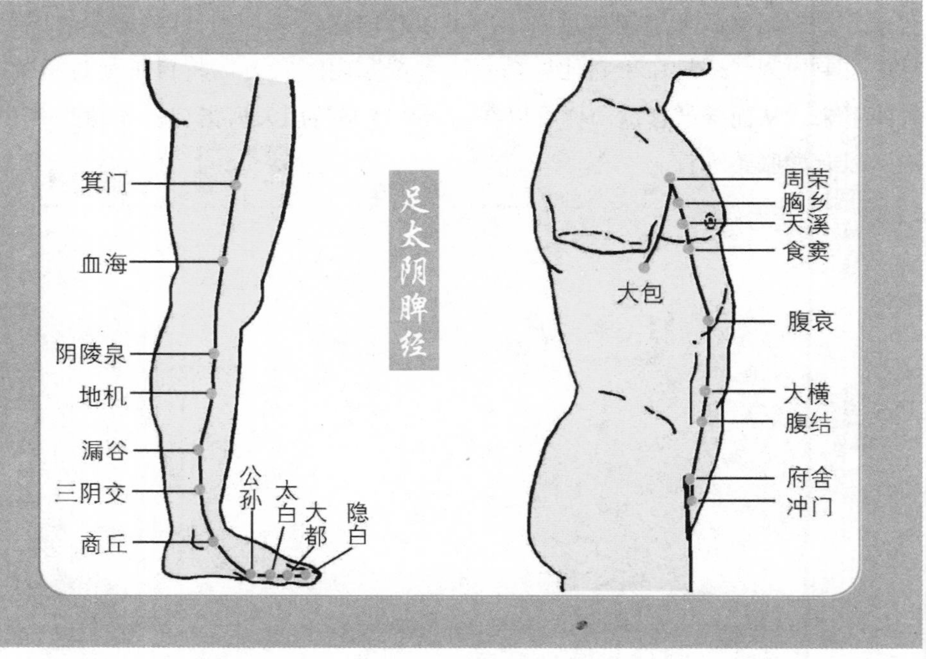

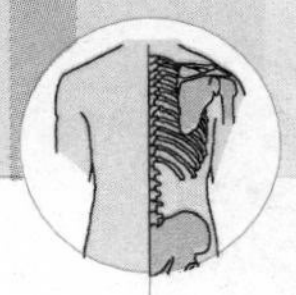

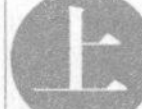

隐白穴

止血效果如云南白药

《红楼梦》中那个“凤辣子”王熙凤，因为“机关算尽太聪明，反误了卿卿性命”。其实，造成王熙凤早逝的原因并非“机关算尽”，而是可怕的血崩。遇到血崩时，除了要将患者即时送入医院外，还可以通过按压或是用艾条（或香烟）艾灸患者的隐白穴，进行止血。同时，按压隐白穴还可以治疗月经过多或鼻子出血。除了用于止血，经常按压该穴，还可以治疗小孩消化不良、肠炎、腹泻、便血、尿血等疾病。

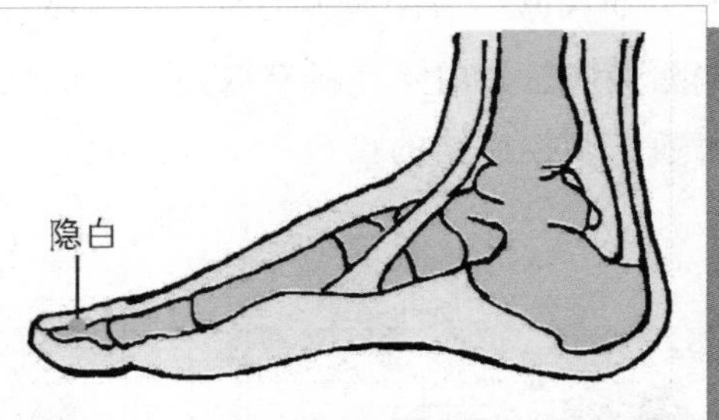

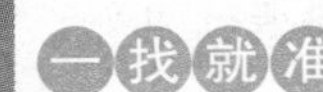

一找就准

隐白穴在大脚趾的外侧，趾甲旁约1毫米的位置。

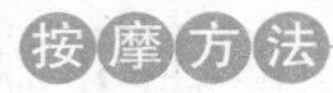

按摩方法

正坐，把左腿翘放在右腿上。右手大拇指指尖垂直掐压在穴位上，掐压1～3分钟，然后换右脚。每日早、晚各按压1次。

手脚冰凉，隐白穴给您提供能量

有些朋友本来就身材瘦小，饭量也小，常常冬天手脚冰凉，因为身体没有足够的能量维持正常的消耗。如果你本身就能量不足，没有多余的气血和能量供给四肢，自然会手脚发凉。

脾经上的隐白穴正好是阳气舒发的一个关口。通过刺激隐白穴，能振奋手脚上的阳气，温热的精华物质就会被输送到这里。有了新鲜气血的濡养，即使到了寒冷的冬天，手脚也不会感到冰凉了。

血崩时，隐白穴是最好的止血药

当女性发生妇科疾病，诸如月经过多，崩漏等出血证时，及时掐按足大趾内侧趾甲根角旁的隐白穴，有不错的治疗效果。不但在月经期，在月经间隔期

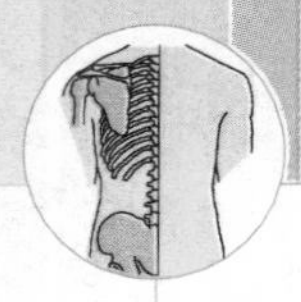

也应当经常掐按，坚持一段时间，就会消除这些烦恼。为什么隐白穴能够治疗这类疾病呢？中医认为“脾统血”，意思就是脾脏可以统摄血液，使血液运行于血管内，而不溢出于血管外，故对于各种出血，该穴有特殊的治疗作用。

太白穴

健脾解除疲惫疗效好

太白穴，是脾经上的要穴。经常按揉该穴能够治疗多种原因引起的脾虚之症，如先天脾虚、肝旺脾虚、心脾两虚、脾肺气血及其病后脾虚，等等。同时，中医中“脾主肌肉”、“脾主四肢”，因此当遇到肌肉酸痛或四肢无力时，按压该穴可使肌肉得到供养，消除酸痛。太白穴还具有双向调节的功效，腹泻可止、便秘可通；调控血糖的指数，高而降之，低而升之。

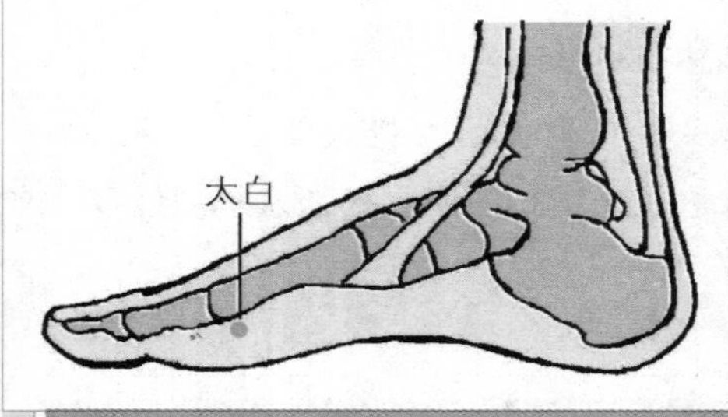

一找就准

一只脚搁在另一条腿上，会看到脚部中心有一条椭圆形的弧线，这就是足弓。这个弧线的起始点，就是太白穴所在位置。

按摩方法

正坐，将左脚跷放在右腿上，用右手的拇指用力点按太白穴 3 ~5 分钟，当有酸胀感觉就可以了。然后换右侧。

肌肉酸痛摩太白，捏捏脚丫健自来

很多人可能都有这样的感觉，走一段路后会发现脚部疼痛，回家就脱掉鞋捏捏脚，可有效缓解脚部疼痛。其实，这是因为按摩刺激了脚掌前面的太白穴，因此会有减痛的效果。刺激太白穴除了用手按摩外，可采用脱掉鞋袜，将脚立起，用另一只脚的后跟来踩踏的方法刺激太白穴，这样刺激穴位的效果更佳。

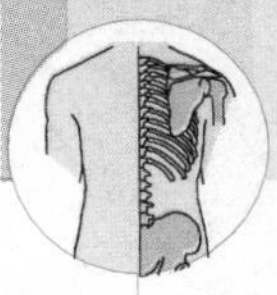

按摩太白穴，调理脾虚效果好

有时，吃完东西不一会儿就腹胀，消化不良。中医认为，这是由于脾的运化能力差导致的，是脾虚症状的表现。太白穴是脾经经气的重要输出穴，同时又为脾经上的原穴，它主管脾经上各个问题。因为脾经为少气多血之经，气不足而血有余，按摩此穴能补充脾经的经气，可从根本上治疗脾虚。因此，对于脾虚引起的消化不良，多揉一揉太白穴可起到防治的效果。注意按揉太白穴有个小窍门，就是用大拇指的内侧多硌它，用这样的方法按摩该穴，健脾效果更为显著。

公孙穴

调理脾胃功能保健穴

公孙，黄帝的简称，统治着四方。人体中的公孙穴总督脾经和冲脉，也具有统领全身的功效。一方面，冲脉为妇科主脉，因此，公孙穴是治疗妇科疾病如痛经、崩漏、月经不调等的要穴。另一方面，该穴是脾经络穴，脾胃表里，所以可以治疗脾胃两经的疾病，胃痛、胃胀、胃下垂、腹泻、腹痛等等。此外，长期按压该穴，还能改善胸闷、食欲不振、面部浮肿等状况。

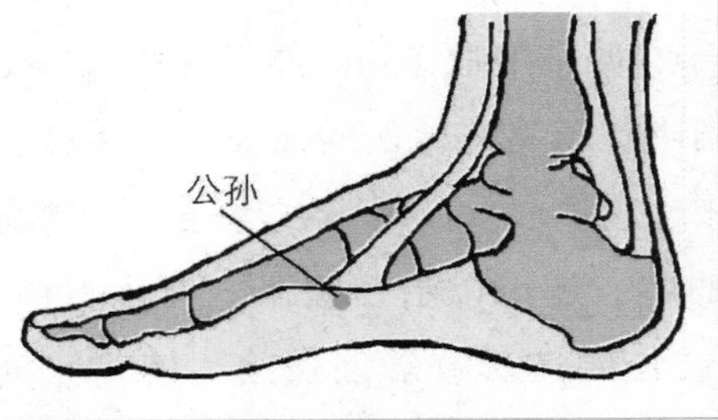

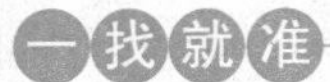

正坐垂足或仰卧。由足大趾与足掌所构成的关节（第1跖趾关节）内侧，往后用手推有一弓形骨（足弓），在弓形骨后端下缘可触及一凹陷（第1跖骨基底内侧前下方），按压有酸胀感，即为本穴。

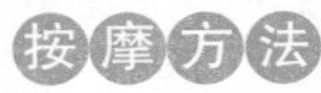

正坐，将左脚跷放在右腿上。用拇指用力按揉公孙穴1～3分钟，然后换右侧。早、晚各1次。

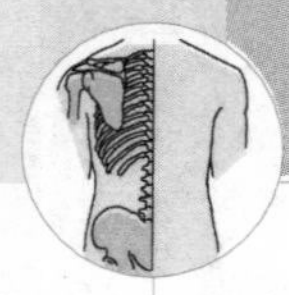

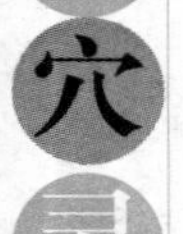

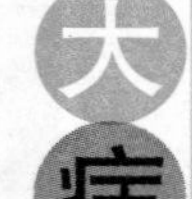
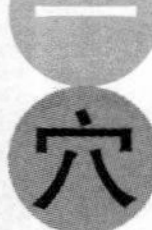
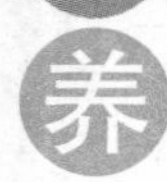

按摩公孙穴，可治痛经

对于患痛经的女性，坚持经常按摩公孙穴，对疾病症状有良好的缓解治疗效果。祖国医学认为，脾统血，主运化。小腹受凉或贪吃冷饮导致脾胃虚寒，不能运化水湿，脾胃运化不良就会产生痛经。在中医里，公孙穴通冲脉，督脉、任脉三者都起于胞宫，其中，冲、任二脉与女子月经、生育有着至关重要的联系。因此，调理公孙穴，等于是对人身上十二经的气血进行一次全面疏导，可起到调经止痛的作用。

胃痛，找公孙穴来摆平

公孙穴的功能非常强大，它总督脾经和冲脉，统领全身，其最直接、最明显的效果就在人体的胸腹部，如腹痛、胃痛、心痛等，都可通过按摩公孙穴得到缓解。而且公孙穴又是脾经上的络穴，别走足阳明胃经，同时还是八脉交会穴之一，通于冲脉。因此，刺激公孙穴，可起到疏经活络、和胃祛痛的作用。所以当您遇到胃痛时，赶紧揉揉公孙穴，疼痛症状很快就会好转。尤其对于胃火过旺而引起的胃痛、胃胀症状，按摩公孙穴具有显著的治疗效果。

商丘穴

人体上的神奇消炎穴

饥饿时，我们的肚子会咕咕噜噜作响。然而有些人不是因为饿了，而是得了肠鸣。肠鸣这种疾病往往不会单独存在，还会让人感到腹胀、腹痛、食欲低下，等等。按揉商丘穴，不但可以治疗腹鸣，还可以治疗腹胀、消化不良、痔疮，等等。此外，商丘穴还具有舒筋通络、解痉止痛的功效，能够治疗踝关节及周围软组织损伤、腓肠肌痉挛，等等。

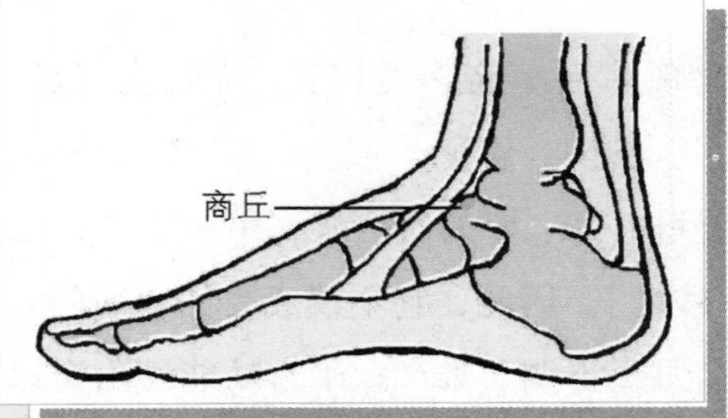

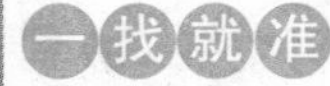

正坐垂足或仰卧。足内踝前下方可触及一凹陷，按压有酸胀感，即为本穴。

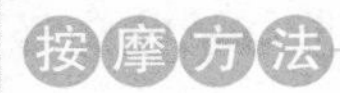

将左脚翘放在右腿上，右手除拇指，四指托住左脚的脚踝，大拇指指腹按压此穴60次。然后换右侧。

商丘，炎症的克星

商丘穴是人体上的消炎大药，对各种炎症都有治疗作用，因为商丘穴属足太阴脾经。中医理论上，脾是主管运化，统血的，因此，通过按摩该穴可调节脾经，从而把新鲜的血液输送到病灶上去，脏东西就会被清理出去，炎症自然也就随之消除。因此，对于肠炎患者来说，刺激该穴，有利于消除炎症，从而达到治疗的目的。按摩时，还可以采用跪膝法或配合其他穴位按揉，效果会更好。

痔疮选商丘，“痔”消病除

相信大家对于痔疮并不陌生。由于痔疮的位置比较特殊，很多人不好意思去医院或门诊治疗，往往就是去药店买点治痔疮的药就完事。还有的人相信一些“秘方”，胡乱吃药或抹东西就认为万事大吉了，这极有可能会给您的身体带来危害。实际上，按摩商丘穴就具有调理痔疮的作用，因为尽管引起痔疮的原因有很多，但都跟脾关系密切，而商丘穴属太阴脾经，是健脾的大穴，同时该穴又是太阴脾经的金穴，与肺经有直接联系，肺与大肠相表里，因此按摩该穴能直接作用于肛门，达到治痔的目的。

三阴交穴

防治妇科疾病有特效

“三阴交”，最早出现在《黄帝名堂经》。从唐代开始，“三阴”被定义为太阴、少阴、厥阴，视为三阴经交会穴，并流传至今。三阴穴是肝、脾、肾的交会穴，中医中“肝藏血”、“脾统血”、“肾藏精”。因此，它不仅成为妇科病的万灵丹，能够治疗痛经、月经不调、难产、子宫功能性出血以及更年期综合征等，还是生殖器官疾病的专穴，可以治疗遗精、遗尿、阳痿等疾病。同时，经常按揉三阴交穴，还可以调补肝、脾、肾三经的气血，能够达到健康长寿的目的。

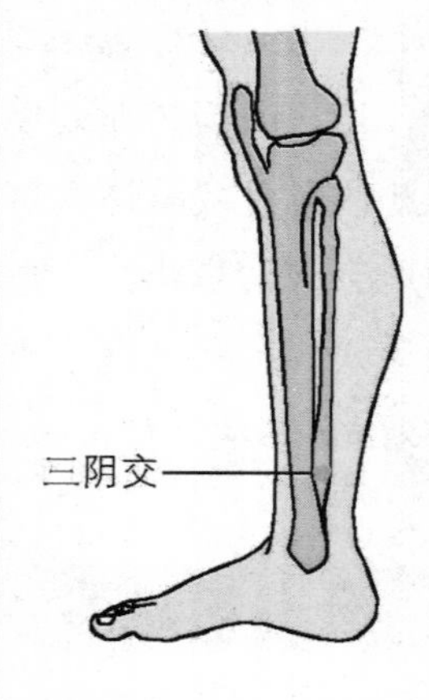

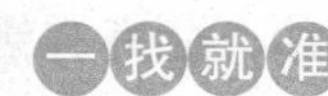

以手四指并拢，小指下边缘紧靠内踝尖上，食指上缘所在水平线在胫骨后缘的交点，即是本穴。

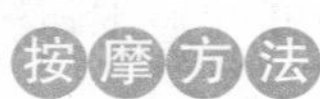

用大拇指指腹按压此穴，有微微的酸胀感最佳。每天按摩3~5分钟。

成人遗尿，可用三阴交

遗尿对于幼儿来说是正常的现象，但对于成年人来说，如果还经常出现遗尿的情况，就必定是身体出现问题了，应该引起注意了。祖国医学认为，遗尿的发生，多是由于脾、肾、膀胱的功能失调所引起的。三阴交穴属于足太阴脾经经穴，是肝、肾、脾三条阴经的交会之处，因此，通过按摩该穴，可以通调足少阴肾经和足太阴脾经两条经脉，两条经上的问题它都能调节。所以经常按摩三阴交穴，对于遗尿症患者，具有很好的治疗和保健效果。

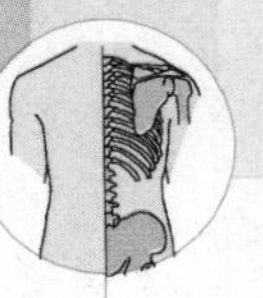

妇科良药三阴交，月经不调的首选

传说古代有位皇帝，因处理各种朝政事务而操劳过度，精神萎靡，食少、眠差，心慌头晕，日渐消瘦，虽遍召良医却并无好转。后来请扁鹊进宫，扁鹊给其诊视后说："陛下得的是月经不调症。"皇帝哈哈大笑而愈。对男性来说，对此事可以一笑了之，但对女性来说就比较苦恼了。人体上有个穴位，可帮您解决这个苦恼，那便是三阴交了。因为三阴交穴是足太阴脾经与足厥阴肝经和足少阴肾经的交会穴，这三条经络在循行上都经过小腹，并且与主胞宫的任脉和主一身之气血的冲脉相交会，因此，按压该穴，可以疏通小腹的经络，从而达到治疗月经不调的效果。

地机穴

痛经顽固失眠按地机

月经带来的疼痛，使它成为不少女性的梦魇。有的女性痛得在床上打滚，就算喝止痛药也无济于事。此时，我们不妨按压小腿下方的地机穴，它能够疏调脾经精气，通调任脉气机，从而起到痛经止血的功效。除了止月痛外，按压地机穴还可以治疗月经不调、腹痛、腹胀、腹泻、食欲不振、水肿等病症。

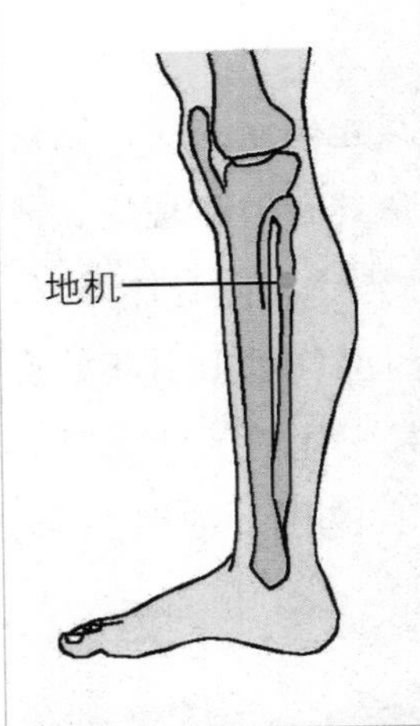

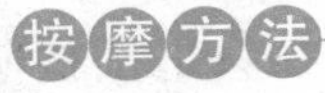

一找就准

正坐或仰卧位。先确定阴陵泉位置（参见"阴陵泉穴"），从阴陵泉直下量4横指，在胫骨内侧缘，按压有酸胀感，即为本穴。

按摩方法

仰卧，按摩者用双手的拇指分别按压在地机穴上，由轻到重逐渐加力按揉，以能忍受为度。

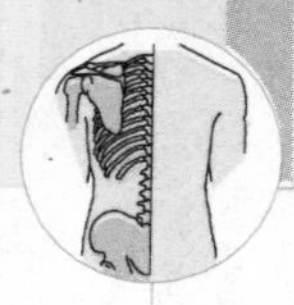

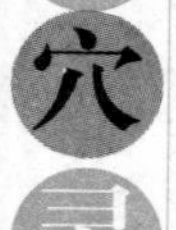
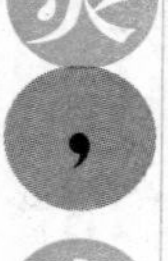
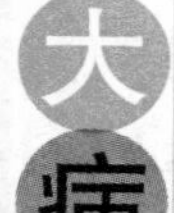
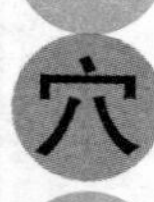
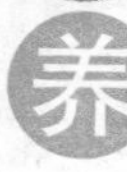

痛经时，地机穴人体自带的止痛片

地机穴是足太阴脾经上一个非常重要的穴位。脾本身是属土的，“地机”便暗含有“大地机关”之意，所以地机穴气血通畅，脾胃的功能自然就会变得强大起来。除了调理脾胃之外，地机穴还是治疗痛经的重要穴位之一，为什么地机穴能治痛经呢？地机穴属于脾经上的郄穴，它有和脾理血、调理胞宫的作用。郄穴有善于治急性病之说。因此，地机穴是临床治疗痛经的经验穴之一。当然，针刺地机穴需要由专业医师来进行。对于此类型的轻度痛经者，我们可多按压此穴或进行艾灸，以缓解疼痛。

地机穴，糖尿病患者的福音穴

很多已经得了糖尿病的人，通常会问医生：您能给点儿实用的方法来帮助一下我吗？如果是个中医生，其方法里边，大多会有按揉地机穴。对于糖尿病患者而言，一定要记住这个穴位，因为这是一个效果非常好的降糖穴。为什么地机穴能降糖？我们都知道，地机穴是脾经上的穴位，由于脾属土，土属大地，而且人体的后天之本都靠脾胃来供给，所以揉地机穴可以加强全部肠胃的运化功效。而糖尿病，原本就是脾病，因此地机穴自然是最好的选择，像慢性胰腺炎和糖尿病都可以通过揉地机穴来防治。

阴陵泉穴

健脾理气消肿又排便

潺潺的泉水滋润着山间万物，阴陵泉也与水有关，第一个关系首先要说到它的祛湿功效。按摩具有健脾理气、清利湿热的阴陵泉穴，能够帮助脾运化水湿，祛除身体湿气，从而治疗痰多、黑鼻头、湿疹等由体内湿气过重引起的疾病。第二个与水有关的就是按揉阴陵泉穴能够治疗脾肾方面疾病，如水肿、小便不利或是失禁、遗尿及尿路感染，等等。

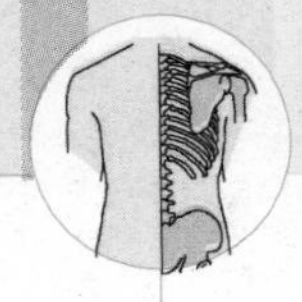

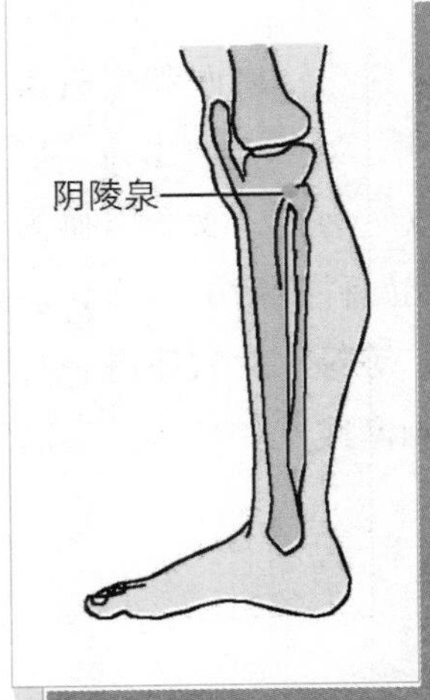

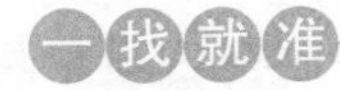

一找就准

正坐屈膝或仰卧位。用拇指沿小腿内侧骨内缘（胫骨内侧）由下往上推，至拇指抵膝关节下时，在胫骨向内上弯曲处可触及一凹陷，即为本穴。

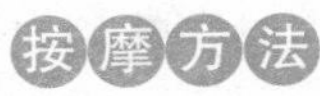

按摩方法

用双手的拇指用力地按压同侧的阴陵穴1～3分钟，早、晚各1次。也可以用拳或保健小锤轻轻地敲打。

后背疼痛，勿忘阴陵泉

由寒邪引起的后背疼痛是脾经不畅的一个典型症状，要想解决这一问题可以通过按摩脾经上的阴陵泉进行调理。按摩阴陵泉可用拍打的方法。拍打时，两手半握拳或五指并拢，拇指伸直，其余四指的掌指关节屈曲成空心掌，掌心向下。叩击时，两手握空拳，用手指对穴位进行叩打。拍打时，肩、肘、腕要放松，以手腕发力，着力轻巧而有弹性，动作要协调灵活，频率要均匀。

后背疼痛除了由寒邪入侵所导致以外，久坐也是一个重要原因，所以若是想彻底远离后背疼痛困扰的话，除了要经常按摩一下阴陵泉等穴位外，还应在平时做好充分的预防工作。

阴陵泉，小腿的消肿穴

很多中老年人做了一天家务后，会发现本人的小腿肿胀。这是小腿长期在统一姿态下，气血无奈顺行而导致的肿胀。这时候要用“小腿消肿穴”——阴陵泉。通过按摩该穴，可以调节脾经，促使其功能恢复正常，从而把多余的湿气运化出去，而达到治疗疾病的目的。每天在这个穴位刺激3～5分钟，让气血顺利通行。另外，尽可能不要长期坚持同一个姿势，这样有利于全身的气血轮回，避免身体的僵直。

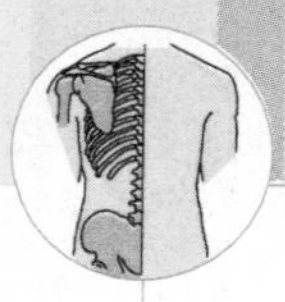

血海穴

治疗瘙痒防治妇科病

血海，脾经生成的血在这里聚集，具有祛瘀血和生新血的功能，能够通治各种与血有关的疾病，如贫血、出血、瘀血、血气不下，等等。同时，“男子以气为根，女子以血为本。”血海也是女子生血之海，是治疗妇科疾病的名穴，能够治疗月经不调、血崩、闭经、痛经，等等。此穴还有一功效就是止痒，皮肤瘙痒时，我们可以刺激或艾灸该穴，会起到意想不到的效果。

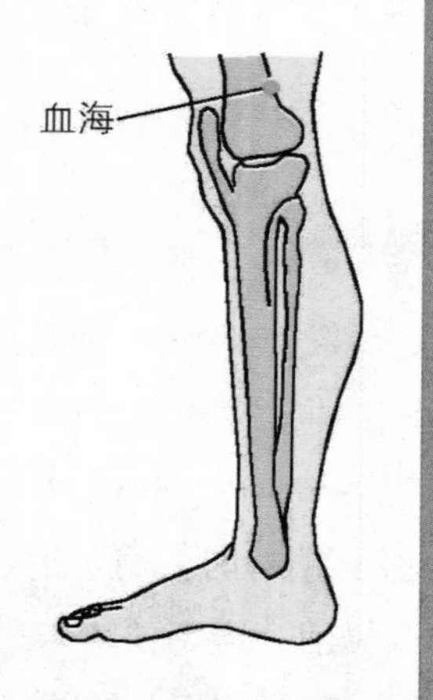

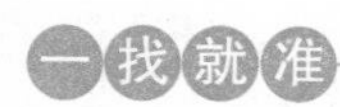

一找就准

掌心按于被取穴者膝盖髌骨中点，五指分开，自然落下，拇指尖下就是血海穴。

按摩方法

用双手的大拇指的指尖按揉同侧的血海穴3~5分钟，早、晚各1次。

皮肤瘙痒，首选血海

老年人身上经常会瘙痒。遇到这种情况，只要按摩血海穴，就能很快把痒止住。中医认为，老年皮肤瘙痒症多因血虚血瘀所致。血海穴又称百虫穴，是足太阴脾经穴，具有清热凉血、滋阴养血、祛风止痒的作用，可把多余的血分配到少的地方去，把淤滞的地方给疏散开，是个专门治疗痒的穴位。因此，对于老年皮肤瘙痒的患者，经常按摩该穴，会有良好的止痒效果。

闭经，血海穴是良药

引起闭经的原因有很多。中医认为闭经多由气虚、精亏血少，肝肾不足，气滞血瘀等原因，导致经血下行受阻所造成的。“男子主气，女子主血。”因

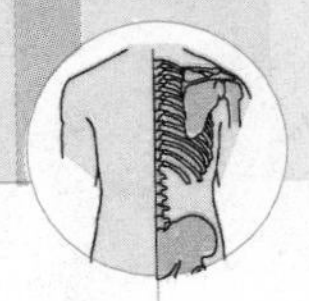

此她们身体里的血一定要充足，否则就会出问题。而血海穴属于足太阴脾经，是人体脾血的归聚之处，刺激血海穴，有清血利湿的功用，可以治疗一切血病及月经不调、闭经等病症。因此闭经患者长期按摩该穴，能够起到很好的保健调理作用。

冲门穴

缓解腰扭伤痛按冲门

冲门是我们身体上一扇冲动力量的“门”，具有调节气机升降的双重作用，补泻皆可，因此，被广泛地运用在内科、伤科或妇科。如急性腰扭伤中，重压冲门穴可以泄其瘀闭，调其肝肾，治疗筋骨；胃下垂时，可以使血气聚在腹部，使腹部下的动脉得到温养；治疗女性痛经时，重按冲门穴，泻腹部下的瘀血，等等。同时，通过按压冲门穴可以为患者减轻痛苦，增加舒适感，起到立竿见影的效果。

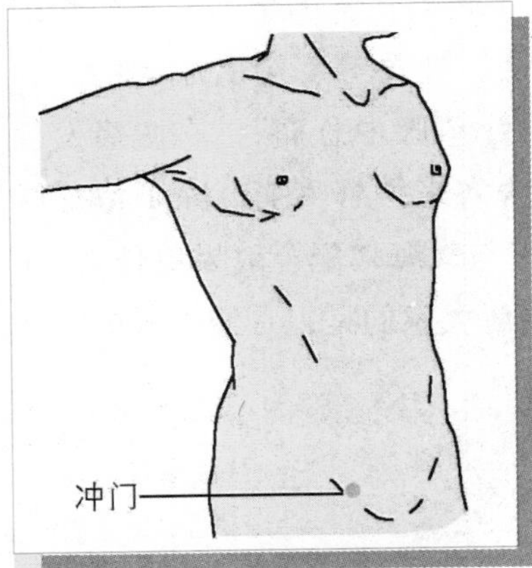

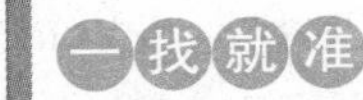

一找就准

仰卧位。腹股沟外侧可触摸到搏动(即髂外动脉)，此搏动处外侧按压有酸胀感处，即为本穴。

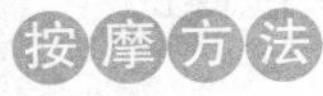

按摩方法

用中指的指腹分别按揉1～3分钟。

治疗中风后遗症，不妨试试冲门

在《疯狂的石头》影片中，有个患了前列腺炎的男主人公，每次上厕所时总是尿不出，又心急又郁闷又恼火，相信在现实生活中，很多男性都切身体会过那种感受。其实，对于前列腺疾病，冲门穴可以说是专家，因为脾经下部所有穴传来的气血都要从这个穴上冲腹部。我们可以借助它来改善列腺疾病的一系列症状。很多患者按到这个穴位时可能会觉得很痛，按上一会儿

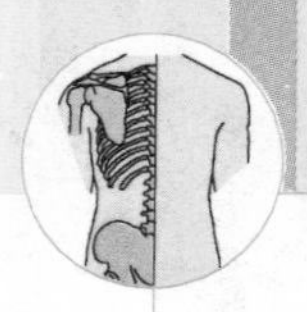

便有想上厕所的感觉，坚持揉按下去痛点就会消除。如果你实在痛得受不了，就采用叩击的方式，双手握拳轮番敲打此处，每次 50～100 次。

腰扭伤，冲门是疗伤专家

如果不小心“闪了腰”，也就是把腰扭伤了，及时揉一揉冲门穴，能够达到快速缓解疼痛的治疗效果。中医认为，腰扭伤主要是由于经络受损或气血运行不畅，而造成的局部不通则痛。冲门穴属足太阴脾经，而脾经循行经过腰部。根据“经之所过，主治所及”的中医理论。按摩该穴能够调节经气，疏通经脉，从而达到通则不痛的治疗目的。要注意的是，按摩这个穴位时，要注意放松腰部肌肉，这样有利于促进气血运行和经脉疏通，从而能快速缓解腰部疼痛。

府舍穴

腹部不舒服的缓解穴

突如其来的急性腹痛打乱了我们正常的生活，它的病因非常复杂，肿瘤、出血、梗阻、冲孔等都会引起腹痛。在《铜人》中记载府舍穴可以治疗“腹中急痛”，在腹痛发生时，我们可以按揉腹部的府舍穴来缓解疼痛。除了治疗腹痛，府舍穴还可以治疗疝气（与气海穴配合效果更佳）、霍乱、腹中积满等。在这里要提醒大家的是，月经带来的腹痛不要按揉府舍来进行止痛。

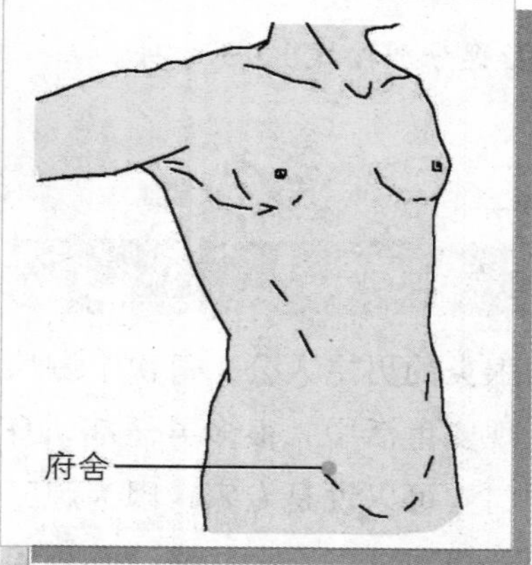

一找就准

平卧，在肚脐中央下 4 寸（约一掌），再旁开 4 寸处（约一掌，乳头直下，乳头与前正中线的距离为 4 寸），也就是冲门穴上 0.7 寸处，即为府舍穴。

按摩方法

仰握，用双手的中指的指腹，分别按揉两侧的府舍穴 1～3 分钟，早、晚各 1 次。

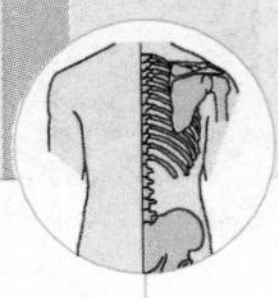

睾丸发炎，府舍穴让炎症消失

睾丸发炎，无疑会影响到男性生活、工作、娱乐、运动、学习各个层面。不过，万丈怒火也不能扑灭隐私处的炎症，所以，只有心平气静，寻医问药，尽快拿出治疗睾丸炎症的良方才是上策。应当说，按摩府舍穴效果非常不错。只需每日按揉30～50次。不用很长时间，炎症就会减轻或者消失。

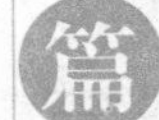

府舍，治疗腹痛的上上之选

腹腔里有许多器官，由此可见，很多原因都可以导致腹痛，既然原因这么复杂，那一旦发生了肚子痛该怎么办？应当说，尽管腹痛的原因非常复杂，但疏通经络总的来说是没错的，不在腹部，离腹部比较近的穴位便都是选择项，府舍就是这么一个穴位，选择府舍的一个重要原因，还与腹内的器官有很大的关系，腹内器官，如大肠、小肠等器官，实际上都属于消化器官，都在脾系统的管辖之类，所以选择用脾经上的穴位来治疗，也就理所当然了。

大包穴

秋乏胸胁满痛速缓解

中医歌诀中有“大包穴在乳筋内，此是脾经脉络通，斜按能调五脏气，心胸之病往下冲”的说法。可见大包穴治疗脾经和心脏的疾病效果不错。在此特别说它对心脏疾病，尤其是冠心病患者的作用。刺激大包穴，不仅可以增强心肌收缩力，还供给心脏血液，是其日常保健和急救不可缺少的穴位。这个穴位还具有保健的功效，经常按揉可以改善全身疲乏、四肢乏力。同时，这个穴位还是一个方便、安全的丰胸穴位，很多女明星就通过按揉此穴换来很好的成效，爱美女性不妨一试。

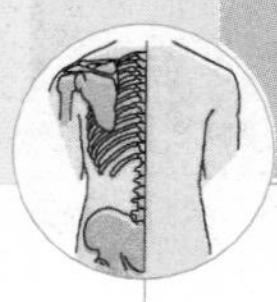

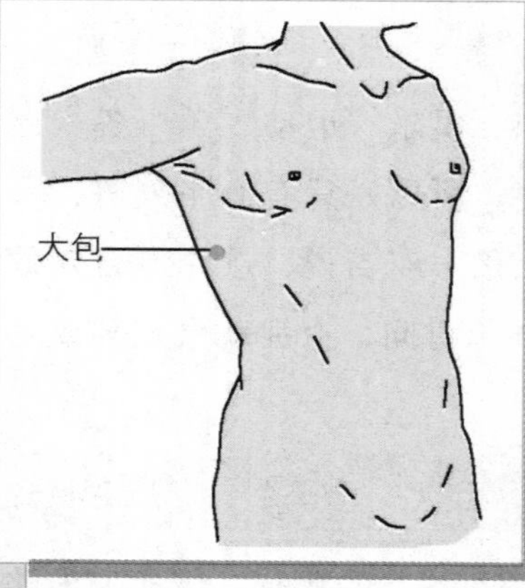

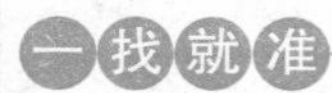

人体前面正中的竖线，叫前正中线；后背正中的竖线，叫后正中线；在人体侧面，从腋窝下，作一条平行于前、后正中线的竖线，叫腋中线。站立，手臂自然下垂。右手，从食指到小指的四根手指并拢，上缘挨着腋窝，插入左手臂下；这并拢四指的下缘与腋中线的交点，就是大包穴。

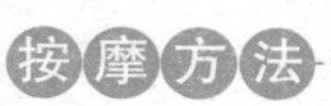

双手互抱胸前，用食指指腹按揉大包穴 1 ~3 分钟，每天早、晚各 1 次。

脾胃虚弱，巧用大包补

很多工作的人会感觉全身疲劳，困倦，气色不足，这种情况往往是脾虚导致。脾虚的典型表现还有：腹胀、无食欲、消化功能差，倦怠、疲劳，头晕，四肢无力，大便稀，怕冷，面色萎黄，腹泻，肥胖浮肿，女性还可能出现月经不调等，如果出现了上述症状，按摩大包穴是一个非常不错的选择，该穴是脾经最终末的一个穴位，叫脾之大络，我们都知道，脾是人体的后天之本，气血生化的源头，然而很多人并不知道，脾胃的气血升发出来以后，是需要从大包穴散布到身体去的，正因如此，脾的整个运化有问题了，才需要按摩大包来解决。

秋乏来袭，大包穴来解困

中医认为秋主燥、燥热耗气伤阴，气虚就会导致四肢无力，精神疲惫。而且由于暑湿困脾所致，因为脾主管着人体的四肢，当脾被湿困后，就容易感到四肢无力。正是由于秋乏与脾胃失调有关，而大包穴属于足太阴脾经，具有散布脾之精气的作用，因此经常按摩大包穴对于四肢感到困顿疲乏的人，能很好地解除疲乏。

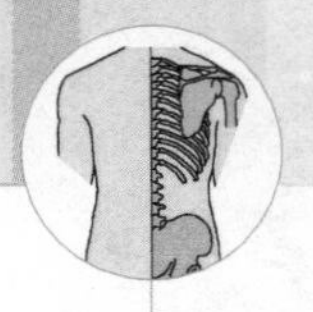

周荣穴

快速止咳平喘除胸闷

咳嗽可以说是生活中常见的病症了。冷热变化引发的感冒，干燥的季节与地区，对一些食物的过敏反应等都会引发咳嗽。有些人因为咳嗽来得太频繁，忽视了它们的治疗。然而这样的小问题，却可以引起肺部的疾患。还有一些人因为咳嗽出现的频率太高，而过于重视，喝太多的药。咳嗽要“七分养，三分治”，除了食疗外，还可以经常按揉具有止咳功效的周荣穴。除了止咳外，周荣穴对气喘、胸胁胀满等也有很好的缓解作用。

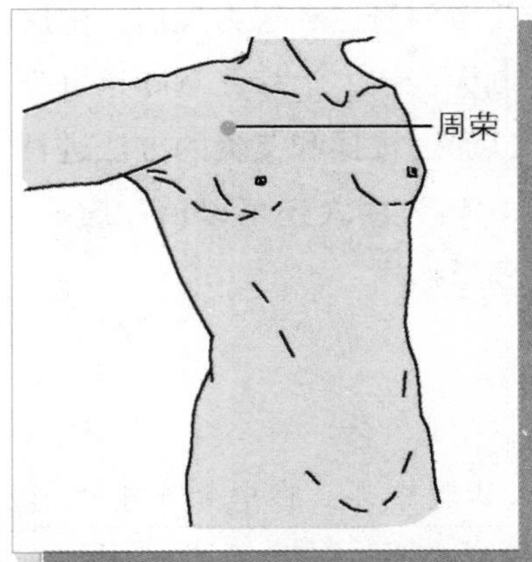

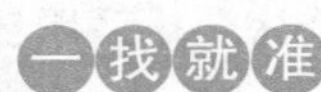

一找就准

仰卧位，从乳头旁开量3横指，再向上1个肋间隙（即第3肋间隙），按压有酸胀感处，即为本穴。

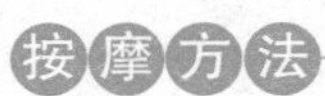

按摩方法

用双手的食指指腹按揉两侧的周荣穴1~3分钟，每天早、晚各1次。

周荣，立竿见影的止咳穴

导致咳嗽的原因多种多样。当我们咳嗽时，记住赶紧去揉一揉周荣穴，这是我们身体上的止咳特效穴，有迅速止咳的作用。中医认为，脾主运化，是生痰之源。而周荣穴属足太阴脾经，按摩该穴能够帮助脾运化水湿，祛除身体湿气，从而治疗痰多等由体内湿气过多而引发的问题。而经常按摩周荣穴，能够充分发挥其宽胸理气，降逆止咳的功能，对于咳嗽等症状，具有明显的治疗和调节效果。

按摩周荣穴，除胸胁胀满

胸胁胀满在中医上又称胁痛、胁肋痛。胁，指的是我们的侧胸部，所以，

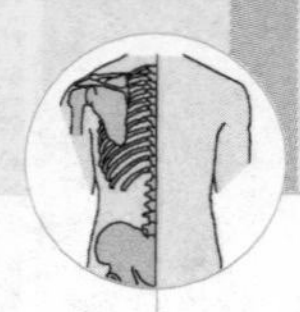

侧胸部的胀痛即为胸胁胀满，在《红楼梦》薛姨妈被金桂气得肝气上逆，便是宝钗用钩藤煎水来治愈的。实际上遇到这种情况，按摩按摩周荣穴，也能起到舒缓不适的效果。由于胸胁胀满，肝经气血瘀滞，着而不行而导致的胸痞不畅、两胁疼痛。周荣穴虽然是脾经上的穴位，却也在人体的两肋上，所以也能够起到疏通两肋气血的作用，因而可以用于治疗胸胁胀满这个病症。

大横穴

防治大肠疾病又收腹

人体寄生虫危害着儿童的健康，特别是蛔虫、钩虫、蛲虫等肠道线虫病。它们与儿童争夺营养，造成儿童营养不良、贫血等症，严重地影响着儿童的身体和智力发展。中医对此早已有所认识，并采用针刺大横穴，治疗儿童肠道寄生虫病。因此，在家中我们也可以通过按揉和艾灸的方法进行治疗。除了肠道寄生虫病外，按揉大横穴还可以治疗腹痛、腹泻、便秘及急、慢性肠炎等肠道疾病。

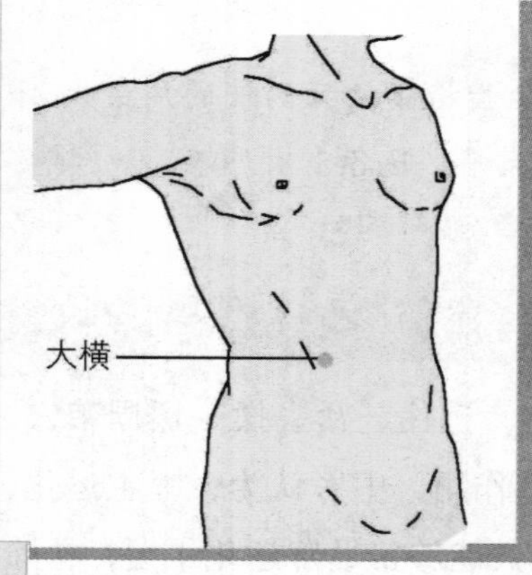

一找就准

本穴位于人体腹中部，脐中旁开4寸处取穴时，正坐或仰卧，右手五指并拢，手指朝下，将拇指放于肚脐处，则小指边缘与肚脐所对的位置即是。

按摩方法

仰卧，用双手的食指指腹垂直下压按揉两侧的大横穴1～3分钟，每天早、晚各1次。按揉中配合吸气、收腹效果会更好。

肚腹肥胖，按大横“收腹”失地

随着人们生活水平的日益提高，腰腹部肥胖的人越来越多。要解决这个问题不用吃减肥药，有一个简单又有效的方法，就是按摩我们身上的大横穴，它能有效地改善身材，消除腰腹肥胖的状况。中医认为，腰腹部肥胖多因脾

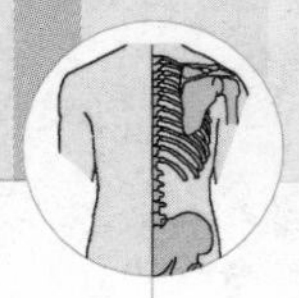

虚造成的。本来吃的食物营养就很丰富，而又经常坐着不运动。久坐伤脾。就容易引起脾功能的损伤。而大横穴属足太阴经，经常按摩大横穴，可以起到温中、健脾的作用。通过按摩该穴，能有效地改善脾虚症状，达到收腹的效果。

大横，排毒养颜的明星穴位

食物残渣在肠道内滞留时间过长，就容易腐败、发酵、释放毒素，被肠道“二次吸收”，对人体的毒害相当于吸了几包香烟。虽然我们体内有肝脏这个“解毒高手”，但当体内毒素超过它解毒能力之后，皮肤就会“临危受命”，成为人体肠道排毒的“一级助理”，于是痤疮、痘痘等就争先恐后地跳了出来。这个时候，多按按大横穴，即可排出毒素，还您健康容颜。

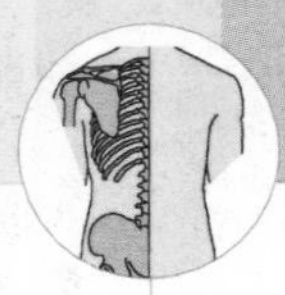

第五章

手少阴心经：主宰人体的君王

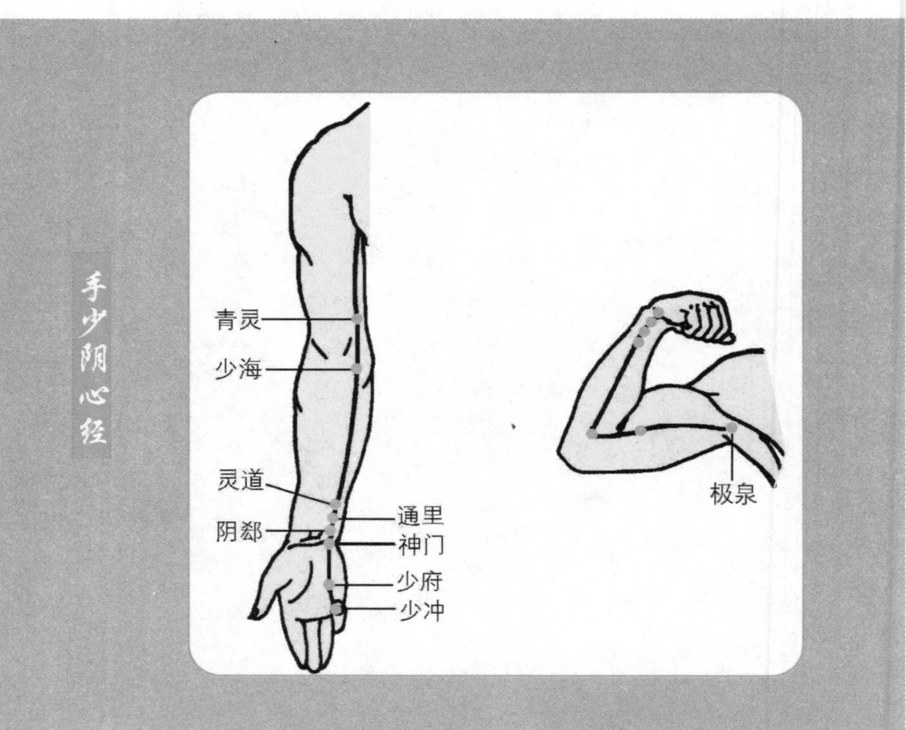

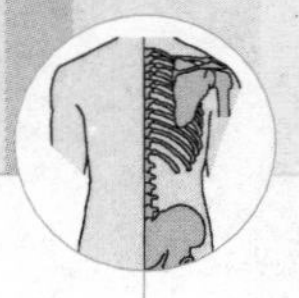

极泉穴

强健心脏缓解肩周炎

在中医中，极泉穴是心脏供血的起点穴位，被称为人体的泉眼。心脉的支脉与肺脉相连，心、肺经气相通，心主血，肺主气。因此，按压极泉穴，可以促进血液循环，舒心理气，从而改善生活中由于气滞血瘀、气血不畅造成的胸闷、心悸、气短、手臂胀麻等症状，使人恢复活力。同时，对于中老年人来说，极泉穴还是心脏功能的一个平衡器，双向调节心律，快则降之，慢则加之。同时按压该穴还具有通经活络、消除疲劳的功效，对肩臂疼痛、肩关节炎、肩肘冷寒等有很好的疗效。

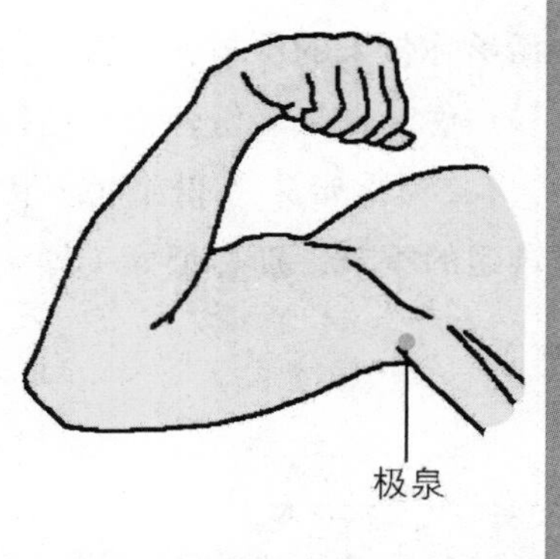

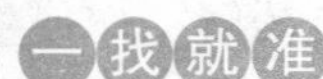

上肢外展平伸，在腋窝顶点处可触摸到动脉搏动（腋动脉），按压有酸胀感，即为本穴。

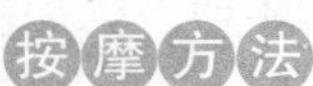

❶ 用右手的食指指腹按压左侧的极泉穴1~3分钟，然后换右侧，早、晚各1次。

❷用右手的食指弹拨左侧的极泉穴，感到手发麻、胳膊发麻即可，然后换右臂，每日1次。

胸闷按摩极泉穴

胸闷主要是由于气滞血瘀、气血不畅等原因引起的胸部不适症状。发生胸闷时，赶紧地揉一揉极泉穴，就可使胸闷的不适症状迅速得以缓解。因为，极泉穴是手少阴心经的起始穴，它像是人体的泉眼一样，是心脏往全身源源不断地供血的起点穴位，刺激该穴，能够很好地舒缓心经瘀滞而引起的疾病。所以，对于胸闷患者来说，经常按摩极泉穴，可收到良好的保健和调节作用。

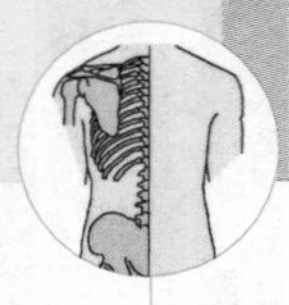

按摩极泉穴，徒手调理低血压

低血压与血液流通缓慢有关。人的心脏就像一座强有力的泵站，在它的推动下，血液被输送到了全身各处。由此不难看出，提高血液循环速度的重要任务，只能由心脏来担负。很显然，要想用指压法治疗低血压，就要从与心脏有密切关系的心经等寻找穴位。在手少阴心经的循行线路上的极泉穴，便是一个常用的养心大穴。对它进行按压，有益于心脏机能的改善。低血压患者，按压这个穴位往往能收到明显疗效。

少海穴

解除烦躁失眠肘臂疼

少海，手少阴心经的脉气汇聚着一片“海洋”。这片“清凉之海”不但能缓解工作或生活给你带来的压力，改善由此造成的挥之不去的失眠、健忘和焦虑，带来一份轻松；还能够在燥热难当的夏日，去除心火，为你带来一份清凉。因此，在压力难当的时刻、燥热难耐的季节，别忘了揉一揉手臂上宁心安神的少海穴。

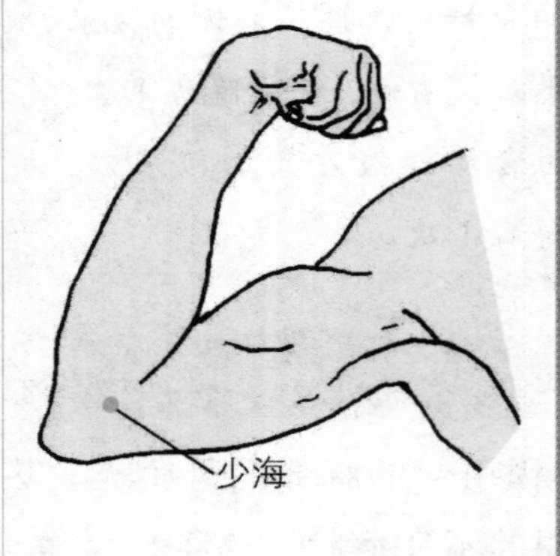

一找就准

屈肘成直角。肘横纹内侧端可触及一凹陷，按压有酸麻感，即为本穴。

按摩方法

用右手的大拇指指腹按压左侧1～3分钟，然后换右侧。每天早、晚各1次。

烦躁失眠按摩少海穴疗效好

有时夜里会感到燥热、烦躁、爱出汗，导致失眠睡不着觉。中医认为这是心肾不交造成的，此时只要按摩少海穴，问题就可有效地解决。因为心经

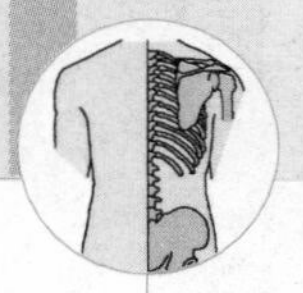

属火，少海穴是心经上的合穴，属水，肾也属水，所以少海穴起一个水火相济的作用。心肾不交是由于肾阴虚导致的心火旺盛所引起的。也就是说心火太旺，按揉这个穴位既可以降心火，又能滋阴补肾，这样问题自然就能得以解决。因此，如果遇到夜里燥热、烦躁、爱出汗、睡不着觉时，要经常按摩少海穴，会起到很好的调节作用。

经常按摩少海穴可缓解肘臂疼痛

中医认为，肘臂疼痛主要是由于感受风寒，或长期肌肉劳损，而造成气滞血瘀、气血不通的状况，从而引起的疼痛。遇到这样的情况，按摩少海穴可起到良好的治疗作用。因为少海穴属手少阴心经，位于肘部，刺激这个穴位，能够祛风散寒，通络止痛，最终达到止痛的治疗目的。因此，长期按摩该穴，对肘臂疼痛患者具有良好的调理和保健作用。

通里穴

缓心悸疗失音寻通里

通里穴，中医古籍《铜人》《金鉴》《千金方》中记载着其宁心安神的功效，因此，它是中医治疗心悸、心绞痛、神经衰弱及癔症等病的重要穴位。同时，由于通里穴还具有开窍利咽的功效，所以还被用于失语、强舌、咽痛等疾病的治疗中，是中医中经常使用的穴位。

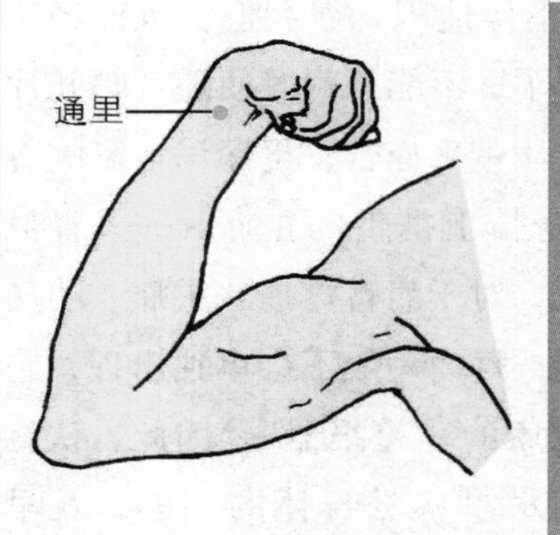

一找就准

伸肘仰掌，用力握拳。在手前臂内侧可触摸到两条大筋（尺侧腕屈肌腱和指浅屈肌腱），沿两筋之间的凹陷，从腕横纹向上量一横指，按压有酸胀感处，即为本穴。

按摩方法

用右手的食指指腹按揉左侧的通里穴2~3分钟。然后换右侧。

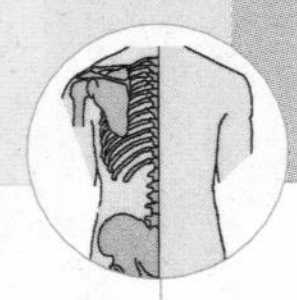

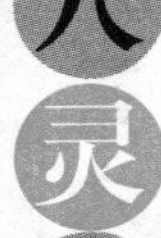
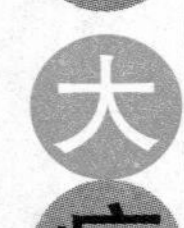
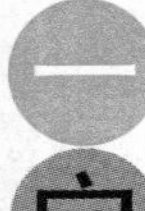
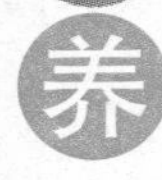

失音，通里给你好声音

有人在受到惊吓或者是突然生气时，会造成失音不能说话，这时赶紧按摩通里穴，就能让症状得到缓解。中医认为失音多由于心脉受阻、心气不足等原因所造成。而通里穴是手少阴心经与手太阳小肠经的络穴，它具有通心脉、益心气、平心悸、利舌咽的功效。而且该穴的最大功能，就是主治失音不能言。因此，按摩这个穴位可祛除寒邪，疏通经脉，使心脉通畅，心气充实。这样惊悸得平了，寒邪消散了，舌脉拘挛缓解了，跑出去的神归来了，自然就能说话了。所以，失音时按摩通里穴能起到显著的治疗效果。

心慌心悸，通里来开解

心悸就是心里老不安稳，总觉得有心事似的，心里老不踏实，一刻也不得安宁。导致心悸的病因非常多，最为常见的是由于外邪侵入，造成心脉受阻。此时按摩通里穴，具有良好的调治效果。因为通里穴属手少阴心经，具有通心脉、益心气的功效，按摩这个穴位，可使心气变足，心血流畅，从而达到治疗的目的。因此，当遇到心悸症状时，可马上按摩该穴，能够有效缓解不适症状。

青灵穴

减轻疼痛为你去烦忧

疼痛，从我们出生便一直不停地困扰着我们。也许经历得太多，我们都逐渐习以为常了，不能忍耐时便随意喝几片止痛片。疼痛不但给我们的肉体带来痛苦，更深深地影响着我们的心灵。告诉大家我们身体上携带的止痛片——青灵穴。该穴具有散风止痛的功效，对于肩臂疼痛、头痛、肋痛等具有很好的镇痛效果。当然，疼痛一般不会单独出现，它常常伴有一些疾病，是身体健康的“警报器”。因此，认真对待身体上的疼痛会让我们尽早察觉身体的疾病，及早治疗。

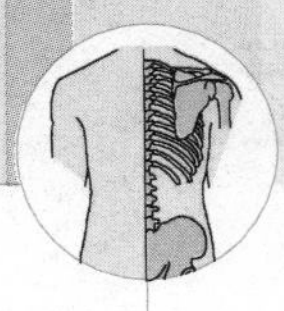

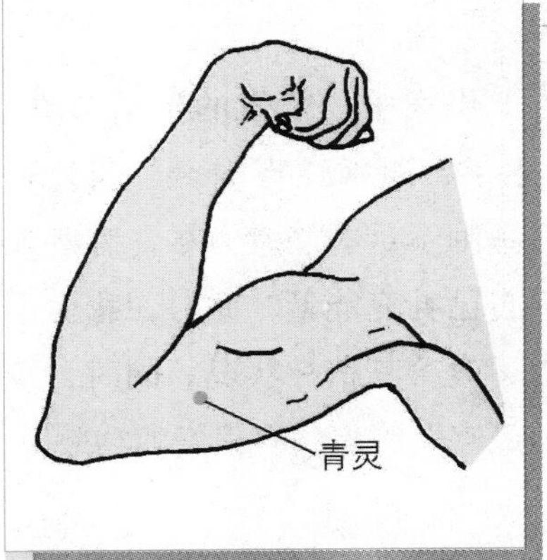

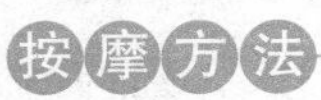

青灵穴在上臂内侧，极泉与少海的连线上，肘横纹上3寸（四横指），拨动时整个手臂都会麻处即是。

按摩方法

右手除拇指外的四指并拢托住左侧的手臂，用拇指指腹揉按青灵穴1～3分钟，然后换右侧。每天早、晚各1次。

老来多按青灵穴，心明眼亮不是梦

我们平时总是把“心明”和“眼亮”连在一起用。这就说明了，在心气旺盛的情况下，眼睛就会变得明亮。中老年朋友或者经常面对电脑的人，眼睛一般都比较浑浊，有的还发涩，这就说明心经的气血已经不足了，此时，每天按摩青灵穴，便是保养眼睛的好方法。当然了，您如果没有时间，也可以将人参片捣烂贴在左侧青灵穴上，以此给眼睛注入清灵之气。

青灵穴，人体的止痛良医

中医说，“诸般痛痒皆属于心”，如果您说痒得、痛得受不了，其实不是那个点忍受不了，是您的心脏受不了。碰到头痛、肋痛等痛证，可在心经找到相关的治疗穴位，其中，效果最好的当属青灵穴，为什么选青灵？青是痛证的表现，人一疼痛脸色会发青，而去医院，中医大夫会让您吐舌头，一看，舌头发青，有瘀血，就有痛证，而身体有疼痛的地方还会发青；而灵的意思是很有效果。所以青灵穴治痛证非常好。只要伴随着急、上火、气郁引起的疼痛，青灵穴都有很好的治疗效果。

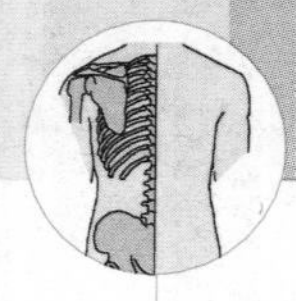

神门穴

宁心提神还可增食欲

繁忙的生活方式，激烈的工作竞争，紧张的生活节奏，使得人们为了生存和更好地生活，通常通宵加班、四处奔波。高度的工作，让他们每日睡眠不足、筋疲力尽，有些人就连开车也昏昏欲睡。怎样为自己补充能量？此时，我们不妨经常按揉神门穴，提神解乏，改善其精神状况。同时，按揉该穴，还对健忘、失眠、神经衰弱等疾病有很好的功效。

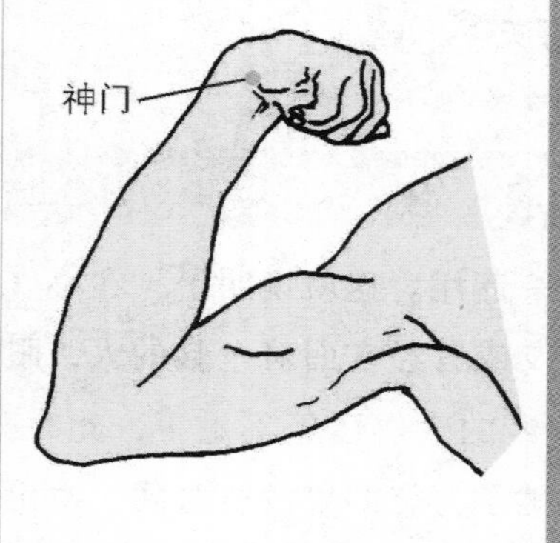

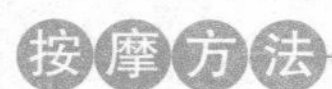

一找就准

伸肘仰掌。于手掌小鱼际肌近腕部可摸到一突起圆骨（豌豆骨），在网骨下方、掌后第一横纹上、尺侧腕屈肌腱（手前臂小指侧可触摸到的大筋）的桡侧缘，可触及一凹陷处，按压有酸胀感，即为本穴。

按摩方法

用右手大拇指指尖垂直掐按左侧的神门穴3～5分钟，然后换右侧，每天早、晚各1次。

饥不欲食，增强食欲选神门

有时心里想吃东西，可是又吃不进东西，这就是饥不欲食的症状。中医认为此症多因心神失养或者心火比较亢盛、痰蒙心窍，而引起的消化系统问题所造成的。此时按摩神门穴，能有效地恢复消化功能，促进消化，增强食欲。神门穴属手少阴心经，是一个原穴，它属土，土又是属于脾的；心经属火，火生土。所以按摩神门穴，可让心脏给脾脏多供应一些血，胃里的血气足了，动力也就足了，这样就能有利于消化，消化正常了，食欲也会随之增强。因此，遇到饥不欲食这种症状，多按按神门穴就能解决问题。

神门，助你入睡的神奇法门

失眠是困扰人们日常生活的一大难题，几乎没有人没有过失眠的体验。

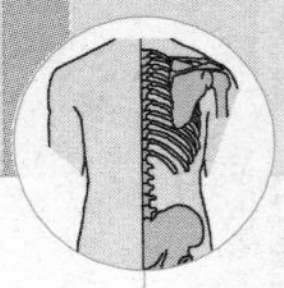

因一时情绪紧张、环境嘈杂等问题不能入睡，不属于失眠症的病理范畴，一般不需要做特别的调理。但如果长期不能正常睡眠，入睡困难，或者睡着后容易醒，并伴有头昏、多梦、健忘等症状，就属于心神不安的问题了，治疗时也需要多从心神的角度来考虑，而按摩神门穴就是调理心神的一种重要方式。心主神明，心藏神。看名字就知道，神门这个穴位善治“神”之疾病，所以神门通治各种神志疾病，失眠自然也不例外，因此可通过按摩来改善睡眠状况。

少府穴

心律失常胸痛寻少府

便秘是一件让人痛苦的事情，然而如果小便也出现了排不出尿的情况，可是一件比便秘更痛苦的事。它不但让我们感到小腹肿胀，还也有可能引发脐下水肿，严重的时候还会危害到肾与膀胱。造成小便不利的原因很多，有很多人是因为心火太旺。此时，我们可以按揉能够降心火的少府穴，使小便自然通畅。除了小便不利，少府穴还能够治疗小便黄赤、尿痛、尿少以及遗尿等疾病。少府穴具有宁神志、调心气的功效，能够治疗风湿性心脏病、心悸、心律失常、心绞痛等心脏疾病。

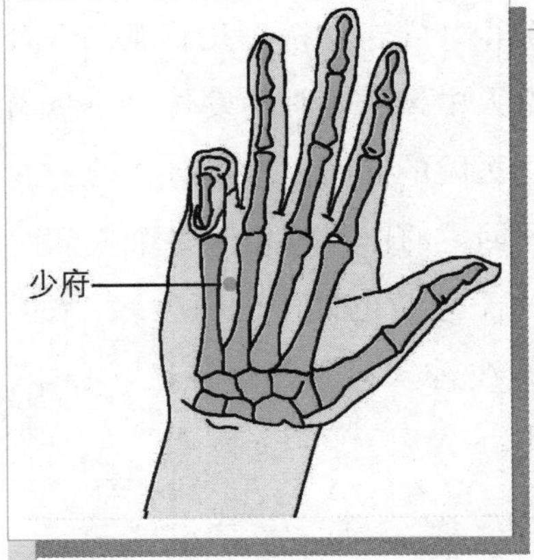

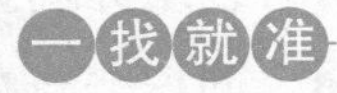

一找就准

手握拳，以无名指、小指的指尖，切压在掌心内的第一横纹上（人的手掌内，一般有两条大的横纹，近手掌的那条，我们称它为第一横纹；近手指的那条，我们称它为第二横纹），在二指尖之间就是本穴，在第四、五掌骨之间。

按摩方法

用右手的拇指腹部按揉左侧的少府穴，按揉3分钟左右，然后换右侧。

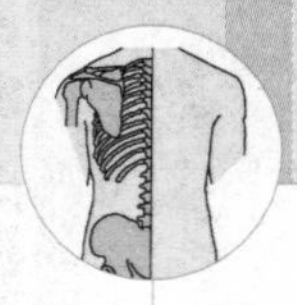

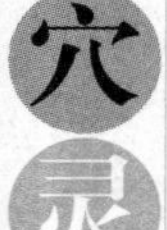

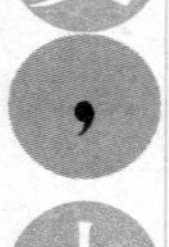

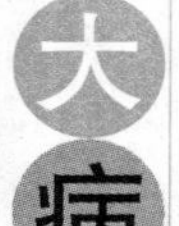

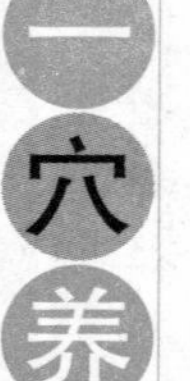

阴部瘙痒难言，快速止痒按少府

如果您的隐私部位瘙痒，女性同时伴有白带发黄，有异味的情况时，少府穴便是您的贴身使者。为什么要选少府?《素问·至真要论》指出“诸痛痒疮，皆属于心”，也就是说，凡是疼痛、痒、疮的一类病症，必定与心有关，您可以从心去寻找问题，所以皮肤瘙痒问题，可通过心经的穴位来解决，少府穴是手少阴心经的荥穴，可以清热解毒，发散心火，因此可用于治疗阴部瘙痒等皮肤问题。

揉揉少府穴，轻松口舌生疮

上火是大家最常碰见的情况，如果您经常两肋胀痛、嘴苦，那是肝火旺；而像牙痛、腮帮子痛、口腔溃疡、鼻出血，尤其是舌尖长泡，就是心火盛了，这时火已经不在肝上了，而在心上，这个时候怎么办？中医里有句话叫“荥主身热”，少府穴是手少阴心经的荥穴，多揉心经上的少府穴，便可消除心经之火，促进口腔溃疡的愈合。

少冲穴

中风昏厥的急救要穴

手上的穴位与脚部上的一样，与身体的器官有着紧密的关系，小指上的少冲穴与心脏具有密切的关系。在民间流传着脑中风发作时可以用针刺破少冲穴，并挤出几滴血，暂时挽救患者的生命。同样，当有人中风或心脏病发作时，我们可以在叫救护车迅速送患者到医院的同时，按掐患者的少冲穴，流通气血，从而起到气死回生的作用（由于每个人病因不同，因此，掐按时最好问一下急救电话中的医生）。除了用于急救心脏病患者外，按揉少冲穴对于热症昏迷、心悸、心痛等也具有很好的缓解作用。

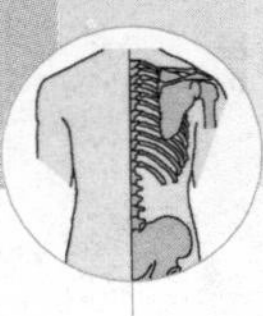

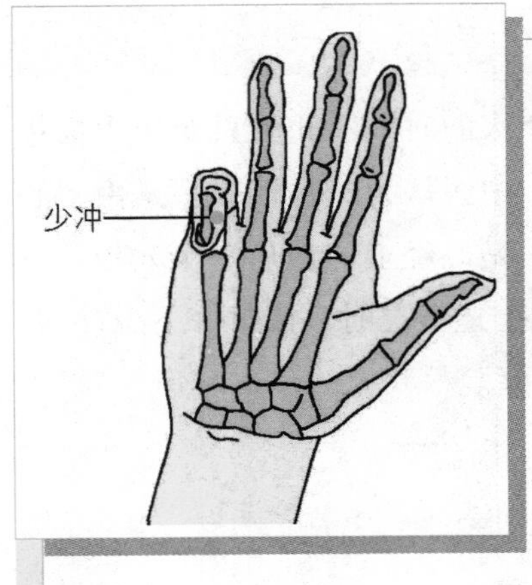

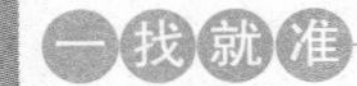

伸掌微屈小指，本穴在手小指靠近无名指的一侧（桡侧），距离指甲根角约0.1寸的地方即是。

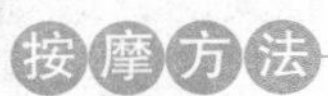

用右手大拇指的指尖垂直掐按左侧的少冲穴3～5分钟，然后按左侧。早、晚各1次。

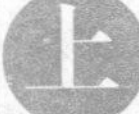

抑郁时，少冲穴堪称逍遥丸

每个人在一些时候都会开始抑郁，或重或轻，对于大多数人来说，只要伤心伤神的事情过去了，也就算了，一切又会回归正常。但是，总有一些人常常没来由地或者为一点小事就陷入抑郁之中不能自拔。这个时候，可按摩右侧少冲穴来进行调理。《黄帝内经》说，“忧悲伤肺”，而肺属金，所以抑郁这种情绪也属金。能克金的是火，心脏属火，所以，用增强心气的方法，也就是按摩心经的井穴——少冲穴（右侧）来治疗抑郁症。少冲是心经上的最后一个穴位，主要是祛心火的。有抑郁倾向的朋友平时应多按摩右侧少冲穴，就能让心经的经气始终处于比较充足的状态，人就容易快乐起来了。

中风昏厥，急救就选少冲穴

有人突然中风倒下，牙关禁闭，不省人事。遇到这样的紧急情况，可赶紧按摩少冲穴来抢救，它具有流通气血，起死回生的效用。中医认为中风猝然昏厥，是由于肝阳化火，热入心营，使得气火夹痰夹瘀，奔迫于上，猛然冲激大脑，造成气血严重逆乱所致。而少冲穴属手少阴心经，具有生发心气、散发心火、清热熄风、醒神开窍的作用。因此，当中风猝然昏厥时，及时地按压该穴可起到急救的作用，能够暂时挽救患者的生命。此外，心脏病突发时，也可按摩该穴急救。

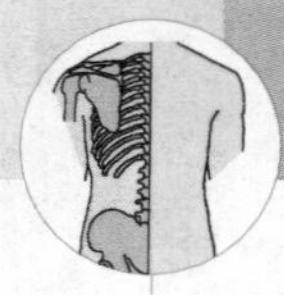

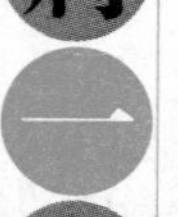

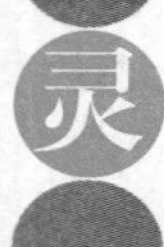

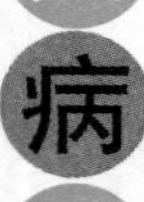
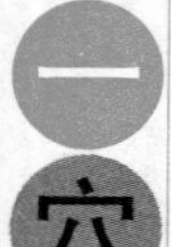
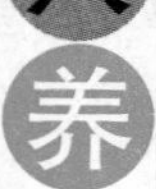

心火过旺，少冲穴是灭火专家

当您感到特别爱心烦、急躁、老想喝点凉水的时候，此时只要用大拇指按按少冲穴，就能让你的紧张情绪安静下来。中医认为这种情况多是由于心火旺盛而引起的。而少冲穴属于手少阴心经，是心经上的最后一个穴位，它的主要功能就是生发心气，祛除心火的，遇到上述情况时，按摩一下少冲穴，就能把旺盛的心火祛除，从而舒缓您焦躁的情绪。

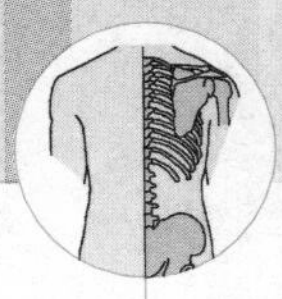

第六章

手太阳小肠经：心脏的守护者

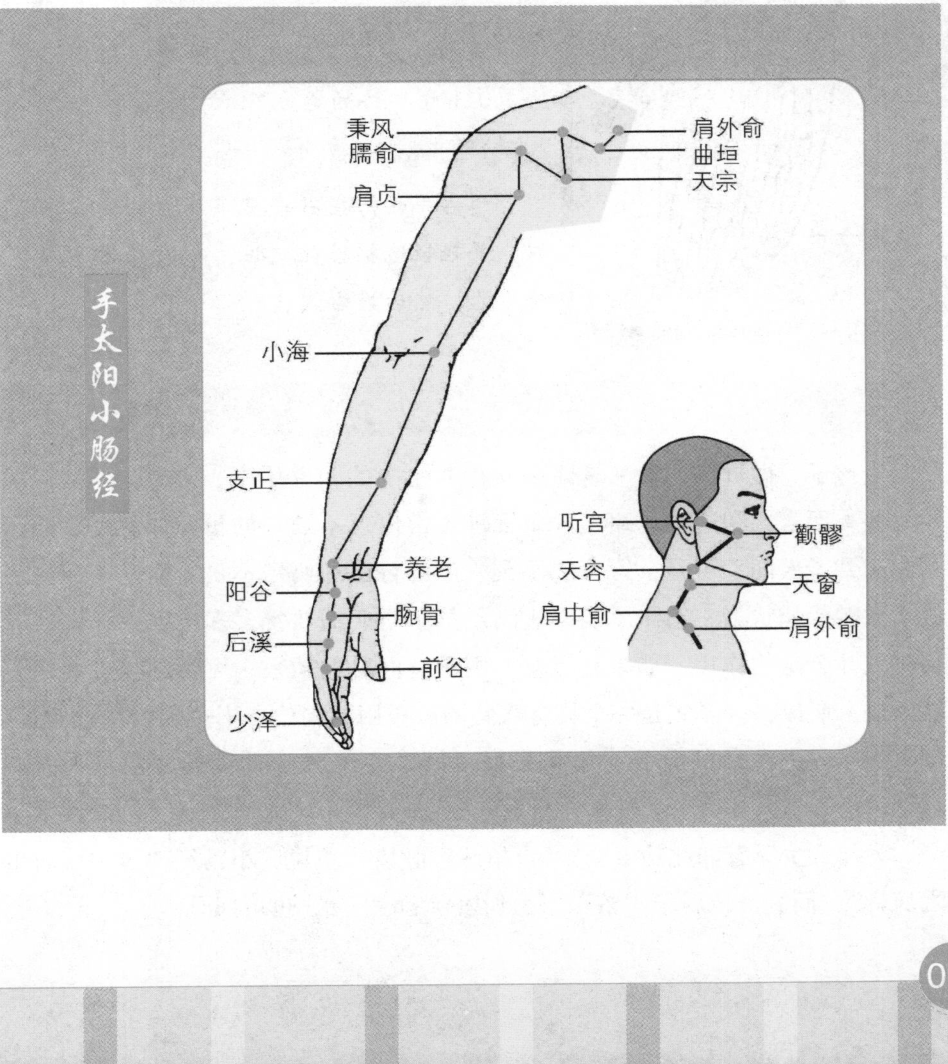

手太阳小肠经

秉风
臑俞
肩贞
肩外俞
曲垣
天宗
小海
支正
养老
阳谷
腕骨
后溪
前谷
少泽
听宫
颧髎
天容
天窗
肩中俞
肩外俞

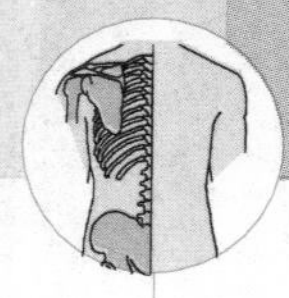

少泽穴

保健乳房还可治落枕

家中添了宝宝是一件让人开心的事，然而如果没有足够的母乳会让人倍加着急。李时珍云：“乳是阴血所造，生于脾胃，摄于冲任。”少泽穴具有调血气、通血脉的功效，刺激该穴，能够改善乳汁不足的情况，同时还可以治疗乳房肿痛。除了治疗产后无乳，为宝宝轻轻地捋一捋少泽穴，还可以使其嗝逆、溢奶的状况有所改善。因此，不得不说少泽穴是新妈妈怀孕前应该知道的必备穴位。

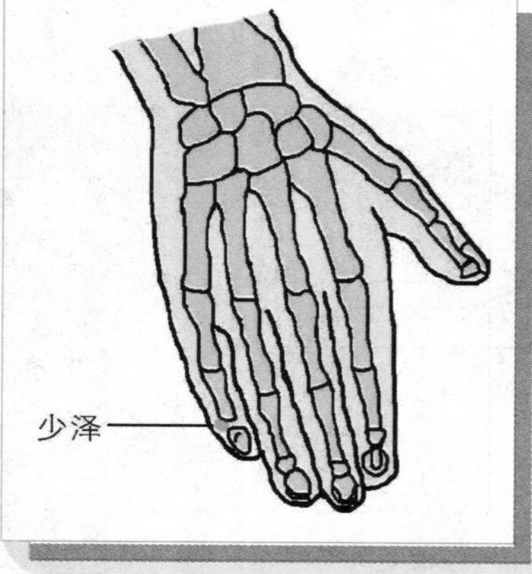

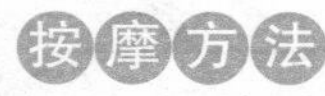
一找就准

在小指外侧（尺侧），距指甲根角一分（0.1 寸）许的地方。

按摩方法

用右手的拇指尖垂直下压左侧的少泽穴，并轻轻地掐按此穴位，每次掐按 3 分钟左右，然后换右侧。

奶水不足、回乳，双向调节选少泽

生孩子、做母亲，本来是诸多女士人生中的一件乐事、大事。然而，对于一些人而言，在这种乐事、大事面前，常出现不顺心的事，那就是：孩子顺利来到了人间，可是，万万想不到，产后自己却奶水不足，婴儿一天到晚处于嗷嗷待哺状态。怎样才能尽快满足孩子吃奶需要？多多按摩少泽穴便有促进乳汁分泌的作用，如果是点刺，则具有回乳的功效，可帮助哺乳妈妈自然断奶，所以，少泽穴是一个具有双向调节作用的穴位。不过需要注意的是，如果为了促进乳汁的分泌，按摩最好；如果为了减少乳汁的分泌，则点刺最佳。

为什么少泽有如此功效呢？《灵枢 · 经脉篇》里说，小肠经“是主液所生之病者”，而乳汁也属于“液”，因此少泽既可生乳，也可回乳。

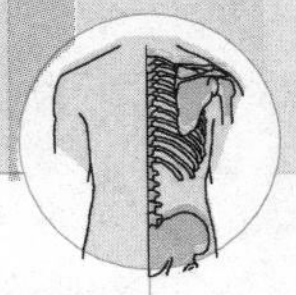

咽喉肿痛，按压少泽穴可迅速止痛

当感到喉咙肿痛时，只要用指甲稍微地用力掐按少泽穴，就能快速解除咽喉肿痛的不适症状。因为咽喉肿痛多是由于肺胃郁火上冲，或外感风热等因素造成的。而少泽穴是手太阳小肠经经穴，咽喉部位是本经循行所过之处，所以当咽喉肿痛发生时，用指甲掐按该穴，能够迅速消除疼痛症状。

后溪穴

腰颈扭伤后溪来帮忙

后溪穴是小肠经之腧穴。输主体重节痛，是治疗身体沉重和肢体关节疼痛的要穴。木气通于肝，肝主风，所以后溪具有较好的止痛、舒肝祛风之效。又因后溪是八脉交会穴之一，通督脉，督脉入脑，总督所有阳性经络，所以对与脑有关的疾病及热病也有效果。

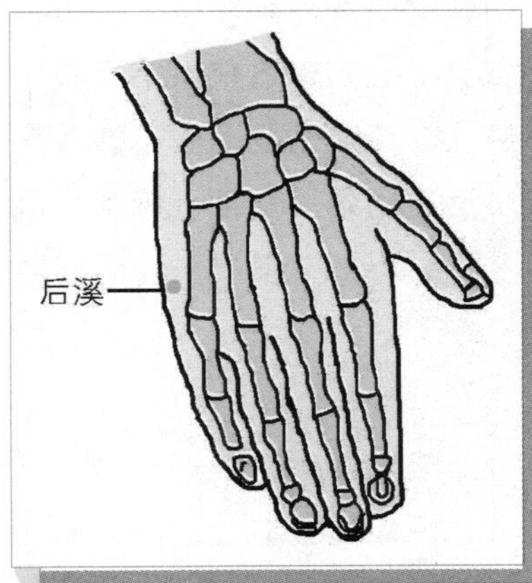

一找就准

一手握拳，手掌的横掌纹线，也就是我们通常称之为“感情线”的掌纹线的尽头就是我们说的后溪穴。

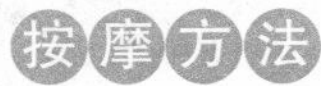

按摩方法

用右手的大拇指指腹按摩左手的后溪穴，每次按摩1～5分钟，常年坚持。

后溪穴，腰颈部扭伤的急救穴

有落枕、急性腰扭伤等急性疼痛性脊柱疾病时，只需以拇指端着力掐掐后溪穴三五分钟，患者强烈的颈腰部剧痛有时能随手而愈或缓解，几乎不能活动的颈椎或腰椎便能恢复正常的活动范围或缓解。后溪穴为什么具有如此神奇的功效呢？原来，这个穴是小肠经与奇经八脉的交会穴，通督脉，具有泻心火、壮阳气，调颈椎，正脊柱的作用。所以无论是颈椎出问题了，还是

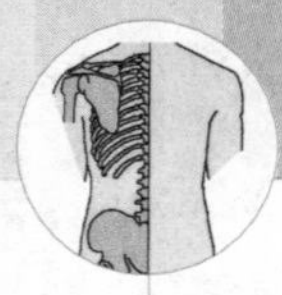

腰椎出问题了，用到这个穴来调理，效果都非常明显。

按后溪穴补阳气，远离近视困扰

我们面前的这个世界越丰富多彩，吸引我们眼球的东西就越多，用眼的地方也越来越多，所以眼镜就成了许多人的“贴身伴侣”——走哪儿带哪儿。近视带给人的是一个模糊的世界，因此好多人不惜重金去医院做近视矫正治疗，也有些人为了美丽去佩戴各色各样的“美瞳”隐形眼镜，或者是用激光一劳永逸。也有人觉得近视已经成了家常饭，没什么大不了的，戴上眼镜就行了。实际上，多按摩按摩后溪穴，也有治疗近视等眼部疾病的作用。因为近视多与阳气不足有关，后溪穴正好可以壮阳气，阳气补充足了，眼睛的舒张功能又能正常发挥了，近视也就不会再发生了。

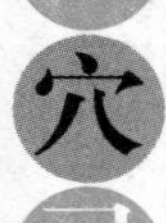

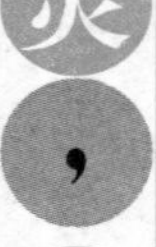

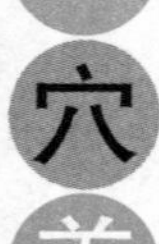

天宗穴

舒缓肩膀酸痛又健胸

天宗穴，正好位于肩胛骨的中央部位，上可以牵连颈椎，下可以联动尾骨，甚至可以影响到整个背部和手臂，可以说是一个“牵一发而动全身”的部位。在多部古代医书经典中记载着它能够治疗肩胛痛、背痛、肩部损伤及上肢不能等疾病。在现代的医学中，它还被广泛运用到了女性乳腺炎、乳腺增生、产后少乳等疾病。

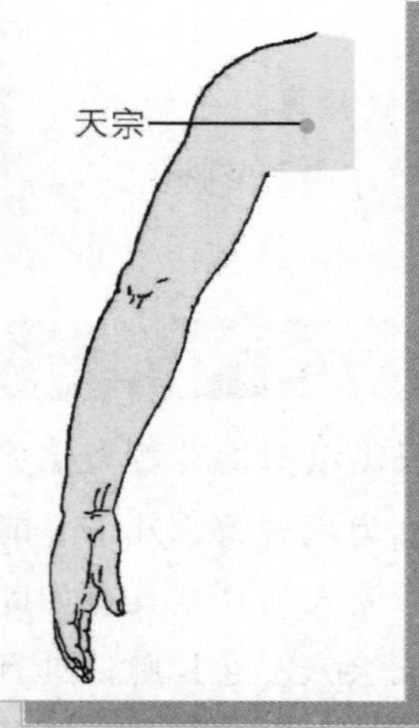

一找就准

上半身保持直立，左手搭上右肩，左手掌贴在右肩膀1/2处。手指自然垂直，中指指尖所碰触之处就是天宗穴。

按摩方法

站立或正坐，将右手在身前从左肩绕到左侧背部，用中指的指腹按揉左侧的天宗穴1~3分钟。然后换右侧。

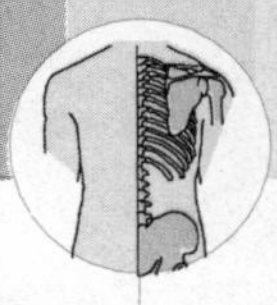

时常按摩天宗，肩膀酸痛变轻松

肩膀酸痛在日常生活中很常见，那么肩膀酸痛该怎么办呢？很多人面对肩膀突来的酸痛总是无以应对，只有忍受的份，对于如何减轻肩膀酸痛很无措，实际上，您只需要按摩按摩天宗穴，便可告别肩膀酸痛的困扰。为什么天宗穴有如此功效？我们知道，该穴属手太阳小肠经，而肩背又为小肠经的循行处。因此刺激该穴，可疏通颈部气血，促进颈、肩、背部血液循环，从而及时运走和稀释、分解炎症代谢产物，有效缓解因肩周炎导致的疼痛、手臂麻木等不适症状。当然了，该穴还是治疗颈椎病的要穴，颈椎病患者的天宗穴处常有压痛感。经常按揉天宗穴，能有效防治颈椎病。

预防乳腺疾病，天宗是一时之选

随着现代生活节奏的加快，各种不期而遇的乳腺增生、乳腺炎、乳腺癌等一系列乳腺疾病困扰着广大女性。近年来，乳腺增生、乳腺癌的发病率有明显上升趋势。有什么方法可以预防此类疾病呢？按摩天宗就行。临床研究也表明，多数乳房疾病患者都在天宗穴及其周围有明显压痛感。天宗穴与乳房前后相对，且小肠经人缺盆、络心，因此常常按揉天宗穴具有消淤散结、理气通络的功效，治疗乳腺病效果显著。治疗时，若与乳根穴、足三里穴以及阿是穴配合使用，效果会更明显。

听宫穴

让耳朵听力更加灵敏

我们从没有出世就可以听到这个世界美妙的声音。不论是潺潺的泉水、美妙的鸟鸣，还是动人的音乐，等等，每时每刻都能打动我们的心灵。怎样才能保护好我们的听力呢？大家不妨在空闲的时候按揉我们小耳处的听宫穴。经常按揉听宫穴，不但可以治疗耳聋、耳鸣、中耳炎等耳部的疾病，还可以帮助我们保持听力的灵敏度。同时，老年人经常点按（一按一松）听宫穴可以有效预防听力衰退，如果不想很早地戴上助听器，现在就开始坚持按揉听宫穴吧！

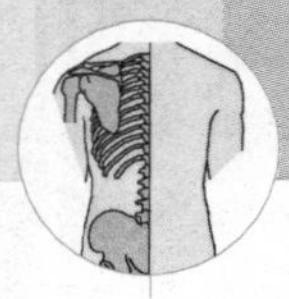

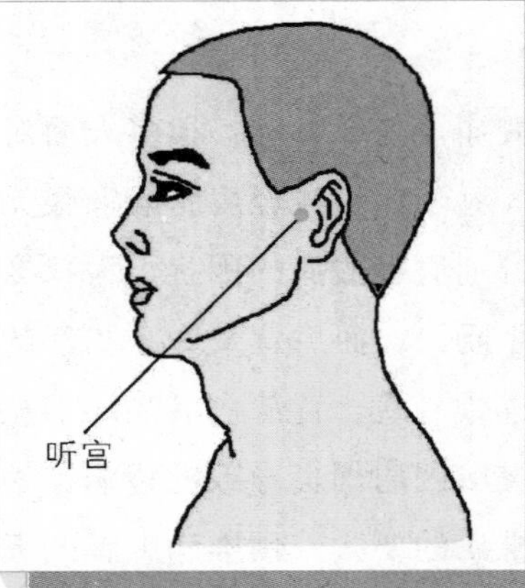

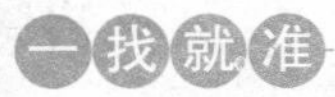

侧坐位，微张口。在耳屏与下颌关节之间可触及一凹陷处，即为本穴。

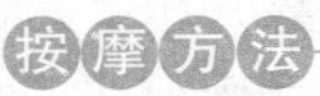

用双手的大拇指指尖轻轻按揉两侧听宫穴1～3分钟。

有听宫帮忙，耳部疾病样样在行

听宫，听力的“听”，宫殿的“宫”，顾名思义，它是主管我们耳部听觉的一个重要穴位，所以听宫穴是治疗耳部疾患的一个重要穴位。重听、听东西不真切、耳鸣等一系列耳部的功能性疾患都可以通过听宫穴来进行治疗。当然，中耳炎或者其他一些耳部器质性病变，也都可以在合理治疗的基础上，配合点按听宫穴。不过需要注意的是，点按听宫穴时要张口去点按，因为如果闭口点按的话，听宫穴是合上的，起不到相应的点按效果。

肩背痛，用听宫穴

很多人都得过肩背痛，对肩背痛带来的痛苦深有感触。患者一旦得上了肩背痛，一般都会出现下面这些症状：（1）肩膀和后背的肌肉酸痛难忍，拉伸不开；（2）脖子僵硬，不能回头看人；（3）肩胛骨疼，出冷汗；（4）连带着后脊梁疼，腰伸不直。肩背痛一般都是由气血不通、经脉不畅造成的，要治疗肩背疼痛，就得想办法调顺气血，打通经脉。此时，按摩听宫穴疗效颇佳，因为听宫是小肠经的穴位。本经起于手小指尺侧端少泽穴，沿手背、上肢外侧后缘，过肘部，到肩关节后面，绕肩胛部。肩胛是小肠经的循行位置，所以听宫能够治疗肩背痛便在情理之中了。

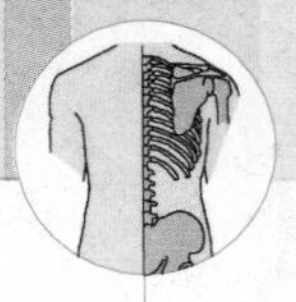

颧髎穴

面部疼痛缓解按颧髎

面部虽小，却也经常发生病患。受到风寒后会引起面部神经麻痹，由于过敏易发生颊肿以及难以忍受的三叉神经痛等等。遇到这些情况你可以按揉两颊的颧髎穴，从而缓解面部疾病。除了治疗面部疾病外，颧髎穴还可以治疗各种眼疾和进行面部美容，是两者的特效穴。同时，配合合谷穴，还可以治疗牙痛。

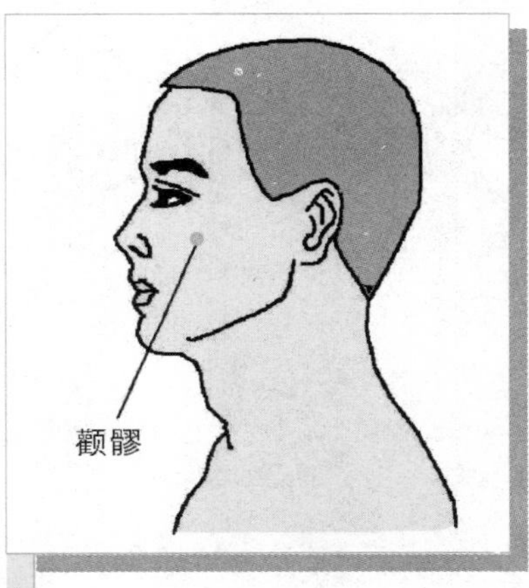

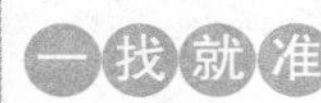

一找就准

由眼尾垂直往下与鼻子底部的水平线交会点即为本穴。在面部，颧骨最高点下缘可触及一凹陷，按压有明显酸胀感处，即为本穴。

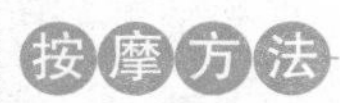

按摩方法

用双手大拇指的指腹垂直按压两侧的颧髎穴1～3分钟。

爱美女性，颧髎堪比化妆品

爱美的女人喜欢在脸上下功夫，花钱买护肤品，其实在我们的脸上，藏着很多个“美容穴”，我们通过按摩这些穴位，能起到很好的保养效果，颧髎穴就是这么一个常用的美容穴位。颧髎穴之所以能够美容，主要与面神经分布有关，该穴所在，分布有大量的颜面神经，适当刺激该穴能够促进面部血液循环，延缓脸部肌肉的松弛下垂以及脸部皱纹的出现，甚至还能使松弛的面部肌肉稍稍紧绷，使已经形成的皱纹稍稍平复。因此，平时常常按揉颧髎穴能让人脸色更好，令肌肤充满弹性和光泽，对消除脸部赘肉、塑造完美脸型也有一定的效果。

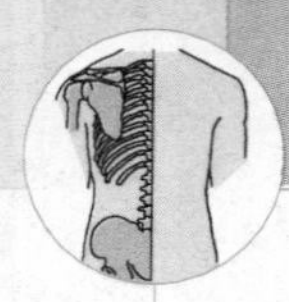

按摩颧髎穴，缓解面部痉挛

面部痉挛，属于中医学“痉证”“颜面抽搐”范畴。中医上认为，此病是由于邪气久留经脉，而导致气血瘀阻，脉络不通，肌肤失养引发的症状。此时按摩颧髎穴，具有良好的治疗效果，因为颧髎穴位于面部，属于手太阳小肠经穴，按摩该穴可以调理局部的经筋，缓解痉挛症状。

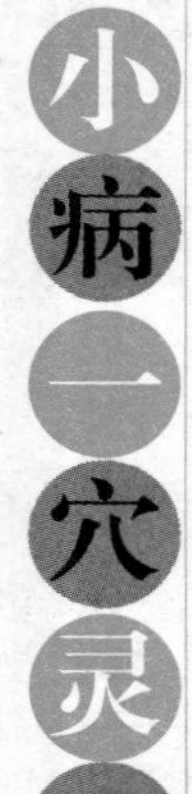

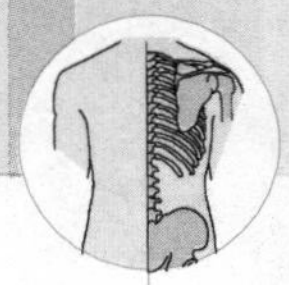

第七章

足太阳膀胱经：人体最大的排毒大通道

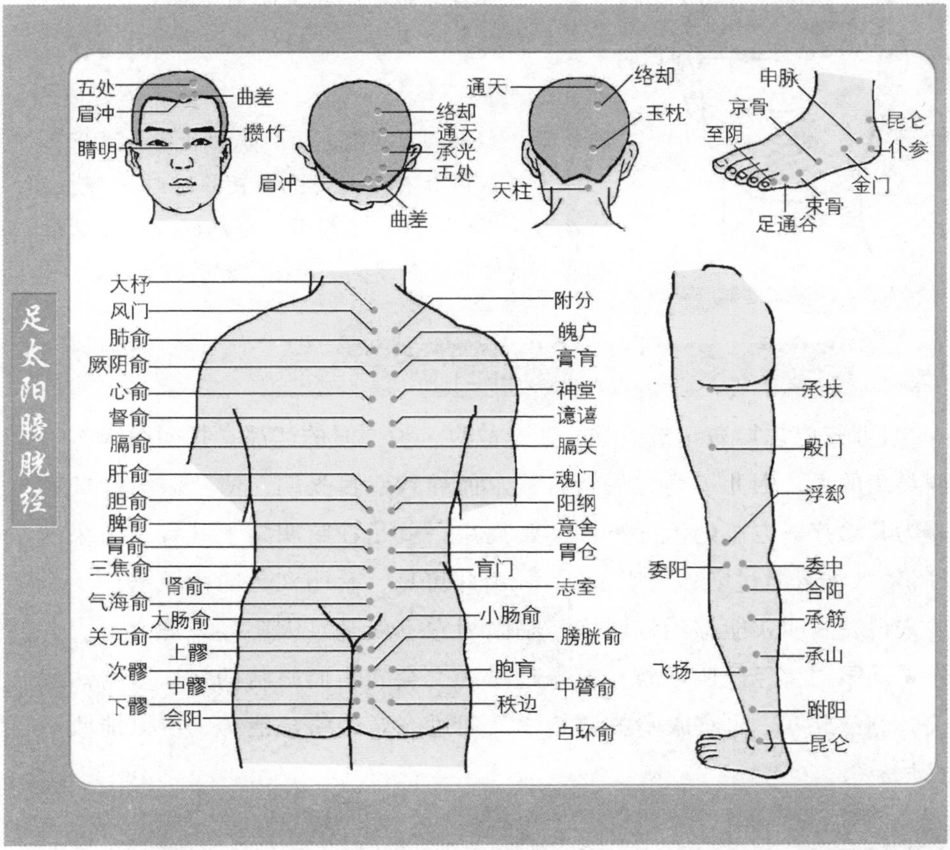

足太阳膀胱经

五处
曲差
眉冲
攒竹
睛明

络却
通天
承光
五处
眉冲
曲差

通天
络却
玉枕
天柱

申脉
京骨
至阳
昆仑
仆参
金门
束骨
足通谷

大杼
风门
肺俞
厥阴俞
心俞
督俞
膈俞
肝俞
胆俞
脾俞
胃俞
三焦俞
肾俞
气海俞
大肠俞
关元俞
上髎
次髎
中髎
下髎
会阳

附分
魄户
膏肓
神堂
譩譆
膈关
魂门
阳纲
意舍
胃仓
肓门
志室
小肠俞
膀胱俞
胞肓
中膂俞
秩边
白环俞

承扶
殷门
浮郄
委阳
委中
合阳
承筋
承山
飞扬
跗阳
昆仑

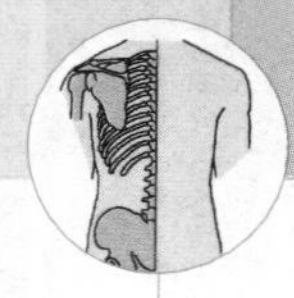

睛明穴

护眼预防近视的要穴

睛明穴是一个让人感觉亲切的穴位。眼保健操的第二节就是“挤按睛明穴”，可见睛明穴和视力之间有莫大的关系。它隶属于足太阳膀胱经，是诸多经脉的交汇处。经常按摩睛明穴能够将膀胱经以及其他经络的气血引到眼睛，从而预防和治疗眼睛疾病。经常按揉睛明穴，可以治疗视神经炎、急慢性结膜炎、泪囊炎、白内障以及老花眼等眼病。

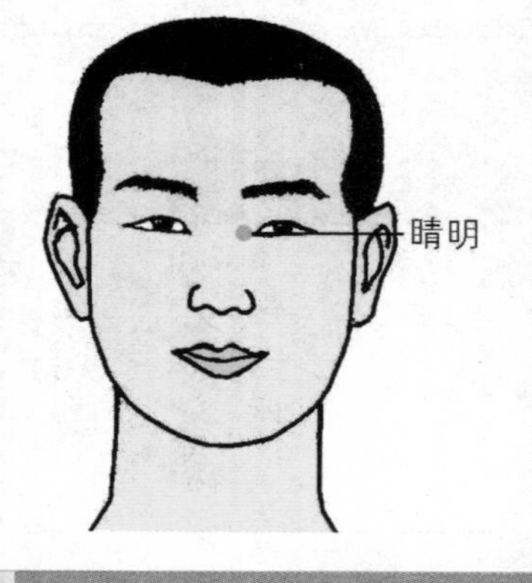

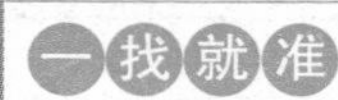

一找就准

正坐合眼。手指置于内侧眼角稍上方，轻轻按压可感有一凹陷处，即为本穴。

按摩方法

轻轻闭上双眼，用两手的食指指腹压在鼻根，用力不要太大，垂直往眼睛深部按，按一下松一下，连续做4个八拍。也可以局部的皮肤开始发热、微微感到酸胀为度。

睛明穴，明目的保养妙方

《苏州府志》曾记载有这么一个故事，说当时的江都（扬州西南）有个叫吴绮的人，因儿子病亡后整日哭泣而导致双目失明，清代眼科针灸家方震为其治疗，方震的治疗方法非常简单，就是在睛明穴上扎针，效果非常好，“效如云之过空，绮眼复明。”由此可见，睛明穴是防治眼病的一个重要穴位，睛明穴能够治疗眼病，是因为它不仅是足太阳经发源之处，并且还是足阳明胃经及阴阳跷等五条经脉的交会穴，而眼睛的病，多与热邪有关，刺激此穴，可将眼睛的邪热之气通过五条经络疏泄掉，所以能收明目良效。

眼部酸痛疲劳，睛明穴借您“慧眼”

知识经济的今天，再也没有戴眼镜装知识分子的人，但戴眼镜的人却

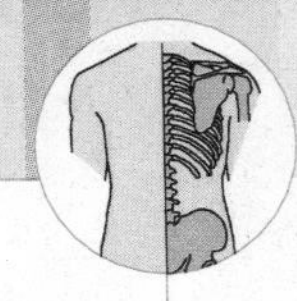

在与日俱增，面对近视肆无忌惮地蔓延，我们该怎么办呢？所谓兵来将挡水来土掩，睛明穴就是这里的“土”与“将”。经常用眼的您，在眼睛不舒服的时候，不妨拿出一两分钟，简单按摩睛明穴，便可起到缓解眼部疲劳的目的。因为眼受血而能视，眼部气血不足是眼睛疲劳的重要原因。膀胱经起于内眼角的睛明穴，是给眼睛提供气血的重要经络，睛明穴位于眼部，是膀胱经供给眼睛气血的重要穴位，所以按摩本穴可提供给眼气血而缓解眼部疲劳。

攒竹穴

缓解视疲劳保护视力

长时间用眼过度、睡眠不足、疲劳、烟酒过度等，会让我们的眼睛疲惫不堪，眼睛还会出现灼热，胀痛、眉棱骨痛、头痛等不适的感觉。除了注意用眼卫生、调节休息、补充睡眠以及养成良好的生活习惯外，我们还可以经常按揉眼部的攒竹穴。除了缓解眼睛疲劳，攒竹穴还对急慢性结膜炎、眼泪过多、眼睛红肿等有明显的疗效。

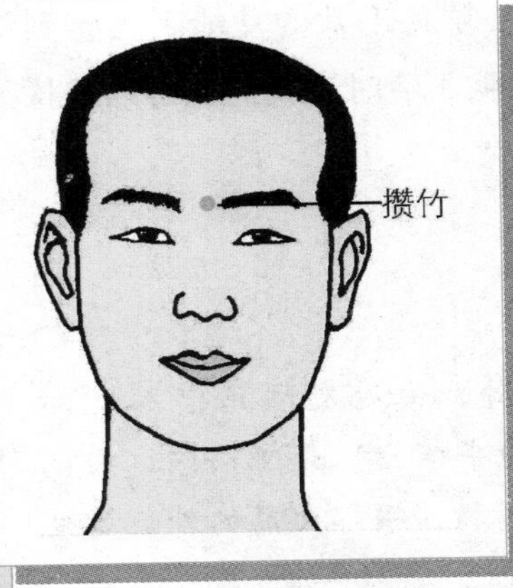

一找就准

皱起眉头，可见眉毛内侧端隆起处即是本穴。也可顺眼眶边缘向内侧循摸至眉毛内侧端处，可触及眼眶有一凹陷，该凹陷处即为本穴。

按摩方法

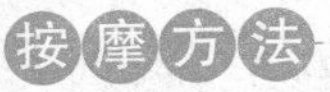

用两手拇指指腹分别置于左、右两侧攒竹穴，揉按1~3分钟。

按攒竹穴，快速制嗝的妙招

当我们受到寒冷刺激、饱餐、吃饭过快或是进食干硬食物后，常常会出现“打嗝”的情况，这虽算不上病，不值得去看医生，但持续的时间长了也

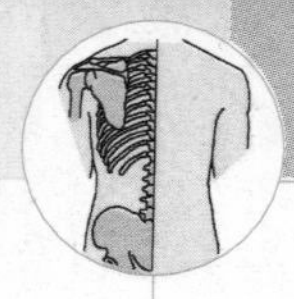

是够烦人的。如果持续打嗝，这里就教大家一招，按压眉头。这里说的眉头实际上是指“攒竹穴”，攒竹穴之所以能够治疗打嗝，是因为中医认为呃逆的产生主要是由胃气往上走，冲击膈肌和喉咙所致。攒竹是治打嗝的经验穴，据临床观察，按摩攒竹穴对无论寒、热、虚、实诸症所导致的打嗝均有立竿见影的功效，因此可用它来防治打嗝。

推迟老眼昏花，攒竹是上上选

老花眼是一种自然老化现象。除年龄因素外，生活中一些客观因素也容易加剧老花眼的发生：远视眼比近视眼更早出现老视；从事近距离精细工作的人更早老视；长期使用某些药物，如胰岛素、抗抑郁药的人，也易老视。其实，多按按攒竹穴，可以缓解老花眼的症状，推迟老花眼的到来。

天柱穴

治疗腰痛与缓解落枕

你遇到过这样的情况吗？脖子感到非常的僵硬、麻麻的，头不能够随意地摇动，扭头时非常疼痛还伴有咔咔的响声，此时，你的颈部开始出现问题了。你不妨按摩一下头后部的天柱穴，从而使气血通畅，恢复其正常的功能。当感到头痛、昏昏沉沉、视力模糊、头脑不清时，我们也可以按揉天柱穴，起到立竿见影的功效。

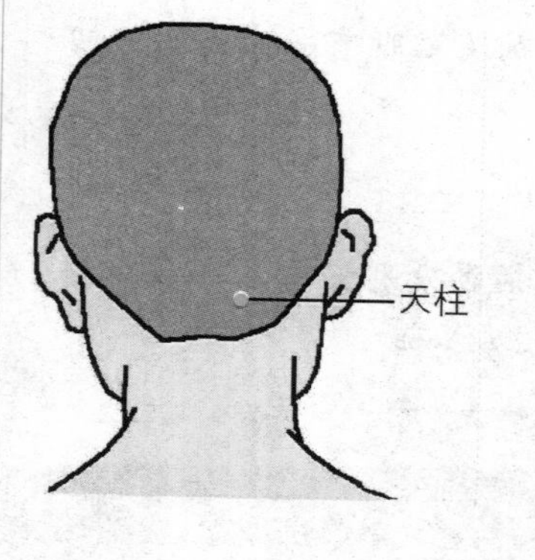

一找就准

低头或俯卧，由后发际正中入发际0.5寸（拇指的半横指）是哑门穴，由哑门穴旁开约二横指，项部大筋的外侧缘处即是本穴。

按摩方法

用拇指指腹按压穴位6秒钟，或是按揉此处30~50次，然后轻轻放开，如此反复。

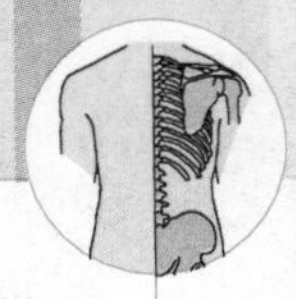

落枕，按天柱穴可缓解症状

在我国，睡觉扭了脖子称为“落枕”。这类情形，在有意识的状态下，并不会发生。不过睡眠是处于无意识状态下，因肌肉放松，只要一点点动作或姿势，就会使得颈椎出现异常。一旦发生了这种情况，有没有什么穴位可以缓解呢？在颈部后面的天柱穴最善于治疗落枕。只需帮助患者点按天柱穴，就可以明显缓解落枕带来的症状。

按摩天柱，祛腰痛犹如天助

电视广告上总说：“腰酸背痛腿抽筋”是缺钙，鼓动人们去买厂家生产的钙片来吃，但是大多收效甚微。因为这种症状很多时候不是因为缺钙所致，而是因为膀胱经出现了“瘀阻”。所以可通过刺激膀胱经和它上面的穴位来治疗腰痛的效果是最显著的，天柱穴就是这么一个穴位，该穴位不仅属足太阳膀胱经，还是膀胱经“脉气所发”之处，所以是治疗腰痛的要穴，不仅是腰痛，肩周炎、头痛、颈椎病、神经衰弱等都可通过按摩该穴来调理。

风门穴

护好风门防感冒鼻炎

中医中有“风为百病之长”的说法，风邪是引发外感病症的源头，能够引起头痛、鼻阻、多涕、咽喉痒痛等症状。怎样才能治疗由风邪引发的各种病症呢？《会元针灸学》中说：“风邪出入之门，主风疾。”中医中，风门是最常用的祛风穴位之一。风寒感冒引起发热、头痛眩晕、鼻子不通、咳嗽、流鼻涕时，我们可以按揉背部的风门穴。除了治疗感冒，按揉风门穴还能够预防感冒。同时，天凉受风引发颈项僵硬、腰背酸痛、哮喘发作等情况时，按摩风门穴，也会起到显著的疗效。

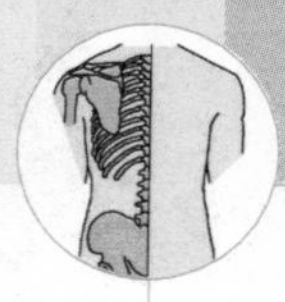

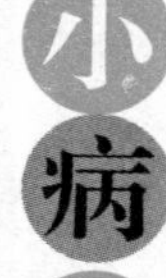
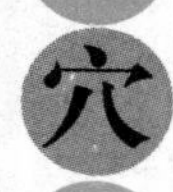
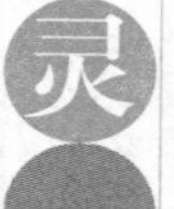
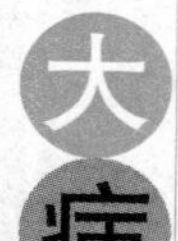
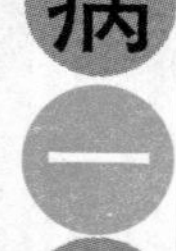
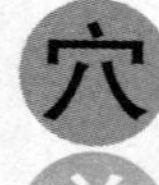

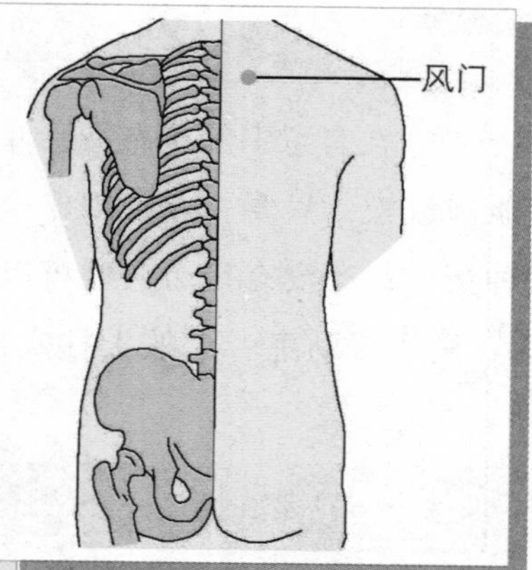

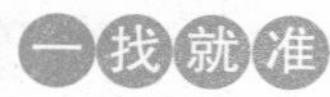

正坐低头；或俯卧，双手垫于胸前，屈颈。由颈背部交界处椎骨的高突处（即第7颈椎）往下推2个椎骨（即第2胸椎），再从其棘突下缘旁开量2横指，按压有酸胀感处，即为本穴。

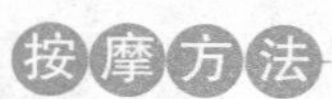

正坐，微微向前低头。并拢左手的食指、中指、无名指，让三指的指端在一条线上，其他两个手指弯曲，越过左侧肩膀伸向背后。用食指的指腹按揉该穴1~3分钟，然后换右侧。

防治感冒，按摩风门穴效果好

风门穴是中医祛风最常使用的穴位之一。经常按摩风门穴，能够很好地防治感冒。这是由于风门穴属于足太阳膀胱经。所谓风门，意思就是风邪的门户，出入的要道。它又叫热府，是热气聚集之意。该穴能泻诸阳经热气，也能泻胸中之热，所以不论内伤外感，一切风症皆可按摩该穴来治疗。风门穴具有宣通肺气、疏散风邪、调理气机之功效。这个穴位既是感冒的预防穴，也是治疗穴。因此，经常按摩风门穴，对身体有保健作用，感冒也会远离你。

过敏性鼻炎，按摩风门穴可治

中医认为，过敏性鼻炎多因气候突然变化，感冒后而加重，或是受到风寒热邪的侵袭，导致邪气郁积在肺，使得肺气闭塞，肺失肃降所致。而风门穴属于足太阳膀胱经经穴，是祛风的重要穴位之一。该穴具有宣通肺气、疏散风邪、调理气机的功效。因此，坚持按摩此穴，可有效地治疗过敏性鼻炎。需要注意的是，治疗时通常配合大椎穴、肺俞穴一同按摩，这样的治疗效果会更佳。

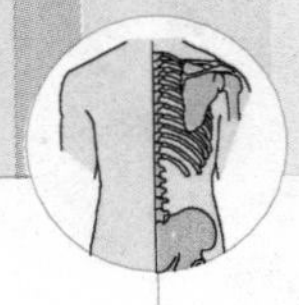

大杼穴

清热通络缓项强牙痛

中医中，脏、腑、气、血、筋、脉、骨、髓的精气分别会聚之处的八个腧穴，其中骨之精气就会聚在大杼穴。大杼穴具有强筋健骨、祛风除湿、通痹止痛的功效，《后肘歌》中就讲到："风痹痿厥如何治，大杼、曲泉真是妙。"因此，大杼是治疗颈项强痛、肩背痛、颈椎病、软骨病等骨病的要穴。此外，大杼还具有疏散风热、解表散邪、宣肺止咳、利咽喉、通鼻窍的功效，能够治疗发热、头痛、咳嗽、咽喉肿痛、鼻塞等疾病，是日常生活中不可不知的重要穴位。

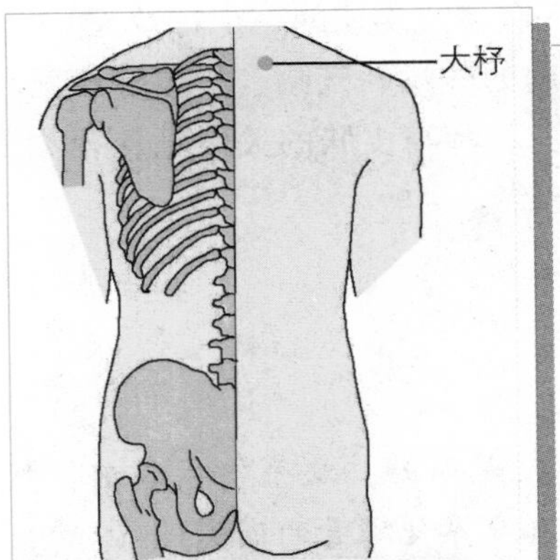

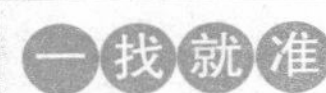

一找就准

正坐低头；或俯卧，双手垫于胸前，屈颈。从颈背部交界处椎骨的高突（即第7颈椎）再向下推1个椎体（即第1胸椎），从其棘突下缘旁开量2横指，按压有酸胀感处，即为本穴。

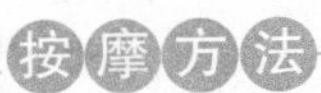

按摩方法

为大杼穴在背部的上方，如果自己用手指点按是很困难的，所以对这个穴位我们采用拍打，或者是用拳叩击的方法，手握空拳，从肩的上方绕过去，叩打对侧的大杼穴，相对比较省力。

颈项强痛，牙痛，按摩大杼可止痛

如果您感到颈肩僵硬，或者您的同事颈肩僵硬了，点揉一下大杼穴，效果是非常确切的。在点按的时候，您可能会发现，大杼穴这个位置比其他的部位压痛感会更明显，因为不当的姿势，会使大杼穴周围的肌肉过度紧张，而且不协调，使循行于颈肩部的督脉、足太阳膀胱经的经气都受到阻滞。这样大杼穴的气血就会不流通，阻滞在这儿，所谓不通则痛，气滞血瘀就会不通，不通就会有疼痛。因此，保持大杼穴的气血畅通，就可以很好地改善颈椎。牙痛，大杼穴是您的贴身牙医。牙痛的原因是五花八门，多种多样的。

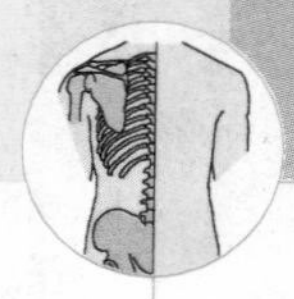

中医认为“齿为骨之余”。也就是牙齿与骨头关系十分密切。而大杼穴为八会穴之骨会穴，通于督脉，督脉通于脑，因此大杼穴是治疗骨病的特效穴位，所以可用于治疗牙痛。大家都熟悉肾是主骨的，而肾与膀胱相表里，当牙痛时，按摩大杼穴可起到激发膀胱经之经气的作用，同时也能调节肾经。从而疏通经络，达到通则不痛的治疗目的。经络通了，牙痛自然就会随之消失。所以，经常牙痛的患者，不妨尝试按摩大杼穴来缓解疼痛。

肺俞穴

护肤止咳肺俞有妙招

俞，通输。肺俞穴是将肺气输送到后背的一个穴位。肺主气，司呼吸。因此，它是呼吸系统疾病的一个特效穴，能够缓解由支气管炎和咽炎引起的咳嗽、气喘、胸痛等状况。《黄帝内经》曰：“肺主皮毛。”肺与皮肤的关系息息相关，按摩肺俞穴还能起到美容的效果。

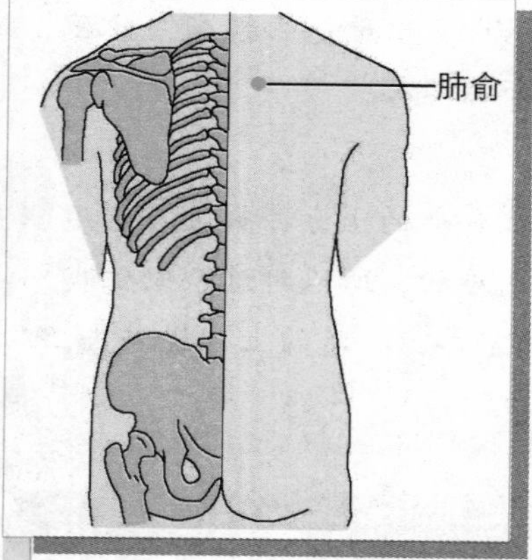

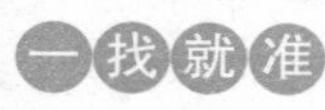

正坐低头；或俯卧，双手垫于胸前，屈颈。由颈背部交界处椎骨的高突处（即第7颈椎）往下推3个椎体（即第3胸椎），再从其棘突下缘旁开量2横指，按压有酸胀感处，即为本穴。

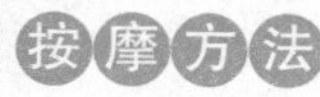

用双手的大拇指点揉同侧的肺俞穴，顺时针方向按摩80次，每天坚持按摩2~3次。

按摩肺俞，将感冒拒之门外

小孩子精力旺盛，稍一活动就浑身发热，这时候如果不注意保暖就很容易感冒。如果想给孩子加一道预防感冒、咳嗽的保护网的话，揉肺俞就可以了。此穴主治肺经及呼吸道疾病，如肺炎、支气管炎、肺结核等。冲击此穴，可以震动心肺，从而起到治疗感冒的作用。另外，中医说“肺主皮毛”，肺的

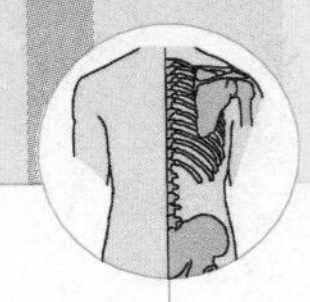

精气对皮毛有滋养和温煦的作用，皮毛的散气与汗孔的开合也与肺之宣发功能密切相关。因此，揉肺俞，可以调理肺部功能从而预防感冒。找到肺俞穴，以拇指指腹向下按压，或打圈按摩，不仅能够缓解与呼吸系统相关的症状，还能够改善腰酸背痛、身体虚冷、疲劳等状况。

按摩肺俞穴可给肌肤美容

拥有美丽的肌肤，是每位女性的愿望。只要坚持按摩背后的肺俞穴，就能如您所愿。肺俞穴位于足太阴膀胱经上，它与肺腑有着密切的关系。中医认为，肺主皮毛，由此可见，肺与皮肤的关系息息相关。按摩肺俞穴可以舒畅胸中之气，有健肺养肺之功效，并有助于体内浊痰的排出，且可疏通脊背经脉，调节气血流通，从而可使肌肤保持活力，这样就达到了美容的效果。不过为了让青春永驻，我们需要长期坚持按摩，这样效果才更好。

心俞穴

舒缓神经衰弱心绞痛

心俞穴位于背部，临近我们的心脏，还能够将心气输送到后背，可以说它是与心脏内外相应的穴位。经常按摩心俞穴能够提高心脏的收缩功效、增强心的输出量，治疗冠心病、心绞痛、心律失常等心脏方面的疾病。当感到心悸或呼吸不畅时，可以按摩心俞穴，使呼吸轻松起来。同时，“心主神明”，经常按揉心俞穴，还能够治疗神经衰弱、失眠、癔症、精神病等。

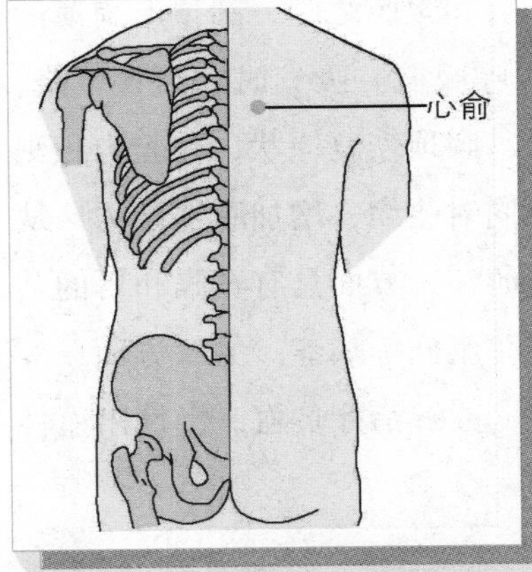

一找就准

正坐或俯卧位。两肩胛骨下角水平连脊柱相交所在的椎体即第7胸椎，由此往上推2个椎体（即第5胸椎），再从其棘突下缘旁开量2横指，按压有酸胀感处，即为本穴。

按摩方法

用双手的大拇指点揉穴位，顺时针方向按摩80次，每天坚持按摩2~3次。

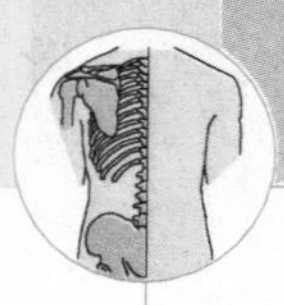

健忘失神，心俞给您好记性

健忘失神，医学上称之为暂时性记忆障碍，也就是说大脑的思考能力（检索能力）暂时出现了障碍。从中医角度来看，健忘症是气不能均匀释放所致。正所谓上气不足，由于到脑部的气不足，脑供血量减少导致记忆力减退。中医认为，“心主神明”，又主一身之血，而血具有濡养脏腑和四肢百骸的作用，因此按摩心俞，可给脑部提供充足的气血，因此对健忘失神有一定的缓解作用。

心俞穴，现代人的保健大穴

现如今很多年轻人都要面对非常大的社会压力，很多人每天常常要在公司加班到很晚，长此以往，人的心血就会因耗费而亏损。“气为血之帅，血为气之母”，人的身体可以说是主要依靠气血来运载。气血损了，心血肯定也就亏了，那么心脏就不能正常地工作。心脏是人体的君王，君王生病了，那么举国上下都不会有好日子过。所以坚持按摩心俞穴，不但可以补足心神气血，定气安神，还能使心脏里的阴阳达到平衡，从而让我们不再心乱如麻，身体也会健康如初。

膈俞穴

缓解顽固呃逆寻膈俞

膈俞穴，关于心、肺大家都很熟悉，而膈是什么呢？我们先说说膈，它其实是介于胸腔和腹腔之间，圆顶形扁薄的阔肌。它的主要作用就是一块呼吸肌。吸气时，圆顶下降，它会让胸腔容积扩大；呼吸时，圆顶恢复原状，胸腔容积则减小。同时，它还可以与腹肌同时收缩，增加腹部压力，从而帮助排便、呕吐及分娩。膈俞穴一方面具有宽膈和胃的功效，能够缓解呃逆、呕吐、胃脘胀痛等病症。另一方面，经常按揉该穴，还可以益气摄血，能够治疗贫血、慢性出血性疾病。

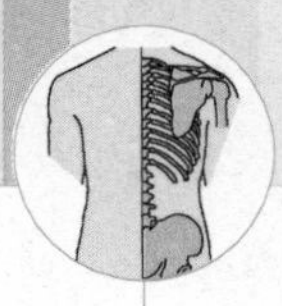

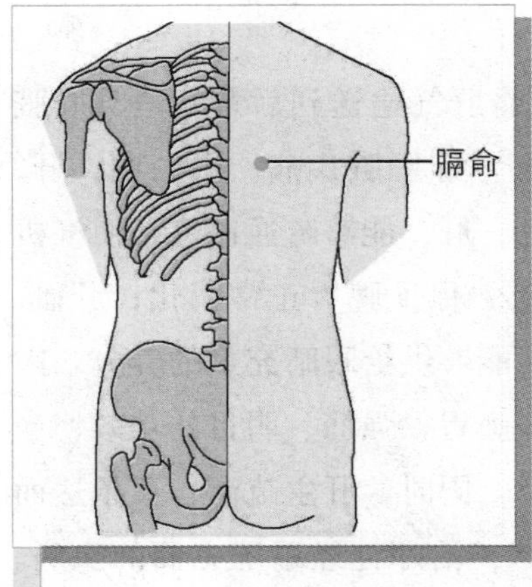

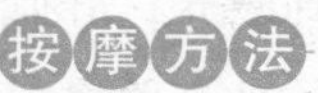

一找就准

正坐或俯卧位。从两肩胛骨下角水平连线与脊柱相交所在的椎体（即第7胸椎）的棘突下缘旁开量2横指，按压有酸胀感处，即为本穴。

按摩方法

患者俯卧或侧卧，操作者站在腿侧，两拇指按放在两侧的膈俞穴，分别向两侧做推擦，连续做3分钟。

膈俞穴，久坐族的保健要穴

随着网络办公越来越盛行，上班族渐渐有了一个新的称号——办公室久坐族。久坐族们每天朝九晚五，一天有八个甚至十个小时的时间是在办公室的椅子上度过的，虽然在办公室里没有风吹日晒，但是却有另外一种无形的杀手在伤害我们的身体、破坏我们的气血——那就是久坐不动的工作姿势。这种工作姿势不仅耗血，而且久坐不动，还会导致气滞留不动，形成气滞血瘀体质，因此，从这个角度来说，久坐族均需要行气活血，行气活血的方法很多，按摩膈俞也具有这样的功效。膈俞穴是膀胱经上很重要的一个穴位，在针灸学上讲“血会膈俞”，说明膈俞是全身血会之地。所以在临床上碰到气滞血瘀的时候，经常刺激这个穴位，捏也可以，点也可以，按也可以，揉一揉也可以，均可起到行气活血的作用。

解除晕眩，补血选膈俞

血是人体最宝贵的物质之一，它内养脏腑，外养皮毛筋骨，维持人体各脏腑组织器官的正常机能活动。若血虚，不能供养身体，则会头痛眩晕，因此，如果是因为血虚所导致的头晕，应重视补血。穴位补血，就选膈俞，中医有“血会膈俞”一说，刺激这个穴位，能够引气血入脑，解除晕眩症状。

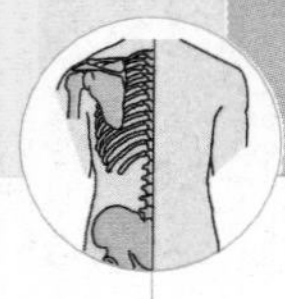

肝俞穴

调节肝脏功能助健康

肝俞穴，内临肝脏，又能将肝气输送到后背，是与肝脏内外相应的穴位，能够反映和治疗肝脏疾病。中医中，肝，能够储藏血液和调节血液循环；肝，能够疏通血气，使气机畅通；肝，能够促使胆汁分泌，保证脾胃正常消化；肝血，能够使筋膜得到滋养；肝血，能够供给眼睛充足的养分。因此，按揉该穴还具有益血、护脾胃、强筋、明目的功效，当然也可以治疗这方面的疾病了。同时，肝主疏泄，喜条达而恶抑郁，能够调节我们的情绪，治疗神经系统方面的疾病。因此，有事没事多按揉肝俞穴，对我们的身体是大有好处的。

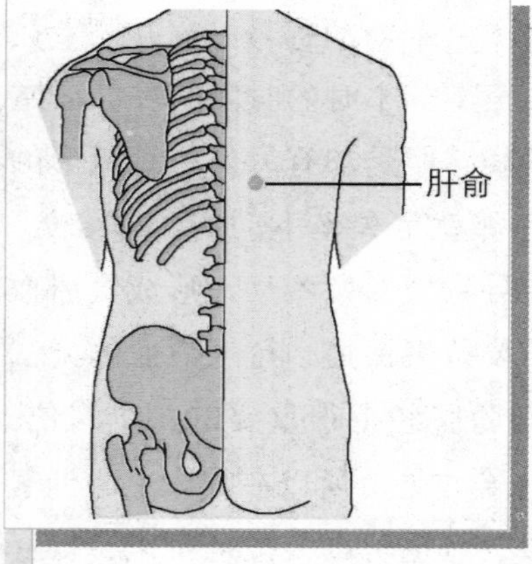

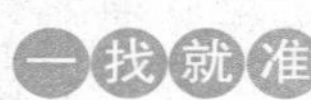

正坐或俯卧位。从两肩胛骨下角水平连线与脊柱相交所在的椎体（即第 7 胸椎）往下推 2 个椎体（即第 9 胸椎），再从其棘突下缘旁开量 2 横指，按压有酸胀感处，即为本穴。

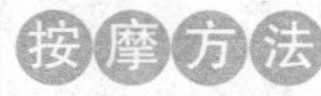

用两拇指分别按揉两侧的肝俞穴 1～3 分钟。

按摩肝俞防近视

近视在当前儿童中是一种常见现象，多数是因为学习用眼过度，写字握笔姿势不对，用眼习惯不好引起的。中医讲肝开窍于目，而背部肝俞穴又为肝之背俞穴，所以按摩肝俞穴对于儿童防治近视有一定的帮助。家长可让孩子趴在床上，用双手拇指按揉孩子的肝俞穴，还可配合按压其背部的心俞、肾俞穴。每穴各按 1 分钟。

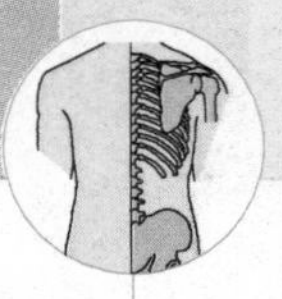

快速止嗝按肝俞

在生活中，大家都有这样的经历，就是会突然不能自制地打嗝，这种现象中医称之为呃逆，现代医学又称“膈肌痉挛”。中医认为，这主要是由于胃气上逆所致。在这种情况下，用手指按压肝俞穴有止嗝效果，因为肝俞穴具有宽膈和胃、降逆调气的功效。具体操作方法是这样的：用拇指指腹按压肝俞穴，向下逐渐用力，同时配合吞咽动作，持续 1 ~ 3 分钟，就会感到局部有酸、胀、痛感，而打嗝也会随之而愈。

脾俞穴

减肥助消化脾俞有效

脾俞，与脾脏内临，是脾脏之气的输注之地，与我们的脾脏也是内外相应的关系，所以它也能够反映与治疗脾脏方面的疾病。中医中脾与胃相表里，所以脾俞除了健脾，还具有和胃的功效。按揉该穴还可以治疗胃炎、消化不良、胃十二指肠溃疡等疾病。此外，《大成》中还记载了脾俞能够治疗“主腹胀，引胸背痛，多食身瘦，痃癖积聚，胁下满，泄利，痎疟寒热，水肿，气胀引脊痛，黄疸，善欠，不嗜食”等疾病。

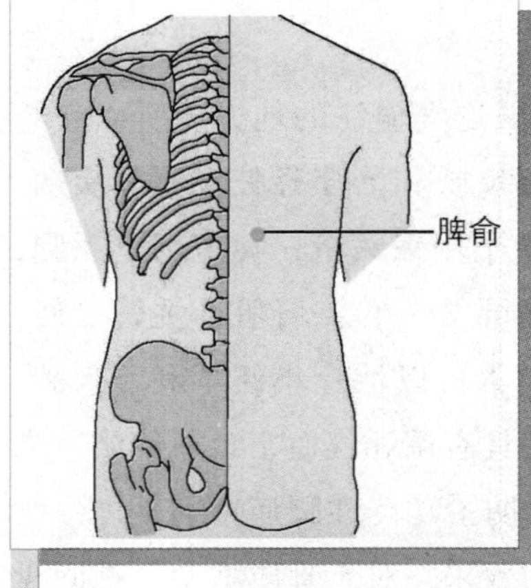

一找就准

正坐位或俯卧位。取一线过肚脐绕腹腰一周，与肚脐中相对应处即第 2 腰椎，由此往上推 3 个椎体（即第 11 胸椎），再从其棘突下缘旁开量 2 横指，按压有酸胀感处，即为本穴。

按摩方法

两手中指按在穴位上，按揉 1 ~ 3 分钟即可。

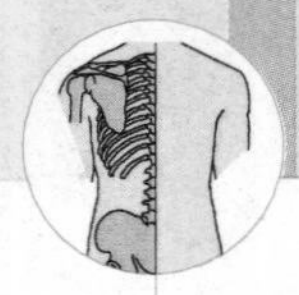

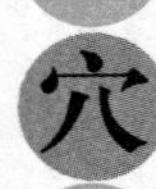

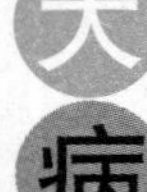
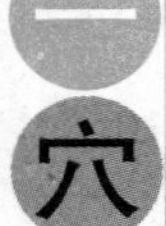

脾俞，一个让您吃嘛嘛香的穴位

餐桌上，你可能会遇到对满桌菜肴毫不动心的人，这些人可以分为两种情况：一种是看着饭菜根本就没有食欲，不觉得饿；另一种是吃这顿饭时，上顿的还没有消化完，再吃肚子就胀起来了。不论是哪种人，都说明脾虚。脾俞是一个能够让脾动起来的穴位，它属足太阳膀胱经，在人体的背部，和脾直接相连，是脾脏精气输注于背部的位置，能直接刺激到脾，促进脾动力的恢复。所以它是一个让您吃嘛嘛香的穴位。刺激脾俞的最好方法是拔罐。当然，也可采用艾灸和按揉的方式来刺激它。

脾俞，脾胃的保健大穴

俗话说："人是铁，饭是钢，一顿不吃饿得慌。"这是因为饮食物是人类出生之后维持生命活动所需营养的主要来源。而饮食物的受纳、腐熟，精微的化生、输送，全靠脾胃的功能才得以实现。一旦脾胃虚弱，就会表现出两大症状，一类是消化功能方面的障碍，一类是气血生化乏源的表现。因此，脾胃的强健很重要，要强健脾胃，脾俞就是一个最值得我们去关注的穴位，经常性地刺激它，是让脾胃保持健康的重要方式，非常值得大家尝试。

肾俞穴

补肾强腰止痛疗效好

肾俞，与肾脏相邻，是肾脏之气输注的地方，所以它与肾脏是内外相应的关系，能够反映和治疗肾脏方面的疾病。肾脏为人生殖发育的源头，男子用来藏精，女子用于系胞，所以它是治疗生殖系统疾病的重要穴位。肾脏，主管二便，也就是大便与小便，因此，它也可以治疗小便不利、水肿、尿频急等问题。按揉肾俞穴还具有调和气血、疏通经络、强壮筋骨、止痛散风的功效，对防治功能性腰痛特别是慢性腰肌劳损、急性腰扭伤有很好的效果，对于骨质增生、椎间盘突出症、坐骨神经痛也有很好的疗效。

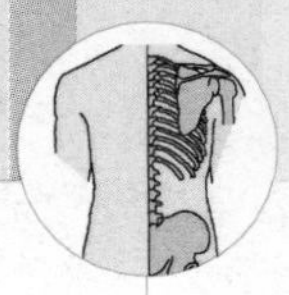

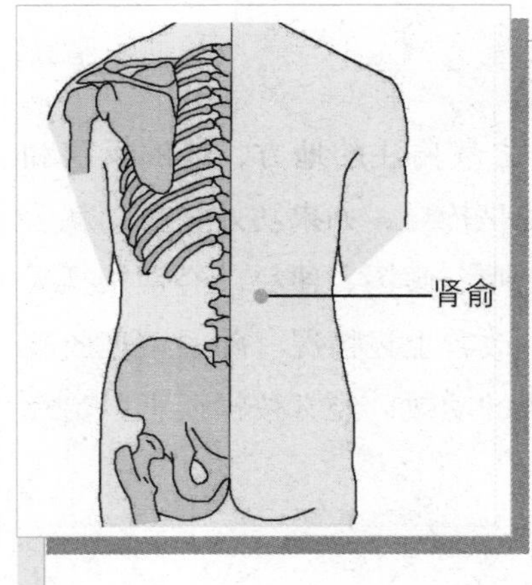

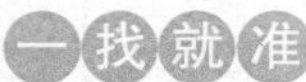

正坐或俯卧位。取一线过肚脐绕腹腰一周，与肚脐中相对应处即第 2 腰椎，从其棘突下缘旁开量 2 横指，按压有酸胀感处，即为本穴。

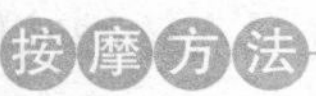

两手握拳，用大拇指背上下搓两肾俞，反复 81 次。

拍打肾俞预防衰老

老年人多喜静不喜动，动辄易累，气短，怕风寒，容易生病，常有局部肢体不适等，这些都是衰老的表现。中医研究表明，衰老的速度往往与肾虚的程度成正比。由此，肾虚是衰老的根源。延缓衰老，是人人都向往的。而一个简单的锻炼方法就能帮你达成这个愿望，那就是拍打肾俞穴。

中医把肾看作先天之本，生命之源，储藏着五脏的精气。而肾俞穴是肾脏的背俞穴，通过拍打肾俞能激发肾气，健肾壮阳，增强机体的免疫力、代谢力，从而有益于健康长寿、延缓衰老。具体方法是：取正坐、自然站立或自然走动三种姿势均可，五指并拢微屈，双手交替、用适度的力量拍打两侧肾俞穴位，每日早、晚各做 1 次，每次双侧各拍打 81 下。

按摩肾俞治肾病

肾俞是肾的背俞穴，不管是肾阳虚还是肾阴虚，只要是肾脏的问题，都可通过肾俞来治疗。若能在每天临睡以前，垂足坐在床边，闭气，舌抵上腭，用眼返视（即以意视顶），提缩肛门，同时用手揉按双侧肾俞穴 120 次，按完就睡。如此坚持，对治疗肾病引起的遗精、尿频、腰痛、腿软等均有帮助。本法贵在坚持，日久方能起效。

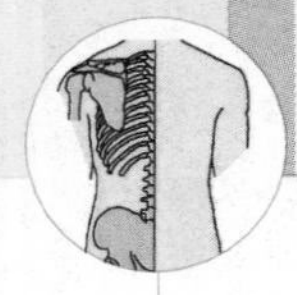

大肠俞穴

调理肠腑防治肠道病

大肠俞内邻大肠，是大肠之气输注的地方，能够反映和治疗大肠的病症。大肠的功能是传导，如果功效失灵，就会出现大便的异常情况，出现肠鸣、腹泻、便秘。经常按揉大肠俞穴可以调理大肠的功能，改善上述情况。除了调理肠腑的功效外，它还具有强健咬肌的功效，经常按揉还可以治疗腰痛、下肢痿痹等疾病。

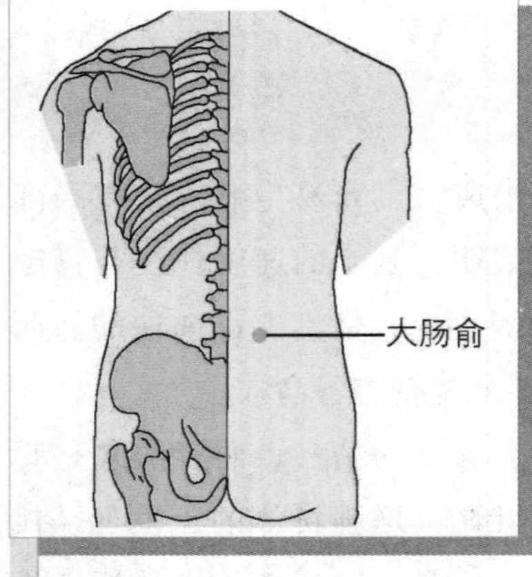

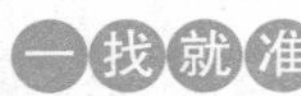

正坐或俯卧位。两侧髂前上棘（系皮带时，人体两侧的骨头位置）之连线与脊柱之交点即为第4腰椎棘突下，从其旁开量2横指，按压有酸胀感处，即为本穴。

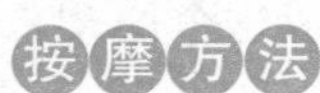

用中指的指腹用力揉按同侧的大肠腧穴1~3分钟。

按摩大肠俞穴治疗痔疮

痔疮给患者带来很大的痛苦。中医认为痔疮多为内蕴热毒，湿热下注所致。当痔疮急性发作时疼痛剧烈，此时按摩大肠俞穴治疗，止痛效果十分明显。大肠俞穴属足太阳膀胱经。膀胱经是人体最重要的排毒通道。后背这些俞穴就是一个通道，直接跟里面的脏腑相通。大肠俞穴具有泻热的功效。因此，按摩这个穴位可泻除湿热，把大肠俞穴的瘀滞揉散了，大肠腑的问题自然就跟着解决了。经常按摩大肠俞穴，对于痔疮有非常理想的疗效。

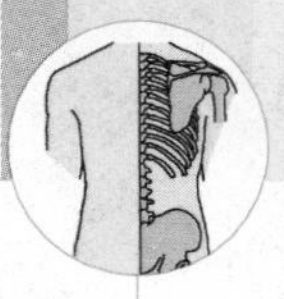

按摩大肠俞治疗腰痛

腰痛多是由于腰肌劳损、用力不当或受风寒侵袭所造成的。缓解腰痛，按摩大肠俞穴，疗效显著。大肠俞穴是治疗腰痛最有效的穴位，该穴属足太阳膀胱经。腰痛时，按压大肠俞会有压痛感。这是由于经络受阻，气滞血瘀所导致的情况。因此，按摩该穴可疏通经络，活血化瘀。经络疏通了、气血流畅了，腰部功能得以恢复，疼痛自然就会减轻。所以，经常揉揉该穴，不仅能缓解腰痛症状，对于腰部还具有很好的保健效果。

关元俞穴

对遗尿坐骨神经痛有良效

在看武侠小说时，往往遇到人负伤特别深，危及生命时，会描述此人“元气大伤”。元气是什么呢？为什么可以危及人的生命呢？《辞海》中说，“元气，亦称‘原气’，指人体组织、器官生理功能的基本物质与活动能力”。因此，原气是生命之本，生命之源。我们身体上的关元俞，能够联络原气，固护身体的元阳，从而治疗虚损造成的疾病，如腰痛、腹胀、腹泻、小便不利、尿路感染、消渴，等等。

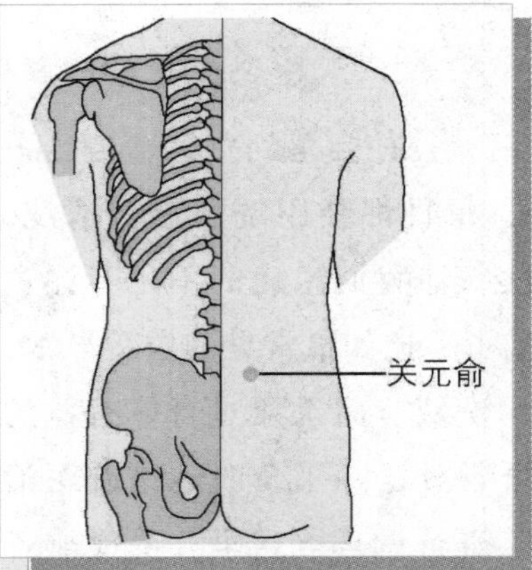

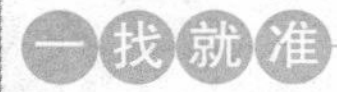

一找就准

正坐或俯卧位。两侧髂前上棘（系皮带时，人体两侧的骨头位置）之连线与脊柱之交点即为第4腰椎棘突下，由此往下推1个椎体（即第5腰椎），再从其棘突下缘旁开量2横指，按压有酸胀感处，即为本穴。

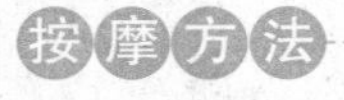

按摩方法

两手握拳，用大拇指背上下搓关元俞，反复81次。

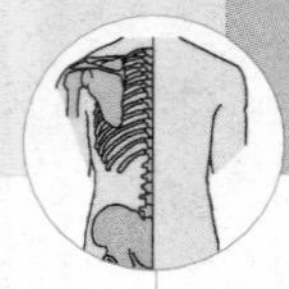

遗尿，不妨按按关元俞

《诸病源侯论》指出：“遗尿者，此因膀胱经有冷，不能约于水故也。”可见遗尿的发病原因主要与肾经和膀胱虚寒有直接的关系，中医认为，此病多因肾气不足，固摄作用减弱所引起的。按摩关元俞穴可有效缓解遗尿症状。关元俞穴为足太阳膀胱经穴，膀胱经又和肾经相表里，因此按摩该穴可起到疏通经络，激发肾经的经气，补虚散寒的功效。所以经常按摩该穴，能有效地扶正肾气，从而调整肾功能，使遗尿症状得以缓解。

关元俞穴，坐骨神经痛的“去痛片”

坐骨神经是身体里最长的一条神经，所以它涉及的范围特别广。这条神经从腰上出发，经过屁股，再走过大腿、小腿，然后走到脚上。左右两条腿上各有 1 根。所以说，它一旦出了问题，疼痛的地方就比较广。一旦患上了坐骨神经痛，从腰部往下一直到脚上都会出现疼痛。这种疼痛可不是一般的疼痛，它疼起来像针刺、电击、烧灼一样。并且，在弯腰、走路、咳嗽、打喷嚏，甚至是大便的时候，疼痛都会加剧。对付这种疼痛，针灸关元俞效果最好，当然了，针灸只有专业医生才能做，但艾灸却是每个人都能够掌握的，只需点燃艾条，灸关元俞穴 10 ~ 15 分钟，即可很好地缓解这种疼痛。

次髎穴

预防妇科疾病有良效

当一些女性患上妇科疾病时，往往会感到费解，自己平时非常注意私密部位的清洁，每日都会用洗液进行清洗，却不知为什么还会得病。其实，让我们患病的不是不注意卫生，而是因为过于注意清洁了。比如最常见的白带异常，近半数的女性是因为长期使用洗液，而杀死对身体有益的阴道杆菌造成的。发生白带异常外，除了及时到医院医治外，还可以经常按摩次髎穴，进行调理。这里，要提醒各位女性的是白带的量、色、味等发生变化，会预示着疾病的发生，我们要及时去医院看，以免误失它给我们带来的健康信息。

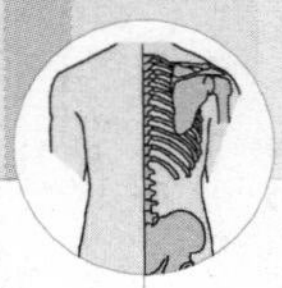

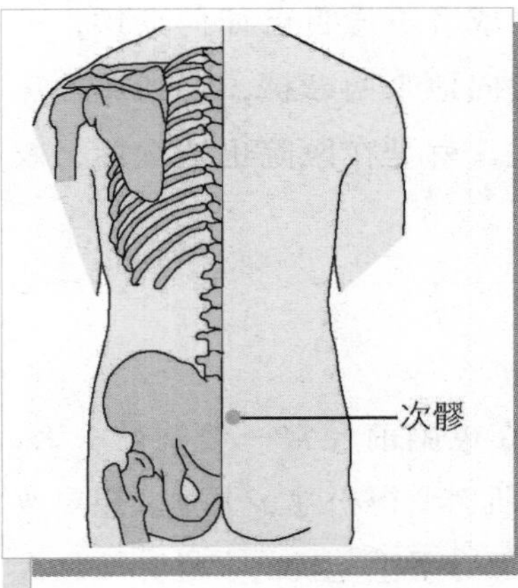

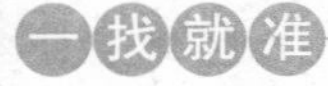

俯卧，从骨盆后面髂嵴最高点向内下方骶角两侧循摸可及一高骨突起（即髂后上棘），与之平齐的髂骨正中突起处是第1骶椎棘突，髂后上棘与第2骶椎棘突间即第2骶后孔，为次髎穴。尾骨上方之小圆骨即骶角，两骶角之间为骶管裂孔。然后把中指按在第2骶后孔处，小指按在骶管裂孔，食指、中指、无名指、小指等距离分开，各指尖端所指处即上、次、中、下髎。

若单取次髎，正坐，双手伸向背后，以臀部上方，左右稍微突出的骨头为目标，在那稍微内侧的下方凹陷处即是本穴。

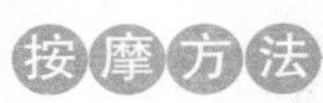

用双手的手掌掌面轻轻按揉两侧次髎穴，当皮肤温热、发红就可以了。

生殖泌尿疾病，八髎一搓灵

次髎穴位于人体腰部的膀胱经上，这个部位恰好是人体骨盆的位置，人体的大部分生殖泌尿系统都在此。很多女孩子爱穿低腰裤，结果，这个地方很容易受到风寒的侵袭，导致这块地方的脂肪肥厚，而且很硬，用手根本就捏不起来，一捏会感觉酸痛难忍，像这种情况，说明内部组织已经发生了粘连，必须通过按摩、拔罐等方法，将粘连的部位分离开来，而刺激次髎穴便是一个很好的办法。实际上，单独刺激次髎穴比较不容易操作，效果也不好，通常是腰部的这几个穴位一起揉，即搓八髎，也就是上髎、次髎、中髎、下髎各一对。需要特别说明的是，真正的搓八髎，需要由他人帮助，凡是自己搓的，由于用力的关系，效果都比较差。

摩擦八髎，告别腰痛

次髎是用来治疗腰痛的特效穴，经常刺激该穴，无论是何种原因所导致的腰痛，都有一定的治疗效果。和治疗生殖系统疾病一样，也需要上髎、

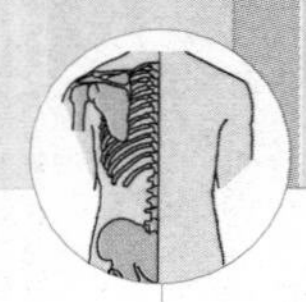

次髎、中髎、下髎一起搓，如果没有办法针刺或者不懂自己如何点揉，一般就采用横擦的办法，就是用手掌隔着衣服横向地来回摩擦，直到那种热感直透过皮肤，这几乎是治疗痛经的必用办法，就是在医院也这么用，效果非常好。

承扶穴

臀部减肥找承扶相助

繁忙的工作，让很多女性在电脑前经常一坐就是一天，再加上平时缺乏运动，臀部的肌肉变得松弛、下垂。想要改善臀部松垮的肌肉或是感到臀部有下垂危机的女性，按揉大腿后侧的承扶穴就是你的首选了。只要平时抽出短短的几分钟，就能够让臀部的肌肉恢复弹性和活力，改善其下垂的状况，从而拥有丰满、紧翘的臀部。

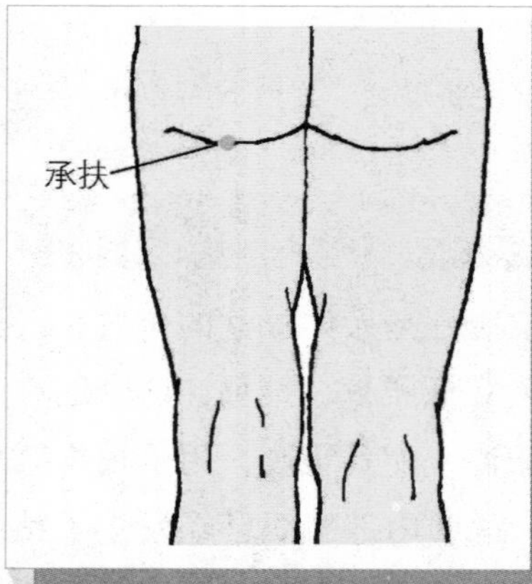

一找就准

仰卧位。于臀下横纹正中点，按压有酸胀感处，即为本穴。

按摩方法

用双手的食指、中指、无名指三指指腹同侧向上按摩承扶穴1～3分钟。

腿部的疼痛、麻木，按摩承扶轻松除

有不少人在腰痛的同时，常常伴有大腿部后侧正中的疼痛或麻木，这时除了按揉腰痛的局部以缓解疼痛之外，点按承扶穴也可有效缓解腰痛。该穴位于大腿后侧正中上部，两侧臀横纹的中点，其深层是人体最粗大的神经——坐骨神经通过的地方，时常点揉，可以刺激坐骨神经，使之兴奋，以减轻腿部的疼痛、麻木等不适感。

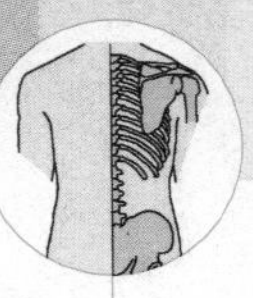

按摩承扶穴可给臀部减肥

现代在城市里工作的人，多数一坐就是一整天，使得臀部肌肉长期处于放松与挤压的状态，再加上运动少，很容易导致臀部的肌肉失去韧性。使原本紧实圆翘的臀部变得松弛、下垂，遇到这样的情况，女性朋友可按摩承扶穴，它可使松弛的肌肉恢复弹性和活力，改善臀部下垂的情况。承扶穴属足太阳膀胱经，具有舒筋活络的作用，长期按摩该穴，可疏通臀部的经络，促进气血流通，从而起到紧实臀部，有减肥的功效。而且还可排除体内的寒气，对身体起到非常好的保健作用。

特别要注意的是按压承扶穴时，力道要向上，这点很重要。首先将背挺直，收紧臀部，用拇指以外的四根指头垂直按压到承扶穴，接着指力往上勾起，这样才能充分达到效果。

委中穴

背痛腰痛缓解找委中

腰酸背痛，几乎成了所有人的通病。坐得时间太长，穿得太少着凉，用力太大伤了腰等这些生活中不注意的细节都可以引发此类病的发生。中医一直有“腰背委中求”的说法。每天坚持按摩委中穴不但可以强化腰腿力量，祛除腰部酸痛的功效，还可治疗毒疮、腹痛、腹泻等疾病。此外，还能治疗鼻子不通气，那些有“一窍不通”问题的人不妨一试。

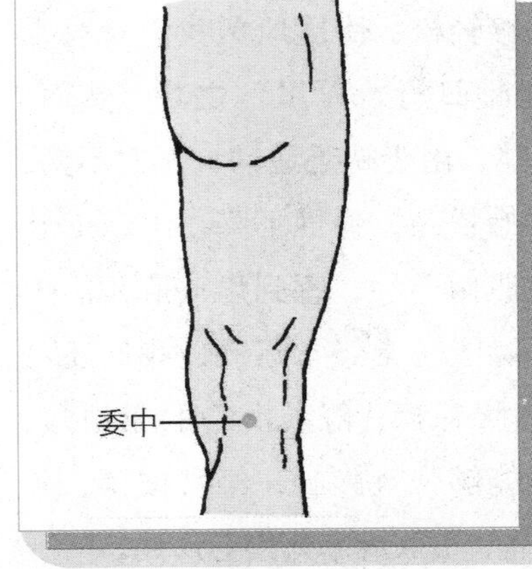

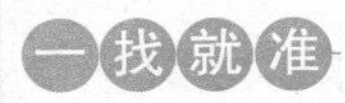

一找就准

端坐垂足，双手轻握大腿两侧，大拇指放在膝盖上，其余四指放在腿下，食指放在腿弯的中点处即是该穴。

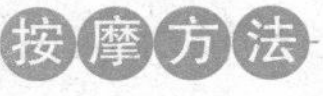

按摩方法

将食指按于同侧委中穴，由轻到重按摩1～3分钟。

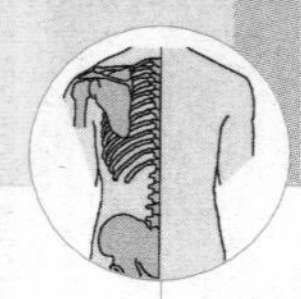

腰痛按委中穴，效果最灵验

腰酸背痛作为一种常见的亚健康形式，严重影响着人们的生活质量，尤其是老年人患腰背疼痛，更是痛苦不堪。发作时不妨按摩一下委中穴，腰背疼的症状就会缓解。按摩的方法是：双手拇指按压，力度以稍感酸痛为宜，一压一松为1次，连续20次左右，配合腿部屈伸，可减轻痛苦。按压时，如果能搽上一点刮痧油或药酒更好。这样不仅可以治腰痛，还能有效解除腿部酸麻疼痛，对一些下肢疾病也有保健作用。因此，平时在生活中，我们也可以经常按摩委中穴，按摩时力量可以稍微大一点，虽然按压时有疼痛的感觉，但对身体十分有益。

委中刺血，恶疮、顽癣不再来

委中有另一个名称叫血郄，刺之出血可清泻血热，解毒。委中放血可以用于治疗恶疮、顽癣（如牛皮癣等），委中穴放血时，注意要让患者趴在墙上，将脚后跟踮起来。消毒后拍打委中穴。委中在两筋中间，可看到有青筋暴起，用放血针刺青筋，让脏血流出来。对于有传染性的病，操作时要戴手套，以防感染。脚后跟踮着容易一次把毒血排掉，也可以让患者趴着放血，然后用火罐把血拔出。当然，操作时需由医师执行，以免发生感染等意外情况。

殷门穴

舒筋活络强腰又健腿

由于互联网的普及，网络办公、网上购物、网上会友，等等，只要在电脑前，网络就能够轻松、快捷地帮我们解决生活中的各种需求，可谓有“坐地日行八万里”之功。然而，久坐却慢慢地侵蚀着我们的身体。由于缺乏运动，气血不畅，尤其我们腰部、腿部的肌肉开始松弛，弹性下降，出现下肢浮肿、无力，严重的还可以使肌肉僵硬，感到疼痛麻木。想要改善和预防这种情况发生，除了日常经常运动，我们还可以在空闲的时候，按揉能够健腰补肾、舒筋活络的殷门穴，强健我们的腰部和腿部。除了能够强健腰腿，经常按揉、敲打殷门穴还能够治疗坐骨神经痛、下肢麻木瘫痪等疾病。

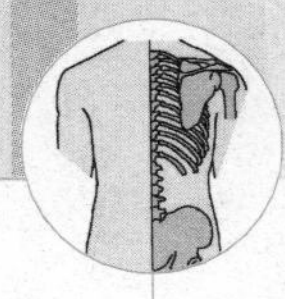

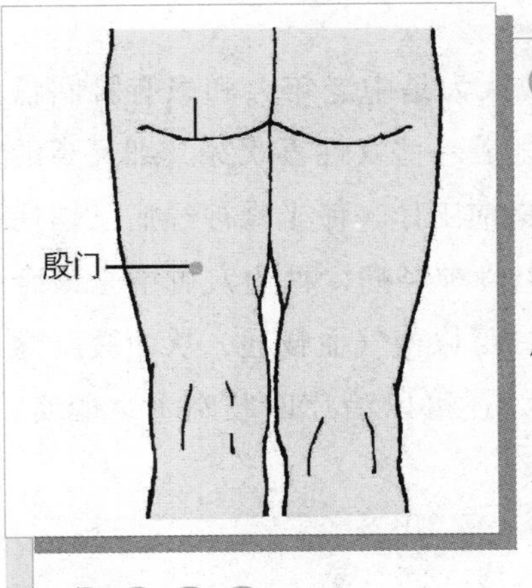

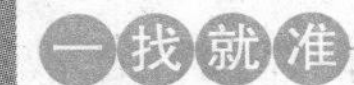

先找到承扶穴（臀后横纹中点），承扶穴下方四指（食指、中指、无名指、小指并拢）测量两次即是该穴。也可取侧卧屈膝或俯卧位。用一标有二等分标志的弹性皮筋，将皮筋两头分别对齐臀后横纹中点及腘窝横纹中点，从皮筋中点对应处直上量1横指，按压有酸胀感处，即为本穴。

按摩方法

用中指的指腹揉按穴位1～3分钟。

腰背殷门求，按殷门可治腰椎间盘突出

学过一点中医知识的人，都知道“肚腹三里留，腰背殷门求”的穴位歌谣。殷门乃治疗腰背酸痛的重要穴位，可拔罐、针灸、按摩，而且殷门穴至委中穴是人体排毒通道。腰部不适，按一下膀胱经，也可促进排毒，防止体内淤积毒素，利于解除酸痛感。按摩这个穴位，可用小木槌等器物加以辅助能增强疗效，方法是：站立，以适当的力度以小木槌轮流敲打殷门穴各300次，持续敲打约1个月，能治疗椎间盘突出和慢性腰痛症状。

急性腰扭伤，艾灸殷门是良方

急性腰扭伤俗称“闪腰”，为农村常见病之一。一般多见于青壮年，起病突然（多因劳动中动作不慎引起的）。患者局部疼痛较剧，腰部活动均受限，如能及时恰当地治疗，病情恢复较快；如治疗不当，则可转为慢性；给患者带来许多痛苦。治疗这种腰痛，可先让患者俯卧，取患者殷门穴艾灸10～15分钟，灸感若向腰部及下肢放散，则说明疗效较佳。

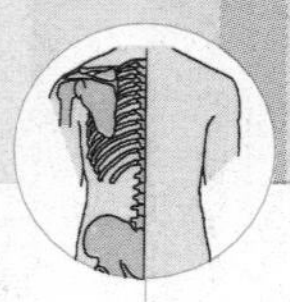

秩边穴

多按防治坐骨神经痛

以前，坐骨神经痛往往被认为是中老年人和患有腰间盘突出的人的高发病症，然而随着一些女性喜欢穿又细又高的跟鞋，并长时间地坐在办公桌前工作，使坐骨神经痛已悄悄地走入了“办公区”。治疗坐骨神经痛，秩边穴可谓是最合适不过了。经常按揉秩边穴，可以使气血畅通，从而缓解疼痛。除了治疗坐骨神经疼痛，还可以治疗四肢麻木、瘫痪、痔疮等疾病。

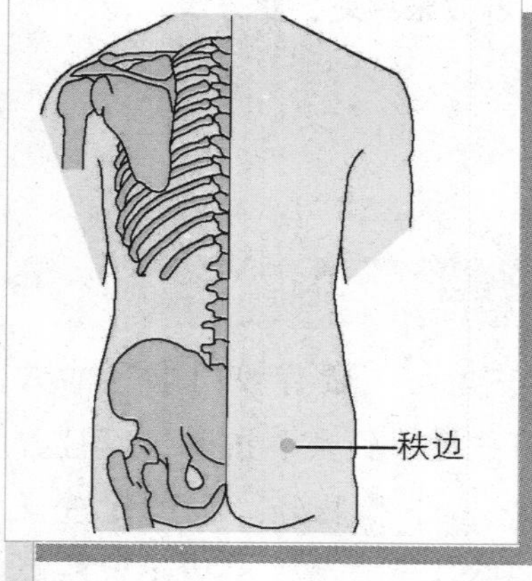

一找就准

采用俯卧的姿势，在骶管裂孔旁开3寸处的位置便是该穴。

按摩方法

先用拇指按压秩边穴，接着按顺时针、逆时针各旋转60圈，直到皮肤发热后，再用手掌拍打穴位的周围，使周围的肌肉放松。

秩边，腰椎疾病患者的日常保健穴

长时间保持某一种姿势，人们往往感到疲劳和不适，尤其是患有腰椎间盘突出症、腰肌劳损等病症的人，常会感到腰腿部不适或腰腿痛症状加重。如能按按秩边穴，不但可消除疲劳和不适，而且可以避免腰椎间盘突出症病情复发或加重，让您的生活更加愉快。

坐骨神经痛，按摩秩边气血通

坐骨神经痛是中老年人一种常见的病症，尤以男性患者居多，它与体质强弱、生活环境、气候条件等密切相关。现代人的工作非常繁忙，在外面的时间很多，很容易肝肾不足、气血两虚，再加上冬天寒气的侵袭，就可能导致腰部气血运行不畅，经络阻滞而引发坐骨神经痛。由于秩边穴在

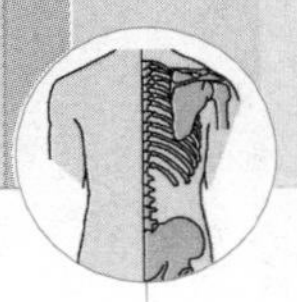

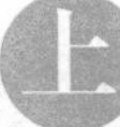

臀部，而坐骨神经正好在秩边穴的外侧，如果秩边穴里的气血不通，坐骨神经痛就是必然的了。所以揉按秩边穴，便可以更好梳理气血瘀滞，从而消除疼痛。

飞扬穴

治疗腰肌劳损有特效

老人们总说："人上了年龄，腰腿就不好了。"在生活中，有很多老人虽然身体强健、精神也很好，然而却总是因为腰痛而弯了腰。其实出现这种情况，很多是因为中老年人常见的疾病腰肌劳损而导致的。这种病虽然没有外伤，揉两下就可以得到缓解，然而想要治愈却是一件很难的事情。这里给大家推荐一个治疗腰肌劳损的特效穴位——飞扬穴，它不但能够缓解腰痛，还对我们的肾脏有很好的保健功效（中医上说"腰为肾之府"，腰部有问题，肾也很难好）。配合委中穴疗效会更好。如果家有老人，不妨经常为父母按揉飞扬穴，尽自己的一片孝心。

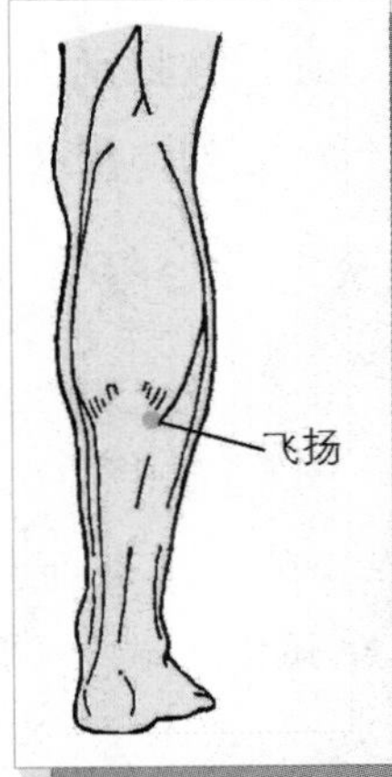

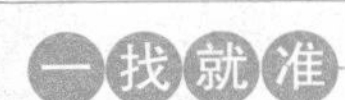

正坐垂足，稍稍将膝盖向内倾斜，一手食、中两指并拢，其他手指弯曲，以食、中两指指腹顺着跟腱外侧的骨头向上摸，小腿肌肉的边缘即是该穴。

也可先找到承山穴（足尖着地，小腿肚下部人字纹凹陷处）旁开3个指头，再下两横指即为本穴。

按摩方法

用中指的指腹按揉同侧的飞扬穴1~3分钟。

腰肌劳损，按飞扬穴疗效显著

膀胱经在后背上有很多俞穴，俞，其实就是通道的意思，这些俞穴各自通着自己的脏腑，就像每一个工厂都有自己的排污管道一样。作为膀胱经的穴位之一，飞扬穴也有这种功能。飞，是指穴内物质为天部之气。扬，指穴

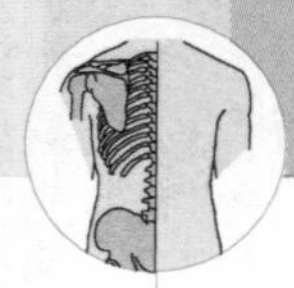

内物质飞扬上行。飞扬也就是指膀胱经气血在此吸热上行。慢性腰肌劳损是由于腰部的瘀血凝滞，脉络受阻，此部位长期处在缺少滋养的状态下，所以稍有劳累，腰部疼痛也就不奇怪了。通过揉按飞扬穴来打通经络，引膀胱经气血上行，腰部气血通畅得以滋养，疼痛自然就缓解了。

按摩飞扬，可治感冒

感冒并非大病，痛苦并不小。受常年频发之苦者，屡见不鲜，且常可继发多种疾病。因此对于感冒的预防，不可忽视。按摩飞扬穴防治感冒简便而效速，不论风寒、风热，取飞扬来治，治愈率均非常高，因此该穴是一个预防和治疗感冒的要穴，非常值得大家去尝试。

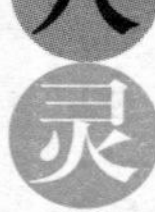

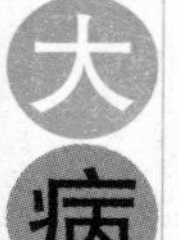

承山穴

缓解腰酸腿痛除疲劳

你有时会不会有这样的感觉，全身非常的疲倦，感觉头昏昏沉沉，两条腿像灌了铅似的，不想动。遇到这种情况，你不妨按揉一下腿部的承山穴，帮我们缓解疲劳，改善由疲劳引起的腰酸腿疼。此外，承山穴另一个功效就是能够帮助我们祛除威胁人体健康最大的敌人——湿气。通过按揉承山穴，振奋太阳膀胱经的阳气，排出人体的湿气。它的驱湿功效，与薏米红豆粥有着异曲同工之妙。

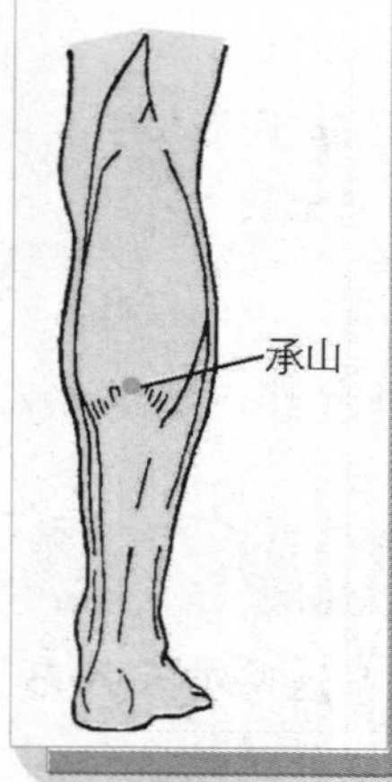

一找就准

直立，足尖着地，两手上举按墙。在小腿肚下部可见一人字纹，在其下可触及一凹陷处，即为本穴。

按摩方法

正坐，用中指按同侧的承山穴30～40次，轻轻地按揉，以感觉到酸胀微痛为宜，慢慢地，可以加重手法，以自己的承受能力为限。

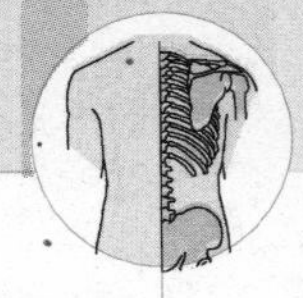

承山穴，化湿祛顽疾的大穴

湿邪是绝大多数疑难杂症和慢性病的源头或帮凶。只要湿邪少了，一切所谓的现代病都会远离我们，一切恶性、慢性的疾病也会失去存在的温床。如何去湿呢？承山便是一个很好的化湿大穴。我们都知道承山在足太阳膀胱经上，膀胱经主人体一身之阳气。承山穴一方面是全身承受压力最多筋、骨、肉的集结之处，另一方面又是人体阳气最盛的经脉的枢纽，所以，它能通过振奋太阳膀胱经的阳气，排出人体湿气。大多数人，只要轻轻一按他的承山穴，都会有明显的酸胀痛感，这都是因为体内有湿的缘故；而按揉承山一段时间后，我们会感觉身上微微发热，这就是膀胱经上的阳气在起作用了。

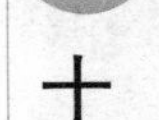

按摩承山穴治疗腿痛

秋天，寒腿病容易发作。中医认为，此病是由于肌肉劳损、外感风寒所引起的。遇到这种症状时，我们只要按摩承山穴，就会有立竿见影的效果，疼痛可快速得到缓解。因为承山穴属足太阳膀胱经，具有疏通经络，促进血液循环的作用。因此，按摩该穴可活血化瘀，疏通经络，祛除风寒，而达到止痛的目的。按摩承山穴时，还可用脚背踢腿肚中间承山穴部位，感到腿肚发热，并有酸、麻、胀感，疗效最佳。经常按摩该穴对腰腿部疾病，具有良好的治疗和改善效果。

申脉穴

祛除寒邪止痛防怕冷

说到申脉的功效，不得不提中国古代的《医宗金鉴》记载的歌谣：“腰背脊强足踝风，恶风自汗或头痛，手足麻挛臂间冷，雷头赤目眉棱痛，吹乳耳聋鼻出血，癫口肢节苦烦疼，遍身肿满汗淋漓，申脉先针有奇功。”看完这句歌谣，你对它的功效也有所了解了吧，它是治疗腰腿疼痛、踝关节痛、头痛、眩晕、怯寒症、目赤肿痛、癔症、神经病等疾病的重要穴位。

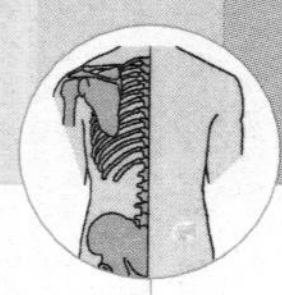

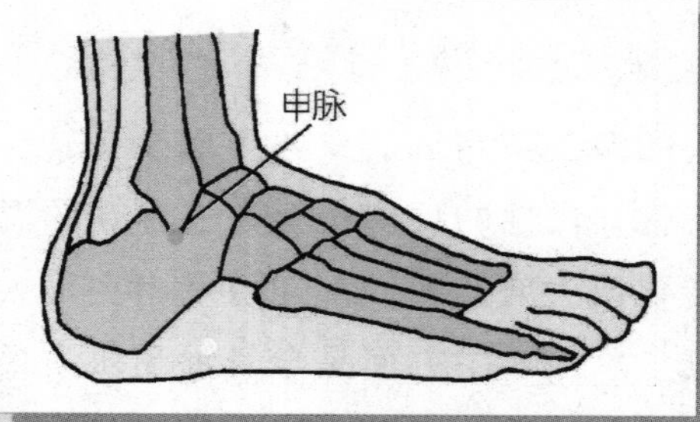

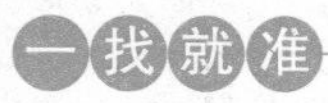

于外踝正下方凹陷中取穴。

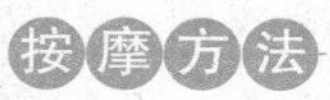

用大拇指的指腹揉同侧的申脉穴1～3分钟。

治腰腿酸痛，申脉最好用

腰腿酸痛多是由于感受寒邪之气所致。申脉穴是足太阳膀胱经上的一个重要穴位，是阳中至阳，这个穴位既能散除体内寒邪，又能使阳气通达巅顶。因此，按摩申脉穴具有活血通络的作用，可以快速调动人体阳气，阳气足则寒邪自散。寒邪散则疼痛症状自然就会缓解。此外，申脉穴，顾名思义就是让您身体伸展、伸开的意思，比如腿抽筋、癫痫，腿，腰都发紧的时候，人就蜷缩了，这时按揉申脉穴具有防治的作用。

怕冷畏寒，巧用申脉保暖

引起怕冷症的原因有很多。但怕冷症大部分都是由于该部位的血液循环不佳所致。中医认为：“阳虚则外寒。”人体阳气衰微，气血不足，卫阳不固，不能温煦肌肉以抵抗外来寒邪的侵袭，就容易怕冷。申脉别名阳跷，属足太阳膀胱经，是阳中之至阳，补阳功效显著。所以按摩该穴可快速地调动人体阳气，用以温煦身体。因此，怕冷的人，经常按摩申脉穴，能很好地改善身体怯寒的症状。

昆仑穴

脚踝肿痛腰伤按昆仑

在《后肘歌》中，有这样一句：“脚膝经年痛不休，内外踝便用意求，穴号（昆仑）并吕细。”相信从这句话中，我们对于昆仑穴的功效已经知道十之八九了。昆仑穴对脚踝扭伤、脚踝肿痛以及腰痛有很好的疗效，是中医中治疗该病的重要穴位。同时，昆仑穴还可以疏通膀胱经上的经气，治疗由于气血阻滞引起的头痛、颈痛等疾病。

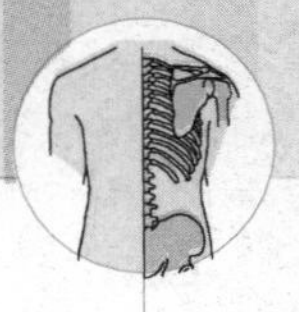

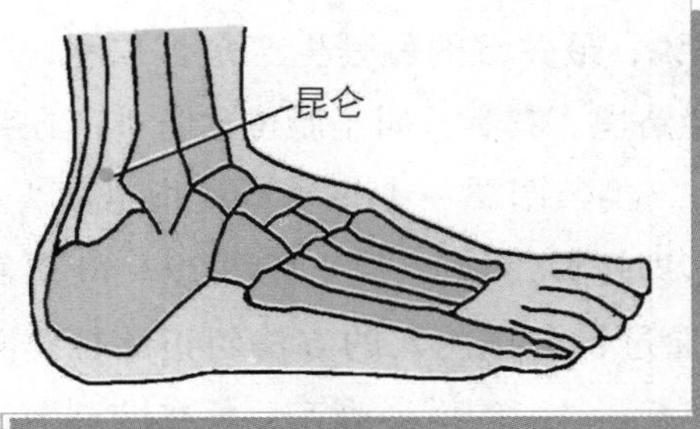

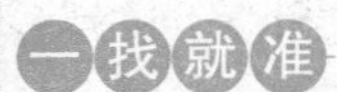

正坐，弯曲膝盖，把左脚移到身体的左侧。伸出左手，掌心向前、四肢在下扶住脚跟底部。弯曲大拇指，指腹按压在外脚踝和脚跟之间的凹陷处。右侧同理。

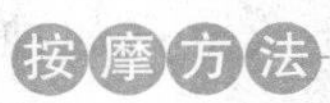

正坐，左手大拇指弯曲，用拇指的指关节从上到下，轻轻刮按左侧的昆仑穴1～3分钟，然后换右侧。

昆仑穴，按揉为小腿减负

昆仑穴位于外踝尖与跟腱之间，它最大的作用就是调整脊椎的平衡，这无疑也是对小腿塑形的最直接保护。因为当脊椎不平衡的时候，本来由上半身来承受的压力，统统要落到小腿上，这无疑也会让小腿看上去更加结实。为此，请在下午茶时间，放松双脚，并按揉昆仑穴吧，在呵护脊椎健康的同时，让小腿越来越轻松，也越来越苗条。

昆仑穴，腰肌劳损的疗伤药

腰肌劳损，是中老年人常见的疾病，久坐、久站，腰部承受的压力太大，都有可能导致腰肌劳损，这种病没有明显的外伤，所以很难引起人们的注意，痛的时候揉几下，感觉就会好点，所以好多人都不把这个病当回事。但从中医的角度来说，问题就没有那么简单了，中医里有“腰为肾之府”一说，腰部出了问题，肾也不会好过。所以，对慢性腰肌劳损一定要小心养护。养护的方法之一，就是揉按昆仑穴，按摩昆仑穴可打通经络，引膀胱经气血上行，由于腰部气血通畅得以滋养，疼痛自然就缓解了。刺激昆仑穴可用弹拨法，首先向下力压，然后向外踝方向滑动，施弹拨术者感觉指下有一根筋在滚动，患者感觉麻、痛或有触电感向足心放射，左右昆仑穴各弹拨1～3分钟。

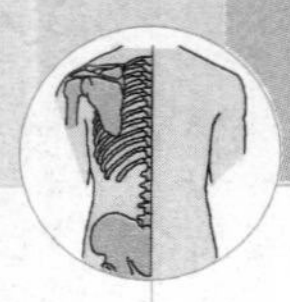

至阴穴

小脚趾上的正胎妙药

对于怀孕的妈妈来说，最关键的就是生产是否顺利，胎位不正无疑是生产的拦路虎。其实，纠正胎位预防难产在我国古籍上早就有记载。《类经图翼·十一卷》就指出：“至阴，三棱针出血，横者即转直。”就是说当怀孕29～40周发现胎位异常时，可以通过针灸至阴穴的方法纠正胎位。同时，《类经图翼》中记载：“一治横逆难产，危在顷刻……急于本妇右脚小指尖灸三壮，炷如小麦，下火立产如神。”艾灸至阴穴还可以用于分娩过程中的转胎。使用针灸和艾灸还没有任何副作用，但在这里要提醒大家的是，为了保证妈妈和宝宝的安全，一定要到正规的中医院进行治疗。除了胎位不正，该穴对女性月经不调、崩漏、痛经、更年期综合征等病症也有很好的疗效。

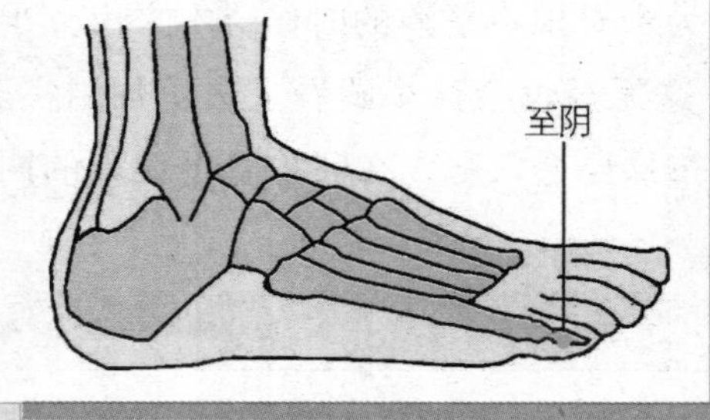

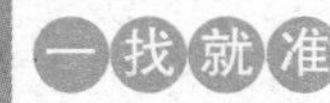

小脚趾外侧指甲角根部。

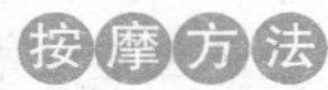

大拇指弯曲，用指甲垂直下压，掐按同侧的穴位1～3分钟。

胎位不正，至阴来矫

胎位不正多由孕妇腹肌松弛或起居失常、气血不和，累及胞胎所引起的。至阴穴是膀胱经上的最后一个穴位，是治疗妇科疾病的重要穴位。平常一般用不到。据古代记载，如果胎位不正，艾灸这个穴位，就能正胎。一般在女性怀孕第二十九周到四十周之间，持续艾灸至阴穴4周以上，可有效调正胎位异常，使其胎儿回归正常位置。

急性腰扭伤，至阴来帮忙

健身活动增多，急性腰扭伤的情况时常发生。而急性腰扭伤之所以出现疼痛，与膀胱经气血临时受阻有很大关系。可在膀胱经上取穴来治，从临床

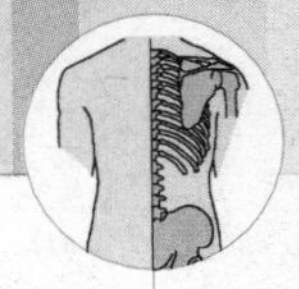

经验来看，对这类患者同时按压睛明穴（位于面部眼内角稍上方凹陷处）和至阴穴，具有止痛的功效。为什么要按摩这两个穴位呢？睛明穴是膀胱经的最末一个穴位，而至阴穴是膀胱经的起始穴，同时按摩它们，能让膀胱经气血很快贯通整条经络，所以可同时按揉它们来缓解疼痛。

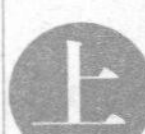

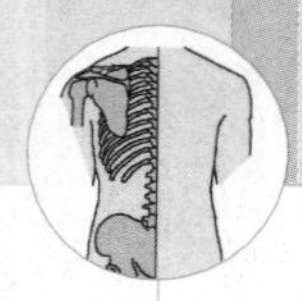

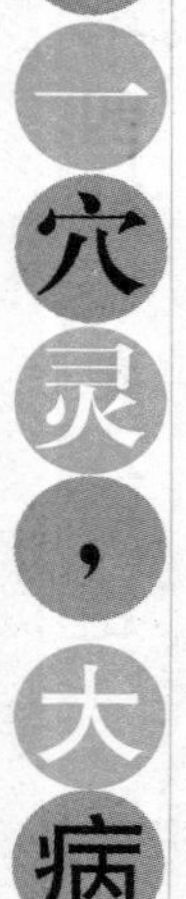

第八章

足少阴肾经：人体元气之本

足少阴肾经

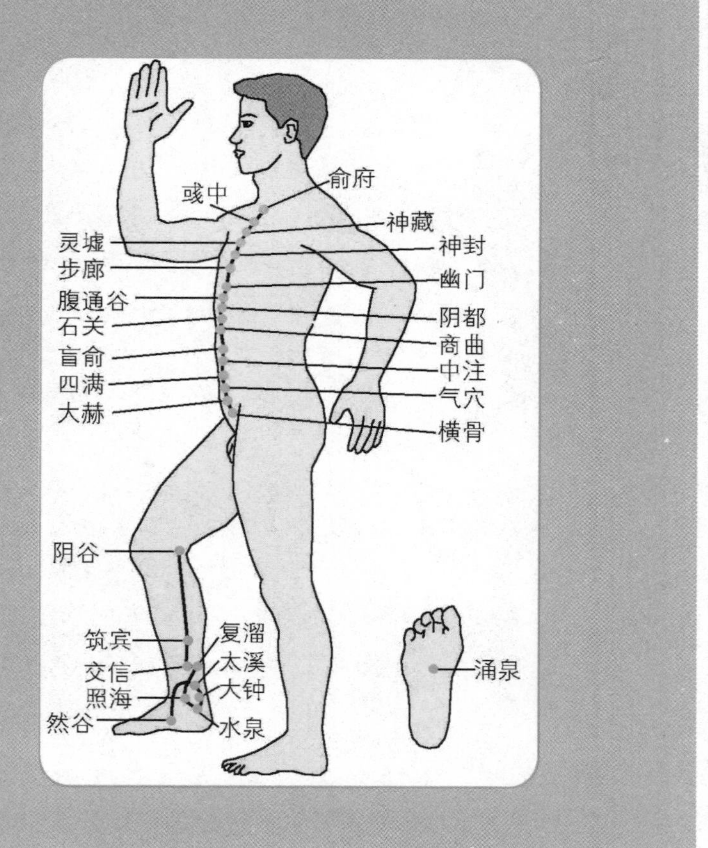

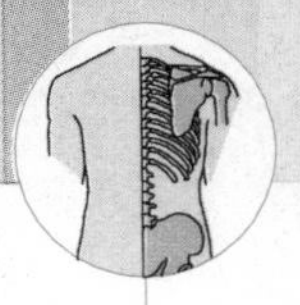

涌泉穴

预防虚寒延年寻涌泉

长生不老是每个人的愿望，也是不可实现的传说。秦始皇去东海寻不死仙药；汉武帝修建了高三十多丈的承露盘，却都没有实现自己长生不老的愿望。隋炀帝杨广、唐太宗李世民、唐宪宗李纯、唐穆宗李恒以及明世宗朱厚熜等人，更是因为服用含有汞、铅的长生不老药——“金丹”中毒而未尽天年。其实，我们的身体上就有个神奇的“长寿大穴”——涌泉穴，经常按揉可以延缓衰老。同时，按揉涌泉穴还可以治疗咽喉肿痛、高血压、鼻子出血、头痛、寒足等症。

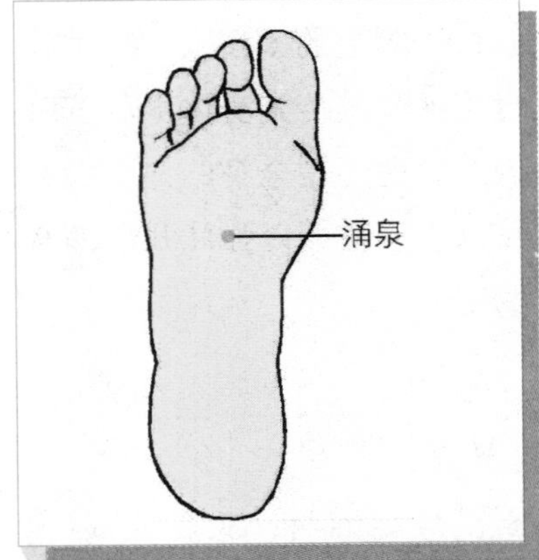

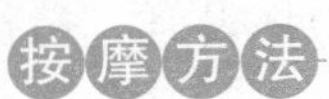

一找就准

正坐或仰卧、跷足的姿势，位于足前部凹陷处第2、第3趾趾缝纹头端与足跟连线的前1/3处。

按摩方法

俯卧或仰卧位，卷足。足底前1/3处可见一凹陷处，按30次，待到按压有酸痛感即可。

耳聋耳鸣，涌泉效如神

人到中老年，耳鸣耳聋等现象便相继出现，这和肾虚有一定的关系，此时，按摩涌泉穴可有效改善听力衰退。为什么涌泉穴能治疗耳鸣？中医认为，肾是开窍于耳的，也就是说一个人听力的好坏实际上是由肾决定的。若是肾精充足的话，耳朵能得到充分的滋养，听力状况也就会比较正常。如果肾精不足，耳朵的营养跟不上，听力就会因此而受到影响，而涌泉穴是肾经的起始穴位，所以按摩涌泉穴可改善肾虚。肾虚得到改善了，耳聋耳鸣的症状也就会相应好转了。

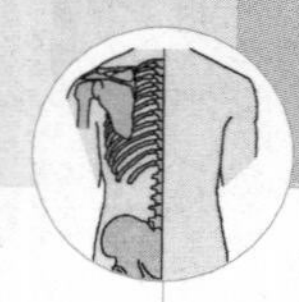

按摩涌泉穴可治虚寒性呕吐

患了虚寒性呕吐，只要吃点东西就会反胃呕吐，中医认为，此病是由于肾气不足引起的。遇到这种情况，多揉揉涌泉穴，就可很好地缓解疾病症状。中医里有句话叫“经脉所过，主治所及”。也就是说经络循行到哪里就能治哪里的病。而肾经循行是从脚底开始的，一直通向肠胃，最后通到俞府，所以按摩涌泉也可治胃病。但用涌泉穴治胃病，需要坚持长期按摩，才会有明显的效果。

太溪穴

生殖方面疾病找太溪

说到太溪的功效，首当要说的是它补肾的功效。发现自己腰酸膝软、头晕眼花时，不妨按按脚上的太溪穴。除了补肾外，按压太溪穴还能将脚上过来的肾气传到身体中的五脏六腑，去滋润人体其他器官，因此，它还是全身的一个大补穴。还要告诉胆小的人，经常按揉太溪穴可以强壮我们的肾脏，从根源上为你打气，帮你驱走恐惧。

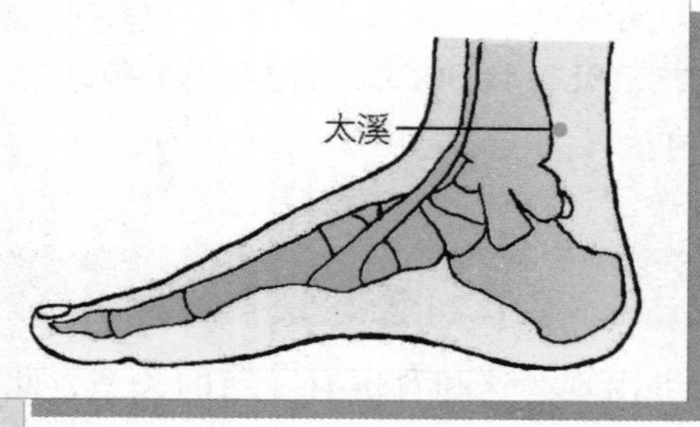

一找就准

正坐，抬起右脚，放在左腿膝盖上，用右手握住右脚踝，四指放在小腿前，弯曲大拇指按在内踝后方，在内踝尖与跟腱之间的凹陷处即是该穴。

按摩方法

坐位垂足，由足内踝向后推至与跟腱之间凹陷处按揉即可。

太溪穴，阴阳不平衡的调节要穴

肾中阴阳不平衡，有两种情况，一种是肾阴不足，一种是肾阳不足。肾阴不足，水不能制火，火易上延。如果肾火入侵到心脏的话，就会感觉五心

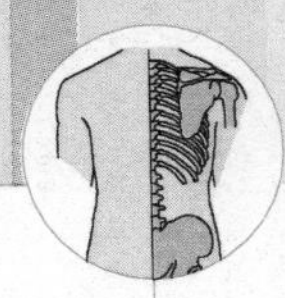

烦热，心绪不宁，这也就是为什么有的人虽然心里面没有什么烦恼的事情，但也坐立不安的原因。如果肾中的火上到肺的话，那么就容易咳嗽。到胃的话，则胃部会有灼热感。肾阴不足，出现不适症状的话，可以按摩太溪穴进行改善。刺激太溪穴不仅有助于滋肾阴，还有助于养肾阳。所以手脚怕冷或发凉的人，可以在睡前按摩太溪穴，来改善手脚冰凉的症状。总之，不管是肾阴虚还是肾阳虚，都可以刺激太溪穴进行改善。即使身体很健康，没什么疾病，闲来无事不妨也按按这个穴位，可以防患于未然。

水肿，消肿就选太溪穴

肾主水，肾为水脏，若是肾阳不足，水不能顺利蒸腾汽化，就易出现浮肿。用手按一下肿胀的地方，一按一个坑，不能立即复原，这就说明浮肿了。不管是身体哪一个部位浮肿了，人都会感觉非常不舒服，若是你没有更好的消肿办法，不妨按按太溪补补肾阳，便可改善水肿状况。按摩太溪穴时，不必拘泥于方法，每次 5 分钟左右便可。

照海穴

慢性咽炎照海可帮忙

早春时节是慢性咽炎的高发期。不少患有慢性咽炎的人总是认为它是一种炎症，服用大量的抗生素进行治疗。其实，这是一种错误的做法，慢性咽炎不是由细菌感染造成的，一般都不需要使用抗生素。治疗慢性咽炎，需要循序渐进地“养”，除了日常生活中多食用富含骨胶蛋白的食物、增强免疫力外，我们还可以经常揉按治疗咽喉痛的要穴——照海穴。它不仅能够治疗慢性咽炎，还能够治疗急慢性扁桃体炎、咽炎、鼻咽管炎等。同时，照海穴还具有滋阴调经和利尿消肿的功效，经常按揉不仅能够治疗痛经、月经不调、阴痒等妇科疾病；还可以增强肾的泌尿功能，对尿路感染、小便频数有很好的疗效。

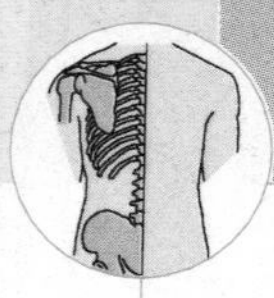

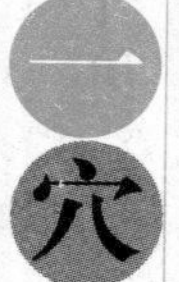
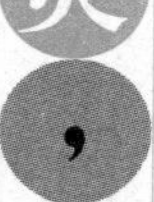
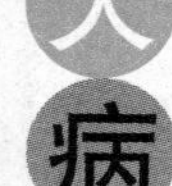
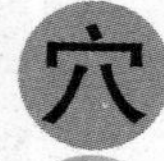

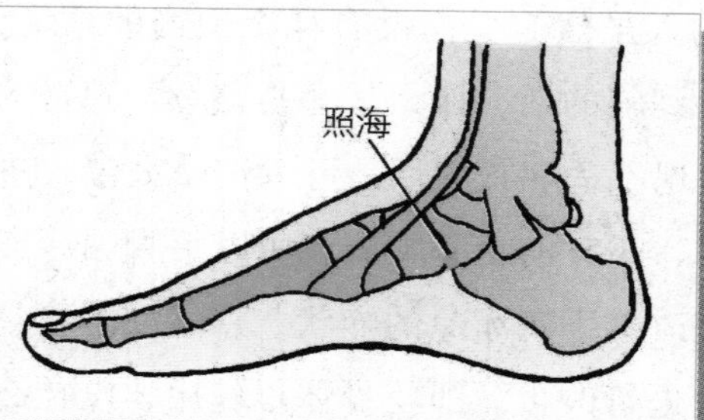

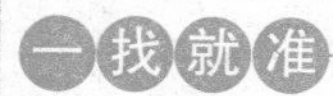

坐位垂足，由内踝尖垂直向下推，至下缘凹陷处，按压有酸痛感处，即是照海穴。

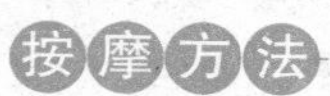

正坐，将左脚跷放在右腿上，用右手掌心朝内握住脚踝，用拇指指腹每次1~3分钟。然后换右侧。

按摩照海穴，告别咽喉痛

为什么嗓子疼点揉照海穴就会有这么好的效果呢？因为照海穴在奇经八脉中属阴蹻，与足少阴肾经交会，为八脉交会要穴之一，有滋肾清热、通调三焦之功，既补益又清热。点揉这一个穴位既可以调理阴跷脉又可以调理肾经，可谓一举两得的妙法。孙思邈在《千金要方》里称此穴为“漏阴”，就是说这个穴位出了问题，人的肾水减少了，会造成肾阴亏虚，引起虚火上升。像胸膈满闷、嗓子干疼，慢性咽炎，声音嘶哑等临床症状都属于这个穴的治疗范围之内。所以按摩此穴往往会收到立竿见影的功效。不过需要注意的是，在按摩这个穴位的时候，要闭口不说话，感觉到嘴里有津液出现，一定要咽到肚子里去。一般来说，点揉3~5分钟后就会感觉到喉咙里有津液出现，疼痛也会马上随之缓解。

照海与申脉，“更年期综合征”的调理要穴

“更年期综合征”是年过中年的妇女或男人必然出现的生理规律。患者表现为焦虑不安，心烦意乱，头昏意懒，多梦易怒，以及胸闷多汗和血压不稳等一系列症状。消除“更年期综合征”，最简便而有效的办法是按摩内外踝下的照海穴和申脉穴。

实践证明，用手指按摩或强压照海穴能促进激素分泌，缓解情绪不稳，使交感神经和副交感神经的兴奋和抑制达到平衡；按压、按摩申脉穴可使头昏和焦躁不安症状消失。按摩时，首先用拇指按摩两穴约100次，然后用拇指按压两穴30次。一压一松为1次。时间为晨起、中午、晚饭后及临睡前。

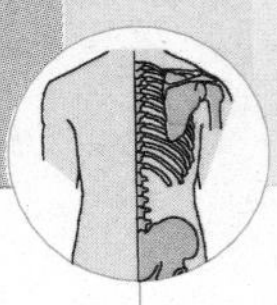

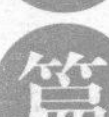

然谷穴

治疗厌食的开胃功臣

随着生活质量的提高，身边患糖尿病的人越来越多了。患糖尿病的人往往对水“情有独钟”，他们总是感到口渴，汉代张仲景在《金匾》中记载：“渴欲饮水，口干舌燥。”《古代疾病候疏义》曰：“……津液消渴，故欲得水也。”所以，中医又称之为“消渴”。在此告诉大家一个辅助治疗糖尿病的穴位——然谷穴。按揉然谷穴不仅可以将他们的心火降一降，更能让嘴里有了很多积液，那样就不怎么想喝水了。同时，合谷穴还可以祛除虚火，治疗咽喉肿痛、不能下咽及失音。除此以外，按揉合谷穴，还可以增强脾胃功能，对小儿厌食症有很好的疗效。

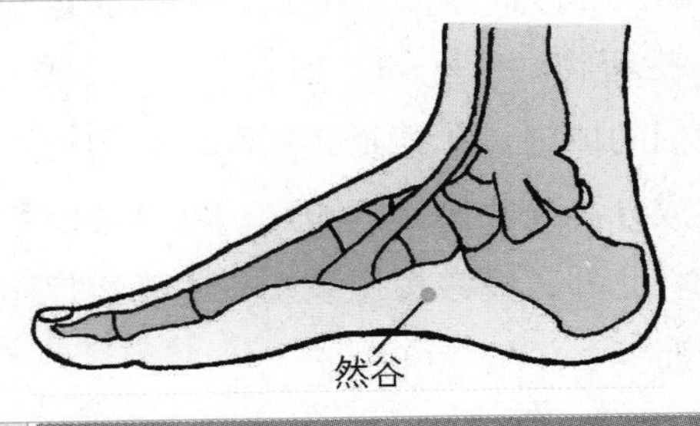

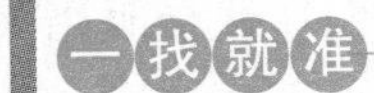

脚的内踝骨的前斜下方2厘米，脚内侧足弓背中部靠前的位置，可以摸到一个骨节缝隙即为本穴。

按摩方法

用双手的大拇指用力按压同侧的然谷穴，当感到有酸胀感时松开，酸胀感退下去后再按。如此反复做10~20次，当酸胀感不易退去即可。长期坚持按摩。

小儿厌食症，按摩然谷食欲大增

中医认为，小儿厌食症主要是由于脾胃功能失调所造成的。因此，治疗时应以调和脾胃，恢复运化功能为主。然谷穴属于足少阴肾经“然谷”之穴，具有“燃烧谷物”的功效。谷物就是我们吃进胃里的食物，燃烧就是消化。因此，按摩该穴可以让人很快产生饥饿感，对小儿厌食症者而言，坚持按摩，

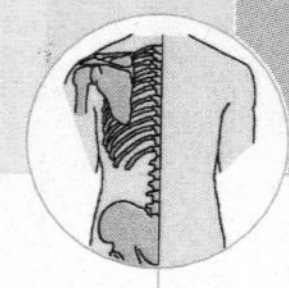

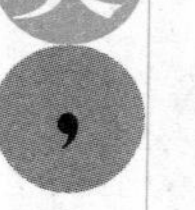

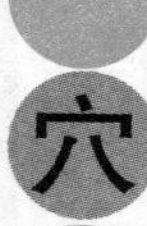

能让其胃口大开，增加食欲。当然了，然谷穴还是一个具有双向调节的穴位，它不仅能够让人产生饥饿感，同时还能治疗过度饮食后的不适。

烦躁口干，按摩然谷心自静

有时夜里烦躁口干，睡不着觉。中医认为，这是由于阴火虚旺所致。遇到这种情况，只要在睡觉前，揉揉然谷穴，就能酣然入梦了。然谷穴是足少阴肾经的荥穴。荥穴属火，肾经属水，然谷穴的作用就是平衡水火。因此如果心火太大，按摩然谷穴就能浇灭心火，使身体不至于太热也不至于过冷。如果总想喝水，心急火旺，一揉然谷穴，就可以用肾水把心火降下来。因此，按摩然谷穴可通过调节气血，把心火降下来，从而解除心烦不安的状况。

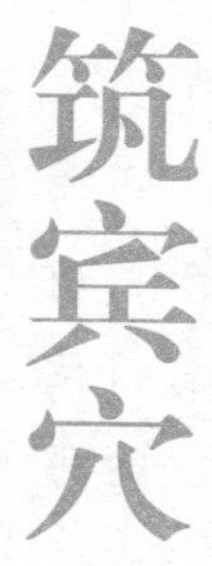

筑宾穴

人体排毒的关键穴位

“是药三分毒”，大家对这句古语都不陌生。医病的过程中，我们往往会服用一些药物。殊不知，在吃药的过程中，一些毒素也遗留到了我们的体内。尤其是我们经常服用的西医药，含有大量的化学成分。经常按揉筑宾穴，可以帮助我们分解其中的一些毒素。此外，经常按揉该穴，还能治疗癫痫、呕吐、脚软无力、疝气。

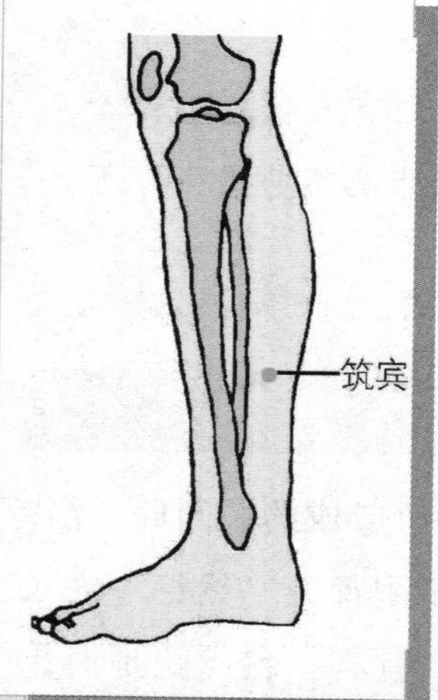

一找就准

将左腿跷放在右腿上，先找到复溜穴，复溜穴直上四指（食指、中指、无名指、小指并拢）处即是该穴。右侧同理。

按摩方法

在小腿内踝骨向上 8 厘米处的骨头边上，按之有疼痛感处即是。采用指压法，施加压力直到感到有些疼，数 5 下，手离开，再重复。

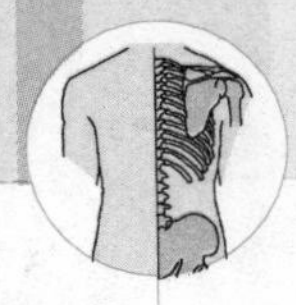

按摩筑宾穴，可治药物中毒

在人体内，毒素最喜欢积聚在有寒湿、瘀血、痰浊多的地方，而筑宾穴就是一个去毒的要穴。筑宾穴最能排除像烟毒及油漆味等空气中的毒气，还可以解吃药后淤积在体内的毒素。所谓“无毒一身轻”，身体里面的毒素被排出去之后，经络通畅，气血运行正常，自然有利于肾脏的调养。

何以解忧，唯有筑宾

饮酒后，若预感到自己可能会恶醉或宿醉，请马上刺激一下足上的筑宾穴。刺激筑宾穴，可以加速酒精的分解使酒精以尿的形式排出体外。筑宾穴在两足同样的位置上，可以同时刺激两足。一侧最少 3 分钟。

复溜穴

调理肾脏功能防诸病

复溜，顾名思义，能够让死水重新流动起来。这个穴位最好的功效就是能够将血液重新流动起来，因此，它治疗瘀血和炎症的效果都非常好，能够治疗慢性腰痛、膀胱炎、前列腺炎、月经不下、水肿以及流产后遗症等疾病。同时，它还是治疗汗证的常用穴位，具有双向调节的功效，既可以发汗，又可以止汗，能够治疗身热无汗、盗汗等。

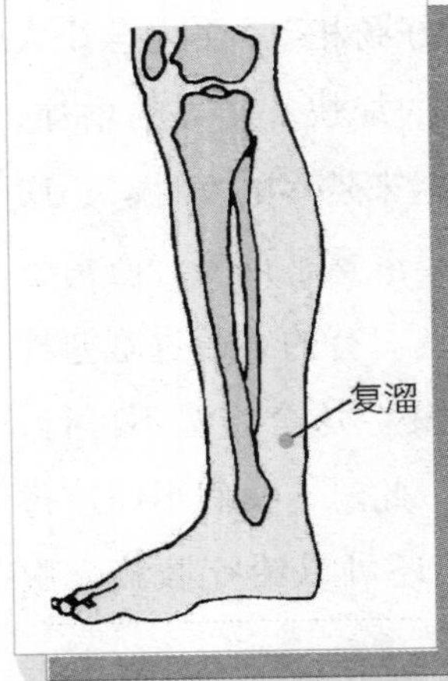

一找就准

足内踝尖与跟腱连线中点（即太溪穴），由该穴上 2 横指即是本穴。

按摩方法

用大拇指指腹由下往上推按。每日早、晚各 1 次，每次 1 ~ 3 分钟。

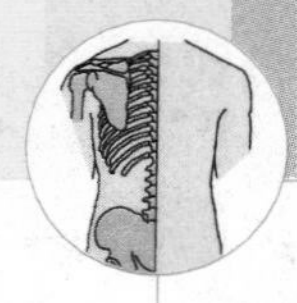

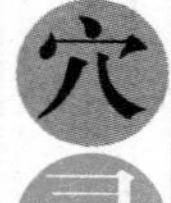

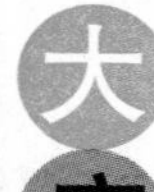

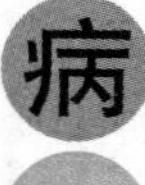

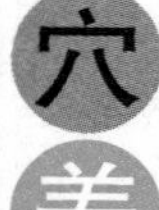

肾虚型水肿，可按复溜穴

导致水肿的原因有多种。中医认为与水液代谢关系最为密切的脏腑是肺、脾、肾，这三个脏器的功能失调是引起水肿的主要原因。针对肾虚型水肿，按摩复溜穴治疗，效果显著。因为复溜穴属足少阴肾经，“复溜”就是让水液重新流动起来的意思。它相当于一道闸门，专门治疗水液代谢失常。刺激该穴具有滋阴补肾的功效，通过按摩该穴可补足肾气，恢复肾功能。肾功能正常了，水液就可正常代谢，水肿自然就会消除。

复溜穴治疗盗汗，敛汗功效佳

盗汗就是睡觉的时候，不知不觉地流汗，一睁眼就不出了。中医认为盗汗多因肾阳不足，心火偏亢，迫津外泄所造成的。遇到这种情况，只要按摩复溜穴，症状就可得到良好的缓解。《针灸甲乙经》称，复溜主治“骨寒热无所安，汗出不休”。同时该穴属足少阴肾经，具有滋阴补肾的功效。因此，按摩该穴可起到滋肾阴、荣筋脉的作用。在治疗时，常与少阴心经的郄穴阴郄一块按摩，治疗盗汗的疗效会更显著。

商曲穴

腹痛便秘可一网打尽

有句话说：“肠美人就美。”肠道是人体吸收营养最大的器官，肠道功能正常、没有便秘的“好肠相”，往往会让人健康又气色好。然而，由于生活节奏的加快，压力的增加，以及不良的生活习惯，便秘开始困扰越来越多的女性。小腹坠胀，脸上的痘痘，感觉身形也浮肿、沉重了许多，心情也跟着糟糕起来了……便秘问题不可小视。有的人通过吃寒性的食物使自己拉稀，想以此来治疗便秘。这个方法不可行，久而久之，会对身体造成更大的损伤。此时，我们不妨按揉商曲穴。除了治疗便秘外，商曲穴，还可以治疗腹痛、腹泻、消化不良。

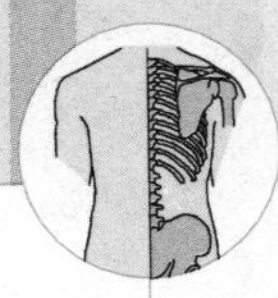

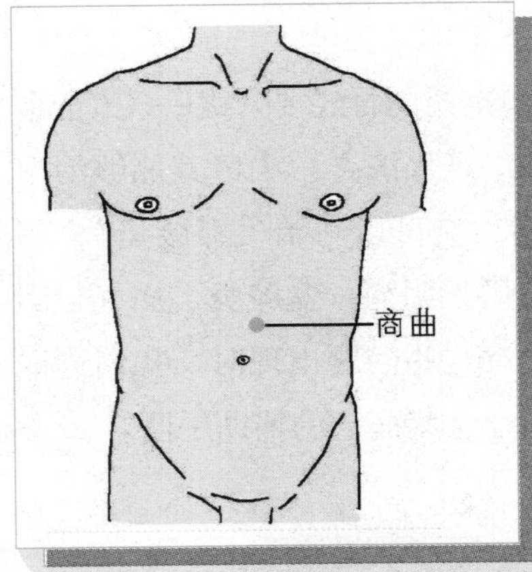

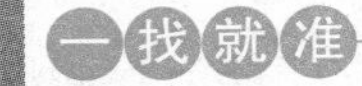
一找就准

仰卧，肚脐上3横指处，再旁开半横指处即是。

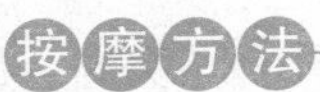
按摩方法

双手的食指放在同侧的穴位上按压1～3分钟，每天早、晚各1次。

商曲穴扼守要道，治疗腹痛效果好

在《神雕侠侣》这部小说中，在一次鸠摩智与慕容复打斗，提到了腰间“脊中穴”和腹部的“商曲穴”两个穴位，小说是虚构的，但穴位却是真实存在的，商曲穴在肾经这条经络之上，由于这个穴位的位置在腹部，所以这是一个治疗腹痛的常用穴位，当然了，腹部的穴位很多，之所以要选择这个穴位也是有原因的，实际上腹部的经络，是一个多层次的空间结构，其全息影像酷似一个浮在前腹壁上的神龟，而颈部刚好从两个商曲穴处伸出，因此，这个穴位如同扼守咽喉要道的卫士一般，正是这个原因，决定了很多腹部疾病，尤其是腹痛，都会经常用到这个穴位。

按摩商曲穴可通便秘

在武侠小说里边，被人踢中腹部是件不得了的事情，因为肚脐上边一点的商曲穴，是全身的死穴之一。商曲穴是不是死穴我们不得而知，但被人击中腹部后翻江倒海的感觉，恐怕不少人都尝试过，不过商曲穴在身体之中的真正作用，除了治疗腹痛之外，治疗便秘也是常用功效之一，腹部以大肠小肠等消化器官为主，而便秘又和这些器官紧密相关，这就决定了大多数腹部的穴位，都具有治疗消化性疾病的功效，商曲穴自然也不例外，另外在中医里边，肾虚常常是导致便秘的一个重要原因，因此用商曲穴来治便秘无论从哪个方面来说都是说得通的，临床实践也证明了它是一个非常优秀的“肠道专家”，因此，如果您患有便秘等疾病，不妨向这个“专家”求助。

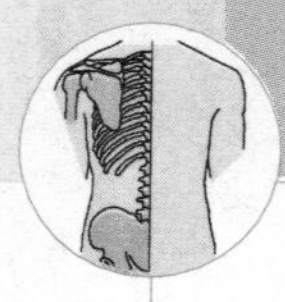

横骨穴

阳痿遗尿遗精找横骨

横骨穴，自古是中国医家们重视的肾经要穴之一。《千金要方》中记载它能够治疗脱肛，《普济方》中曰其能够治疗“五脏虚竭”，《席弘赋》则指出它可以“治气滞腰痛”，等等。在现代中医中，它常常被用于阴痛、盆腔炎、疝气、阴道炎、遗精、阳痿等疾病。当有这些问题出现时，我们可以在家中经常按揉该穴，作为治疗这些病症的辅助手段。

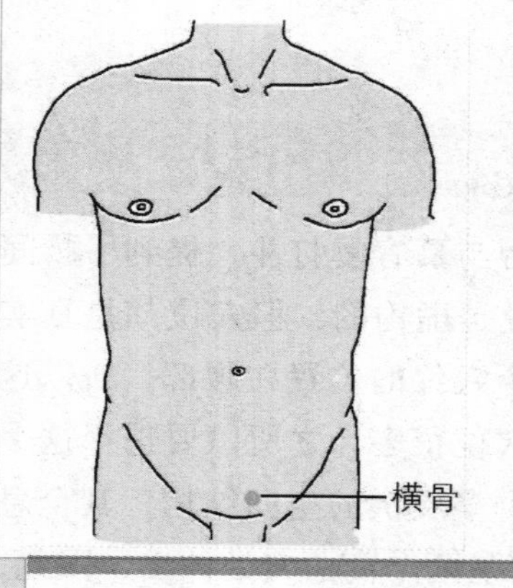

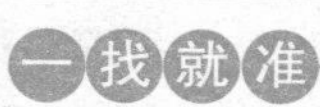

仰卧，肚脐下7横指处，再旁开半横指处即是（耻骨上缘）。也可沿骨盆上口边缘向正中摸，至耻骨联合上缘与前正中线交点，旁开量半横指，按压有酸胀感处，即为本穴。

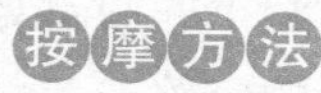

用右手的四指轻压揉摸同侧的横骨穴1~3分钟，每天早、晚各1次。

按摩横骨，阳痿可除

导致阳痿的病因很多，传统医学认为，阳痿一证，肾阳虚者居多。《景岳全书》中记载：“阳痿者，火衰者十居七八，火盛者仅有之耳。”此种情况按摩横骨穴具有辅助调理治疗的作用。因为横骨穴属足少阴肾经，刺激该穴具有清热除燥的作用，同时横骨又为冲脉交会穴，冲为“十二经之海”。因此按摩横骨穴可使经气直贯病位。按摩该穴治疗阳痿，通常要与关元、肾俞、志室、大赫等穴搭配进行。

按摩横骨穴，遗尿困扰可解

中医认为，遗尿主要是由于虚寒所引起的，尤其是肺脾肾虚，三者的功能失常是导致遗尿的重要原因。遇到这样的情况，按摩横骨穴，对遗尿具有

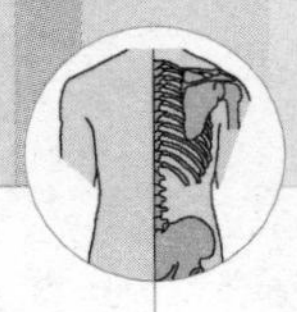

良好的治疗效果。因为横骨穴属足少阴肾经，按摩该穴具有补充肾气，壮阳的功效。同时肾与膀胱相表里，肾阳气足则膀胱固摄有权，开合有度。从而可对遗尿产生治疗作用。需要注意的是，要坚持长期按摩才有疗效，否则疗效不是很明显。

大赫穴

治疗早泄遗精特效穴

《甲乙经》中记载，大赫穴能够治疗“男子精溢，阴上缩”，“女子赤淫”。《千金方》中也记载到大赫穴能够治疗“女子赤淫”，“男子虚劳失精，阴上缩，茎中痛”。经常按揉大赫穴可以治疗生殖疾病，如遗精、阳痿、月经不调等。没事的时候，多按揉这个穴位对人体有很好的保健功效。

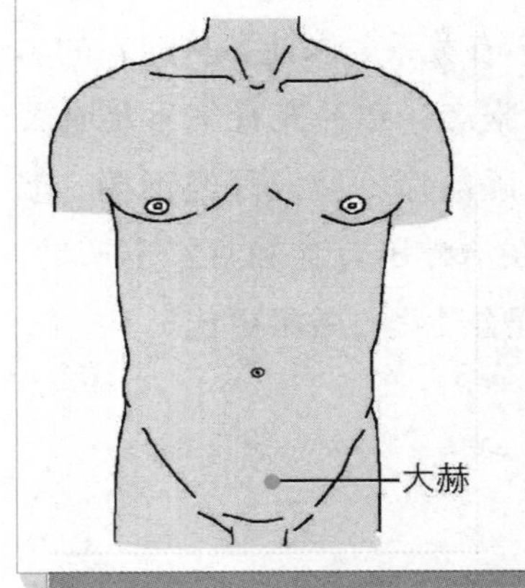

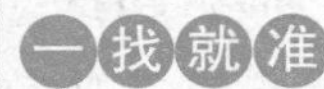

采用仰卧的姿势，从肚脐到耻骨上方画一线，将此线五等分，从肚脐往下4/5处的左右一指宽处，即为此穴。

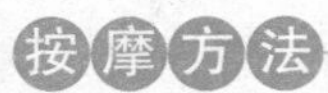

用双手除拇指外的四个手指轻压揉摸该穴3～5分钟，每天早、晚各1次。

按摩大赫穴，可治疗早泄

早泄是男性的难言之苦。有统计表明，30%的男性均遇到过早泄问题，因此早泄是很普遍的现象。早泄问题虽然不大，却会导致性生活质量下降，甚至引起阳痿等其他性功能障碍，因此应引起重视。发生早泄时，只要按摩大赫穴，就可有效地进行调节治疗。因早泄主要是由于阴虚火旺所造成的，而大赫穴具有散热泻火等功效，所以，刺激该穴可有效泻除体内的虚火，达到良好的治疗作用。

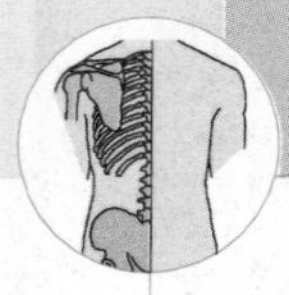

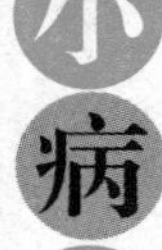
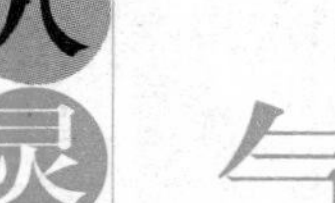
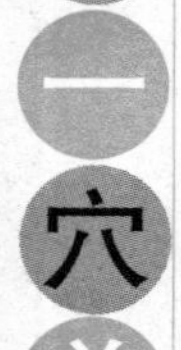

宫颈有炎症，大赫和横骨堪比妇科千金片

现代女性患宫颈炎的比例越来越高，按摩大赫和横骨便可调理这种疾病。因为宫颈炎属胞宫与肾的范畴，五行属水，大赫和横骨五行属火。宫颈炎是阴部气血有浊毒，就像是烧水的水壶遭湿气而发霉一样。五行属火的大赫和横骨，能用自己的火力，烧热水壶，化掉长出的霉，从而消掉宫颈部的炎症。按揉大赫和横骨时，配合听一些欢快的曲子，能让你的手指随着曲子的节奏，按揉得更均匀。另外需要注意的是，您在治疗慢性宫颈炎期间，一定不要同房，否则炎症难以治愈。

气穴

月事不调按气穴调节

说到气穴的功效，从名字看它就与气有关，肾主纳气，肾气归聚的地方就在该穴。气穴，还被人称之为胞门、子户，这两个名字都与孕育、生产有关系。因此，从气穴的名字我们就可以看出它的功效与胞产，和补充肾气不足有关系。因此，经常按揉气穴，可以治疗不孕、月经不调、崩漏、小便不利等疾病。同时，在治疗不育症和月经不调时，与气海、肾俞、三阴交、商丘配合使用，效果更佳。

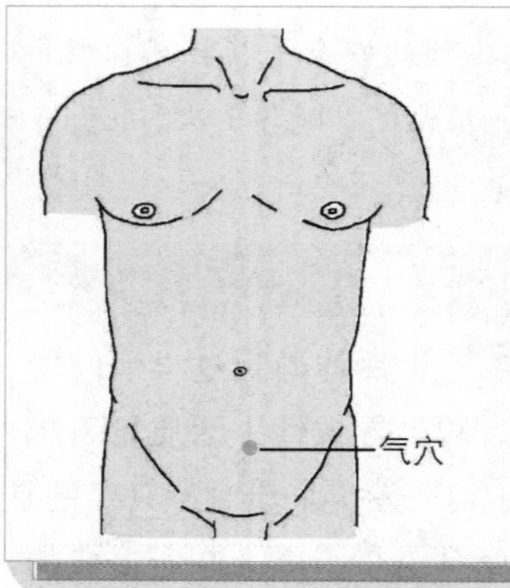

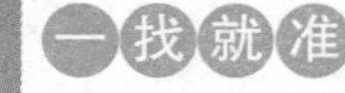

肚脐下4横指，旁开半横指（拇指）处即是。

按摩方法

用右手除拇指外的四指头轻压揉按该穴1~3分钟，早、晚各1次。

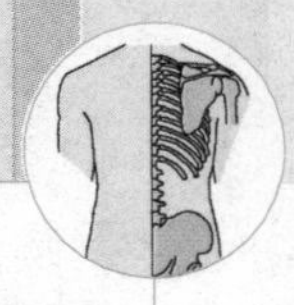

气穴守卫宫胞，治妇科病效果好

人体的不同部位是不同的穴位负责管理的。比如宫颈这个地方，是一个名字叫气穴的穴位负责的。气穴，又叫胞门、子户，位于肚脐下3寸，前正中线旁开0.5寸处，是足少阴肾经上的穴位。既然负责管理宫颈，自然宫颈糜烂、宫颈囊肿之类的毛病它都能治。若能够再配上气海、气门按摩，则疗效更佳，之所以选用这几个穴位来治疗妇科疾病，是因为此三穴均位于脐下小腹部，贴近子宫及生殖器官，相当于这些组织器官的守卫一般，所以在治疗妇科疾病方面，自然技高一筹。

按摩气穴，治疗月经不调

很多女人虽然有月经不调的经历，却认为不是什么大病就忽略了，但实际上，月经不调对女性的伤害是非常大的，严重时还会导致闭经。因此，女性要及时改善好月经不调，为什么要按摩该穴呢？月经不调的病变部位在肾脏及冲任二脉。气穴是肾经上的重要穴位，同时还是冲脉与肾经的交会穴。刺激该穴，在调肾的同时，也能补益冲任。因此，对于妇女月经不调者，有良好的调理和保健效果。

神封穴

丰胸胸胁支满点神封

咳嗽，很多人都认为是小问题，不足为虑，因此，对此并不在意，即使自己在经常不断地咳嗽，也懒得理会。然而，恰恰是像咳嗽这种不起眼的小疾，却有可能诱发隐藏在人体中的大病。长时间的慢性咳嗽往往引起支气管或是肺部的疾病。当然，咳嗽，看似简单，也不是容易治疗的疾病。此时，我们不妨按揉中医中治疗咳嗽的重要穴位——神封穴。除了治疗咳嗽外，还对气喘、呕吐、不嗜饮食等疾患具有良好的治疗效果。

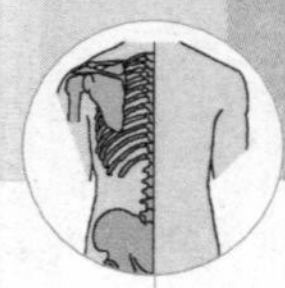

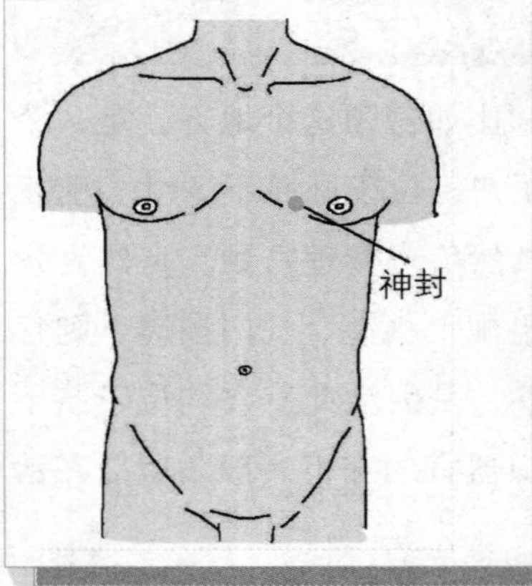

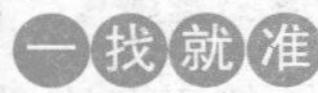

仰卧位。在平乳头的肋间隙（即第4肋间隙）中，由前正中线两旁开量3横指，按压有酸胀感处，即为本穴。

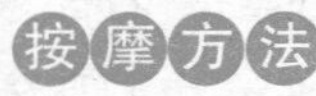

将双手四指并拢，轻按在同侧的神封穴上，一按一放，持续按摩1～3分钟。

神封穴，能够丰胸的神奇要穴

随着审美观念的转变，丰胸已经成为一种时尚。娱乐圈中很多女星都通过胸部整形让自己的身材变得凹凸有致。不过，也有一些爱美人士害怕开刀、流血，他们不是通过整形手术来实现胸部的“成长”，而是选择了一种更为安全的丰胸方式——穴位按摩。神封穴就是这么一个神奇的丰胸穴位，倒也不辜负了其“神封”之名，按摩这个穴位丰胸，通常要配合乳根穴，膻中穴等穴位，方能起到良好的丰胸效果。

按摩神封穴可治胸胁支满

胸胁支满，就是胸及胁肋部支撑胀满。《素问·缪刺论》：“邪客于足少阴之络，令人卒心痛，暴胀，胸胁支满。”由此可知，本病是由于肾经受到邪气侵袭，而导致经络受阻所致。而神封穴位于胸部，隶属于足少阴肾经，肾经循行经过胸部。因此刺激该穴能有效地缓解胸胁支满等胸部不适症状。按摩这个穴位时，配合阳陵泉穴、肝俞穴，还具有疏肝利胆、镇静止痛的作用，一起按摩疗效会更明显。

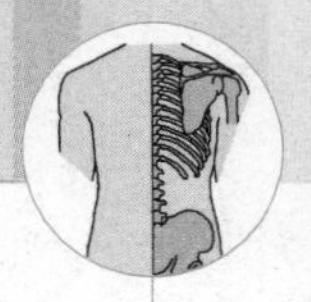

肓俞穴

远离便秘治疗偏头痛

《大成》中记载肓俞穴能够"治腹切痛、寒疝、大便燥"。《甲乙经》中记载其能够"治大肠寒中，大便干，腹中切痛"。当腹部受凉，感到腹部切痛；或是腹中胀痛；或是大便干燥，排便不畅时，我们可以按揉腹部的肓俞穴。除了治疗肠胃病外，还可以治疗月经疼痛。但不要在月经期间按压。

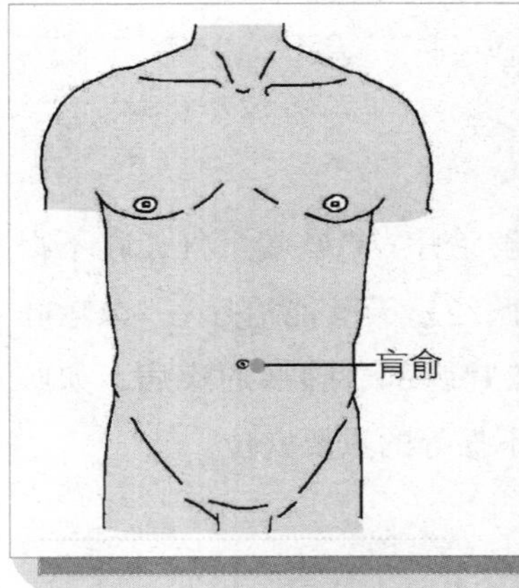

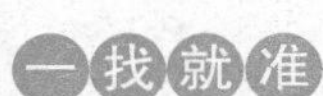

脐中旁开半横指（拇指）。

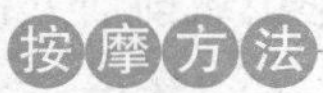

深吸气，让腹部下陷，用中指指尖稍出力按揉，有热痛的感觉。每天揉按 1 ~ 3 分钟，每天早、晚 1 次。

单压肓俞，一穴搞定偏头痛

中医根据头痛的部位来探寻其发生的根本原因，按照经络的运行线路：后头痛伴有颈部发僵，与膀胱经有关，可能是受寒了；前额头痛，与胃经有关，可能是贪食冷饮、寒凉所致；巅顶头痛，与肝经有关，过度生气后常发此症……偏头痛则与肾经、冲脉、胆经、三焦经等经络有关。偏头痛发作时，自己动手疏通这些经络，会有立竿见影的效果。如果是肾经或者是冲脉所致的偏头痛，单按肓俞一穴便有很好的调理效果。因为该穴为冲脉与肾经的交会穴，因此可以调理偏头痛。

指压肓俞，远离肾虚便秘

去看中医的时候，总要问到大小便的情况。尽管近乎隐私，但是不能不问。因为大小便的情况对人体来说实在是太重要了。既然大小便的情况这么

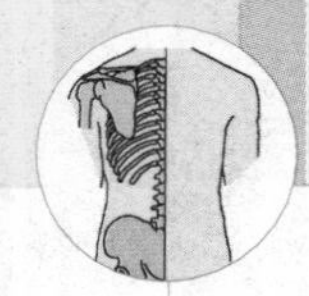

重要，那么如果出现问题，从什么地方入手呢？《素问·金匮真言论》说肾“开窍于二阴”，二阴正是大小便出来的通道，大小便的问题可以从肾的角度来考虑。有时我们看到影视剧中有的人还会吓得大小便都失禁，这是为什么呢？这是因为恐惧伤肾，导致肾控制二阴的能力下降。现实生活中也会出现类似的情形，比如有的便秘患者，不仅大便干燥，还伴有小便淋沥，这就是肾虚的缘故，这种情况下，按摩肾经上的肓俞穴，即有很好的调理效果，按摩肓俞穴，实际作用补肾，通过补肾来调大便干燥，小便淋沥的问题，可谓一箭双雕。

俞府穴

久咳气喘厌食有良效

《甲乙经》中记载俞府穴能够治疗：“咳喘上气，喘不得息；呕吐胸满，不得饮食。”《循经》云其能治疗：“久嗽吐痰。”因此，俞府穴是中医中治疗胸部、肺部的疾病，如咳嗽、气喘、胸痛、呕吐、食欲不振等的重要穴位。

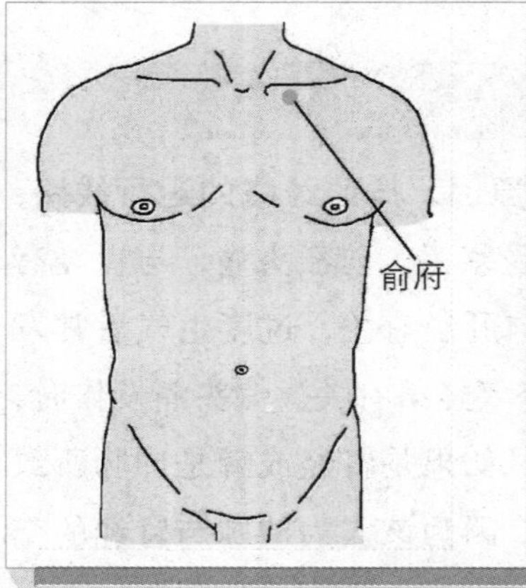

一找就准

正坐或仰卧，在锁骨下可触及一凹陷，在该凹陷中，前正中线旁开量3横指，按压有酸胀感处，即为本穴。

按摩方法

用双手的拇指指尖垂直揉按同侧的俞府穴3~5分钟。早、晚各1次。

按摩俞府穴治疗脚心发凉

脚心发凉大多是因为气血循环不畅，到达不了脚底所造成的，坚持按摩俞府穴对于治疗脚心发凉很有效。俞府穴是足少阴肾经经穴。肾经循行是从

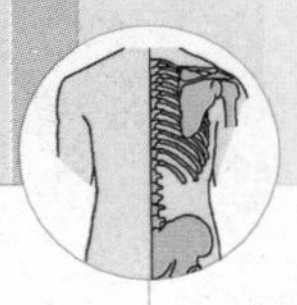

脚走到头的，从穴位上讲，是起于涌泉穴，止于俞府穴。因此，按摩俞府穴，可疏通经络，调节肾经气血循环，把肾经上部的气血输送到脚部，脚部的气血通畅了，脚心就会发热，从而告别脚心发凉的状况。因此，经常按摩俞府穴，可使脚心冰凉的状况得以明显改善。

按摩俞府穴治疗食欲不振

有些人总是食欲不振，饿了也不想吃饭，或是总感觉倒不上气来。遇到这种情况时，按摩俞府穴，可有效促进食欲，解除不适症状。中医认为，上述症状多因肾气不纳，即肾气不足造成的。而俞府穴是肾经要穴，是人体足肾经与手心包经交会的地方，是肾气传输聚合的地方。因此，经常按揉俞府穴，能很好地调动肾经的气血，把肾经的气血调到上边来，肾经气血充足了，不适症状自然也就消除了。所以，当您食欲不振时，多揉一揉俞府穴，您就能吃嘛嘛香了。

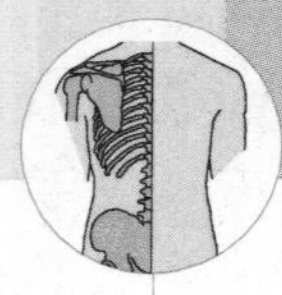

第九章

手厥阴心包经：心之大主守护神

手厥阴心包经

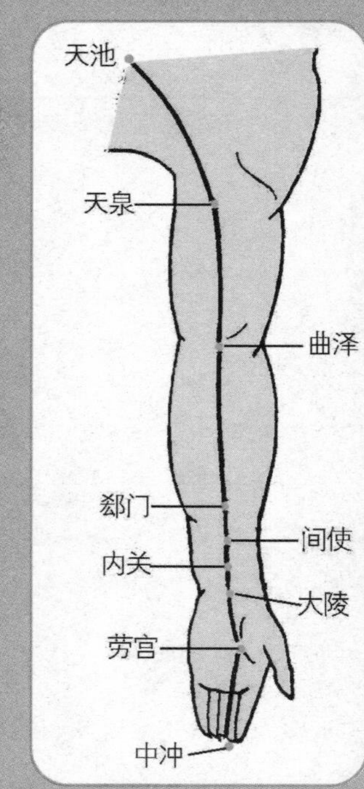

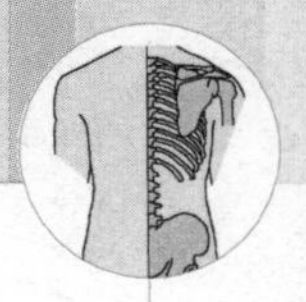

天池穴

防治乳腺增生缓胸闷

乳腺增生是最常见的乳房疾病，也是乳腺疾病中发病率最高的。对这种疾病如果控制不好可以引发其他乳腺疾病，因此有的女性每日恐惧不安。其实，女性患有乳腺增生、乳腺炎等疾病，就是在这心包经和肝经交接处有些淤阻，这个地方正好是天池穴，因此，没事的时候，要多按揉该穴。同时，多揉揉该穴，捋捋心包经，还可以很好地防止乳腺疾病。除了治疗乳腺增生外，按揉该穴对胸闷、气喘、心烦、腋腺炎、乳房炎、肋间神经痛、咳嗽也有很好的调理和保健功效。

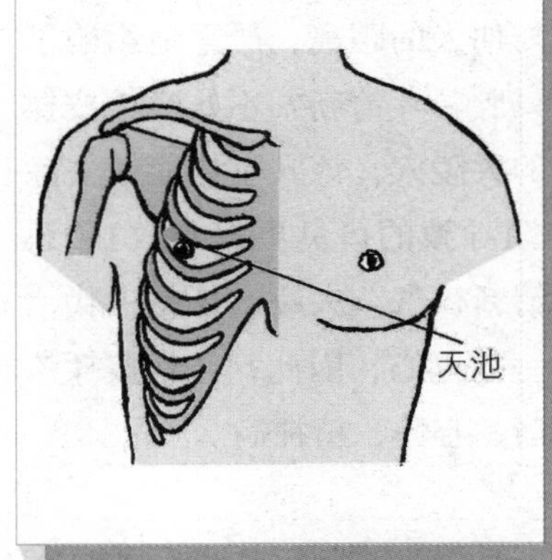

一找就准

仰卧位。自乳头沿水平线向外侧旁开量1横指，按压有酸胀感处，即为本穴。

按摩方法

将手掌伸开，用掌心轻轻按揉天池穴，每次3分钟，最好有微热的感觉。

按摩天池穴防治乳腺增生

中医认为，乳腺增生多因肝郁引起的，年轻气盛或忧思过度，会导致肝失疏泄。肝火得不到宣泄，就会郁积在体内，使气血凝滞。乳房气血不畅，必然引起胀痛和肿块。天池穴是心包经上的重要穴位。它与肝经、胆经等许多经络相通，当人体气郁时，火气会循肝经和胆经而窜到心包经上来。肝经与心包经其实是一条经，只不过名称不同，二者同属厥阴经。因此肝经堵了，心包经也会阻塞，而按摩天池穴，有利于疏通淤血、化解浊气，对于乳腺增生，具有很好的防治作用。

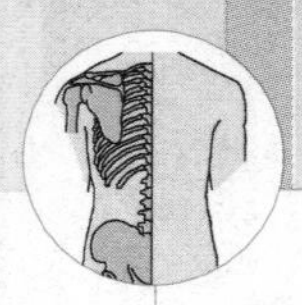

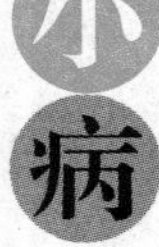

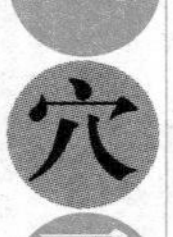

按摩天池穴可缓解胸闷

中医认为，胸闷多因气机瘀滞所引起的。天池穴位于胸部，是心包经的首穴，心包经的气血都从此源源不断地向下流，同时浊气也顺着经络污染身体。因此，如果心包经的经气受阻，气血不通，浊气首先会在该穴淤滞，导致这里的浊气无法排出。遇到这种情况时，不妨试着按摩天池穴，可使情况获得好转。因为，刺激天池穴，具有宽胸理气之功效，能够尽可能地把源头的浊气排出。这样一来，淤积的浊气排出去了，胸闷的状况自然也就缓解了。从而达到治疗的目的。

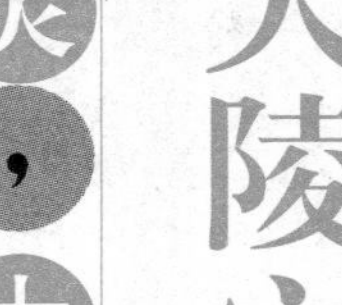

大陵穴

守护腕关节除烦治失眠

口臭，虽然不是严重的疾病，然而却是让自己尴尬的事情。因为它存在，疏远了我们与他人的距离，严重地影响了生活质量与社会交际。怎样还口腔一片清新？不妨经常按揉具有清心降火、清除口臭功效的大陵穴，该穴不但能够去除口臭（尤其对因心血管瘀血瘀阻导致的口臭更加有效），还能预防口臭的发生。除了能够清新口气，大陵穴还是古代治疗癫狂等精神患的十三鬼穴之一的鬼心，因此，经常按揉该穴还能治疗头痛、失眠、心闷痛、心悸、精神病。

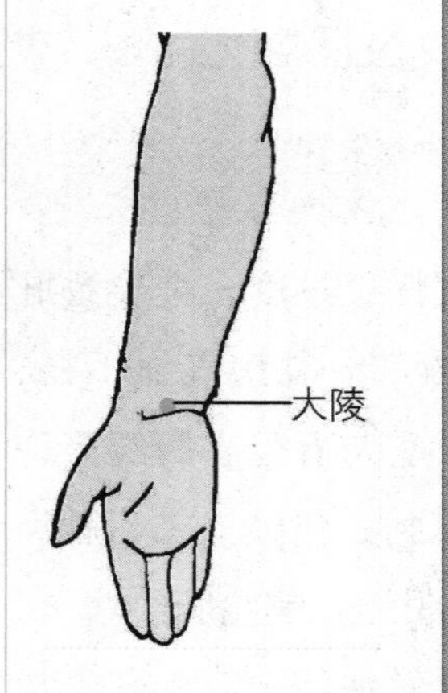

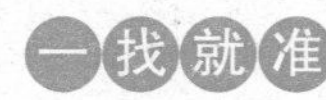

一找就准

伸肘仰掌，微屈腕握拳。在掌后第 1 横纹上，可触及两筋（手臂内侧可触摸到的两条索状筋，握拳用力屈腕明显可见），在两筋之间的凹陷中（相当于腕掌横纹的中点处），按压有酸胀感处，即为本穴。

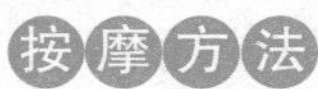

按摩方法

用右手大拇指用力按压左侧大陵穴，以有酸、胀的感觉最佳，每次按摩的时间最好不要少于 3 分钟。然后换右侧。

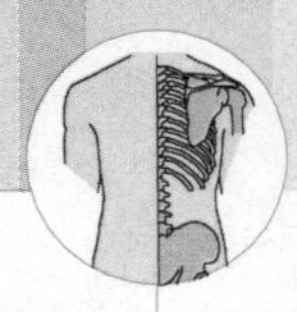

腕关节受损，大陵与阳池皆是护腕将军

关节是身体当中活动最多的地方，也是最容易磨损的地方，在当今这个社会，关节，尤其是手腕，受伤的概率更大。为什么？您有几天是不摸鼠标、键盘、手机屏幕和电视遥控器的，真说起来，恐怕没几天，这就导致了腕关节的过度使用，而患上了“鼠标手”等腕部疾病，患上腕部疾病怎么办？按摩大陵效果尚佳，可多揉，至于原理，跟就近取穴有关。如果再配上阳池穴，那就更是如鱼得水了，为什么要选择这两个穴位来调理腕关节呢？在中医中，许多穴位是两两相对、互相匹配的。阳池穴和大陵穴就是这样一对穴，都在手腕上，一前一后保护着腕关节，在选择穴位时，自然也不能厚此薄彼。

按摩大陵穴，可防治失眠

失眠谁都会碰到，长期失眠时，按摩大陵穴能够帮助我们缓解失眠症状。虽然它不是心经上的穴位，但它是心包经上的穴位，心包在心脏的外面。我们说这个人翻来覆去睡不着觉，那就是有烦心事了，五心烦扰。心不舒服，心包往往首当其冲，代心受苦。所以，按揉心包经上的大陵穴，对失眠的朋友非常有帮助。

内关穴

保护心脏止呃按内关

心血管疾病无疑是危害老年人健康的第一大杀手。除了病发后积极治疗外，“未病先防”也显得格外重要。包心经是“代心受过”，因此，如果能将包心经上的“邪”祛除了，那么心的君主也就高枕无忧了。在包心经上有一个重要的穴位——内关穴（通往内脏的重要穴位），单从名字上也可以出它的重要作用。它是心脏的“保护伞”，能够防止心脑血管疾病。除了预防心脑血管疾病，内关穴还能缓解头痛、胃痛、失眠、恶心等疾病。

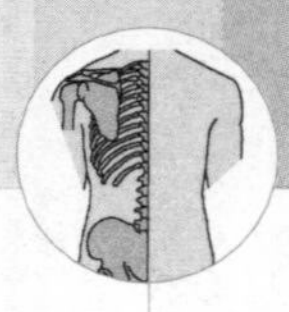

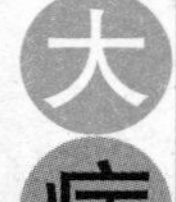

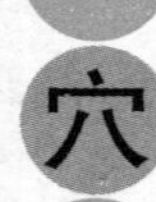

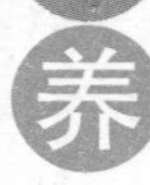

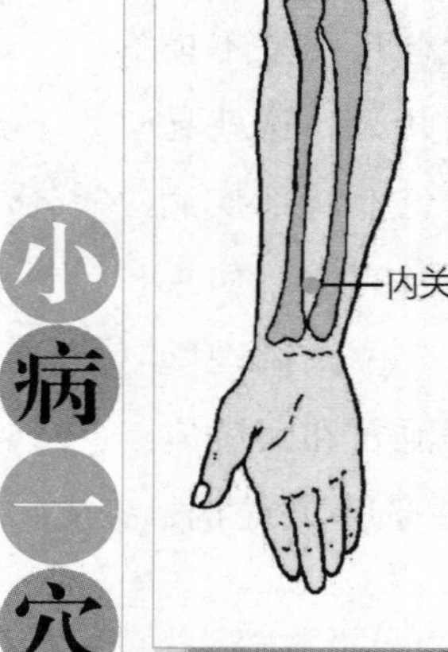

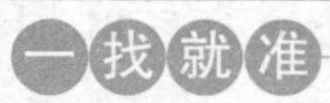

一找就准

伸臂仰掌，微屈腕握拳。从腕横纹向上量3横指，在掌长肌腱与桡侧腕屈肌腱（手臂内侧可触摸到的两条索状筋，握拳用力屈腕明显可见）之间的凹陷中，按压酸胀感处，即为本穴。

按摩方法

❶ 用大拇指指腹紧紧按住内关穴，按摩2～3分钟，直到产生酸、麻、胀的感觉。

❷ 找一个胶带贴一粒米在内关穴上，在空闲的时候，再按压几下。

按摩内关，可治呃逆

呃逆也就是我们常说的打嗝症状。中医认为，呃逆的发病部位主要在中、上焦，多数是由于胃气上逆犯膈而引起的。不管何种原因造成的呃逆，按摩内关穴均具有良好的疗效。内关穴为心包经的络穴，又是八脉交会穴之一，具有宁心、安神、宽胸、和胃、降逆、止呕的功效。

内关穴，心脏的保护神

内关穴是手厥阴心包经上的穴位，它是守护心脏的一个重要关口，内关穴的功效非常强大，凡是跟脏腑有关的疾病，都可以通过内关穴来解决。因此长期按摩该穴，不仅能调治心脏出现的问题，还能防治多种疾病。需要注意的是：如果身体比较虚弱，没精打采，就别揉内关穴，因为容易耗费气血。

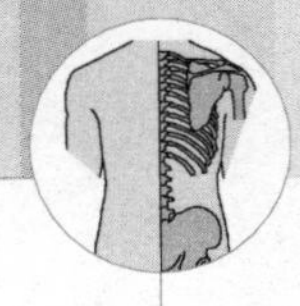

曲泽穴

宁心安神止吐曲泽助

中医认为，心是“君主之官”，当然不能受邪，但总要有人“代君受过”，就是心包了。曲泽穴是心包经的合穴。按揉曲泽穴，能够对心包经、心脏的整个脏器进行调节。它还是心脏的“定心丸”，能够治疗心痛、心悸、心肌炎等心脏疾病。同时，按揉该穴，还能将心包经里的气血直接供到肠胃上去，从而治疗急性胃痛、肠胃炎等疾病。

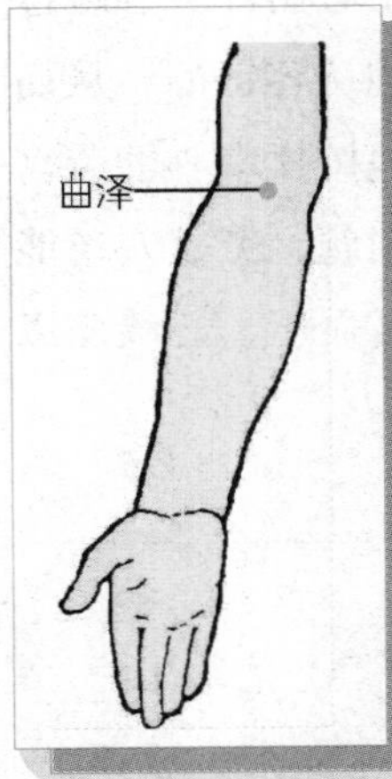

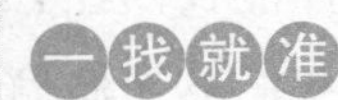

一找就准

伸肘仰掌，肘部稍微弯曲。在肘弯里可摸到一条大筋（即肱二头肌腱），在其内侧（尺侧）肘弯横纹上可触及一凹陷，按压有酸胀感，即为本穴。

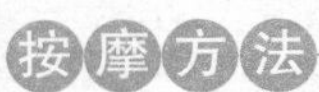

按摩方法

用大拇指的指尖垂直压按该穴 1～3 分钟，早、晚各 1 次。

曲泽穴，治呕吐效如神

曲泽穴为手厥阴心包经合穴，有治疗呕吐的功效，遇到呕吐时，一揉就会见效。《灵枢·顺气一日分为四时》中说：“病在胃及以饮食不节得病者，取之于合。”由此可知，曲泽穴是心包经的合穴，“合主逆气而泄”，“病在胃及饮食不节得病者，取之合”，说明合穴对胃病及上逆性病症有独特的治疗作用。因此坚持长期按摩该穴，对于呕吐、胃痛、泄泻（急性肠胃炎）等肠胃疾病，均具有良好的调理和保健作用。

按摩曲泽穴，可缓解心绞痛

长期从事脑力劳动、工作紧张和压力大的人，就会“劳心思虑伤心脾”，导致气阴两虚、瘀血阻络而引发心痛。遇到这种情况，按摩曲泽穴有很好的治疗效果。因为曲泽穴是心包经上的合穴，合治内府，内府一般指胆、胃、

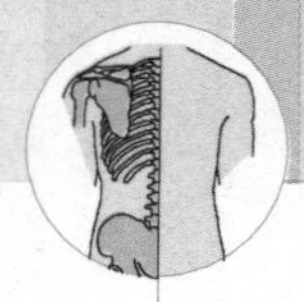

大肠、小肠、三焦、膀胱，当它们出了问题，通常都要通过相应的合穴来治疗。实际上，心包经也属腑，心包出了问题，也可以用心包合穴来治疗，所以心绞痛之类的心脏病变，曲泽穴很内行，经常按摩该穴，不仅可调治心脏疾病，还可对心脏起到保健的作用。

劳宫穴

手心多汗失眠掐劳宫

“怯场”，对我们可是不陌生。一些人参加考试或是面试，或是参加一些重要的场合，往往会紧张得手心出汗、心跳过速，不能正常地发挥。怎样才能找回往日的从容镇静，从而发挥得更加出色呢？这时，我们不妨偷偷地按揉掌心的劳宫穴，缓解紧张情绪。除了帮我们解决怯场问题，劳宫穴还能帮我们解决很多其他问题，如手部瘙痒，高血压、心绞痛以及手指麻木，等等。

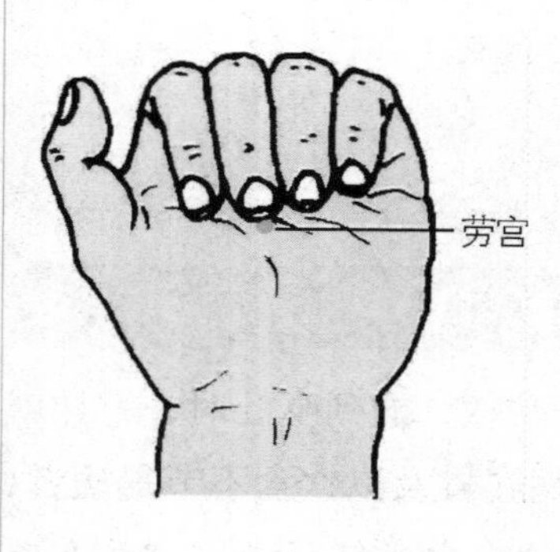

一找就准

握拳屈指。中指尖所指掌心处，按压有酸痛感，即为本穴。

按摩方法

用右手大拇指的指尖按揉左手的劳宫穴30~50次。然后换右侧。

按摩劳宫穴可治疗手掌多汗症

祖国医学认为，汗液为心火动心阴，在手掌蒸腾而出，人在紧张、焦虑时，手心出汗明显，在中医属于心神不安，心火妄动而引起的。遇到手心出汗较多时，只要按摩劳宫穴就可使出汗症得到缓解。因为汗为心之液，而劳宫穴属手厥阴心包经，为心包经的“荥穴”。荥主身热，因此，手心多汗时按摩劳宫穴，能够从根本上安定心神，清降心火，从而可有效地缓解手心出汗症。

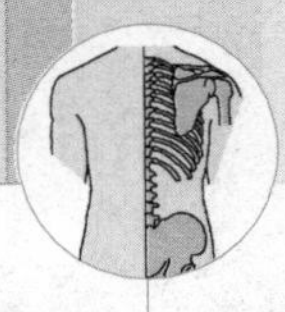

按摩劳宫穴可治疗失眠

有一些人，越到晚上越精神，五心烦热（指两手两足心发热，并自觉心胸烦热），睡觉时，也要将手脚伸到被子外面，这是典型的阴虚火旺之症。说明你的气血此时仍然在身体的末端，而没有回流到你的肝脏进行解毒。这个时候，用劳宫配合神阙治疗效果最好，劳宫穴的一个重要的作用就是清心火，劳宫劳宫，劳作累了就要回到宫殿里休息，五心烦热用劳宫，正当其用。而神阙就是我们最原始的宫殿。所以两穴配合，对付失眠极为有效。

按摩方法是将双手交叉叠放在肚脐眼上，用手心的劳宫穴，对准肚脐进行按摩（手与肚皮之间相贴，不作相对运动），男顺时针，女逆时针。直到完全睡着了为止。

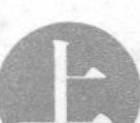

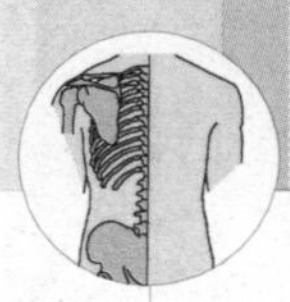

第十章

手少阳三焦经：疑难杂症，三焦来调理

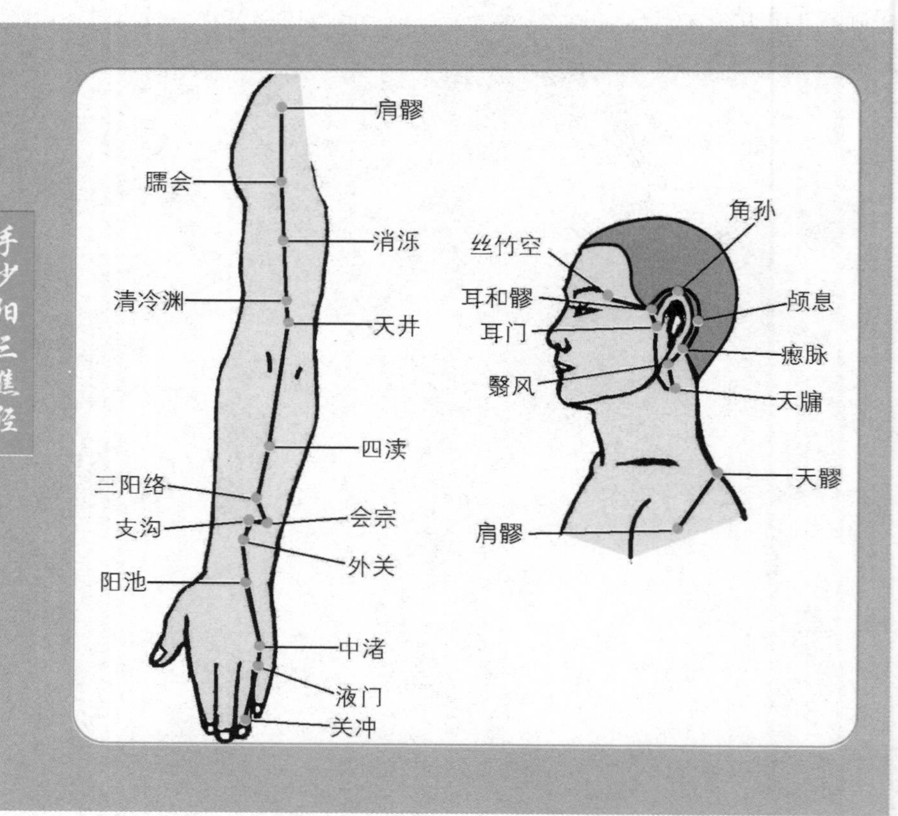

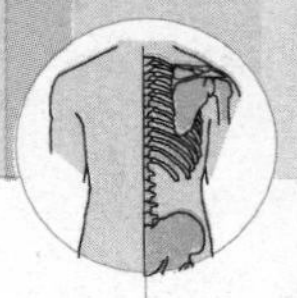

关冲穴

缓解口干溃疡压关冲

关冲穴是三焦经上的第一个穴位。可治疗咽喉痛、口干、头痛等各种头、面部上的疾病，如果心里堵得慌、晕车，按摩该穴都有效果。不仅如此，关冲穴对于中年女性的更年期症状，也具有良好的调理作用。一般女性从40岁左右开始，就会逐渐出现生理性衰退、体内雌激素分泌减少的情况，全身受雌激素控制的皮肤、黏膜、肌肉、血管、神经等组织和器官也会衰退，并出现多种更年期综合征症状，如心慌气短、心律不整、胸闷不适、血压波动、情绪易受影响、焦虑、失眠、多疑、消沉抑郁、注意力不集中、性欲减退等。此时，女性朋友只要坚持每天按摩关冲穴，就可很好地缓解更年期症状。

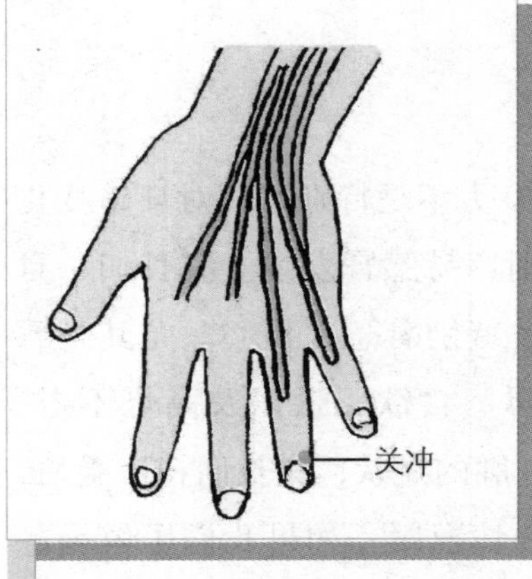

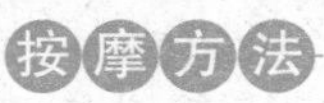

一找就准

仰掌虚握拳。沿手无名指指甲底部与无名指、小指（尺）侧缘引线（即掌背交界线，或称赤白肉际处）的交点处，即为本穴。

按摩方法

弯曲大拇指，用指甲尖掐按该穴。先左后右，每天早、晚各掐按1次，掐按时间为1～3分钟。

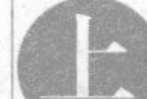

口腔有溃疡，关冲可帮忙

很多人容易在嘴唇里长溃疡，跟肝火过旺有很大的关系，为什么这么说呢？因为足厥阴肝经的一条支脉从眼睛附近出发，向下经过脸颊，然后“环唇内”。所以肝火过旺，自然也就容易长溃疡了。这个时候，按摩关冲穴有很好的治疗效果，因为关冲穴是手厥阴心包经和手少阳三焦经在脉气

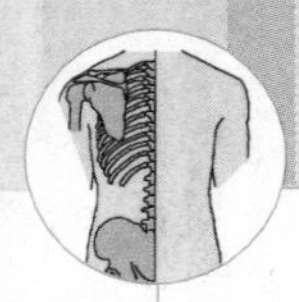

交接的地方，而足厥阴和手厥阴同属厥阴之脉，同气相求，厥阴经的气血也是相通的。肝经有热、肝胆火旺的时候可以用关冲来泻肝火，重刺激这里就相当于吃了牛黄上清丸，把在上面的火气降下来，溃疡也就不药而愈了。

按摩关冲穴，清热去火治口干

口干这种症状很常见。引起口干的原因有很多，如肝肾阴虚、上火等都可引起口干。最常见的多由“上火”所致。中医里把头昏、咽喉肿痛等偏上部位的火热症状叫“上焦火”，把烦热口渴、胃脘痛等中间部位的叫“中焦火”，把便秘、尿赤等偏下部位的叫“下焦火”。口干就是由于“上焦火”在作祟。而按摩关冲穴，是因为该穴是手少阳三焦经的井穴，井穴就相当于一个井口，注满了井水，可用于灭火之用，三焦经的井穴，能够很好地调节“上、中、下”三焦的经气，促进其气血循环，而达到清热去火的目的。火气消了，口干症状自然也就会缓解。

液门穴

退烧散热除燥有良效

由于身体幼小，身体的免疫力不是特别好，对环境变化的适应能力也相对较差，特别容易感冒发烧。家长们一旦发现孩子感冒发烧了，心里就特别着急、担心。尤其是看着孩子鼻塞、流清鼻涕、咳嗽、食欲不振以及高烧不退，甚至还出现了咽喉、扁桃体红肿的症状，家长们担惊受怕，心疼不已。其实，遇到这样的情况时，如果我们了解一些中医知识，就知道此时可直接掐按孩子的液门穴，就能使病情迅速得到好转。那么，液门穴在哪里呢？在古代医书《医宗金鉴》里记载：“从关冲上行手小指次指歧骨间，握拳取之，液门穴也。”液门穴是清火散热的特效穴。按摩该穴可使咽喉肿痛、眼睛赤涩、龋齿等症状，得到有效缓解。

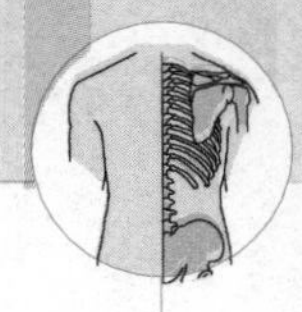

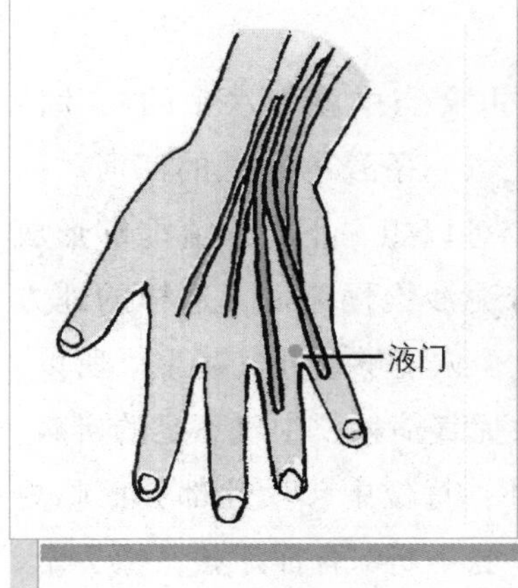

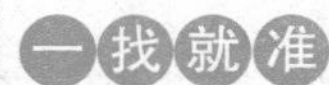

抬臂俯掌。在手背部第4、第5指指缝间掌指关节前可触及一凹陷，用力按压有酸胀感处，即为本穴。

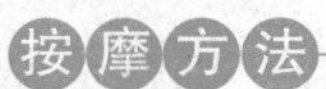

按照先左后右的顺序，用大拇指指尖或指甲尖垂直掐按该穴。每天早、晚掐按1次，每次1~3分钟。以有酸胀感为宜。

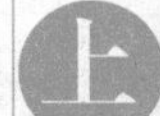

液门穴，最好的清火穴

在生活中，我们熬夜太多时会出现眼睛干涩，眼结膜发红；饮食过于辛辣时，有时会出现口干，口腔溃疡，口中异味；感冒时出现咽喉疼痛，扁桃体发炎；天气炎热时，皮肤上会生疖肿，生疮；吃了辣椒，有时小便也辣痛辣痛的，大便出血。以上诸多问题，只需要一个穴位就能解决，那便是液门穴。液门，顾名思义：液体之门。人身的血液，精液，津液，关节液，小便，包括痰液，唾液都是液体，只要是这些液体减少了，或者是拥堵了，都会表现为上火，只要是上火症状，液门都有很好的去火作用，因为液门穴是手少阳三焦经的荥穴，荥穴五行也属火，《难经》云：荥主身热。意思是说荥穴能清热泻火。多年的临床实践证明，液门穴确实是疏通液体运行的一个关键穴位，消炎的效果确实不错。

按摩液门穴治疗眼睛干涩

中医认为，眼睛干涩多因燥邪所致。此时只要按摩液门穴，症状即可缓解。液门穴属三焦经。三焦经循行经过眼睛部位，因此，按摩该穴可以激发经气，促进气血循环，祛除燥邪。眼睛部位气血通畅了，就得以滋润，眼睛干涩就会得到缓解。因此经常按摩该穴，能很好地缓解眼睛干涩、疲劳症状。

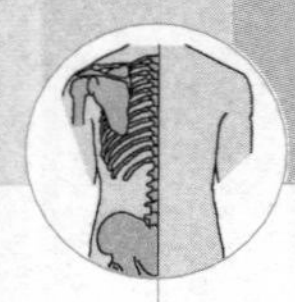

中渚穴

手指蜷曲不伸按中渚

中是元气的根本。渚，在古文当中就是水中的一片沙洲。三焦是主管水道的，它就像一条奔腾不息的江河。而中渚穴就如同这水中的沙洲。可以想一下，水流能够形成沙洲，必然水势不大，夹带着泥沙慢慢流淌，这样的地方能够使水液流连。也就是说这个穴能够使元气凝聚。所以，对于一些过于耗散心神，导致元气消耗、中气不足的疾病，都可按摩中渚穴来治疗。另外，每位中年女性都会面临更年期，并多多少少会具有一些更年期综合征症状，像头晕、目眩、焦虑、耳鸣、失眠等等。按压中渚穴，能够对更年期综合征进行有效调理，保证中年女性朋友们的身心健康，提高生活品质。

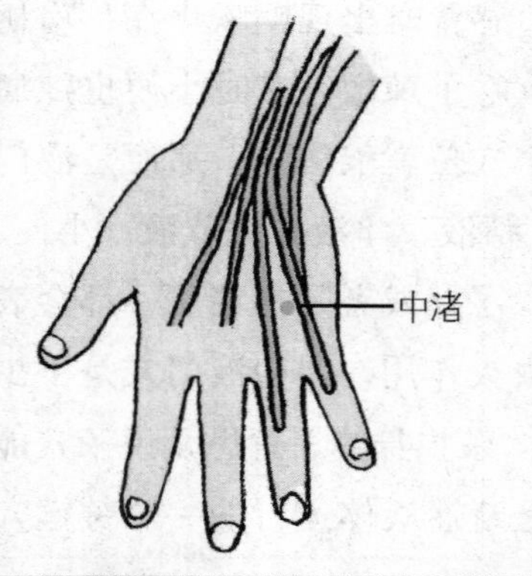

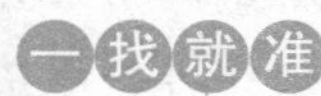

一找就准

抬臂俯掌。在手背部第4、第5指指缝间掌指关节后可触及一凹陷，用力按压有酸胀感处，即为本穴。

按摩方法

用大拇指按压中渚穴所在位置，并用食指（或中指）在掌侧相对用力紧捏，以有明显的酸胀麻木感，并上传至上肢为度，同时注意活动颈部。按照先左后右的顺序，每天早、晚各按揉1次，每次各按揉1～3分钟。

按摩中渚穴治疗手指蜷曲不能伸开

如果遇到手老是攥着伸不开，像是脑血栓后遗症时，坚持按摩中渚穴，就可让手指伸展自如。中医认为，此病多因筋肉损伤、经络阻塞，气血不通，手部筋肉组织得不到濡养而引起的。根据经之所过，主治所及的理论，三焦

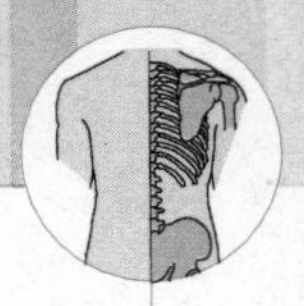

经过手部，中渚穴就是三焦经位于手部的穴位，按摩该穴可以调节疏通本经的经气，达到理气和血，祛风舒筋、止痛的功效。经气通则气血和，筋脉得到濡养，手指就可以伸开了。坚持长期按摩，具有良好的调理保健作用。掐按该穴的同时，配合掐揉十指指缝，效果会更明显。

按摩中渚穴可治上火引起的咽喉痛

引起咽喉痛的原因有很多。对于由于上火导致的咽喉痛，只要掐按中渚穴，就能使疼痛症状快速得以缓解。中渚穴属手少阳三焦经，该穴就如同三焦经经脉气血的输出之地。而三焦经又是人体上一个最大的腑，主一身之气。所以按摩该穴，可起到输送气血，生发经气的功效。只要疏利三焦经经气，气血通畅了，里边的火就会被泻出去。上火所致的咽喉痛，就是由于火气循三焦经窜到咽喉，导致该部位瘀血阻滞经络，气血不通，火气散不出去。不通则痛。而按摩这个穴位，就可以把身体里的火气祛除出去，从而达到治疗的目的。

阳池穴

关节疼痛怕冷倚阳池

阳池穴是个很有用的穴位。“阳池”就像是蓄积人体阳气的池子。一揉阳池穴，身上的阳气就被激发出来，体内的阳气也会运转起来。通常到了秋冬季节，总是会有很多女性手、脚冰凉，并且还患有腰寒等疾患。其实，有一个好办法可以解决这个问题，就是按摩手腕上的阳池穴。阳池穴是支配人体全身血液循环及激素分泌的重要穴位，只要刺激这个穴位，就可以使血液循环迅速得以畅通，并且能平衡身体内荷尔蒙的分泌，让身体变得暖和，从而消除发冷的症状。对妊娠中的女性来说，按摩阳池穴，能有效地调理妊娠期呕吐。而且对于诸如眼睛红肿、耳鸣、耳聋等疾病，按摩该穴都有缓解的疗效。

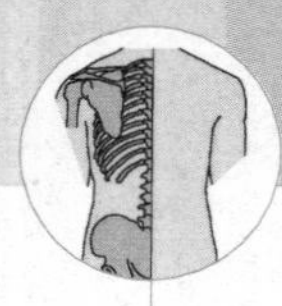

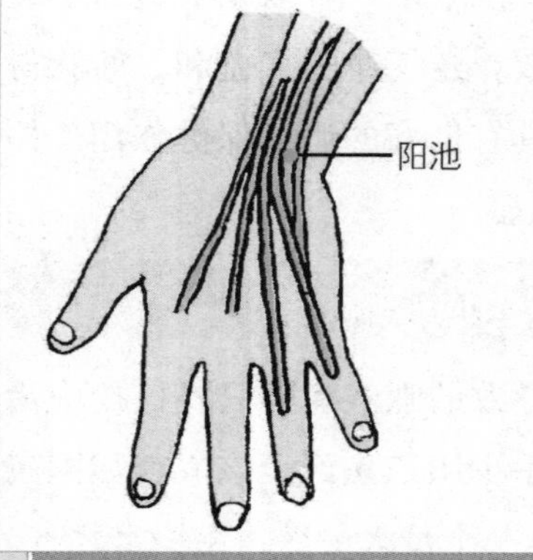

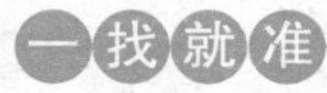

抬臂垂腕。腕关节背面，由第4掌骨向上推至腕关节横纹，可触及一凹陷处（相当于腕背横纹中点处），即为本穴。

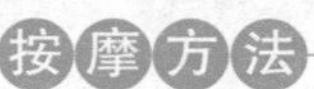

大拇指弯曲，用指尖垂直揉按，会有酸痛的感觉。按照先左后右的顺序，每天早、晚各按揉1次，每次按揉1～3分钟。

按摩阳池穴治疗惧冷症

有些人一到冬天，就手脚冰凉，浑身发冷。尤其是女性，发冷的现象更加普遍。对于手脚发冷怕冷的女性，只要每天坚持按摩阳池穴，冬天就不会再为寒冷发愁了。阳池穴是手少阳三焦经上的一个重要穴位，具有生发经气，通畅气血的作用。所谓“阳池”，它就像是蓄积人体阳气的池子。因此，只要揉揉阳池穴，身上的阳气就会被激发出来，体内的阳气也会正常运转，这样热能就能传递到全身。自然就会感到暖和了。此外，除了按摩阳池穴，还可以将关冲、命门两处穴位和“手心”配合起来按摩，这样的治疗效果会更好。

按摩阳池穴可治手腕关节痛

很多人都有手腕关节痛的经历，尤其是对于经常干家务的妇女或常年用电脑、鼠标的人，这是常犯的毛病。刺激阳池穴，能有效消除手腕疼痛的症状。因为，中医里认为手腕疼痛，多是因为遭受风寒等侵袭或由于长期肌肉劳损，造成腕部经络受阻，气血不通引起的不通则痛。而阳池穴属于三焦经，就在手腕背部上面，刺激这个穴位，能有效疏通手腕部的经络，调节气血流通，化除瘀血，驱散风寒。只要腕部的经络一通，疼痛就会得到缓解。因此，如果手腕疼痛，坚持按摩阳池穴就可以帮您消除疼痛。

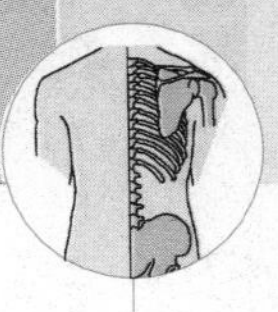

外关穴

防治风热感冒效果佳

外关穴，从名字中就可知道，这个穴位就像是一个关口，它对三焦经经气具有控制和调解的作用，它可以使得这三焦经的经气分布于人的体表。该穴自古以来就被医家作为重要的治病穴位。古人老早就发现，用外关穴能够治疗一切风、寒、湿所导致的感冒。不仅如此，外关穴还是治疗痛症的要穴，如头痛、腰痛、肋骨痛、手臂疼痛、落枕等，只要按摩该穴，疼痛症状就能得到明显缓解。

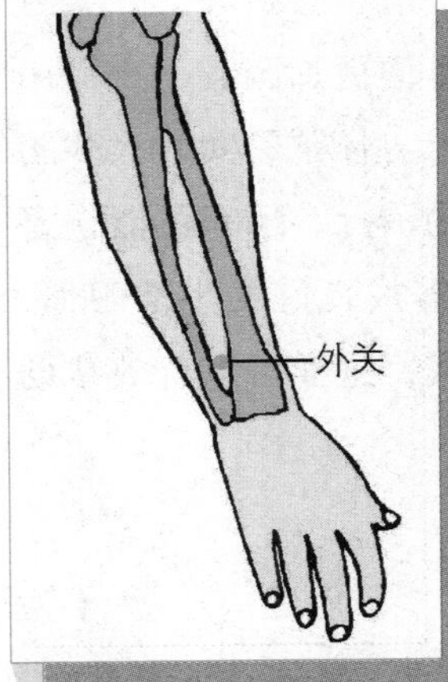

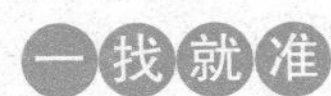

一找就准

抬臂俯掌。从掌腕背横纹中点直上量3横指，在前臂两骨头之间的凹陷处，按压有酸胀感，即为本穴。

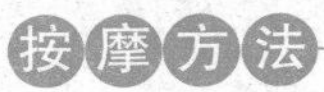

按摩方法

用左右手大拇指直接点压外关穴所处部位，会有酸、胀、麻痛的感觉，按照顺时针方向，左右两手交替按摩，每次按摩持续1~3分钟即可。

按摩外关穴可治疗胸胁疼痛

中医认为，胸胁疼痛的主要责任在于肝胆。比较常见的是由于气滞血瘀导致的不通则痛。而按摩外关穴可起到很好的止痛效果。因为外关穴在手少阳三焦经上，属八脉交会穴之一。按摩外关穴具有通经活络、解痉止痛的功效。同时，手少阳三焦经又和足少阳胆经的脉气相通。胆经就分布于胁肋部位。所以，刺激外关穴可以通过调节三焦经的经气，来疏通胆经，达到通则不痛的治疗效果。长期坚持按摩该穴对于胸胁疼痛具有很好的调节治疗作用。

按摩外关穴可治风热感冒

有时患了感冒，发热很严重，头胀痛得厉害，咳嗽，还吐黄痰，老感觉

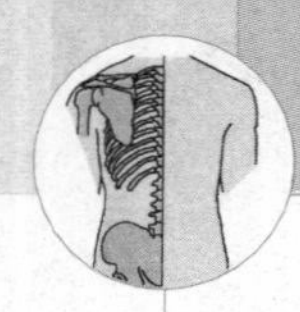

口渴想喝水，这就是典型的风热引起的感冒。此时，除了选择吃药外，我们还可以按摩外关穴来缓解。外关穴属三焦经的络穴，通于阳维脉，阳维脉可主一身之表。该穴就像个关口一样，可以把三焦经的经气分布于人的体表。从而达到疏风解表，清热解毒的治疗目的。

支沟穴

治疗肠燥便秘效果佳

便秘困扰着很多人，想排便的时候排不出来，或者排完后还有残余的感觉。很多人便秘是因为生活习惯不好。有的人爱吃大鱼大肉，却又缺乏锻炼，于是就体态臃肿，并导致大便秘结。便秘让人烦恼，而老年人排便更加困难，拼命用力排便时还容易诱发心肌梗死和脑中风。怀孕的女性大多肠道干燥，排便也不顺畅，如果采用药物治疗，还有可能伤害到胎儿。要解除便秘的烦恼，除了要养成良好的生活习惯，注意调整饮食，还可以经常按摩支沟穴，这样可以有效帮助刺激肠胃蠕动，消除便秘。

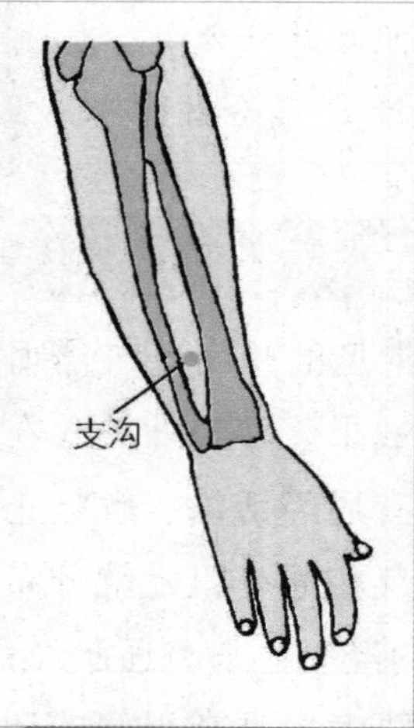

一找就准

抬臂俯掌。从掌腕背横纹中点处直上量4横指，在前臂两骨头之间的凹陷处，按压有酸胀感，即为本穴。

按摩方法

用一只手轻握另一手腕，大拇指在内侧，四指在手外侧，四指弯曲，用中指的指尖垂直下压，揉按该穴位，会有酸痛的感觉。按照先左后右的顺序，每天早、晚各按揉1次，每次各按揉1～3分钟。

按摩支沟穴可治疗肠燥型便秘

古时候，人们就把支沟穴作为治疗便秘的要穴。支沟穴主要治疗外邪侵

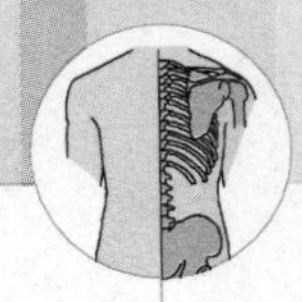

入三焦经而导致的气机不畅，腑气不通，津液不下等原因所引起的便秘。这个时候按摩支沟穴有治疗作用。支沟穴是三焦经上的火穴，刺激该穴可以宣通三焦气机，从而宣泄三焦的火气，这样就能使三焦腑气得通，津液得下，防止肠腑干燥，从而达到通便的效果。遇到上述原因导致的便秘，按摩该穴有缓解的效果。需要注意的是，按摩该穴时，应先按摩三焦经，把经揉通了，再按摩该穴疗效才更明显。

按摩支沟穴治疗肋间神经痛

中医认为，肋间神经痛多因受外部风邪的袭击，或者由于气滞血瘀等原因，而导致经络受阻，不通则痛。按摩支沟穴就能快速减轻疼痛症状。而支沟穴属三焦经，其走向由无名指沿着手臂外侧往上走，经肩膀、背部到两耳朵鬓角处。在腿上叫胆经，在胳膊上叫三焦经，其实它们是一条经。医书中载有："胁肋寻支沟"，意思就是该穴专治胸胁肋骨处的病症。因此，肋间神经痛时，只要按摩支沟穴就可以起到缓解治疗的作用。同时对于呼吸困难、咳嗽、胸闷等，按摩该穴都有疗效。

天井穴

淋巴结核针眼有特效

"针眼"就是医学上所谓的"麦粒肿"，即睑腺炎。当然，麦粒肿并不是因为偷看别人大小便而引起的。不过如果你眼睛不小心出现了麦粒肿，可以通过按压天井穴来解决这个问题。天井穴是三焦经上的合穴，它的主要作用就是用来消气的，是专门治疗气滞血瘀的要穴。像身上长的小疙瘩、小粉瘤、都是由于气郁造成的，同时因为生气而导致的偏头痛、颈部痛、肩膀疼、两肋疼痛、耳鸣等症状，通过按摩天井穴均会得到缓解。

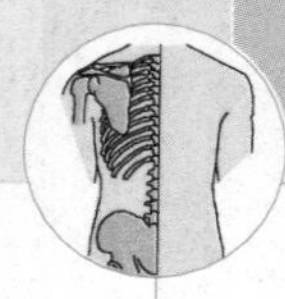

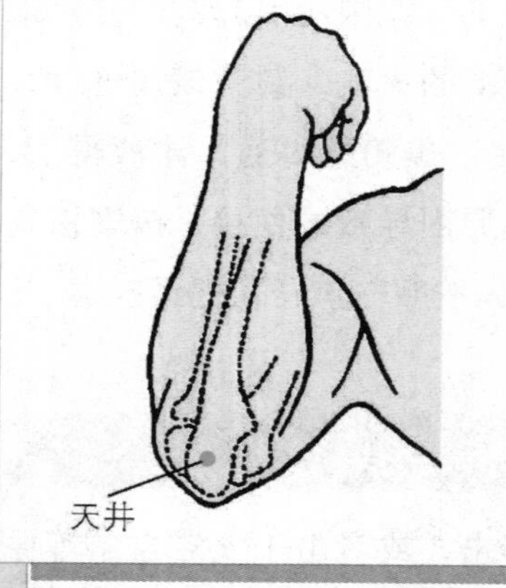

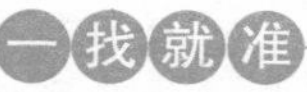

屈肘，肘尖直上1横指凹陷处，即是天井穴。

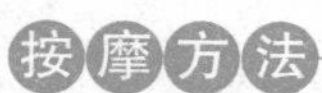

用一只手轻握另一手肘下，弯曲中指或者食指，用中指或者食指的指尖，垂直向上压肘尖下的穴位，会有酸、胀、麻的感觉。按照先左后右的顺序，每天早晚各按揉1次，每次各按揉1~3分钟。

按摩天井穴治疗麦粒肿

所谓麦粒肿就是中医里所说的“针眼”。症状是在眼皮睫毛间长出形状如豆粒的小疙瘩。西医认为，此病是由葡萄球菌侵入眼睑皮脂腺引起的。中医认为，此病多因本身脾胃就有热，再加上外感风热，导致邪循经而上至眼部所造成的。此时按压天井穴可起到调理的作用。因为天井穴属于三焦经，具有清热凉血的作用。刺激该穴可以宣通三焦气机，泻除三焦经中之热，而脾、胃属于三焦中的“中焦”，这样脾胃也得到调节，而达到治疗麦粒肿的目的。

按摩天井穴治疗淋巴结核有特效

淋巴结核就是中医里所说的“瘰疬”，主要表现症状是在脖子、腋窝上长出的好多疙疙瘩瘩的东西。中医认为，此病主要是由于气结血瘀造成的，也就是说在这块里面有瘀血、浊气，藏在里边出不来了。天井穴是治疗淋巴结核的首选穴位，主要是因为该穴属手少阳三焦经，具有行气散结，安神通络的功效。因此，刺激这个穴位，就能够起到活血化瘀，通畅气机，散开郁结的作用，从而发挥其治疗作用。另外，研究表明，此病与爱生气关系密切。所以，淋巴结核患者要尽量少生气，保持愉快的心情。

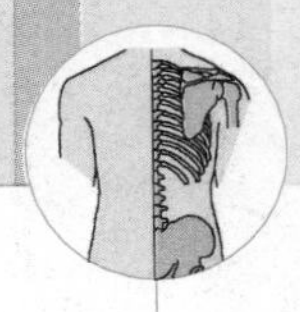

清冷渊穴

头痛心烦来按清冷渊

清冷渊穴是手少阳三焦经上的第十一个穴位，又叫清冷泉穴。古人给穴位起的名字，每个名字都是有特殊含义的。顾名思义，这个穴位一定是和祛火有关的。如果你心里着急上火，有气出不去，嗓子痛、牙痛、眼睛痛，发生这种情况时，只要按摩清冷渊穴，就能消除火气，尤其是遇到头痛、头胀热、心里烦躁时，不妨尝试一下揉清冷渊穴，同时配合天井穴一块按摩，很快这些不适症状就可得到缓解，效果十分明显。此外，对于目黄、肩臂痛不能举等病症，按摩清冷渊穴也具有调节治疗的作用。

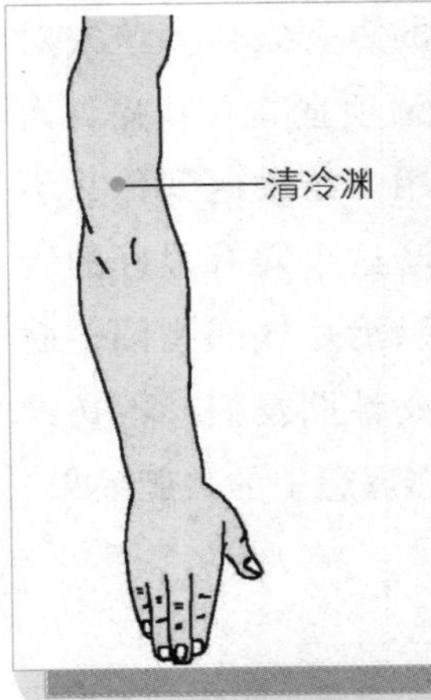

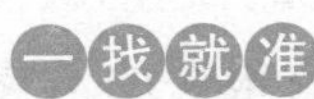

屈肘时，外臂肘尖直上约3横指处即是。

按摩方法

屈肘，在外臂找到该穴所在位置，以左右手的食指或中指指腹按压该穴，按照先左后右的顺序，按摩左右两穴，每次各按1~3分钟即可。

按摩清冷渊穴可治上火引起的头痛

有些人着急上火时，常会感到头痛。对于这种由于上火引起的头痛，只要按摩清冷渊穴，头痛就可快速缓解，疗效立竿见影。这是因为清冷渊穴属手少阳三焦经，该穴的主要作用就是用来祛火的。《针灸甲乙经》里记载：“头痛振寒、清冷渊主之。”就是说清冷渊穴功效之一便是治头痛。因此，在您火气大头痛时，不妨按摩该穴来缓解。

按摩清冷渊穴可治上火所致的心中烦躁

引起心烦的原因数不胜数。但中医认为，造成心烦最为常见的原因，是

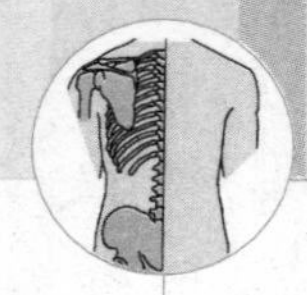

由于热邪扰动心神所导致的。尤其是着急上火时，心中就会躁动不安，情绪暴躁，坐立不安。这个时候揉揉清冷渊穴，具有很好的缓解作用。清冷渊穴是三焦经上的祛火要穴。按摩它能快速让火气降下去，从而使心神安定。按摩该穴就像是身体感到热时，跳到清凉的泉水中洗了个澡，自然会感到神清气爽了。所以，性子较急，容易上火的朋友，没事时不妨多揉揉清冷渊穴，它能让你保持冷静。

消泺穴

除胸闷还可美容养颜

消泺穴是人体三焦经上的一处重要穴位。"泺"是浅水的意思，把浅水消除了，人体内的湿也就祛除了。气郁就会生湿、痰，而消泺穴就是祛湿化痰的重要穴位。该穴对因为气滞、血流不动所引起的头痛、颈项强痛、臂痛、齿痛、癫疾等疾病，都有很好的治疗作用。如果遇到什么不开心的事情，生气感到胸中烦闷，按摩这个穴有很好的缓解作用。经常按摩这个穴位，不仅可以治疗气郁胸闷，而且还具有减肥的效果。爱美而节食的女性朋友们，不妨试着每天按摩这个穴位，看看能否达到你理想中的减肥效果。

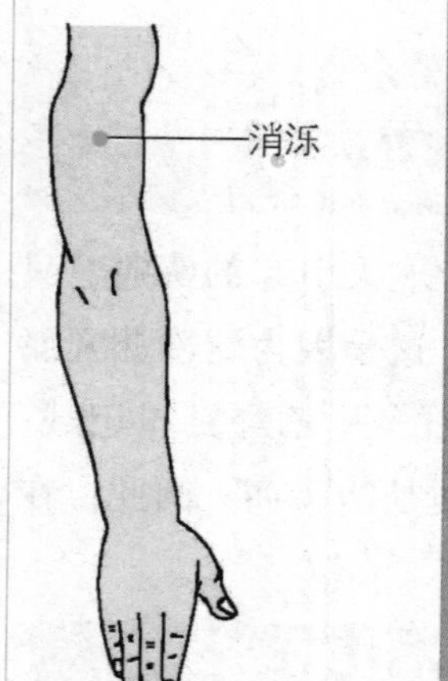

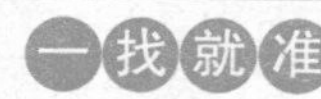

首先站立平稳，把两只手的手掌交叉放在对侧手臂的中间位置，每只手中指所在的部位就是这个穴位。

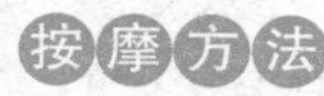

双手交叉，用一只手掌心放在另一只手手臂上，四指并拢向消泺穴施加压力，一压一松。每天早、晚分别压按左右两臂穴位，早、晚各1次，每次3~5分钟。

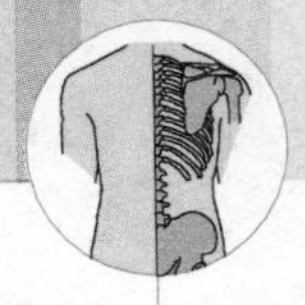

按摩消泺穴治疗气郁胸闷

有些人遇事紧张就会感到胸闷，即便平时看电视也会莫名地胸闷憋气、上腹堵胀，胸口好像被什么紧紧地勒住似的，喘不过气来。这是典型的气郁胸闷症状，中医认为此病主要是由于上焦气郁所造成的。此时，按摩三焦经上的消泺穴，可很好地缓解胸闷症状。因为，“三焦主气”，上焦包括心、肺，因此，刺激消泺穴，可以调节三焦经气，从而达到调节上焦中心、肺的目的。心肺功能正常了，自然呼吸就不会再有障碍，胸闷症状也会随之消失。

通过按摩消泺穴控制食欲来减肥

有的人刚吃过饭不久，就又感觉饿了。中医认为，这种情况是由于胃火过盛引起的。因为，胃的主要功能是腐熟水谷，消化食物的。正常情况下，胃会在下一餐前刚好消化完上一顿吃的食物，但胃火旺时，消化就快。胃中一空，就容易感到饿，就想吃东西，自然不利于控制体重。此时，我们可以按摩消泺穴来控制食欲。该穴是三焦经上的穴位，具有祛湿灭火作用。刺激它就可以消除胃部过盛的火气，胃火一除，自然就不会感到饥饿了。从而就不会吃得太多，这样减肥的目的就达到了。

肩髎穴

臂痛肩重不举找肩髎

肩髎穴位于肩关节的后方，当胳膊向外展开时，肩部前后各有一个“小窝”，后面那个小窝就是肩髎所在的部位。肩髎穴主要是用来治疗肩周炎的。在《针灸甲乙经》中记载：“肩重不举，臂痛，肩髎主之。”由此可见，用该穴治疗肩病的历史已经很悠久了，了解了穴位的位置，自己就可以每天按摩。对于经年累月坐在办公室里的上班族，尤其是长时间使用电脑的人，由于缺乏足够的运动和休息，因而多数患有不同程度的肩关节炎、肩周炎等疾病，甚至有些人在肩颈周围还有骨质增生症。经常按摩肩髎穴对病情具有很好的调理作用，可有效使疾病得到舒缓和改善。

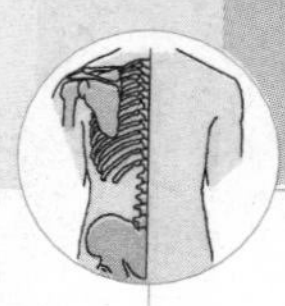

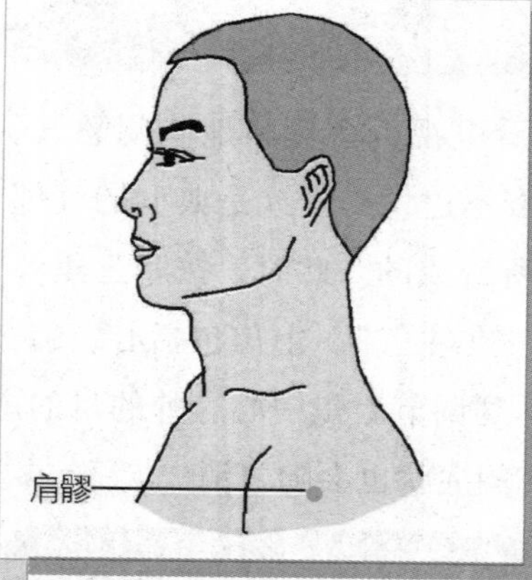

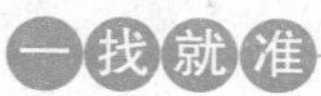

将胳膊平举，在肩关节上就出现两个凹窝；前面的凹窝是肩髃穴（大肠经），后面的凹窝就是本穴；两穴平齐，相距约1横指（拇指）。也可将胳膊下垂，由肩膀头上的高凸圆骨（锁骨肩峰端）后缘直下约2寸（3横指），当骨缝之间就是本穴。

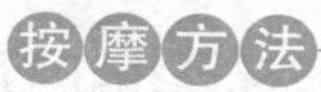

站立，用左手去摸右臂的肩峰，再用右手去摸左臂的肩峰，用拇指、食指和中指拿捏穴位，每天早、晚各1次，每次3～5分钟。

按摩肩髎穴，治肩重不能举

肩重不能举，主要是因为肩膀部受到风邪侵袭，或者睡觉时老把肩膀露在外边、天热时穿无袖衬衫而导致肩部受寒引起的。此时，我们可以按摩肩膀上的肩髎穴来治疗。肩髎穴属于手少阳三焦经，刺激这个穴位，具有祛除风湿、疏通经络的作用。因此，经常按摩肩髎穴，就可把肩部的风寒之邪清除出去，疏通肩部经络，促进气血循环，这样疼痛不适的症状就可减轻，胳膊也可伸展自如了。

按摩肩髎穴，治疗臂痛

很多人，尤其是办公室一族，整天守在计算机前，与计算机形影不离，就出现了肩臂方面的不适。这种不适主要表现为眼睛干涩疲劳，肩背疼痛，失眠多梦，神经衰弱，严重者颈椎和腰椎都会出现病变。对于肩部的疼痛，肩髎穴有很好的治疗效果，若能配合肩髃穴，则效果更佳。

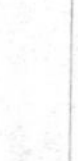

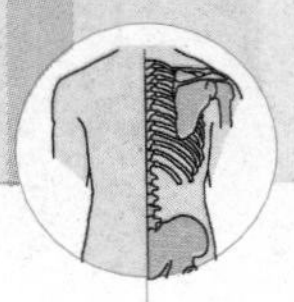

天牖穴

颈源性头痛肩痛舒缓穴

天牖穴的别名叫天听穴。牖就是窗口的意思。天牖穴就在耳朵的后面，就像开了两扇天窗一样，所以被称为天牖穴。该穴主管耳朵、脖子和肩膀一带，对治疗耳鸣、耳聋、落枕有着不错的效果。这个穴很好找，把头侧向一边，脖子上会凸出一个大筋，天牖穴就在大筋的边缘，离耳朵旁边非常近。此外，该穴还对斜颈、肩膀痛等有治疗作用，长期按摩对疾病具有良好的调理、改善和保健作用。

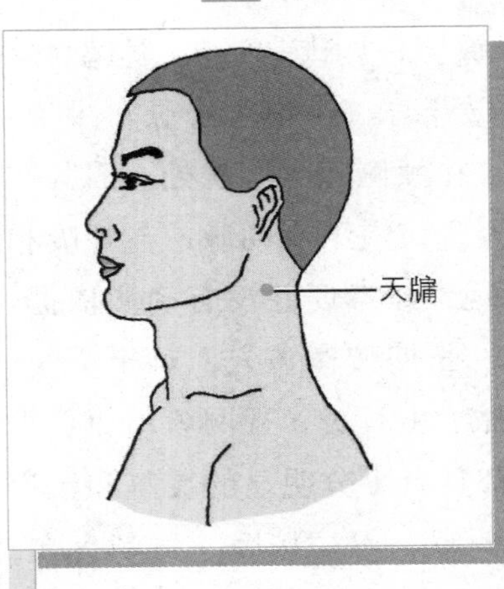

一找就准

天牖穴位于耳垂后突出的骨头的斜下方，离耳垂就是斜着1寸（拇指1横指），耳朵后边一点即是。

按摩方法

用左右两手食指或中指指腹，轻轻贴在颈旁天牖穴处，以腕关节轻轻地旋转摆动，或以小幅的旋转活动为主，轻轻揉动。每次按摩1~3分钟即可。

按压天牖穴治颈源性头痛

中医认为，颈源性头痛主要是由外伤、风寒湿邪侵袭、气血不和、络脉不通等原因所引起的。遇到这种头痛，按摩天牖穴治疗，可快速止痛。因为天牖穴属手少阳三焦经，是脖子上的八要穴之一。而手少阳三焦经在肩和头部又与胆经和小肠经相交，一旦颈椎受损，三焦经经气运行不畅，就会导致经络阻滞，只要有一条经受阻，相交的其他经同样也会阻滞不通，不通则痛。而刺激天牖穴可以疏通经气，调畅气血，祛风除湿。从而达到止痛目的。经常按摩该穴，对该病具有很好的调理和改善作用。

按压天牖穴可治肩膀痛

天牖穴是治疗耳聋、耳鸣的要穴，同时还可以用来治疗肩膀痛。中医

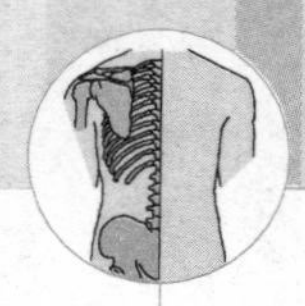

认为，肩膀痛主要是由于肩部气血不通，或肩部感受风寒所引起的。而天牖穴位于脖子后边，正好管脖子和肩膀上的问题。而三焦经循行经过肩膀，根据“经之所过，主治所及”的针灸理论，也就是经络主管所过之处出现的问题。而刺激该穴能够疏通三焦经经气，调畅气血，祛散风寒，从而达到通则不痛的目的。坚持按摩这个穴位，对肩膀痛具有很好的调理改善作用。

颅息穴

身热头痛耳鸣揉颅息

颅息穴别名又叫颅囟，隶属于手少阳三焦经。耳鸣、耳痛时，按摩该穴具有明显的效果。《灵枢·经脉》中说：息，休息、气息的意思。该穴在颅侧睡眠着枕处。因其有关于息，故称为颅息。有的人说该穴下有动脉，与呼吸相应，也有的说临病时才会出现？经考证并没有确凿依据。如果需要针灸时，应当小心。长期按摩该穴，对于头痛、耳鸣、耳痛、耳聋、耳肿流脓、中耳炎、视网膜出血、小儿惊痫、呕吐涎沫等症状，都具有十分明显的缓解和治疗作用。当遇到这些小毛病的时候，不妨按摩一下颅息穴，来进行治疗。

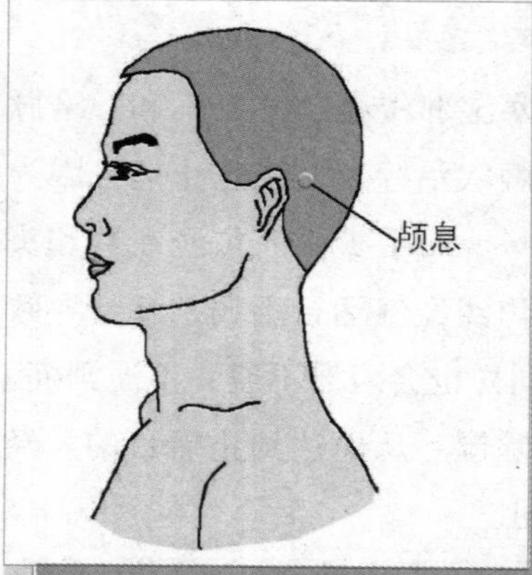

一找就准

正坐或侧卧位。可见耳后有一凸起高骨，即耳后乳突，在其前上缘，按压有酸痛感处，即为本穴。

按摩方法

把食指和中指并拢，轻轻贴在耳后根处，按顺时针方向按摩，每天早、晚各1次，每次1~3分钟。

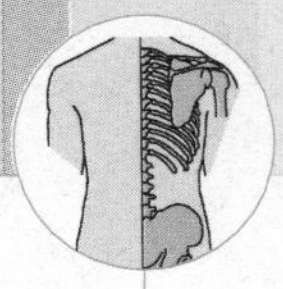

按摩颅息穴治疗伴有疼痛的耳鸣

对于耳鸣且伴有疼痛，可按摩颅息穴缓解。引起耳鸣的原因很多。中医认为，较为常见的是肝胆上火气太盛或者气虚血瘀所造成的。它们在引起耳鸣的同时，由于经络受阻不通，就会疼痛。而颅息穴位于三焦经循行耳朵的部位，具有通窍聪耳、泻热镇惊的作用。同时胆经与三焦经又是一条经，只不过位置不同，叫法不一样。肝胆相照，关系密切。因此，按摩该穴不仅可以泻除肝胆上旺盛的火气，而且可以活血化瘀，打通受阻经络，促进气血循环，从而达到治疗目的。按摩该穴可有效改善耳鸣症状。

按摩颅息穴治疗身热头痛

头痛又浑身发热的症状，多是由于热盛气逆所引起的头痛。遇到这种情况，赶紧揉一揉颅息穴，身体不适症状就可得到缓解。这是因为颅息穴是手少阳三焦经上的经穴，在《针灸大成》里就记载，颅息穴主治身热头痛。按摩这个穴位，具有通窍聪耳、泻热镇惊、安脑宁神的作用。因此，通过按摩该穴，可把身体上的热泻下去，邪热一去，经气就能恢复正常，头痛发热的症状自然也就可得到减轻。当发生身热、有头痛症状时，不妨尝试按摩该穴治疗。

角孙穴

缓解牙龈肿痛腮腺炎

角孙穴位于人体头部，是手少阳三焦经上的重要穴位之一。该穴具有吸湿、降浊、明目的功效，是治疗眼部疾病的特效穴位。在古代医书《针灸大成》中有这样的记载："耳郭中间，开口有空，治龈肿、目翳、齿龋、项强等症。"意思是说角孙穴能够治疗各种疾病。尤其是老年人，随着年龄的增长，他们的视力会逐渐衰退，这样就很容易发生白内障、目生翳膜等眼部常见疾病，而且还会伴有齿龈肿痛的症状。这时我们就可经常按摩角孙穴，将能对疾病产生良好的调理、改善和治疗的作用。

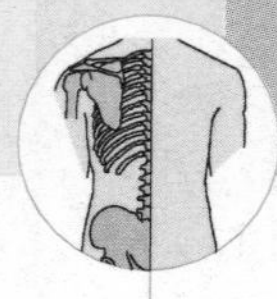

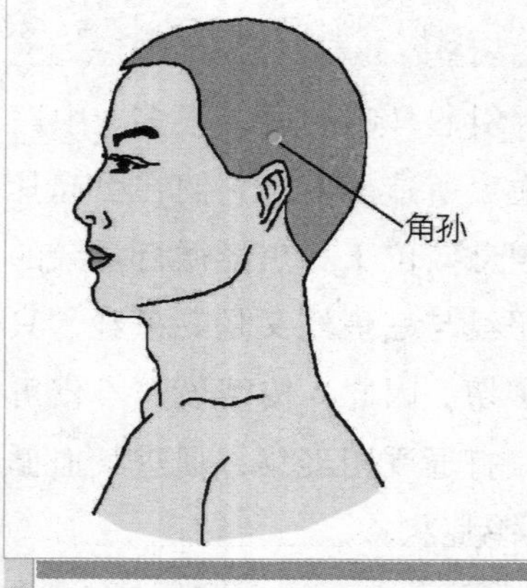

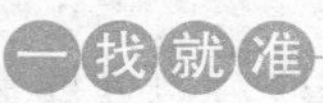
一找就准

正坐或侧卧，将耳翼向前折屈，在耳翼尖直上发际处，若以手按着，嘴巴开合，其牵动处就是该穴。

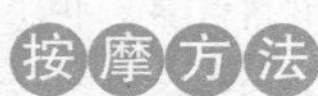
按摩方法

用大拇指指腹揉按该穴位，会有胀痛的感觉。按照先左后右的顺序，每天早、晚各揉按1次，每次各1~3分钟。

按摩角孙穴治疗流行性腮腺炎

流行性腮腺炎中医称为“痄腮”。中医学认为，此病多是因为外感风热之邪，造成少阳经堵塞，经脉不畅，气血郁结而引起的。角孙穴属于手少阳三焦经上的穴位，是手足少阳、手阳明经的交会穴。这几条交会的经脉都和腮腺部位有着密切关系。因此，刺激这个穴位，能够通调这三条经脉的经气，宣散局部阻滞不动的气血，对于腮腺具有清热解毒、散结、消肿止痛的治疗作用。患了流行性腮腺炎，多按摩按摩该穴，可起到良好的治疗作用。而且不受地点限制，不需任何器械设备，随时可以操作，简便易行。

按摩角孙可治胃火过盛型牙龈肿痛

引起牙龈肿痛的原因不一，但对于因胃火过旺所引起的牙龈肿痛，按摩角孙穴具有明显的疗效。因为角孙穴属于手少阳三焦经上的穴位，它是手足少阳、手阳明经交会穴。手阳明经络于下齿龈，胃在三焦中属中焦。因此，通过按摩这个穴位，既可以调节三焦经的经气，而泻除胃火，同时也可调节手阳明经的经气，疏通阻滞的经络，促进气血流通。从而达到清热泻火，消肿止痛的治疗目的。若牙龈肿痛时伴有侧面颊肿胀、口苦口臭、舌红苔黄等症状时，这是胃火过旺的表现，可按摩角孙穴来调理。

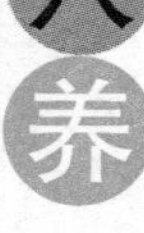

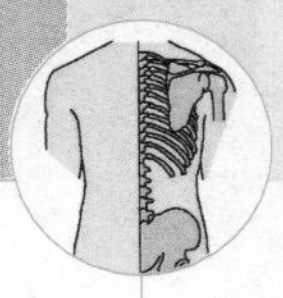

耳门穴

防治外伤耳鸣耳道炎

有句俗话说得好，所谓“穴当耳前，犹如耳之门户。”作为位于耳部的要穴，耳门穴能够治疗多种耳部疾病，是耳部重要的保养穴位。耳门穴是个很有用的穴位，根据中国古典医学书籍的记载，该穴可治疗耳鸣、耳聋、眩晕、牙痛、口噤、头颔痛、腰痛等多种病症。现代中医，还用这个穴位治疗中耳炎、颞颌关节功能紊乱症、梅尼埃症等，也具有疗效。如果遇到双耳因为意外事故，不断流脓、流水、生疮，或者耳鸣如蝉鸣、耳鸣、重听、无所听闻等症状时，除了要配合医生治疗外，我们还可以按摩耳门穴来调理，经常按摩可使疾病有效得以缓解和改善。

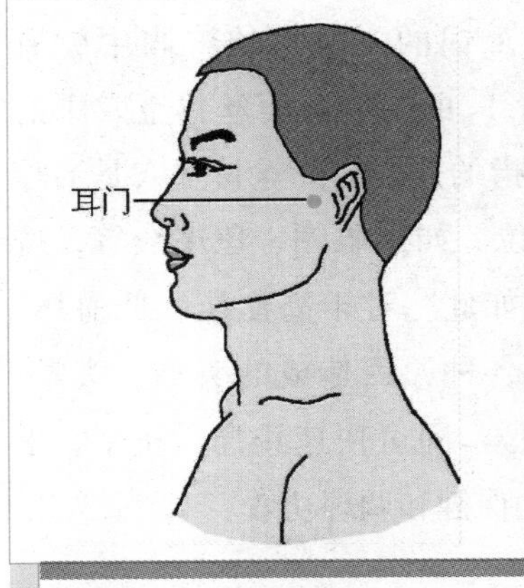

一找就准

正坐或侧卧位。手指置于耳屏上方、下颌骨髁突后缘，轻按压有一浅凹处，张口时浅凹更明显，即为本穴。

按摩方法

用大拇指指尖垂直揉按该穴，会有胀痛的感觉。每天早、晚各揉按1次，每次左右两穴各揉按1~3分钟，也可双侧同时揉按。

耳道炎，耳门是消炎专家

耳道炎不是中耳炎，而是外耳道炎。此病相当于中医学理“耳疮”等的范畴。常见的多是由于受风热邪毒侵袭，在耳道内聚积不去；或是肝胆火盛，火气侵犯耳窍，导致气血壅滞，最后化腐成脓。此时，可按摩耳门穴来解决。耳门穴是三焦经上的穴位，它具有降浊升清、疏风清热、聪耳消肿的作用。因此，只要按摩这个穴位，就可疏通经脉，促进气血循环，从而疏散风热之邪，泻去肝胆上的火气，而达到消肿止痛的治疗效果。坚持按摩该穴，效果会更明显。

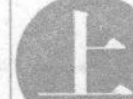

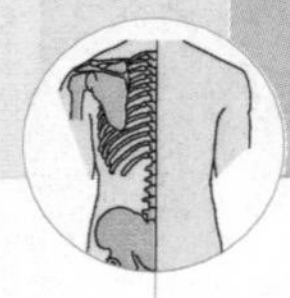

意外受伤导致耳鸣，选穴就要选耳门

如果遇到因为意外受伤所导致的耳鸣，按摩耳门穴可快速缓解症状。耳门穴属于手少阳三焦经，是治疗耳部疾病的首选穴。耳的含义是指，此穴位内的气血主管耳部的问题。门就是气血出入的门户。按摩耳门穴能够促进耳部的气血流通，从而疏通耳部经络，只要气血通畅了，问题也就解决了。需要注意的是，按摩该穴时，要先张开口，用拇指重力按压下去，按的时候以感到胀痛为宜。坚持每天按摩，能够很好地缓解耳鸣带来的不适症状。

丝竹空穴

缓解视疲劳除鱼尾纹

丝竹空穴是手少阳三焦经上的最后一个穴位。说到丝竹，大家习惯会想到乐曲。确实，丝竹在古代就是弦乐器与竹管乐器的统称，也泛指音乐。刘禹锡的《陋室铭》当中就有“无丝竹之乱耳，无案牍之劳形”的诗句。而丝竹空穴中的“丝竹”指的是眉毛；“空”则指的是孔窍。丝竹空穴是治疗和眼睛相关疾病的一个重要穴位。如黑眼圈、鱼尾纹等，按摩该穴都可以迎刃而解。不仅如此，对于高血压、低血压、脑充血、脑贫血以及受风寒等各种原因造成的头痛、头晕、目眩等病症，只要按压这个穴位，即可快速止痛、止晕。平时多按按这个穴位，具有很好的保健和调理功效。

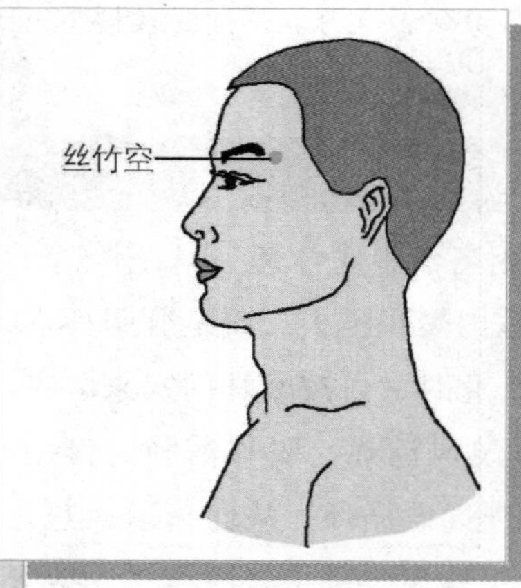

一找就准

正坐或侧卧位。手指沿眉毛行走从内向外后推，至眉梢处可触及一凹陷处，按压有酸胀感，即为本穴。

按摩方法

用大拇指指腹，向内揉按两边眉毛外端凹陷处的穴位，会有酸、胀、痛的感觉。按照先左后右的顺序，每天早、晚各按揉1次，每次左右两穴各按揉1~3分钟。

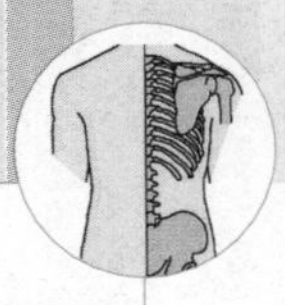

按摩丝竹空穴可防治鱼尾纹

随着年龄的增长，我们的眼角就会出现鱼尾纹，有了鱼尾纹当然会影响美观。而按摩丝竹空穴就可以防治鱼尾纹的产生。因为产生鱼尾纹除了年龄的原因外，最主要的就是眼角这块气血不足，皮肤得不到气血的滋养而造成的。而丝竹空穴是手少阳三焦经上的最末一个穴位，它和足少阳胆经相交接，是手足少阳脉气所发的地方。因此，我们按摩这个穴位，就能激发经气，促进气血的循环，这样就可缓解因气血不足而产生的鱼尾纹。记住，按摩时要垂直按摩，效果更理想。

按摩丝竹空穴可缓解视疲劳

现在人们用手机、电脑的时间多了，整天盯着屏幕看，很容易造成眼睛疲劳。这个时候，我们只要揉揉眉梢处的丝竹空穴，就可很快消除疲劳状况。因为丝竹空穴是三焦经上的末穴，是脉气生发之处。按摩该穴能够促进眼部的气血循环，只要气血足了，眼睛自然就不疲劳了。在我们的眼保健操里，就有一节是按摩丝竹空穴的。另外，有的人只要一熬夜，就会出现黑眼圈，像是熊猫眼。按摩这个穴位也管事，它能有效地消除黑眼圈。经常按摩对眼睛有很好的保护作用。

第十一章

足少阳胆经：促进消化旺气血

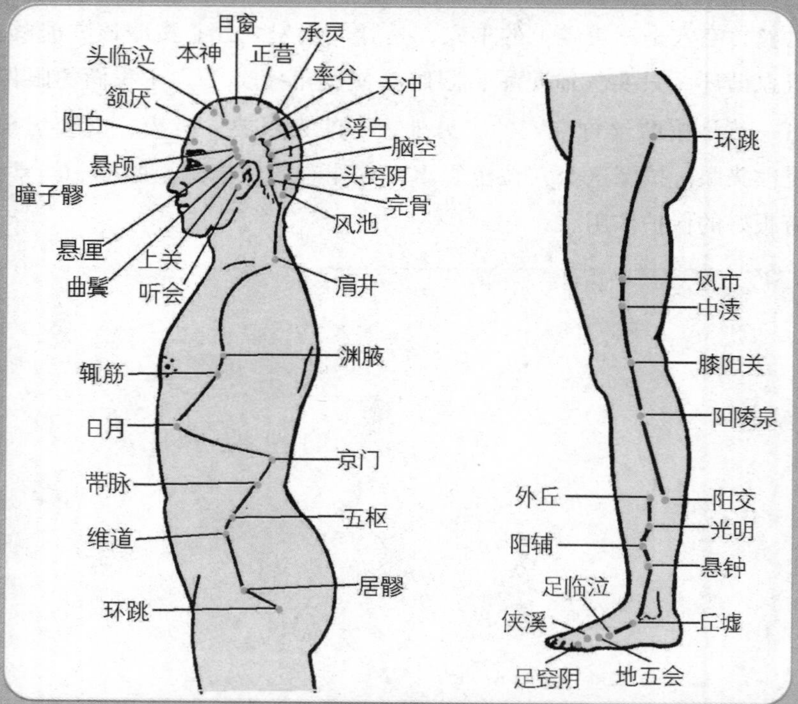

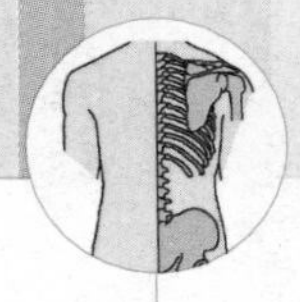

瞳子髎穴

预防和治疗多种眼疾

女人年华的老去往往是从眼部开始的，而鱼尾纹则最早爬上我们的眼部。尽管我们气质优雅，尽管我们谈吐得体，可那细细的纹路，似乎在有意无意地提醒着我们已经开始跟衰老牵手。怎样才能去除鱼尾纹，抚平岁月的痕迹？不妨在每日涂抹完眼霜后，揉按瞳子髎穴，有效地预防和消除眼部的鱼尾纹。瞳子，就是通常我们说的黑眼珠，经常按揉该穴，还是治疗眼睛疾病，尤其是黑眼珠方面疾病如近视眼、白内障、视神经等有关的病症。

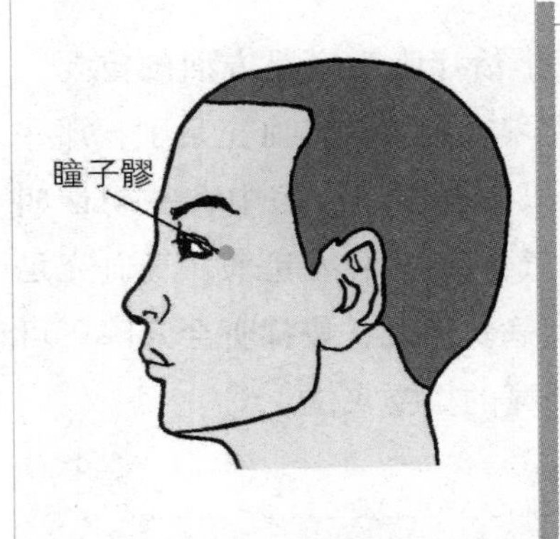

一找就准

正坐或仰卧。眼尾外移约一个大拇指宽度的凹陷处，压下去伴有酸、胀、痛的感觉的地方即是。

按摩方法

正坐，双手相对，屈肘朝上，手肘弯曲，支撑桌子等物。用双手的大拇指按摩同侧的瞳子髎穴 1～3 分钟，每天早、晚各 1 次。

按摩瞳子髎可防治鱼尾纹

瞳子髎穴具有美容的功效。由于衰老、疲乏、忙碌等原因，会导致眼角自然而然地出现鱼尾纹。除了意味着皮肤松弛、青春已去，也间接反映出身体功能的衰老。此时只要每天按摩瞳子髎，将能有效消除和减少鱼尾纹的产生。中医认为，鱼尾纹增多，多因胆经气血不足造成的。而瞳子髎属足少阳胆经经穴，是胆经的第一个穴位，刺激该穴，能有效地调节胆经上的气血，尤其是该穴所处部位的气血，从而起到预防鱼尾纹的效果。坚持长期按摩效果更明显。

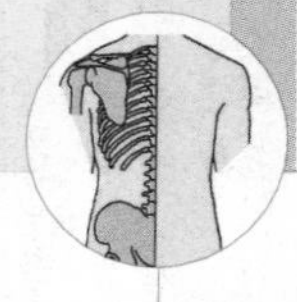

按摩瞳子髎治疗迎风流泪

中医认为，迎风流泪多因肝肾阴虚、肾气不纳，外受冷风刺激所致。而按摩瞳子髎穴，可很好地缓解这一症状。因为肝胆互相表里，肝阴不足会冲击胆经上的穴位，同样也会造成肾阴不足。而瞳子髎属足少阳胆经经穴，足少阳经是半表半里之经，对眼部疾病都具疗效。迎风流泪时，按摩该穴可以促进眼部的血液循环，有利于寒湿水汽的扩散，从而起到治疗迎风流泪的效果。此外，该穴与睛明穴配合起来效果会更好。

听会穴

改善保健听力有良效

听会，从名字听它就是一个治疗听力衰退方面的重要穴位。按揉听会穴，可以将气血聚在此处，气血充足了，那些原来没有听到的声音，就可以听到了。中医中有一句话叫“血行风自灭”，就是说，血气在这里聚集起来，气血充足了，就可以解决风邪引起的疾病。因此，按揉听会穴除了可以治疗听力下降，还是治疗面瘫的重要穴位。

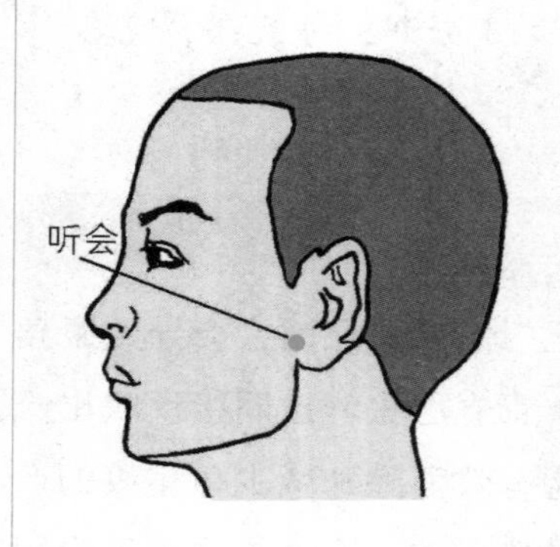

一找就准

听会穴位于耳垂边、贴着面颊的地方。张嘴时，此处会有一个凹陷，该凹陷即是此穴。

按摩方法

用食指指腹按揉听会穴，1～5 分钟即可。

耳聋、耳鸣不用愁，按摩听会解烦忧

有的人因岁数大了，耳聋、耳鸣，这是气血聚不到这里造成的。每天点按听会穴，气血就会重新汇集到耳朵。气血一充足，原来听不清的声音

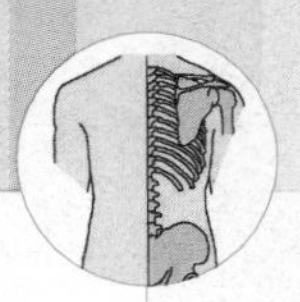

又能够听清了，有不错的预防和治疗效果。所以《针灸资生经》就说“耳蝉鸣，取听会”。《医宗金鉴》说“主治耳聋耳鸣”。按摩时，每天用双手的拇指按揉两侧听会，力量稍大，以感觉有些胀疼为度，每天3次，每次各2～3分钟。

预防面瘫，就找听会

面瘫，中医一般讲是风证，但大家都不知道“风”到底是怎么来的。其实风与气血不足有很大的关系。中医有句话叫“血行风自灭”，说的就是这个道理。听会穴能把气血调动、聚焦到穴位这儿，那么平时多揉听会穴，就是把气血引到面部来的一个非常简单有效的方法。一旦气血充足，不光耳朵能听见，面部神经麻痹的问题也能解决。每次按双侧听会350～400下，大约15分钟。

阳白穴

防治目眩夜盲压阳白

在古代汉语中，白，有光明之意。按揉阳白穴，也能够治疗眼睛痛、远视、弱视等眼部疾病，同时，针灸阳白穴，还可以让眼睛重见光明。《甲乙经》中还记载阳白能够治疗“头目瞳子痛”、“挟项强急”。因此它还能够治疗前额痛、眼病、眩晕等疾病。同时，阳白穴，还具有祛邪扶正的功效，能够治疗面瘫。

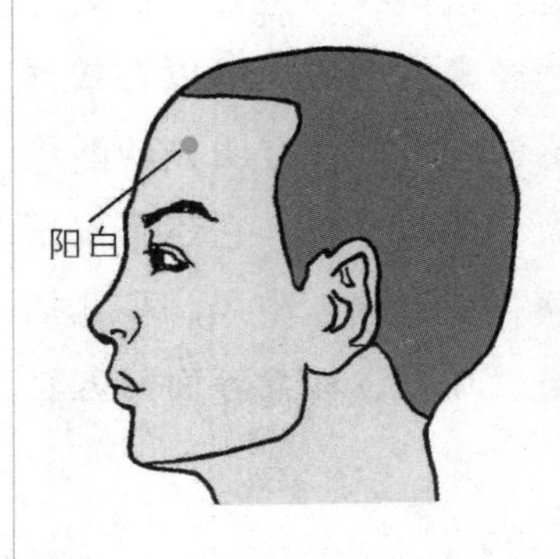

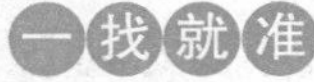

两眼平视前方，先从瞳孔（黑睛）中心向上作垂线，再从眉毛向上量取一横指（拇指）处，即为阳白穴。

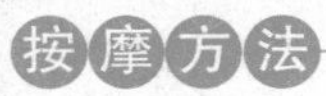

用大拇指的指腹按揉该穴1～3分钟，每日早、晚各1次。

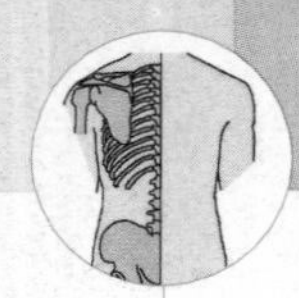

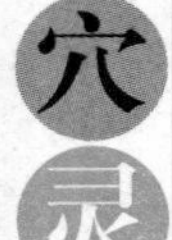
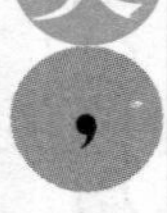
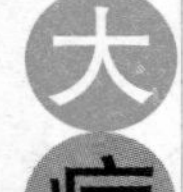
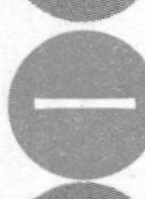
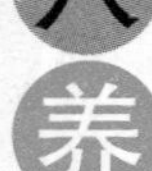

按摩阳白穴可防治目眩

目眩的原因有许多，中医认为，目眩主要是由于胆经上火旺，上窜而伤及心神，从而引起头晕目眩症状。当发生目眩时，只要按摩阳白穴，就可有效地消除眩晕症状。阳白穴属足少阳胆经之腧穴，它具有祛风、通经、活络的功效。刺激该穴可疏通闭塞的经络，调节气血流通的作用，从而泻除胆经上的火，而起到治疗的效果。对于患有目眩症状的患者，坚持长期按摩阳白穴，对目眩具有良好的调理、改善、治疗和保健的作用。

按摩阳白穴治疗夜盲症

中医认为，夜盲多由于久病体弱，气血不足，或热病之后，阴液受劫，肝阴不足，不能养目，或先天禀赋不足，以致水亏火旺，肝不能涵目所致。按摩阳白穴可有效缓解夜盲症。阳白穴属足少阳胆经之腧穴，它具有祛风、通经、活络的功效。而肝与胆相表里，因此刺激该穴，不仅能疏通胆经上的气血，同时还可解决肝经上的问题。肝开窍于目，因此，可起到治疗的作用。按摩该穴，可治疗大部分眼部疾病，长期按摩对眼部有明显的保健效果。

风池穴

防治感冒眩晕有特效

风池穴，大家对这个穴位不陌生吧。如果此处受风，人们会有口苦、目眩等不适的感觉。这里我们主要讲讲它与感冒的渊源，可不要小瞧该穴，经常按揉该穴可以有效预防感冒，同时，它还能够预兆感冒，当按压有明显的酸胀感时，就说明你要得感冒了。除了预防感冒，它还可以预防和调治由风邪引起的其他疾病，如头痛、中风、小儿抽动症等。此外，它可以治疗鼻炎、耳鸣、耳聋等面部五官疾病。

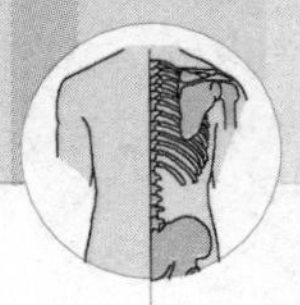

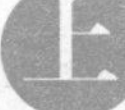

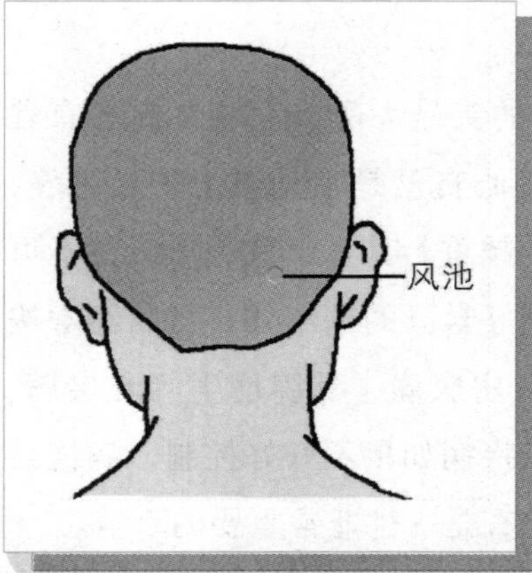

一找就准

正坐或俯卧位。在后头骨下两条大筋外缘陷窝中，大致与耳垂齐平处，用力按压有酸胀、脑部沉重感，即为本穴。

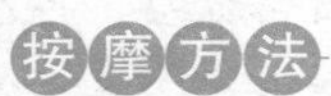

用双手的大拇指，同时按揉两侧的风池穴，每次1~3分钟。

按摩风池穴可预防感冒

感冒一般是由风、寒引起，流行性感冒除外。常按风池穴，可有效地预防感冒。风池穴属足少阳胆经，具有解表祛风的功效。因此，刺激该穴可有效地祛除风寒，而达到治疗之目的。经常按摩风池穴，不仅对感冒有治疗作用，同时还可预防感冒发生，具有双重效果。此外，“风池”的意思就是蓄风的池子。对于风证，如伤风感冒、身体发颤、面部抽搐、抽羊角风等跟风有关的病症，按摩风池穴都能使症状得以缓解。

按摩风池穴治疗眩晕有特效

眩晕的病因比较复杂，中医认为，此病原因多以风邪为主。遇到眩晕时，只要按摩风池穴，眩晕症状可得到快速缓解。因为风池穴是治疗眩晕的特效穴位，它属足少阳胆经腧穴，是风邪入中流注之处，为足少阳经与阳维脉的交会穴，又为祛风的要穴。刺激该穴具有清脑安眠、聪耳明目的功效。因此，按摩风池穴能够祛除风邪、醒脑明目，而达到治疗眩晕的效果。对于有眩晕症状的人，长期按摩该穴，具有很好的调理和保健效果。

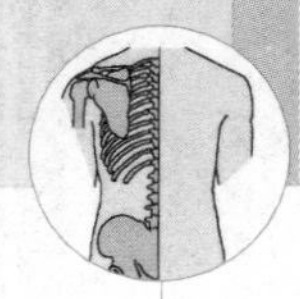

肩井穴

缓解肩背疼痛乳腺炎

生活中，乳腺疾病是女性的头号大敌，一些女性患有乳腺疾病后便开始提心吊胆，疑心自己是不是患上了乳腺癌，成日的忧心让她们的疾病越变越重。其实，乳腺疾病并不可怕，除了注意日常饮食、控制好自己的情绪外，可以经常按揉通经理气的肩井穴，缓解乳房胀痛、乳腺增生等乳疾病。还要提醒各位女性的是，乳腺疾病如果不好好控制，病情会越来越严重，所以做好日常检查是一件非常重要的事情。

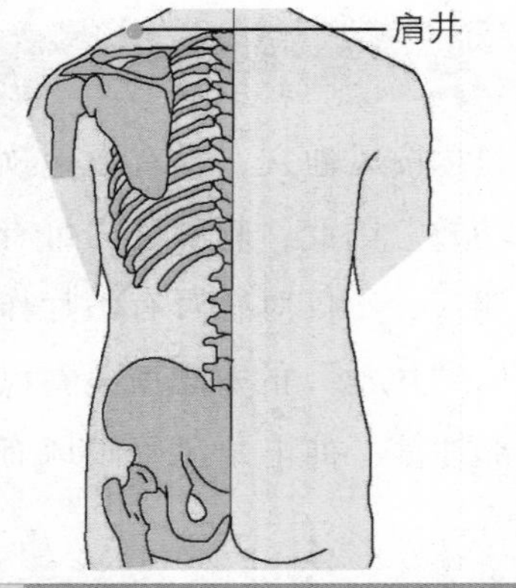

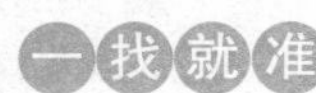

一找就准

正坐，两个胳膊交叉，手心向下，放在肩上。将食指、中指、无名指三指放在肩颈的交界处，中指指腹所指的地方就是肩井穴。当然，我们也可以在肩膀的最高处，乳头直上的交叉点找到一个按下会感到酸麻、胀痛的地方就是肩井穴。

按摩方法

正坐，两个胳膊交叉，手心向下，将中指放在穴位上按压1～3分钟。也可以用中指在穴位上做回旋的按摩。

拍打肩部防感冒

久坐办公室或长期在空调下工作的人，身体的抵抗力减弱，容易受风寒，如果有脖子酸痛、肩部酸痛时，可拍打拍打肩部，特别是肩井穴，可以提高人体抵抗感冒的能力。方法虽然简单，不过有着不简单的功效，具体方法为，两脚分开与肩同宽，腿或曲或直，尽量放松站立，然后轻晃两臂，手握至拳，一前一后，一上一下，一左一右，交替拍打肩部，重点拍打肩井穴。另外，若能配合按摩风池穴，效果更佳。

不过需要注意的是，本穴孕妇不宜按摩或针灸，否则容易引起流产。

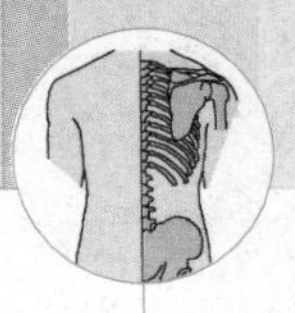

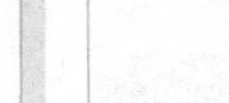

带脉穴

美体瘦腰治月经不调

在我们的腰际有一条隐形的“腰带”，缠绕一圈，这就是我们要说的带脉穴。因为人体的经络都是上下循行，都要经过这条“腰带”，所以要是它不正常，其他的经脉的气血运行也会受到影响了。经常按揉该穴，可对经脉的气血运行和心、肝、脾、肺、肾都大有好处。同时，按揉该穴能够治疗月经不调、子宫颈炎、腰肋痛、疝气等疾病。此外，如果你想瘦腰，经常按揉该穴，也可以收到让你满意的功效。

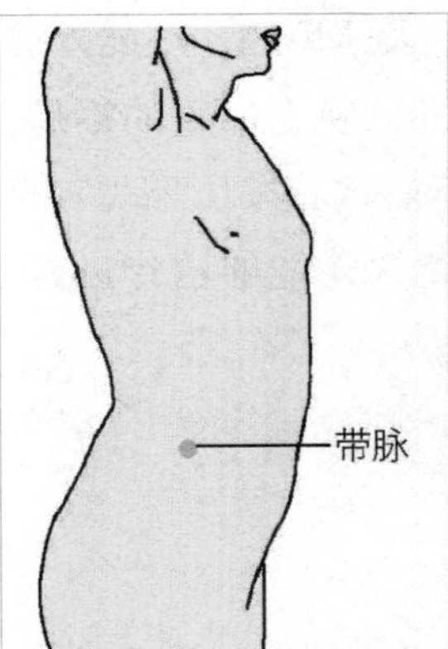

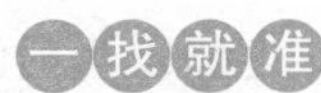

胳膊抬起，露出腋横纹；从腋横纹正中直下线，与肚脐横线的交叉点上，就是本穴。

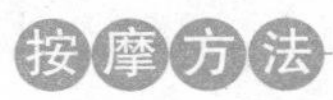

双手在腰部沿着带脉横向用手掌的根部或是手指按摩30～50圈。

按摩带脉穴瘦腰效果好

肚子上有“游泳圈”会严重影响美观，这种情况下，只要坚持按摩腰侧两旁的带脉穴，就可起到瘦腰收腹的减肥效果。带脉穴属足少阳胆经，具有固摄带脉，调理经气的功效。带脉就像是我们的腰带。通过按摩带脉穴可以疏通腰部经络，促进气血流通，有利于脂肪的代谢，减少赘肉的产生，而达到减肥的目的。此外按压该穴还可以活化脂肪组织，使脂肪细胞变小，同时按压纤维组织，还可以增加皮肤的弹性。经常按摩该穴，可让你保持曼妙的身材。

按摩带脉穴治疗月经不调

中医认为，月经不调主要以肾虚、肝郁两者为主。按摩带脉穴对月经不调有很好的调理作用。带脉穴属足少阳胆经，肝胆相表里，又因带脉围腰而

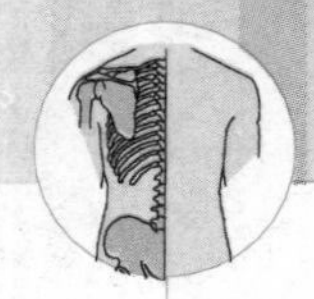

过，腰部系足少阴肾经所属，可知带脉与肝、肾密切相关。另外，带脉总束腰以下诸脉，下焦是奇经汇集之所在，其“冲、任、督三脉同起而异行，一源而三歧，皆络带脉”，由此可知，带脉与冲、任、督三脉之间更有不可分割的密切联系。刺激带脉穴，可增强带脉约束，使经脉气血的循行保持正常，月经才能按期而下。

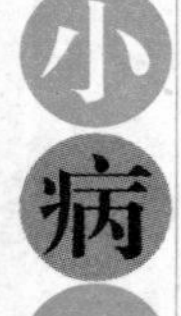

环跳穴

治坐骨神经痛有奇效

患坐骨神经痛的难受劲儿，恐怕只有患过此病症者及其家人感受最深。除了那从腰部沿臀部、大腿后侧、小腿外侧至足跟足背处，烧灼或钻刺般的疼痛外，晚上加重的疼痛，更是让人彻夜难眠。在疼痛发生时，不妨试着按压环跳穴来缓解。除了治疗坐骨神经痛，按揉环跳穴还能够治疗风疹、瘫痪、胯关节炎等疾病。

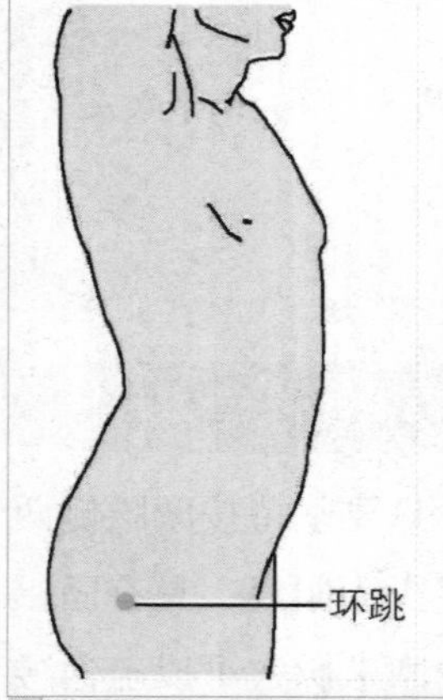

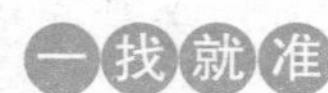

一找就准

侧卧位，下腿伸直，上腿弯曲。以拇指指关节横纹按在股骨大转子头上，拇指指向脊柱，当拇指尖所指的凹陷处，即为本穴。

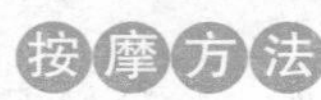

按摩方法

自然站立，用同侧手的大拇指按压同侧的环跳穴，每次按揉 3 ~5 分钟。

按摩环跳穴治坐骨神经痛有特效

中医认为，坐骨神经痛多因肝肾不足，气血两虚，或受寒气侵袭，导致腰部气血不畅，经络阻滞而引起的。当遇到这种情况时，只要按摩环跳穴，可达到迅速止痛的效果。环跳穴属足少阳胆经，与足太阳膀胱经、足少阴肾经交会。按摩该穴可起到激发经气，梳理气血瘀滞的作用，经络疏通了，气

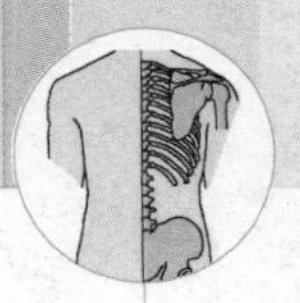

血通畅了，疼痛自然就会消除。中老年人容易患坐骨神经痛，经常按摩环跳穴，对该病具有良好的调理、改善、医治和保健作用。

按摩环跳穴治疗腰腿痛疗效显著

中医认为，腰腿疼痛主要是由于经络阻滞、气血不畅，即所谓的痛则不通，气血壅滞所引起的。按摩环跳穴可起到快速止痛的目的。环跳穴属足少阳胆经，与足太阳膀胱经、足少阴肾经交会，且胆经循行过腿部，根据经之所过，主治所及的中医理论，因此该穴可治疗腰腿病。刺激该穴可疏通两条经脉，调和两条经脉气血作用。因此，按摩环跳穴可以激发经气，疏通经络，通调气血，祛散风寒，从而达到通则不痛的疗效。

风市穴

皮肤瘙痒偏瘫找风市

中风瘫痪，很多人都见过这种让人痛苦的病症。除了沉重的经济负担，痛苦的精神折磨，子女的沉重压力，更让患者难以忍受的是它无情地吞噬着人的尊严。中医常常通过针灸风市穴，能够治疗中风引起的半身不遂。我们可以在家中经常为患者按揉具有祛风除湿、舒筋通络的风市穴，帮助他们早日恢复健康。除了治疗中风引起的半身不遂外，按揉风使穴还能够治疗下肢痛、脚气、皮肤瘙痒等疾病。

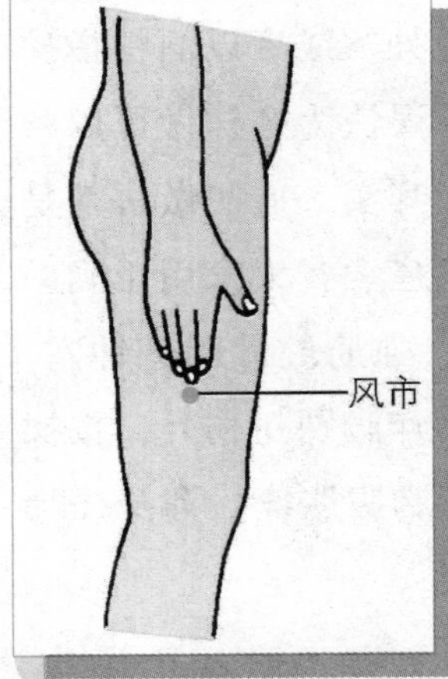
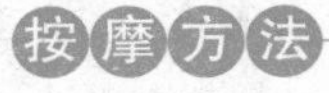

一找就准

位于大腿的外侧。直立，将双手自然垂直地放在身体的两侧，中指指尖处，按压有酸胀感处即为本穴。

按摩方法

直立，用双手的中指指腹按摩同侧的风市穴1～3分钟。

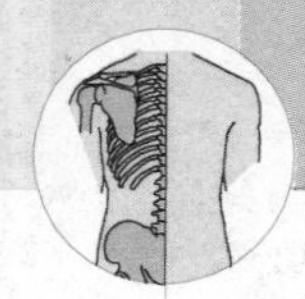

按摩风市穴可调治偏瘫

偏瘫即半身不遂，属中风后遗症范畴，中医认为本病多为气虚血滞，脉络瘀阻，风痰阻络等所致。按摩风市穴对偏瘫就有良好的调治作用。风市穴是治疗风证的要穴。该穴属足少阳胆经，是风聚召之所。而且大腿正好是气血最旺、通道最宽的地方，刺激风市穴对改善胆经的循环效果非常明显。它具有祛湿、疏风、通络之功效。通过按摩该穴可以疏通受阻经络，活血化瘀，祛除痰湿，从而对偏瘫起到治疗作用。经常按摩风市穴，效果会非常好。

按摩风市穴可治皮肤瘙痒

中医认为，皮肤瘙痒症是由于身体在虚弱时被各种湿、热、燥、寒、风等病邪乘虚而入，导致体内的气血运行受阻，肌肤失去濡养所致。皮肤瘙痒时，赶紧揉揉风市穴，止痒效果非常好。皮肤瘙痒中医上属风证。风市穴是治疗风证的要穴，该穴属胆经，是各种风聚集的地方，具有祛湿、疏风、通络之效。通过按摩风市穴可有效改善皮肤瘙痒症状。此外，长期按摩该穴，能有效治疗下肢神经麻痹、脚气、股外神经炎等疾病。

悬钟穴

颈椎落枕缓解压悬钟

日常生活中，踝关节扭伤的情况会时常出现。受伤后，一些人往往会用热水或热毛巾烫洗患处，或者以酒精搓揉患部，有的甚至盲目坚持行走锻炼，误认为这样做可以帮助消肿止痛，促进伤处迅速地恢复。其实，这些做法都是不对的。怎样让脚踝扭伤可以很快地痊愈？大家用正确的处理方法再加上按摩具有通经活络、强筋健骨的悬钟穴，脚踝扭伤很快就可以恢复了。除了治疗脚踝扭伤外，按揉该穴还能治疗颈项强痛、腰膝疼痛、胸腹胀满、浑身瘙痒等疾病。

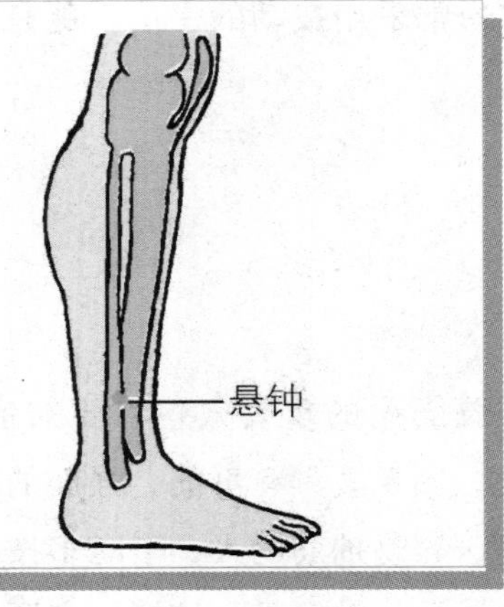

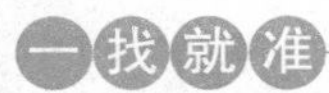

一找就准

正坐屈膝，或是仰面，从足外踝尖直上4横指，靠腿骨（胫骨）后面外缘凹陷处就是该穴。

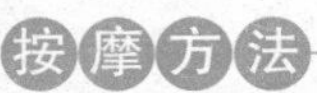

按摩方法

前身微微前倾，用大拇指按住悬钟穴。先深吸一口气，然后缓缓地吐气，一面用力旋转按摩悬钟穴，重复10次左右，力度不要太重，略感穴位酸胀就可以了。

要提醒大家的是，刚刚扭伤，切忌不可立即按摩，这样只会加重损伤和出血，让踝部雪上加霜。在扭伤后要先用冰敷，然后1～2天局部进行热敷，在2～3天后练习走路时，才可以轻柔地按摩悬钟穴。

按摩悬钟穴可治颈椎病

年龄的增长，以及长时间保持固定姿势都可导致颈椎病。中医认为，颈椎病主要由于颈部肌肉筋脉阻滞，筋失所养，风寒湿邪的侵袭，以致气血运行不畅，经络阻滞而引起的。按摩悬钟穴能有效缓解颈椎病。悬钟穴属足少阳胆经，是人体骨髓汇聚的地方，而人体骨髓最多的地方莫过于后面的脊椎了，所以脊椎疼时，按摩悬钟穴可很好地疏通身体上的筋脉，调节气血流通。筋脉打通了，气血通畅了，所谓通则不痛，疼痛也就自然消失。经常按摩该穴，对人体具有很好的保健作用。

按摩悬钟穴治疗落枕

落枕在中医里属于“痹证”的范畴。中医认为，本病主要是由于颈部气血不畅，筋脉拘急而引起的。遇到落枕时，只要按摩悬钟穴，可使颈部不适症状得以有效缓解。悬钟穴是足少阳胆经上的重要穴位，胆经循行经过颈部，按照“经之所过，主治所及”的中医理论，选择刺激悬钟穴，可以疏导胆经经气，调和气血。经气通了，气血通畅了，筋脉拘急的局部症状自然就会消

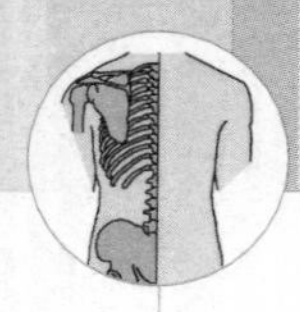

失，则颈部就可活动自如。注意：按摩悬钟穴通常采用拨动的手法，更有利于其作用发挥。

阳陵泉穴

腿抽筋时就揉阳陵泉

阳泉陵，这是一个治疗下肢筋病的重要穴位，要知道，它可是筋气聚会的地方。因此，阳泉陵具有舒筋、强筋的功效，对于那些筋骨僵硬、酸痛，容易抽筋的人，平时多按揉该穴可以得到有效的改善。除了治疗抽筋外，按揉该穴还能够治疗胁肋痛、呕吐、膝肿痛、脚气、半身不遂等疾病。

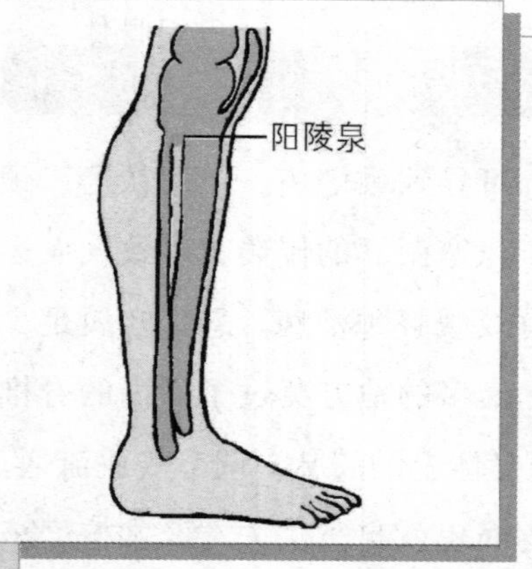

一找就准

正坐屈膝垂足，从膝关节外边向下能摸到一小圆的骨突起，叫腓骨小头；在腓骨小头的前面稍下一点的凹窝处，就是本穴。

按摩方法

用两指手的拇指，同侧按压阳陵泉穴1～3分钟。

按摩阳陵泉穴治疗腿抽筋

腿部抽筋属于筋病。中医认为气虚血弱，寒邪凝滞经脉或肝血不足、筋脉失养均会导致抽筋。腿抽筋时，只要按摩阳陵泉穴，抽筋症状就可快速得到缓解。阳陵泉穴属足少阳胆经，又是八会穴之筋会，为筋气聚会之处。因此阳陵泉是治疗筋病的要穴，尤其是下肢筋病。该穴具有舒筋和壮筋的作用，因此，通过按摩阳陵泉穴，可疏泄肝胆、驱散寒邪，起到舒筋的效果，腿抽

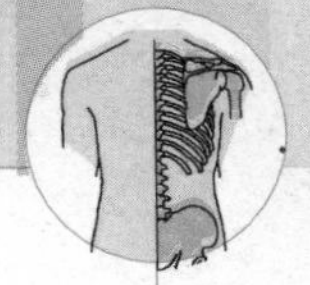

筋时，按摩该穴具有良好的改善作用。

按摩阳陵泉穴治疗月经不调

对于肝气郁结型月经不调，按摩阳陵泉穴，具有显著的调节作用。阳陵泉穴是胆经的合穴，专门治疗内腑病症，也是多气多血之穴。肝胆相照，互为表里。肝经上的气需要通过胆经来发散。因此，按摩阳陵泉穴，可很好地调节胆经，使气血更加通畅，胆经疏通了，肝气也会得到发散，从而使肝气郁结的状况得以解除，而达到治疗的目的。职场女性，由于工作压力和竞争，容易出现肝气郁结现象，经常按摩该穴，对身体具有很好的调理作用。

足窍阴穴

目赤肿痛顺气速效穴

窍，中国古代汉语中是孔空。这个穴位与我们身体的孔有关。具有开窍泻热、聪利头目的足窍阴是足部一个能够治疗眼睛疾病、耳聋、耳鸣、舌强、鼻塞咳嗽、口苦疾病的穴位。所以，如果你有此方面的病症，不妨多按揉该穴位。

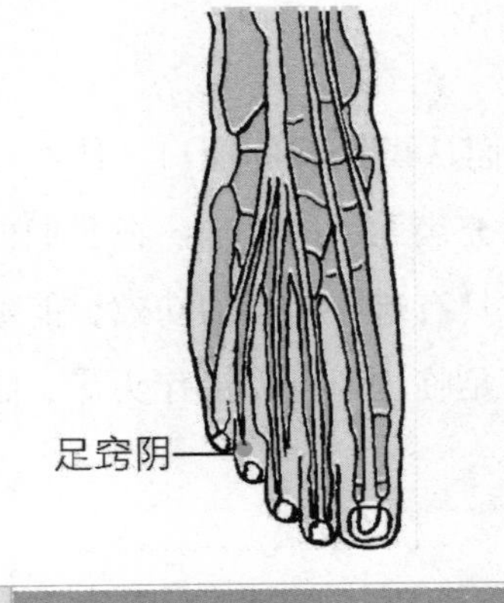

一找就准

正坐垂足或仰卧位。在第4趾外侧，由第4趾指甲外侧缘（即掌背交界线，又称赤白肉际处）与下缘各作一垂线，交点处即为本穴。

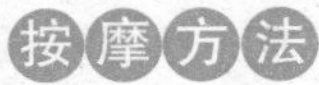

按摩方法

用大拇指的指腹揉按同侧的足窍阴穴1～3分钟。

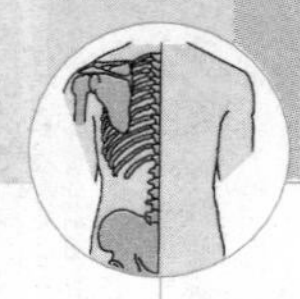

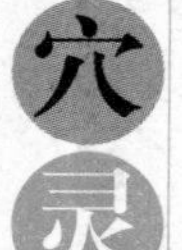
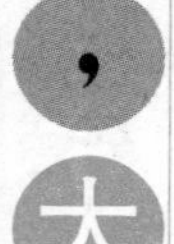
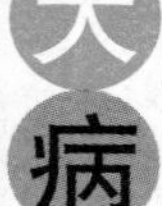
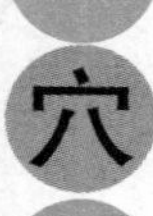

按摩足窍阴穴治疗咳逆不得息

当感到胸下肋部位疼痛，且不断咳嗽，甚至有上气不接下气的感觉时，只要按摩足窍阴穴，不适症状可快速得到缓解。足窍阴穴属足少阳胆经，是胆经上的原穴，原穴是专门治疗脏腑疾病的。且该穴具有泻热、利胁、通窍的作用。因此按摩足窍阴穴，可起到疏通经络，调节脏腑，调畅气血的作用，从而达到止痛、定咳、顺气的治疗效果。长期按摩该穴，对人体健康具有良好的调节作用。

按摩足窍阴穴治疗目赤肿痛

中医认为，目赤肿痛多是由于外感风热时邪，侵袭目窍，郁而不宣；或因肝胆火盛，循经上扰，以致经脉闭阻，血壅气滞而引起的。遇到此种疾病，按摩足窍阴穴疗效明显。因为，足窍阴穴为足少阳胆经井穴，井穴是经气生发之处，治疗急症效果最为显著。该穴具有开窍、清泄肝胆火热、聪利头目的功效。按摩足窍阴穴可使火热消除，从而肿痛消失。因此，目赤肿痛时多按摩足窍阴穴，可起到有效的治疗和调解作用。经常按摩该穴，对身体具有很好的保健功能。

足临泣穴

胆经头痛腰痛可舒缓

眼睛是心灵的窗口，也是人们认识世界的窗口。然而一些人却因为眼睛出现疾病，生活充满无尽的烦恼。在我们的脚部有一个穴位——足临泣。它具有疏肝明目的功效，能够治疗多种眼睛疾病。除了眼病，足临泣还可以治疗头痛、眩晕、乳腺炎、疟疾、月经不调。

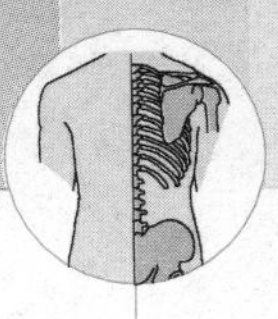

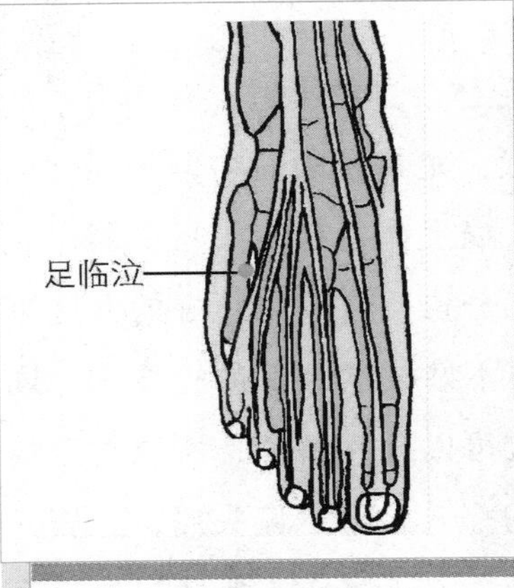

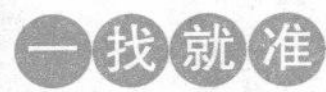

正坐或者仰卧。小趾向上翘起。在第4、第5跖骨之间可见一凸起肌腱（即小趾伸肌腱），在该肌腱的外侧缘凹陷中，用力按压有明显酸胀感处，即为本穴。

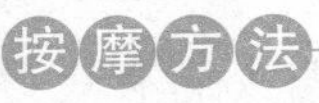

用食指或中指按揉，1~3分钟即可。

按摩足临泣穴治疗胆经头痛

偏头痛属于“头痛”、“头风”等范畴。中医认为，不通则痛。头两侧分布最多的是胆经，不管是哪侧头痛，都与胆经密切相关。因此，按摩足临泣穴能很好地缓解头痛症状。与风池穴、太阳穴等穴配合按摩，祛风、活络、止痛效果更好。

按摩足临泣穴可缓解腰痛

不管何种原因引起的腰痛，按摩足临泣穴，都有缓解疼痛的效果。足临泣穴属足少阳胆经，本经巡行经过腰部，与带脉相交会。带脉环腰一周，约束诸经脉，其气通于足少阳胆经之足临泣穴，而腰痛即在带脉和胆经所过之处。因此，按摩足临泣穴，不但能疏通胆经，同时也可调节带脉经气，因此经常按摩该穴，对腰痛具有良好的调理作用。

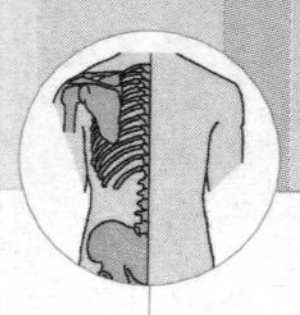

丘墟穴

崴脚胸胁伤痛找丘墟

头痛，差不多是每个人都曾体会过的不适，有相当一部分人还会经常受到头痛的困扰，尤其是顽固的偏头痛，成为许多人摆脱不了的阴霾。头痛发作，有些人只要服用止痛药就对付过去，然而是药三分毒，有没有更好的办法来缓解头痛呢？当头痛发作时，不妨按揉踝部的丘墟穴，同样具有止痛的功效。由于该穴可以理气解郁，所以对于情绪不好引发的偏头痛有更好的疗效。除了偏头痛，丘墟穴对于颈项痛、下肢痿痹、转筋、中风瘫痪、踝部扭伤也有很好的疗效。

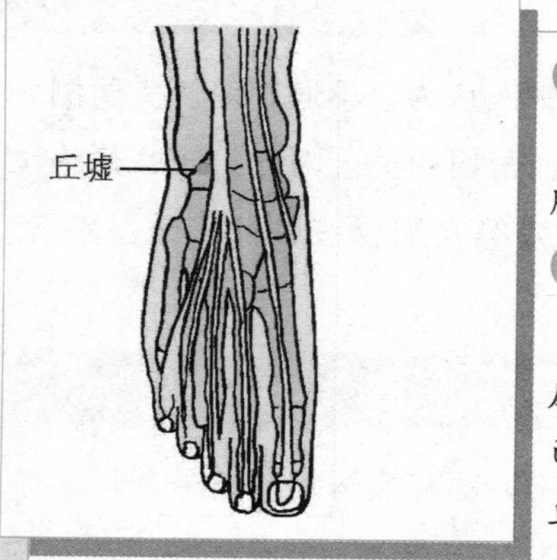

一找就准

脚掌用力背伸，足背可见明显趾长伸肌腱，其外侧、足外踝前下方凹陷处即是。

按摩方法

患者仰卧，患下肢微屈膝，足掌平放床面，放松，按摩者坐其足端之旁（或自己），用拇指螺纹面的前1/3着力，按于丘墟穴上，持续用力按压1～3分钟，其余四指轻扶足背以为依托，协助拇指用力。

按摩丘墟穴治疗崴脚

不小心崴脚了，会感到脚踝部疼痛剧烈。此时按摩丘墟穴，可快速缓解疼痛。中医认为，崴脚主要是由于经络受损伤而闭塞不通，导致气血不能流通，不通则痛。而丘墟穴是胆经上治疗崴脚的特效穴位。根据“经之所过，主治所及”的经络理论，脚部是胆经循行必经之处，因此，刺激该穴能起到活血化瘀，疏通胆经，而达到通则不痛的止痛效果。尤其是有习惯性崴脚，多数是胆经惹的祸。经常按摩丘墟穴，可有效地排除病邪，通畅胆经，预防崴脚的发生。

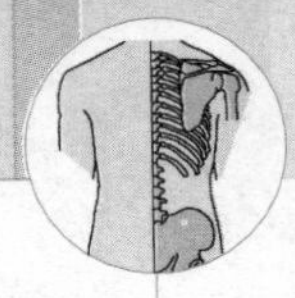

按摩丘墟穴治疗胸胁伤痛

中医认为，胸胁伤痛多因劳损导致经络不通，气血受阻或气滞血瘀而引起的不通则痛。丘墟穴是足少阳胆经的原穴，本经循行经过胸胁部。根据上病下治，左病右取的原则，以及经之所过，主治所及的经络理论。选择刺激丘墟穴，可起到舒筋通络，行气活血的作用，从而达到止痛的目的。胸部的经络疏通了，瘀血散处，疼痛自然就会消失。此外，丘墟穴是专门治疗各种上火症状的要穴，如牙痛、嗓子发炎、咽喉肿痛等疾病，按摩该穴都有疗效。

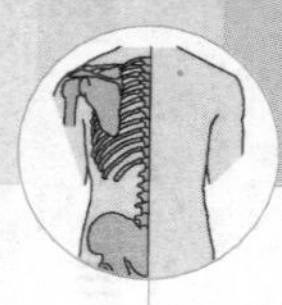

第十二章

足厥阴肝经：胸满呕逆与消灾去火之大脉

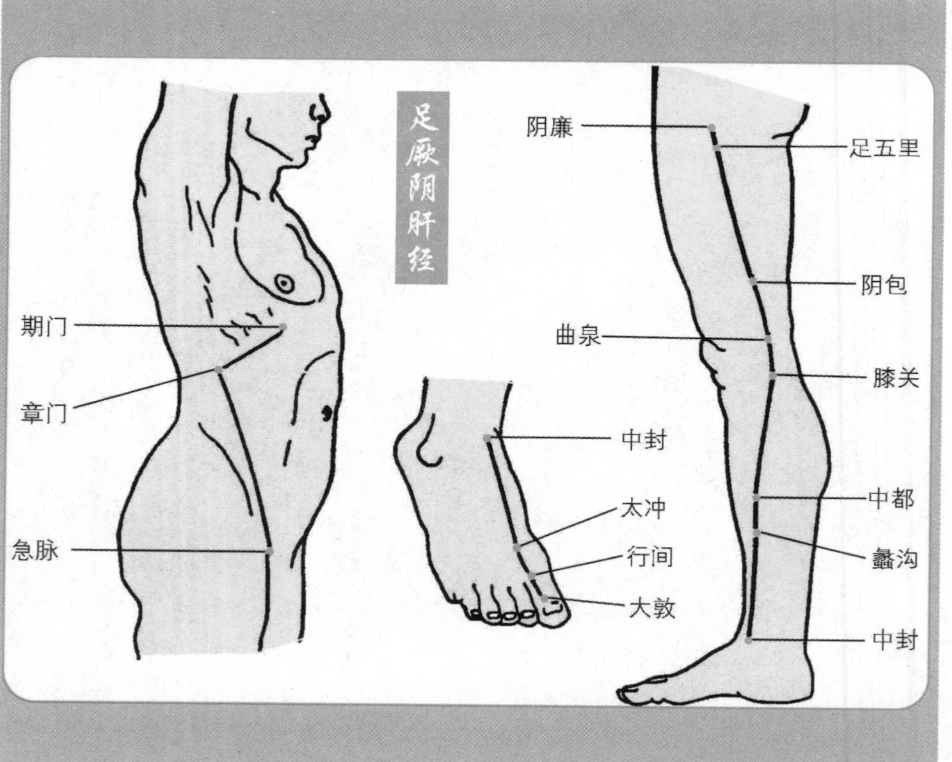

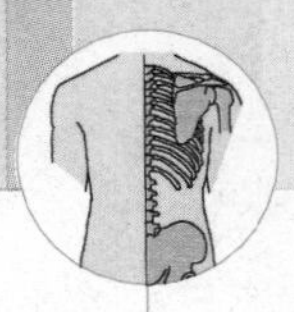

太冲穴

理气又防脂肪肝失眠

太冲穴堪称人体第一大要穴。平时，我们时常会遇到一些脾气暴躁，动不动就大动肝火的人。有的时候，我们自己也会因为某些事情而生气、动怒。中医认为，百病皆从气生，气从哪儿来呢？从肝那儿。肝为“将军之官”，主怒。人在生气发怒的时候，体内能量往往走的是肝经的路线。气大伤肝，因此人在生气发怒的时候，肝也会受到不同程度的影响，此时，太冲穴就会出现异常现象，例如，有的有压痛感；有的温度或色泽会发生变化，对外界更加敏感；还有的软组织张力会发生异常。所以，经常生气、动怒，脾气不好的人，经常按摩太冲穴，就可把气化于无形之中，脾气就会变好了。此外，对于头痛眩晕、高血压等病症，按摩太冲穴，也具有调理和缓解作用。

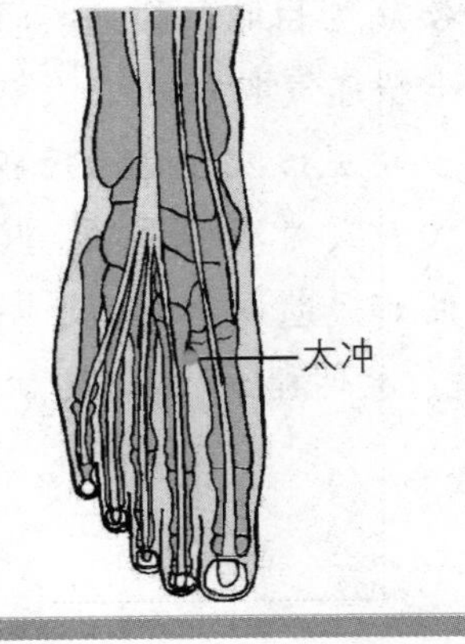

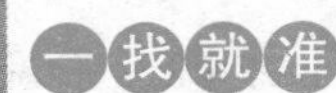

在足背侧第1、第2趾骨的骨缝之间，向后约3横指宽处有一个凹陷，太冲穴位于这个凹陷中。

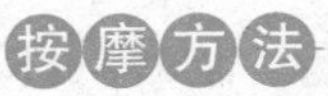

用食指或中指指尖垂直由下往上揉按该穴，会有特殊的胀、酸、疼痛感。按照先左后右的顺序。每次左右两穴各按揉3～5分钟。

按摩太冲穴可预防脂肪肝

经常酗酒，或者长期吃过多肥腻的肉食，都容易引发脂肪肝。中医认为，导致脂肪肝的原因是肝失疏泄，气机不畅、瘀血内阻，导致体内的痰、瘀运化不出去，痰瘀互结于内脏，就会形成脂肪肝。而按摩太冲穴，对预防脂肪肝有很好的效果。因为，太冲穴是肝经上的原穴，是脏腑元气的聚集之地。刺激这个穴位，便可激发元气，调动体内正气来抵御病邪。因此，按摩太冲穴可以调节肝的疏泄气机、激发肝经气血、活血化瘀。这样就能把体内的痰

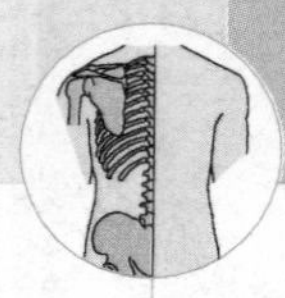

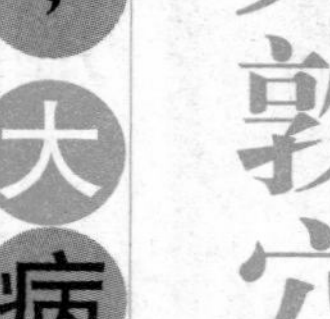

瘀排出，达到防治的作用。

夜不能寐，太冲穴伴你入梦乡

睡不着觉，可按太冲，为什么此穴能够解决你睡觉的问题呢？这还得从肝说起，《黄帝内经》说心主神，肝主魂，心肝不交，就是魂不守神，所以，此时就要平肝潜阳，这里，建议你别冷落了太冲穴，因为此穴可以将行间穴传来的水湿风气，在经过受热而胀散化为急风冲散穴外，所以能“还魂”于心神，心神相交，那么你就可以睡上一个安稳觉了。此外，出现《黄帝内经》所说的“怒伤肝”的情况，你也可以将此穴当作你的“出气筒”，适当按压按压就可以平息那些“火气”。

大敦穴

缓解昏睡症子宫出血

大敦穴是人体足厥阴肝经上的主要穴道之一，也是肝经上的第一个穴位。大敦穴的主治疾病为目眩、腹痛、肌肋痛、冷感症。《玉龙歌》中说：“七般疝气取大敦”；《胜玉歌》中也说：“灸罢大敦除疝气”。可见该穴还是治疗疝气的特效穴。据古医学典籍记载，大敦穴对治疗昏厥、脐腹痛、腹胀、小腹中热、尿血、小便难、遗尿、遗精、阴中痛、阴挺、崩漏、眩晕、目不欲视、大便秘结、癫狂、小儿惊风等疾病，都具有良好的疗效。

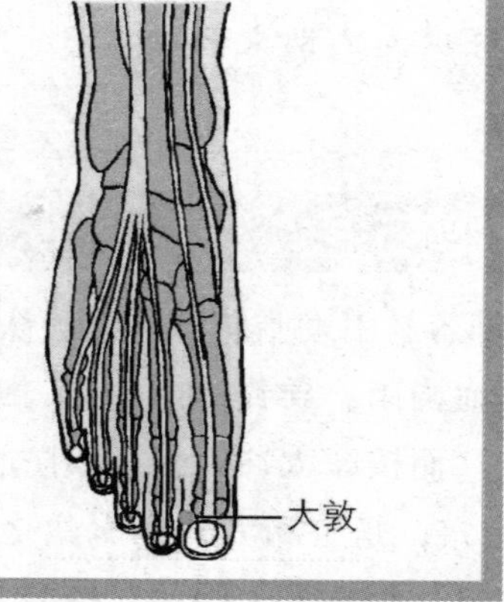

一找就准

坐位或仰卧位。于足大趾背外侧（靠二趾一侧），从拇趾爪甲外侧缘与基底部各作一线，其交点处即为本穴。

按摩方法

用大拇指指腹揉按该穴位，会有酸、胀、痛的感觉。按照先左后右的顺序，每次左右两穴各揉按3～5分钟。

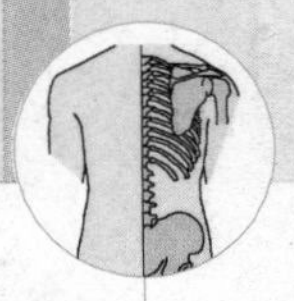

按摩大敦穴可让精神焕发

有些人不熬夜，也会睡到天亮还难以睡醒，尤其是中年人最为明显。此时就要注意了，这种昏睡会对身体和精神产生非常大的危害。要解决这个问题很简单，多按摩大敦穴就能让你神清气爽，精神抖擞。大敦穴属于足厥阴肝经，又是个井穴，“井”就是源头的意思。按摩这个穴位，能够生发经气，促进气血循环。气血旺盛，人自然就有精神。大敦穴自古以来就被视作镇静及恢复神智的要穴，因此，经常早上起不来，爱昏睡的人，多揉揉大敦穴，可有效缓解昏睡症状，人也会变得容光焕发。

经常莫名烦恼，大敦一治就好

如果说，很多人为了学习、工作和家庭不得不辛勤用脑，那么，有些人没有任何外界的压力，却还是整日胡思乱想，那就是自寻烦恼了。这种坏情绪的病理是非常复杂的，如果没有扎实的中医基础，很难自己辨证处理。所以，我在这里不讲过多的理论，只告诉大家一个方法，按摩大敦穴即可通治。

因为莫名烦恼这种坏情绪在《易经》里属于坤土，而五行之中，只有木能克土，所以，必须通过增强属木的肝气来达到平衡，方法就是刺激肝经的右侧井穴——右大敦穴。大敦穴是肝经的井穴，“井”是源头的意思，所以，从这里入手就能使肝木之气源源不断地流出，去约束坤土，从而让我们的情绪逐渐好转。

行间穴

治疗口腔溃疡肋胀痛

行间穴属于足厥阴肝经，在大脚趾和二脚趾缝上。它在五行中属火，是个火穴，如果遇到肝火旺盛而引起的头痛、两肋胀痛、嘴苦、目赤、失眠等症，以及肝气瘀滞引起的胁痛、呃逆、月经不调等病症，或者是心火太盛导致的鼻出血、牙痛、空腔溃疡、舌尖长疱等症状，只要多按摩一下行间穴，就可达到很好的泻火作用，且能起到立竿见影的效果。除此之外，行间穴对于腿抽筋、夜尿症、腹气上逆、肋间神经痛、月经过多等病症，也有不错的调节治疗作用。

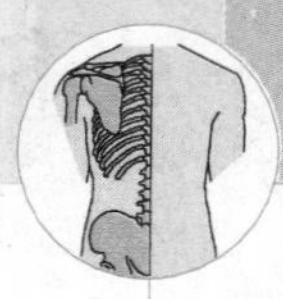

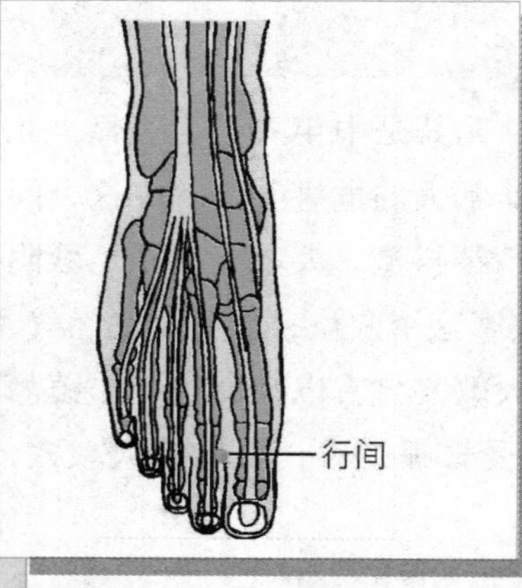

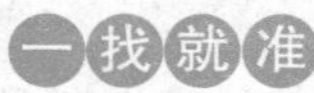

坐位或仰卧位。在足背内侧第1、第2趾两趾之间连接处的缝纹头，按压有凹陷处，即为本穴。

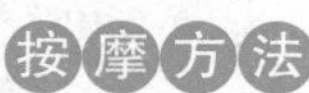

用一只手的拇指或食指的指甲尖着力，紧贴在行间穴所在的部位，持续或者间歇掐按该穴，每次左右两穴各掐按1～3分钟即可。

按摩行间穴治疗口腔溃疡

口腔溃疡病不大，但非常折磨人。中医认为，口腔溃疡多是由于心脾有热，气冲上焦所引发的。如果遇到心火太盛导致的口腔溃疡，只要按摩行间穴，就可快速缓解症状。行间穴是肝经上的火穴，五行理论中，肝属木，木生火，因此，肝火太旺，就要泻心火，中医理论中这叫“实则泻其子”。由此可知，行间穴是一个泻火的穴位。而憋在里面的火，是由肝经管；已经发出来的火，则归心经管。因此我们按摩这个穴位，就像是用灭火器一样，可以很快消除心火，从而起到治疗作用。

按摩行间穴治疗肋胀痛

引起肋胀痛的原因有多中，比较常见的是由于肝火旺盛导致的。如果遇到这种现象时，赶紧揉揉行间穴，胀痛症状就可迅速被减轻。这是因为，行间穴属于足厥阴肝经，是肝经上的荥穴，中医理论中，“荥主身热”，也就是荥穴的主要作用是去火的。而且荥穴主要是用来治疗该经所属的内脏疾病的。因此，刺激这个穴位，就能够清泻肝火，把肝经上旺盛的火气，给灭掉了，肝经就会恢复平静，肝功能也就正常了，自然疼痛肝火太盛引起的肋胀痛，也会随之消失。坚持按摩该穴，对肋胀痛具有很好的缓解及治疗作用。

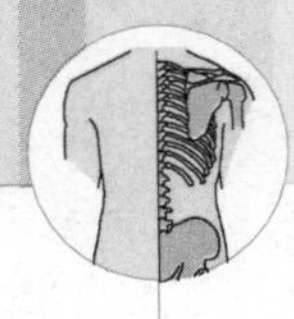

蠡沟穴

治疗阴道瘙痒止白带

蠡沟穴又名交仪穴，是足厥阴肝经上的络穴，在《灵枢·经脉》中记载："足厥阴之别，名曰蠡沟，去内踝五寸，别走少阳。"这里指出了蠡沟穴的位置。了解针灸常识的人都知道，络穴是专门用来治疗慢性病的。因此，凡是与肝有关的疾病，都能使用该穴来治疗。同时它又与胆经相络，所以它不仅能治疗肝经上的慢性病，而且还能治疗胆经上的慢性疾病，可以调和肝胆二经。对于瘙痒、痛经、小便不利、遗尿、月经不调、带下、下肢痿痹等症状，坚持长期按摩该穴，能起到良好的治疗作用。

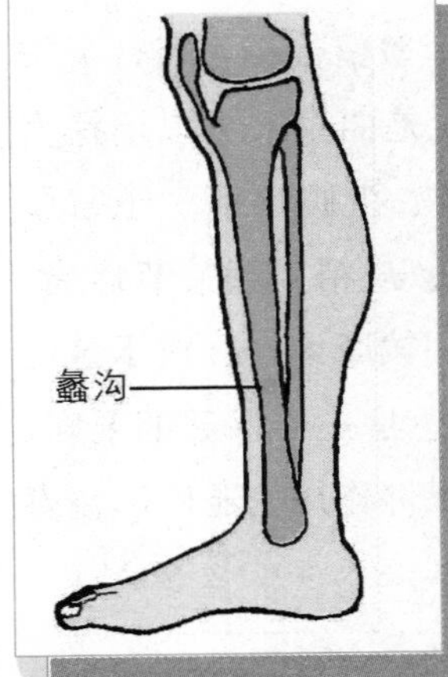

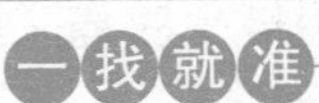

一找就准

取穴时，采取正坐姿势。伸出小腿，先找到内踝尖，再确定内踝尖上5寸（内踝尖上量7横指）这一点，再找到胫骨，在胫骨内侧面的中央，即是该穴。

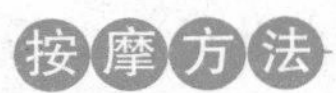

按摩方法

蜷曲小腿，用一只手的拇指指腹的前端约1/3用力，紧贴在蠡沟穴的位置，持续或者顿挫用力按压，每次按摩1～3分钟即可。

按摩蠡沟穴可治肝火引起的白带异常

有些女性患了白带异常，不好意思去看医生。这样做没必要，有病就要早治，不必讳疾忌医。治疗白带异常有个简便易行的方法，就是按摩我们身上的蠡沟穴。尤其是由肝火引起的白带异常，按摩该穴可收到良好的效果。因为蠡沟穴隶属于肝经，是肝经上的络穴，而络穴又是专门用来治疗慢性病的，刺激这个穴位能够疏肝理气、泻除肝火，从而达到调经止带的作用。该穴对妇科疾病有很好的治疗作用，对于月经不调、带下等症状，按摩该穴都可以得到很好的调理治疗。

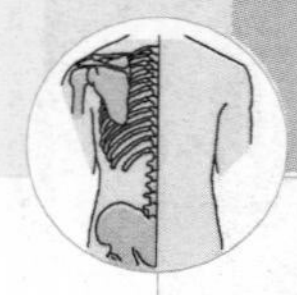

按摩蠡沟穴治疗阴道瘙痒

阴道瘙痒是困扰女性的慢性妇科病之一。中医认为，阴道瘙痒多是由于肝胆湿热所引起的。此时，按摩蠡沟穴具有良好疗效。蠡沟在古代就暗指女性阴道。蠡沟穴是足厥阴肝经上的络穴，络穴是专治慢性病的。所以长期按摩蠡沟穴，不仅能治疗阴道瘙痒，对于多种妇科疾病都具有调理和改善的作用。

曲泉穴

男女生殖疾病特效穴

曲泉穴中，“曲”代表肝的意思；“泉”是指水，肾主水，水代表肾。因此，曲泉穴是沟通肝肾的重要穴位。有这样一首民谣：“痛经阴挺少腹痛，阴痒遗精苦难言，针灸按摩曲泉穴，治病疗疾又延年。”说的就是曲泉穴可以治疗多种疾病。中医常用曲泉穴来治疗痛经、少腹疼痛、子宫脱垂、阴道瘙痒、外阴痒痛、前列腺炎、遗精、膝关节疼痛、疝气、大腿内侧疼痛等诸多病症。长期按摩该穴，对于这些症状具有显著的效果。此外，曲泉穴还是一个保健的要穴，没事多按摩该穴，对身体具有很好的保健作用，还可以益寿延年。

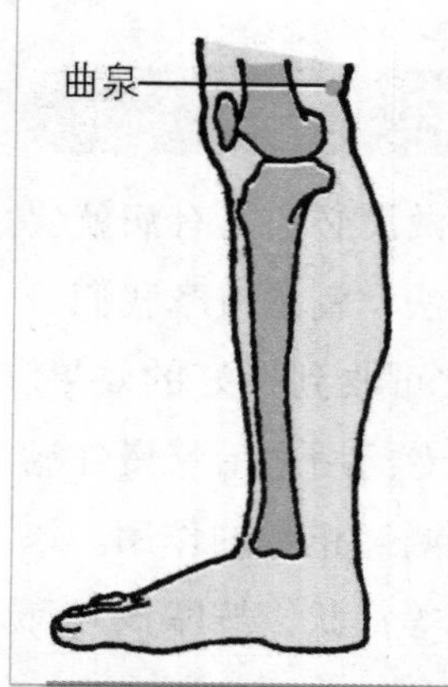

一找就准

取穴时，屈膝时可见膝关节内侧面横纹端，其横纹头凹陷处即是本穴。

按摩方法

四指并拢由下往上揉按，会有特殊胀、酸、疼痛的感觉。先左后右，或者两侧同时揉按，每次左右两穴各按揉3~5分钟。

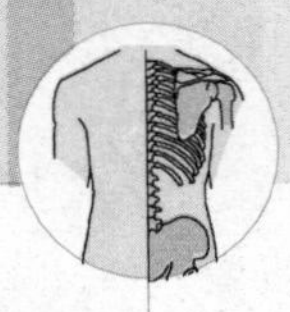

按摩曲泉穴治疗遗精

遗精是每个男性都会经历的一种生理反应，它没有规律可言。中医认为，遗精多是由于肾虚精关不固，或湿热下注所引起的。按摩曲泉穴可有效地缓解症状。曲泉穴为足厥阴肝经穴，具有清肝火、祛湿热的功能。而曲指的是肝，泉指水，肾主水。因此，曲泉穴能沟通肝肾，这样它就能治疗肝肾阴虚的疾病。又因为肝属木，肾属水，水能生木，肾为肝之母，根据“虚则补其母”的原则，所以，可用曲泉穴来补肾。因此，对于遗精的男性，可以经常按摩曲泉穴，具有很好的调理、改善作用。

按摩曲泉穴治疗膝关节疼痛

中医认为，膝关节疼痛多是由于肝肾亏虚，外加风寒的侵袭所引起的。按摩曲泉穴能很好地减轻疼痛症状。曲泉穴属于肝经，是肝经的母穴，又是滋补肝肾的重要穴位。而肝主筋，膝是筋交会聚集之处，而曲泉穴正位于膝关节部位，是护膝要穴。刺激这个穴位具有舒筋活络、滋补肝肾、祛风散寒除湿的功效，其荣筋效果非常好，因此，曲泉穴最擅长治疗膝关节疼痛。如果膝痛，曲泉穴这个地方也一定会痛，找到痛点，平时多加按摩，对膝部具有很好的保健作用。

阴包穴

大名鼎鼎的理气要穴

阴包穴是足厥阴肝经上的一个重要穴位，是大名鼎鼎的“消气穴”。从肝经上传来的阴湿水气都聚集在这个地方，这个穴位因而得名“阴包”。生活中，常会碰到一些人，因一些事情或人而发火生气，其实人在生气的时候，肝就会变得紧张。这也就是人们常说的肝火太旺。肝火一盛，就会导致气血难以下行，从而会牵连到阴包穴。因此，对于急躁易怒的人，他们的阴包穴位置会经常感到疼痛。了解了以后，如果再遇到生气时，就可以按摩阴包穴来消气，同时还能疏通肝气，对于小便不利、遗尿、月经不调等疾病，具有良好疗效。

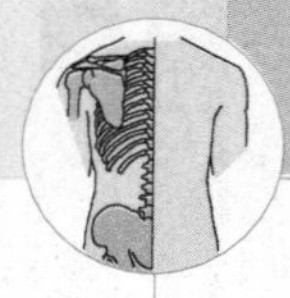

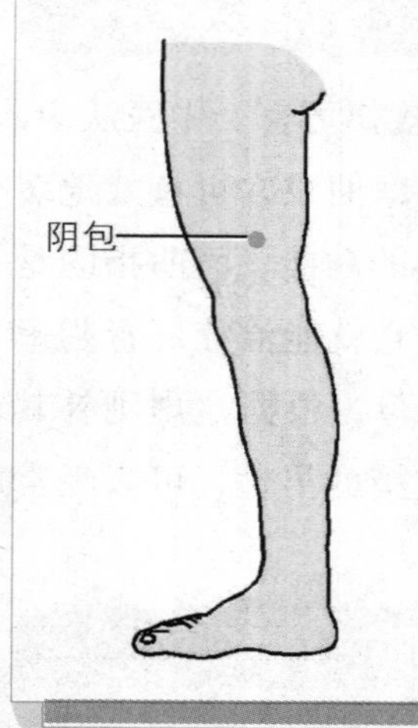

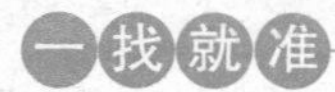

一找就准

取穴时，采取正坐姿势，该穴位于大腿上，先屈膝。在膝（关节）内侧横纹头上方，胫骨内髁之后凹陷处直上4寸（5横指或一拳左右）处，即是该穴。

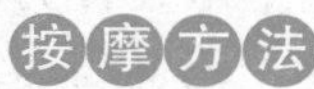

按摩方法

用一手拇指，先在大腿内侧找到阴包穴的位置，以拇指端着力，反复揉压，或弹拨阴包穴部位，每次左右两穴各按揉1~3分钟。

按摩阴包穴可消气

有些人生气时，会脸红脖子粗、头昏、头胀。其实这是由于肝气突然大量涌出造成的。此时只要按摩阴包穴，就能帮您消气缓解暴躁的情绪，因为阴包穴是肝经上的一个消气要穴。肝脏中的肝气在正常时，会受身体控制。一旦生气就会影响肝脏，造成肝气突然迸发到与肝脏密切联系的经络中去。肝脏，有一条经通于心，大部分会沿这条经络上到心，继而涌到面、头上，所以就出现了脸红脖子粗、头昏、头涨的现象。而按摩阴包穴可以疏通淤塞的肝气，从而起到消气的作用。生气时，不妨尝试按摩该穴来缓解心情。

按摩阴包穴可治气虚不固型遗尿

气虚不固型遗尿，比较常见的是由于肾气不足而导致的。此时，按摩阴包穴对此症具有较好的调理作用。阴包穴属于足厥阴肝经，是肝经上的一个重要穴位，气血很容易在这个地方堵住，因此，按摩这个穴位可以疏通肝经淤塞的气血，疏通肝气。而且刺激这个穴位具有调补肝肾、清利湿热、调经止痛、利尿通淋的功效。所以，针对肾气不足导致的遗尿，按摩这个穴位能收到很好的改善效果。实际操作时常与关元穴、肾俞穴配合起来按摩，治疗效果会更显著。

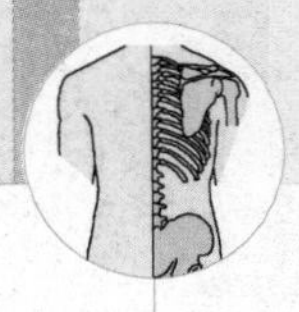

足五里穴

生殖系统疾病缓解穴

足五里穴是人体肝经上的重要穴位。足，指穴在足部。五里，指本穴气血的作用范围如五里之广。它具有舒理肝经之气，清利下焦湿热之功效。常用于治疗像阴囊湿疹、睾丸肿痛等生殖系统疾病，对尿潴留、遗尿等相关泌尿系统疾病疗效也不错。针对股内侧不适、少腹胀满疼痛、浑身倦怠无力、胸闷气短等不适症状，只要按摩一下该穴，这些不适症状就可以很好地得到缓解。

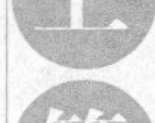
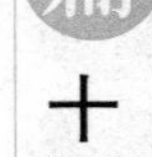

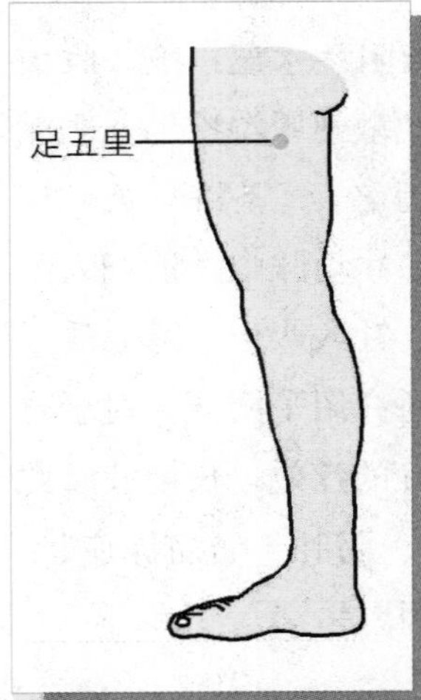

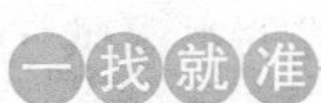

一找就准

从耻骨联合上缘中点水平旁开 3 横指处是气冲穴。直下 4 横指处，即是足五里穴。

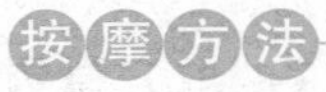

按摩方法

四指并拢由下往上揉按，会有特殊的酸、胀、疼痛的感觉。先左后右，或者两侧同时揉按，每次 3～5 分钟即可。

按摩足五里穴治疗睾丸肿痛

睾丸肿痛属于中医七疝中的“狐疝”。此病多是因为肝郁气滞，或者用力不当，操劳过度，而导致气血瘀滞引发肿痛。按摩足五里穴治疗该病，具有良好疗效。因为足五里穴是足厥阴肝经上的穴位，而肝经循行恰好绕过阴部。根据针灸理论，经脉所过之处，主治所过之处出现的毛病。因此，我们选择按摩足五里穴，可起到疏散肝气，调畅气机，疏通经络，促进气血流通，从而达到消肿止痛的目的。经常按摩该穴，对疾病的康复具有很大的帮助。

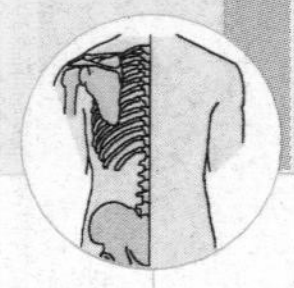

按摩足五里穴治疗阴囊湿疹

足五里穴不仅对睾丸肿痛有治疗作用，对阴囊湿疹也能产生良好的疗效。中医里认为，阴囊湿疹属于湿热下注证。就是湿热之邪循经下注到阴部，而引起的疾病。为什么按摩足五里穴能治疗该病呢？因为足五里穴隶属于足厥阴肝经，该穴具有固化脾土，降湿降浊的功用。对于湿热下注引起的阴囊湿疹，按摩这个穴位，可起到疏肝理气，清利下焦湿热，从而起到治疗的作用。长期按摩足五里穴，对阴囊湿疹具有良好的调理和改善的作用。

阴廉穴

股内侧痛调经用阴廉

阴廉穴属于足厥阴肝经穴。阴，指阴性水湿；廉，收廉之意。该穴名意指肝经的水湿风气在此散热吸湿冷缩。阴廉穴如同肝经水湿的收廉之处，因此而得名。《圣济总录》记载："阴廉二穴，在羊矢下，去气冲二寸动脉中，治妇人绝产，若未经生产者，可灸三壮既有子，针入八分，留七呼。"这里边除了说明阴廉穴的取穴位置，还介绍了阴廉穴对于月经不调、赤白带下等疾病，都具有良好的疗效。长期按摩此穴，可治生殖系统疾病，对阴部瘙痒、阴肿、疝痛等症状，都具有调理改善、缓解保健治疗的作用。

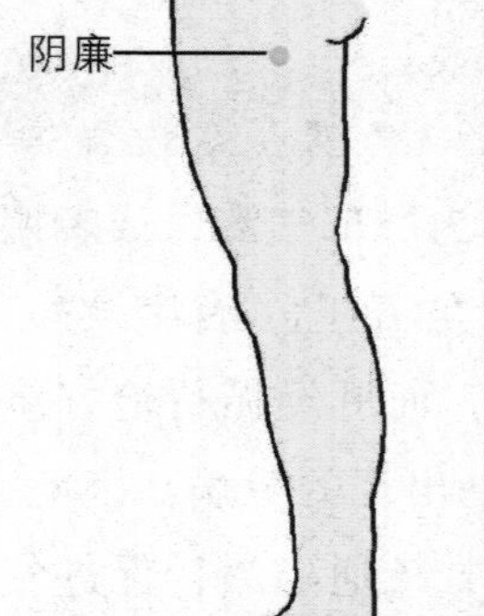

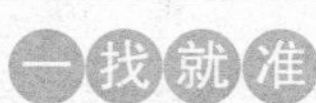

位于大腿内侧，距离大腿根部 2 寸左右（3 横指）的位置。用手贴上去可以感觉到脉搏的跳动处即为本穴。

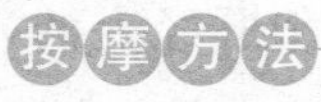

四指并拢由下往上揉按，会有特殊的酸、胀、疼痛的感觉。先左后右，或者两侧同时揉按，每次左右两穴各按揉 3 ~5 分钟。

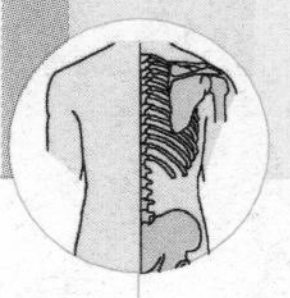

按摩阴廉穴可治湿热下注型月经不调

针对湿热下注所引起的月经不调，按摩阴廉穴具有很好的治疗作用。所谓湿热下注，就是指湿热流注于下焦。而阴廉穴属于肝经，阴，指阴性的水湿；廉就是收敛的意思。其作用就是收敛肝经上的水湿的，具有调经止带、通利下焦的作用。按摩这个穴位可治疗生殖系统疾病。如果月经期间出现带下量多，色黄或夹血丝，质稠如脓，臭秽，阴中灼痛肿胀，小便短黄症状时，这就是典型的湿热下注引起的症状。发现这种情况时，按摩阴包穴对此证具有良好的调理改善、医治保健的作用。

按摩阴廉穴治疗股内侧痛

股内侧痛，也就是大腿内侧痛。中医认为，此病主要是由于内外伤所致之气血瘀阻，筋脉不通，气血不畅所引起的不通则痛。此时，按摩阴廉穴能有效地缓解疼痛症状。阴廉穴是肝经上的要穴，它就位于大腿内侧，而且肝经循行，正好从大腿内侧这块往上走。大家都知道，不通则痛，通则不痛的理论。因此，按摩这个穴位，可起到疏通经络，活血化瘀的作用。只要筋脉一疏通，气血可以畅通无阻，疼痛症状就会立马消失。所以，如果不小心伤到大腿内侧时，咱们可以按摩这个穴位来缓解疼痛。

中封穴

男性生殖疾病奇效穴

中封穴是治疗男性生殖疾病的重要穴位。《医宗金鉴》里记载：“主治梦泄遗精，阴缩、五淋、不得尿、鼓胀、瘿气。”由此可知，对于各种男科疾病，中封穴都具有治疗作用。中封是保养人体精血的要穴，该穴为肝经上的金穴，金能克木（克在这里指约束的意思），所以此穴能够抑制肝火过旺。金有肃降之性，故此穴可能通利小便。长期按摩该穴，对疝气、阴茎痛、遗精、小便不利、黄疸、胸腹胀满、腰痛、足冷、内踝肿痛等病症，均具有良好的调理和保健效果。

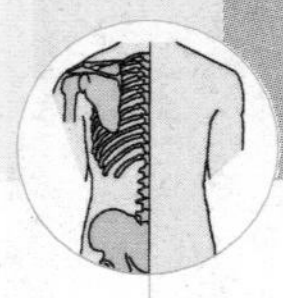

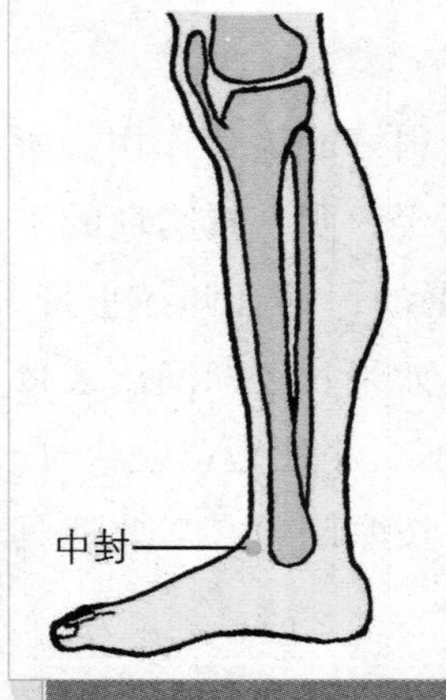

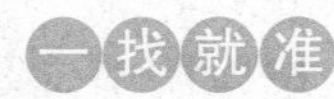

一找就准

坐位，拇趾上翘，足背可见一大筋，其内侧、足内踝前下方凹陷处，即是本穴。

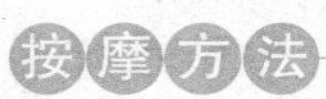

按摩方法

用大拇指指腹揉按该穴位，会有酸、胀、痛的感觉。先左后右，每次左右两穴各按揉3～5分钟。

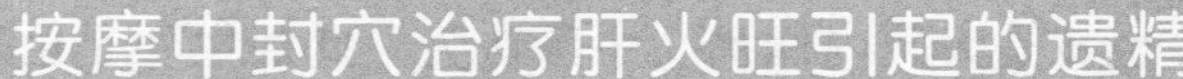

按摩中封穴治疗肝火旺引起的遗精

肝火旺又叫阴虚，如果体内肝火过旺的话，可能会出现遗精的症状。这时我们可按摩中封穴来治疗。中封穴属于肝经，是男性生殖疾病的主治穴位。所谓中，指的是“中焦”，肝就在这块；封就是封藏，该穴的作用就是封藏人体精血，保护它不受损伤。根据五行说，中封穴是肝经上的金穴，肝属木，金能克木。所以，按摩这个穴位就能约束并抑制肝火过旺，这样就能恢复肝脏的正常功能，从而达到固精的治疗目的。对于常年遗精的患者，坚持按摩该穴，具有良好的调理作用。

按摩中封穴治疗脚软无力

脚软无力的现象，在老年人身上比较常见。中医认为，老年人脚软无力，主要是由于年龄的因素，出现肾虚而造成的气血不足、气血不通症状。而按摩中封穴可有效改善这一症状。中封穴属于足厥阴肝经，它具有清泄肝胆，通利下焦，舒筋通络的功效。同时该穴还是封藏人体精血的重要穴位。肝藏血，肾藏精，因此按摩这个穴位，即可起到疏通经络，调节气血循环作用，又可收到调理肝肾的效果。肝肾功能恢复了，身体里的气血充足了，脚软无力的症状自然就会好转。

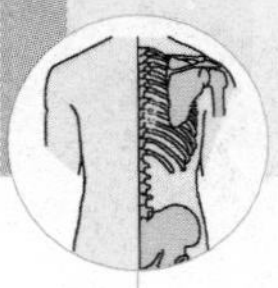

章门穴

增强五脏功能祛疾病

章门穴是人体八会穴之一的脏会。章，是大木门的意思；门，就是出入的门户。该穴是五脏病变的门户。五脏的气血都在肝经章门穴处会聚，所以一揉章门穴，五脏的功能都能得到调节。当您不知道五脏不知该如何调节的时候，就先揉章门穴调节肝脏，把肝脏调节顺了，五脏的功能就都增强了。坚持长期按摩章门穴，对于心胸郁闷、胀满、烦热、口干、厌食、面黄肌瘦、身体虚弱、全身无力等症状，都可有良好的疗效，可有效改善疾病症状。

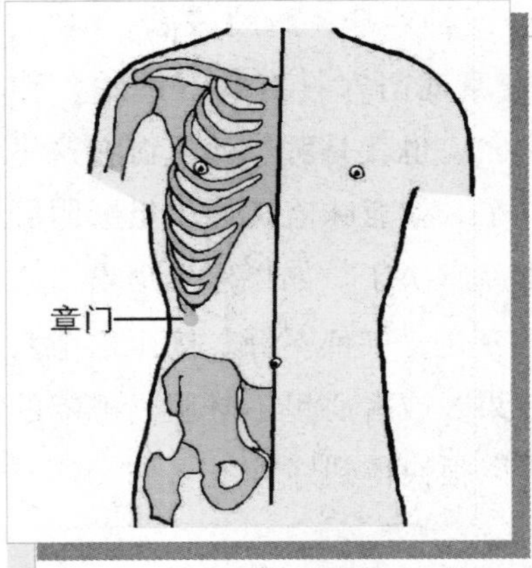

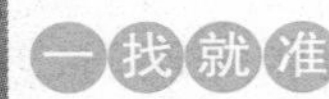

一找就准

正坐，双手贴着裤缝自然下垂，然后弯曲胳膊，肘部触及的位置就是章门穴。

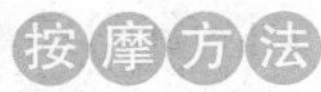

按摩方法

用大拇指、食指直下掌根处，即形状像条鱼一般肉厚处，揉按该穴位，会有胀痛的感觉。先左后右，或双侧同时揉按，每次左右两穴各按揉1～3分钟。

按摩章门穴治疗心胸郁闷

天气变化、疾病或遇到不开心的事情等，多种原因都会引起心胸郁闷。此时，我们只要多揉一揉章门穴，就能让心情变得轻松。因为章门穴具有特殊作用，它属于肝经，是脏之会穴。也就是说五脏的气血都在这里会聚，因此，按摩章门穴可以通达五脏，调节五脏，心胸郁闷的时候，只要按按这个穴位，就可以把体内郁结之气给它疏散掉，这样就不难受了。经常按摩该穴，可以调节五脏，保持他们之间的协调，对身体有着很好的保健效果。

按摩章门穴治疗消化不良导致的面黄肌瘦

有些人吃饭总是不香，食欲不振，日久就会面黄肌瘦，自己和周围的人

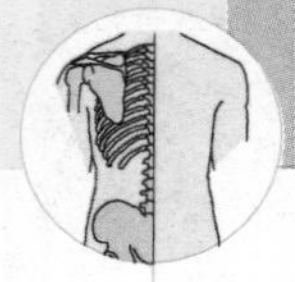

看着都担心。遇到这种情况，就按摩章门穴，它能帮您增加食欲。章门穴属于肝经，同时它还是脾经的募穴，募就是募集的意思，脾经的气血聚集在这里。因此，按摩这个穴位，就可以起到舒肝健脾的功效，把肝气郁结疏散掉，然后可以把脾的功能增强了，因为脾是管运化的，管消化食物的，管生血的，所以，按摩章门穴就可以促进消化，增强食欲。坚持按摩该穴，面黄肌瘦的状况很快就可以得到改善。

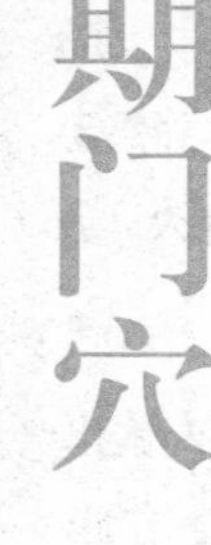

利气疏肝化瘀疗肝炎

期门穴对人体肝经最上的一个穴位。期门穴具有疏肝利气，活血化瘀的作用。对与肋间神经痛、胸胁胀满、呕吐、呃逆、吞酸、腹胀等疾病，按摩期门穴具有良好的治疗作用。同时前门穴还是肝经的募穴，也就是肝经的气血在这里汇集。因此，把期门穴按揉开了，就意味着疏通了足厥阴肝经。从而肝经上的病症自然也就解决了。如果遇到琐事，心里不顺而动气，或者因为气候变化，气郁不舒，按压这个穴位可以有很好的缓解和治疗效果。或者心里不舒服、郁闷的时候，只要按压期门穴，就可以很快得到好转。

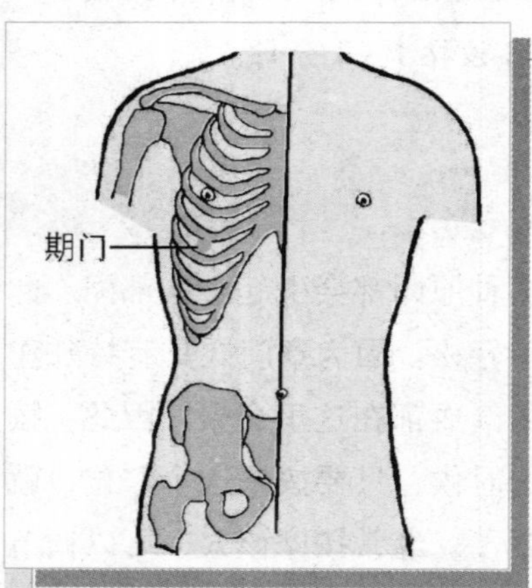

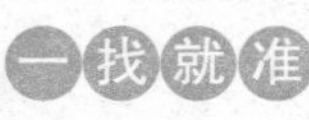

男性可任取体位，女性即取卧位，乳头直下，往下数两根筋骨处即是本穴（即第6，第7两肋间隙）。

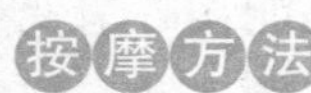

用大拇指、食指直下掌根处，按揉该穴，会有胀痛的感觉。先左后右，或者双侧同时按揉，每次左右两穴各按揉3～5分钟。

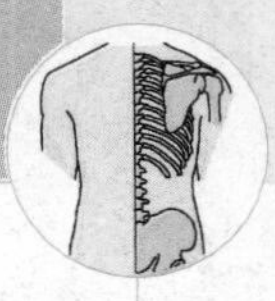

按摩期门穴治疗肝炎

得了急性肝炎，如果不及时治疗，就会转化为慢性肝炎。经常按摩期门穴，对肝炎患者可起到很好的治疗作用。慢性肝炎患者，多数都存在气郁之证，因此，想要预防急性肝炎转化为慢性肝炎，第一就要疏肝理气。而期门穴属于足厥阴肝经，是肝经上的募穴，是气血聚集之处，按摩这个穴位，具有很好的疏肝理气作用，用来治疗肝郁气滞的效果明显。经常按摩该穴，可以保持肝气通畅，从而使肝功能保持正常。这样就能防止急性转为慢性了，注意治疗时，常与行间穴配合按摩效果更佳。

按摩期门穴可预防胸胁胀痛

有些人遇事不顺心情不好，爱生闷气，如果气老是出不来，时间久了就会出现胸胁胀痛的症状。中医上这属于郁证，是由于肝气郁结，气机不畅造成的。此时，按摩期门穴能很好地缓解胸肋胀痛的症状。期门穴属于肝经，期，是约会的意思，门就是进出的门户，说白了就是气血约会进出的地方，它是肝经上最后一道关口。按摩这个穴位，疏肝理气效果很好，是肝郁气滞病症的克星。它是一个顺气的要穴，因此，生气时，多揉揉期门穴，气就会被赶出去，心里也就舒服了。

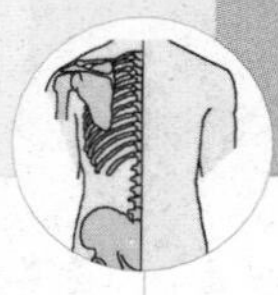

第十三章

任脉：阴脉之海，掌管生殖的妊养大脉

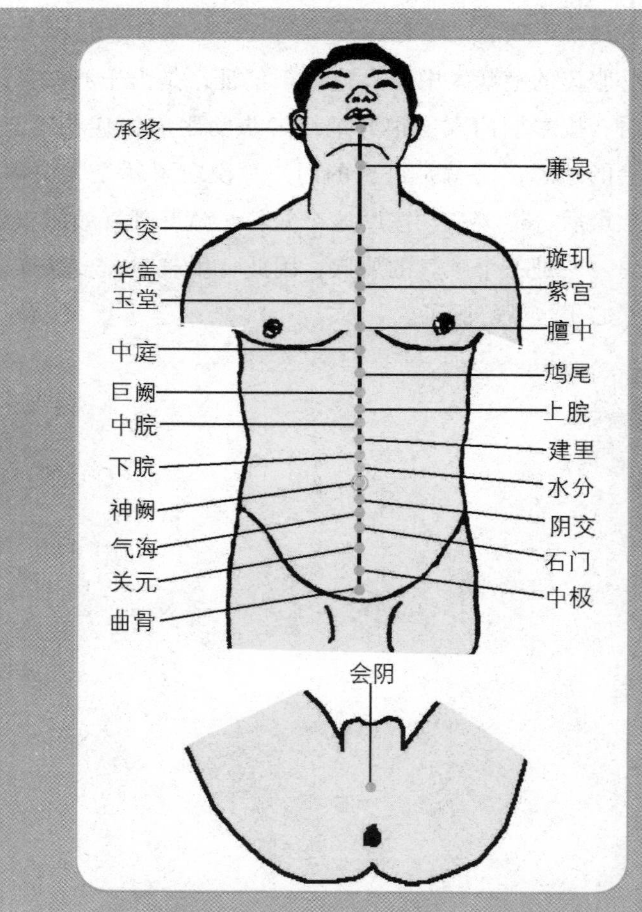

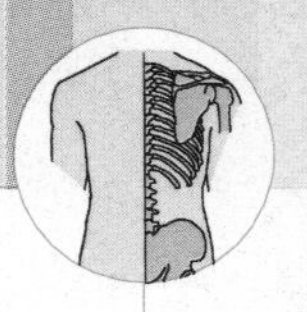

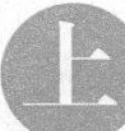

会阴穴

男女性功能专治要穴

会阴穴是任脉的起点，它在前后阴之间。该穴主管男女生殖系统方面的疾病。例如女性阴道炎、月经不调等妇科疾病，以及男性前列腺方面的问题、生殖系统、泌尿系统以及脱肛痔疮等，刺激该穴都能得以改善。而且经常按摩该穴，可治疗男女性冷淡。由于按摩会阴穴可促进内分泌，治疗性冷淡，因此性生活不协调、精力减退者，通过按摩会阴穴，可使这些情况得到很好的改善。不仅如此，该穴还是个长寿要穴，有古语为证："神仙留下健身方，开裆下胯最为良。"说的就是会阴穴具有强身健体，延长寿命的作用。经常按摩该穴可对身体起到很好的保健作用。

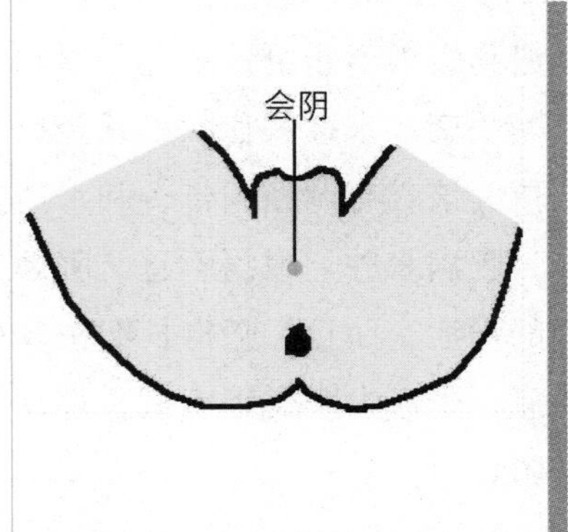

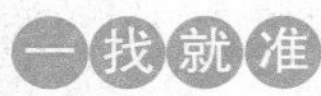

一找就准

仰卧屈膝。男性阴囊根部与肛门连线的中点处，女性大阴唇后联合与肛门连线的中点。在会阴部，取两阴连线的中点，即为本穴。

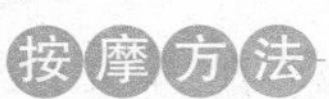

按摩方法

用左手中指指腹按压该穴位，右手中指指腹，按压在左手指甲上，两手的中指交叠，用指腹揉按，会有酸胀的感觉。每天早、晚，左右手轮流交叠按摩该穴位，每次各揉按1~3分钟。

按摩会阴穴治疗性冷淡

性冷淡的原因之一是阳气不能到达阴部所引起的。会阴穴是任脉的起点，在前后阴之间，按摩该穴能生发任脉经气，促进人体阴阳之气的交接与循环，同时通过按摩会阴穴，还能促进内分泌，从而起到治疗性冷淡的效果。性生活呆板、精力减退的人，不妨试试按摩会阴穴。按摩时要先把手指暖热，千万不要用冰冷的手指按摩，否则会得到相反效果。

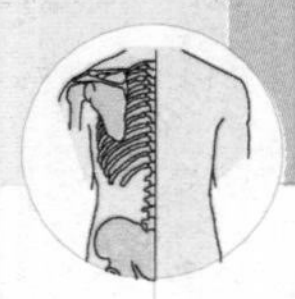

按摩会阴穴治疗腰酸

中医认为“腰为肾之府”，因此，腰部不适大多与肾有密切关系。腰酸也一样，只要按摩会阴穴，腰酸症状就可以得到缓解。会阴穴是冲、任、督三经交会的地方，而三条经脉同起于肾下精宫，至会阴穴处分开。督脉行于腰背正中，为阳脉之海，总督人体一身阳气；任脉行于胸腹正中，为阴脉之海，可总任全身之阴气；冲脉与肾经相并上行于腹，且隶附于胃经。因此，按摩该穴可起到疏经活络、提升人体阳气，并能补肾填精的作用。腰酸时，经常按摩该穴具有良好的治疗保健效果，长期按摩可增强体质。

阴交穴

治疗腹泻不止尿潴留

腹泻虽然不是什么严重的疾病，但是一旦患上，会让人倍受折磨，苦不堪言。尤其是遇到腹泻不止更是如此。遇到这种情况的时候，我们可以按摩阴交穴来缓解症状，减轻痛苦。阴交穴是任脉上的重要穴位。该穴有调经固带，利水消肿的作用。该穴主治小便不利、腹满水肿、腹泻不止、阴痒等症状，以及人体穴位所在处的病症。而且，坚持长期按摩对于鼻出血、肠炎、睾丸神经痛、子宫内膜炎等疾病，都具有良好的治疗、保健与调理作用。

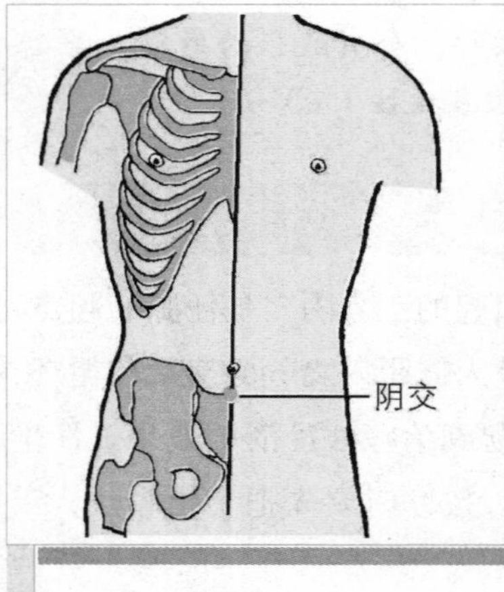

一找就准

正坐或者仰卧，在下腹，正中线上，肚脐中央向下1横指（拇指）处，即是阴交穴。

按摩方法

把双手的大拇指叠加在一块，轻轻按在穴位处，会有酸胀的感觉，每天早晚按摩穴位，每次按摩1～3分钟。

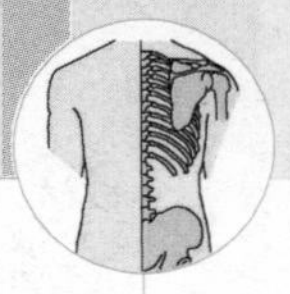

按摩阴交穴治疗腹泻不止

腹泻不止的原因各种各样，中医认为此症多属于中气不足或脾肾阳虚而造成的。而且归根到底总是以脾气虚弱、运化失职为根本的病机。当遇到腹泻不止时，只要轻揉阴交穴，即可迅速缓解腹泻症状。揉的时候顺便揉揉靠近该穴上方的部位，那是气海穴的位置，就和阴交穴挨着。阴交穴属于任脉，是任脉、足少阴、冲脉的交会穴，按摩该穴具有清利湿热、培元益气的作用，气海穴又能够生发阳气，二者配合按摩，可起到良好的止泻作用。对于患有此种症状的人，不妨每天坚持按摩该穴，来进行调理治疗。

按摩阴交穴可治疗产后尿潴留

中医认为女性产后尿潴留，多是由于产后气血亏虚、肾气不足、气化功能失常，以至影响三焦气化，使得膀胱气化功能衰弱，从而导致有尿排不出来。之所以按摩阴交穴可以治疗此病，是因为阴交穴是任脉、足少阴、冲脉的交会穴。因此，刺激该穴既能调节任脉、冲脉上的气血，同时还可以补充足少阴肾经经气。这样肾气旺盛，膀胱的气化功能就会恢复正常，从而尿液就能顺利排出，冲、任二脉的气血充足，就能使经气不衰，从而能有效地祛除疾病。此病患者，长期按摩阴交穴，具有良好的治疗、保健和调理的作用。

中极穴

治疗妇科疾病效果好

女性患了妇科疾病不用发愁，只要经常按按中极穴，问题就能得到解决。中极穴又名玉泉穴、气原穴。《针灸甲乙经》里记载，中极穴是足三阴、任脉的交会穴。该穴是治疗各种妇科疾病的重要穴位，疗效显著。比如常见病症月经不调、痛经、赤白带下、子宫脱垂等，都可以通过长期按摩该穴，来进行调节治疗。但孕妇不能针灸该穴。对于男性的遗精、阳痿等男性生理和性功能方面的问题，按摩该穴也有很好的调理和保健作用。此外，如小便不利、遗尿、尿闭、尿失禁等病症，坚持按摩该穴，都具有很好的调理和保健作用。

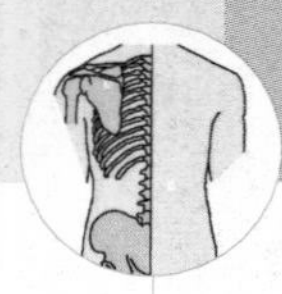

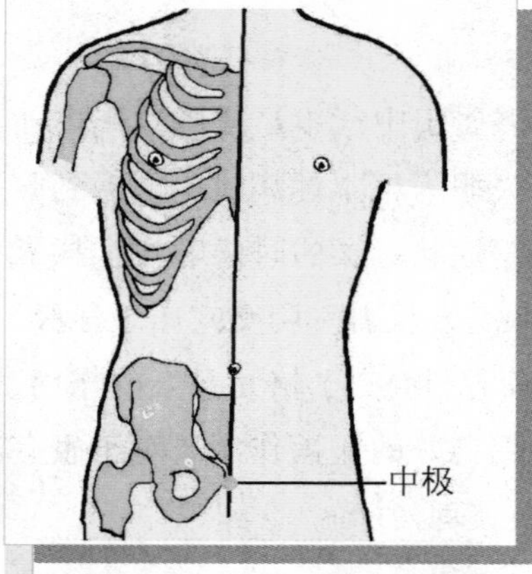

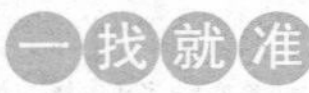

正坐或者仰卧，在下腹部前正中线上，肚脐中央向下两个3横指处，即是中极穴。

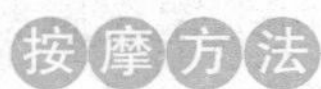

用左手中指指腹按压穴位，另一手中指指腹按压在左手中指指甲上，一起用力揉按该穴位，会有酸胀的感觉。每天早、晚轮流用左右两手按揉穴位，每次揉按1~3分钟。

按摩中极穴治疗尿潴留

尿潴留就是尿在膀胱里大量蓄积，就是不能排出来。有的是突然发作，也有逐渐形成的。中医认为，此病主要是由于膀胱的气化功能出了问题，造成气机阻滞不畅而引起的。此时，按摩中极穴能有效把尿排出。中极穴属于任脉，是足三阴与任脉的交会，同时是膀胱募穴，募穴是脏腑经气汇集于胸腹部的腧穴，有助气化、调胞宫、利湿热的作用。根据中医“腑以通为用”的原则，通过按摩中极穴，可起到促进膀胱气化和疏通气机，从而达到使尿排出的治疗效果，而消除尿潴留症状。长期按摩，具有调理和保健作用。

按摩中极穴治疗老年尿频

中医认为，老年尿频症多是由于肾阳虚损、命门火衰、“气化作用”减弱而引起的。治疗老年尿频有个简单的方法，我们可以按摩或热敷肚脐下方，这里除了有关元穴和气海穴外，还有具有帮助气化的中极穴，其实就是中极穴与关元、气海配合起来治疗，关元穴可培肾固本，调气回阳；气海穴能生发阳气。经常按摩或者热敷，可起到汇聚阳气、补肾壮阳的作用。三剑合璧，对于尿频症状具有良好的治疗效果。因此，对于还在被尿频困扰的人，可经常按摩中极穴来进行调理治疗。

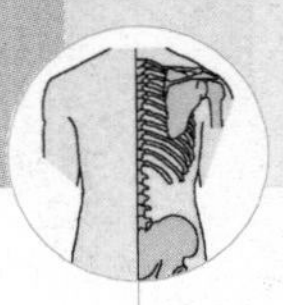

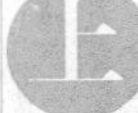

中脘穴

脾胃问题揉中脘可愈

中脘穴是四条经脉的会聚穴位，同时号称胃的“灵魂腧穴”。具有健脾和胃，补中益气之功，能够调理绝大多数的胃及十二指肠疾病，如：胃及十二指肠溃疡、慢性胃炎、萎缩性胃炎、胃下垂等。尤其对缓解胃痛和治疗消化不良十分有效。

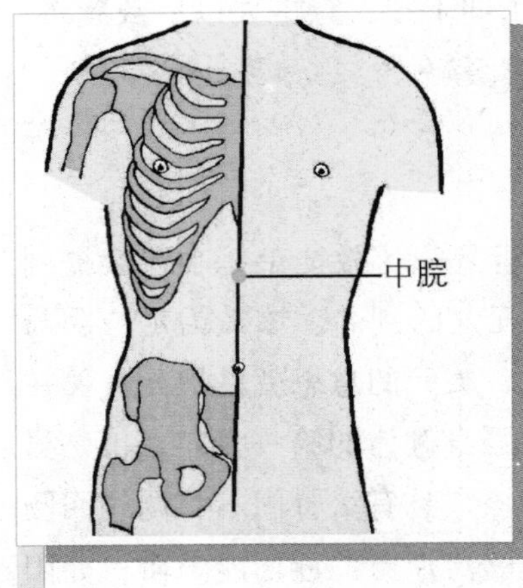

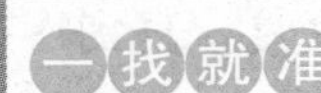

一找就准

仰卧，中脘穴位于人体上腹部，前正中线上，具体找法如下：胸骨下端和肚脐连接线中点即为此穴（肚脐上7厘米左右）。

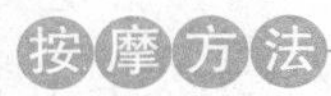

按摩方法

用食指指腹按揉中脘穴，每次按揉1～3分钟即可。

艾灸中脘，暖胃去痛疗效佳

得胃病的人很多，如果把胃病分为胃热、胃寒的话，那么10个得胃病的人里就有6～7个是胃寒者。

胃寒表现为胃痛连绵、不敢吃凉东西、做脑力劳动没精力、做体力劳动又没劲儿。胃寒的人有个特点——天越暖，胃越寒。为什么会这样呢？小时候喝过井水的人都知道，夏天井水是凉的，冬天井水是温的，这是因为夏天地壳深部的阳气上升到了地面，所以井水变凉，而到了冬天，阳气又进入地里使井水变热。人体也是这样，春夏时阳气由里达表，皮肤润泽、汗毛始生、面色红润；到了冬天，阳气入里，汗孔关闭、皮肤变燥甚至干裂起屑、头发脱落、面色无华。所以，对于阳气不足的人来说，天越暖，体内越寒。怎么治疗这种疾病呢？每天中午点燃艾条，灸中脘穴10～20分钟即可。

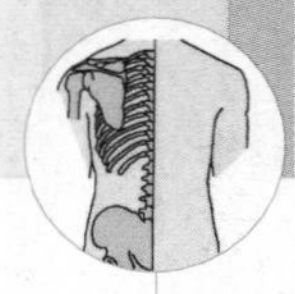

多揉中脘，除胃部疾病

人的胃就好比人体中的农田，是承受五谷的土地。人经常挨饿，就像土地失去了耕种渐渐变成荒地，胃部疾病就会逐渐显现出来。其中，最直接也是最常见的表现就是胃痛，这个时候，找中脘穴准是没错的。因为中脘穴是胃的募穴。“募”有汇集的意思，“募穴”按照中医的解释就是，脏腑之气汇聚于胸腹部的腧穴。同时，足阳明胃经也经过中脘穴这里。总之，中脘穴跟胃部的关系是极其密切的，历代中医学家都习惯于用它来缓解和治疗胃部的疾病。按摩时四指并拢，放在中脘穴上，再用力向下按，点进去以后数到十，然后松开，再点，再松开，如此反复，直到疼痛缓解。

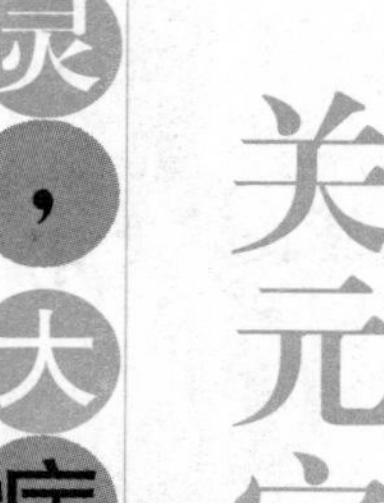

关元穴

肾虚患者最好的补药

看武侠片的时候，经常会听到师傅教徒弟练功，会提到要“气沉丹田”，丹田就是关元穴的别名。该穴为足三阴与任脉交会的地方。元就是元气，关元的意思就是把元气关在里边。古人一直认为关元穴是强身健体的第一大穴，也是男子藏精，女子蓄血之处。刺激该穴具有培肾固本、调气回肠的作用。经常按摩关元穴，能够治疗男性性功能障碍，如阳痿、早泄、遗精、气虚、体弱等症状；对女性月经不调、痛经、带下、崩漏等病症，也有良好的调理改善作用。长期按摩对身体有良好的保健效果。

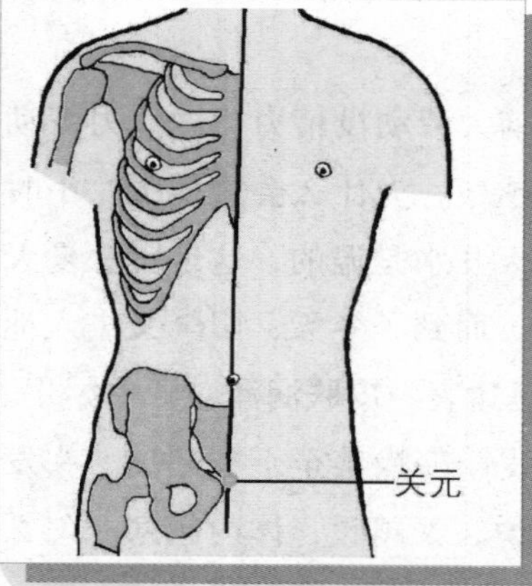

一找就准

正坐或者仰卧，在下腹，正中线上，肚脐中央向下4横指处，即是关元穴。

按摩方法

用左手中指指腹按压穴位，另一手中指指腹按压在左手中指指甲上，一起用力揉按该穴位，会有酸胀的感觉。先左后右，每次左右手中指替换在下，各按揉1～3分钟。

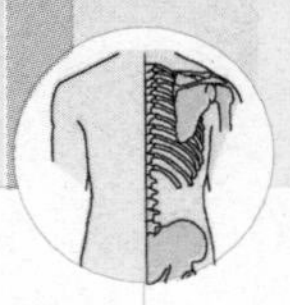

按摩关元穴治疗性功能障碍

性功能障碍是男性难以言说的秘密。中医认为，此证主要与“肾”有关系，肾功能失常了，就容易发生阳痿、早泄等症状，对于肾虚的人腰也会痛，因为“腰为肾之府”，肾不好，腰自然会疼。而按摩关元穴能让男人重振雄风。关元穴属于任脉，是任脉和足三阴经的交会穴，可以毫不夸张地说，它是对付性功能障碍，增强人体性功能的第一大穴。按摩这个穴位，可起到培肾固本、调气回阳的作用，从而使肾中的精气越来越盛。肾功能恢复了，强大了，性功能方面的问题也就自然消失。经常按摩有良好的调理和保健效果。

按摩关元穴治疗肾虚证

肾为先天之本，肾虚了人的身体自然就会衰弱，爱生毛病。遇到这样的情况，除了进补之外，我们可以按摩身体上的关元穴，它是肾虚患者最好的补药。关元穴位于任脉，关是关口，元指元气，关元穴关藏的是我们人体的元气，也就是先天之本的肾气，是与生俱来的。但随着时间流逝和其他疾病的影响，会导致肾气的减少和损伤，而出现肾虚症状，严重影响身体的健康。而刺激关元穴可补充肾气，从而治疗肾虚。这就像储蓄一样，不过我们是往“健康银行”里存的肾气，储存得越多，我们的健康就越有保障。

神阙穴

止腹泻夜尿多有特效

神阙穴就是肚脐眼。中医认为神阙穴为人身元阴元阳的所在之处，是生命能源所在地。人若如树，神阙穴就是树根，根深才能叶茂。因此该穴是人体的长寿大穴，与生命活动密切相关。母体中的胎儿凭借胎盘呼吸，属于先天真息状态；婴儿脱体后，脐带被切断，先天呼吸中止，后天肺呼吸则开始，而脐带、胎盘紧连在脐中，如果没有神阙穴，生命将不复存在。经常按摩可使人体真气充盈、精神饱满、体力充沛、腰肌强壮、面色红润、耳聪目明、轻身延年，并对腹痛肠鸣、水肿膨胀、泄痢脱肛、中风证等有显著疗效。

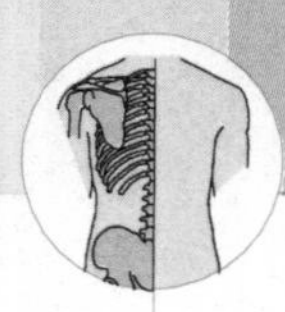

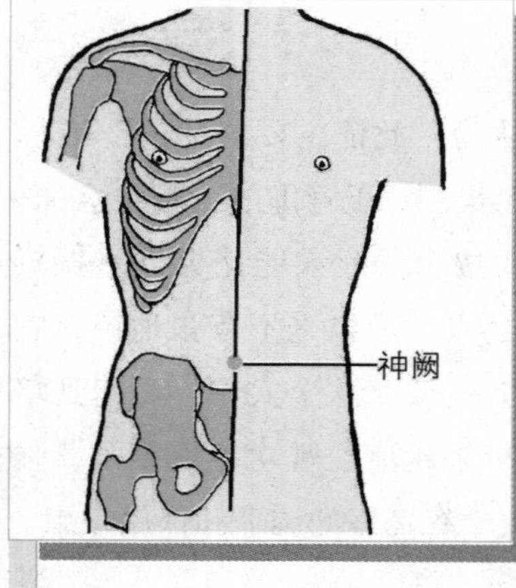

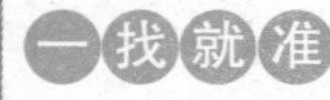

在肚脐正中取穴即可。

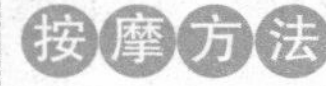

正坐或仰卧，双手轻搓直到微热，用左手手掌的掌心对准肚脐，覆盖在肚脐上，右手手掌的掌心向下，覆盖在左手的掌背。双手手掌同时用力揉按该穴位，会有酸痛感。每天早、晚左右手轮流在下按揉该穴，每次按揉1～3分钟，先左后右。

按摩神阙穴治疗夜尿多

夜尿多的症状在老年人中较为普遍，这是因为老年人多存在肾虚的症状。中医认为，肾司二便，夜尿多一般是肾阳虚造成的。肾属水，到了夜间阴气加重，则阳气亏虚更甚，阳气不能顾及膀胱，膀胱的气化功能就失调，就会出现夜尿增多的现象。神阙穴是人体任脉上的要穴，是调整脏腑、平衡阴阳的枢纽，具有调和脾胃、益气养血、温通元阳、复苏固脱的功能，刺激该穴，能有效治疗夜尿多症状。此外，神阙穴还是古今养生家的重要修炼方法，经常按摩具有良好的养生保健作用。

按摩神阙穴治疗慢性腹泻

中医认为，慢性腹泻与脾虚的关系最为密切。脾胃是“后天之本”，主运化饮食。如果脾胃功能虚弱，就会导致运化失常而造成腹泻。神阙穴是任脉上的要穴，被称为“先天之本源，生命之根蒂。”刺激这个穴位有调和脾胃、益养气血的功能。神阙穴是腹部的核心，对于发生在腹部的疾患，都有很好的调理效果。因此，我们按摩神阙穴治疗慢性腹泻，可起到温阳固脱、健运脾胃的效果，治疗效果良好。对于脾胃不好的人，经常按摩神阙穴，可起到良好的养生保健作用。

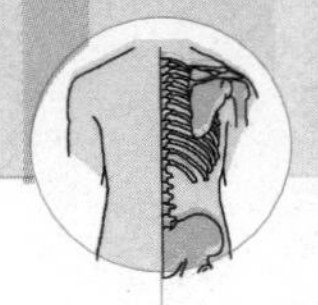

水分穴

消水肿收小腹揉水分

水分穴又叫分水穴。顾名思义，水分就是把水分开的意思。古人在给穴位起名字时，可不是随便瞎起的，而是包含着特定的意义。水分穴就是任脉的冷降下来的水液在此分流的意思。古人认为水道在水分穴这里分开后，清的东西变成血液重新循环，浊的东西变成尿排出来。这个穴位有着特殊的作用。比如腿上常有水肿的人，或者糖尿病患者就是水分穴这里出现了问题，刺激该穴就能把不好的东西给排出去。而且对于腹泻、腹痛、腹胀、肠鸣等疾病，都还不错的治疗效果。

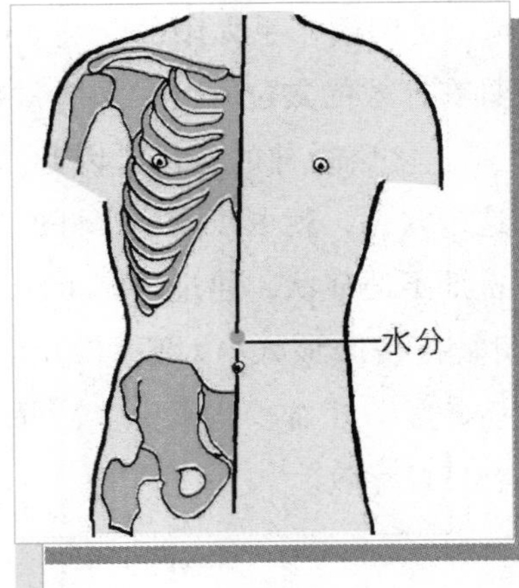

一找就准

取穴时，通常采用正坐或仰卧的姿势，水分穴位于人体中腹部，在肚脐上方1寸（约一拇指宽）处即是该穴。

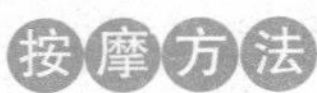

两手手指并拢，叠加在一块，按住水分穴处，并同时揉动，每次按摩1～3分钟，以有热感为佳。

按摩水分穴治疗月经期水肿

有些女性在月经期间会出现水肿症状，中医认为，这是因为脾虚或肾虚，不能运化水分，导致体内水分滞留而造成的。当然浮肿的部位和严重程度不一样，不过都可以按摩水分穴来缓解。古代认为水分穴，就是水在这里分开的意思，清的东西变成血液继续循环，浊的东西则变为尿液被排出，就是一个分界点。水分穴属于任脉，按摩该穴能调理胞宫，从而调理月经，同时又有祛湿的功能，因此，按摩该穴可起到通经止痛、利水消肿的治疗作用。月经期间出现水肿，多揉揉水分穴，能够有效地调理和缓解水肿症状。

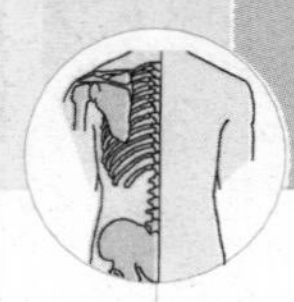

按摩水分穴可预防小腹突出

对于多数爱美的女性来说，小肚子起来了，是非常痛苦的一件事，因为这样十分影响美观，而且很多喜欢的衣服也不能穿。这里有个简单的方法，经常按摩水分穴，可让您告别“小肚子”。小肚子凸起，说明我们的体内有多余的水分，滞留在里边排不出来。而水分穴的重要功能就是利水消肿。平时多揉揉这个穴位，不仅可以帮助我们，把身体里多余的水分排出去，避免水肿。而且还能促进肠胃蠕动、锻炼腹肌，从而避免小腹突出。坚持按摩水分穴，可以给你一个理想的身材。

上脘穴

胃脘疼痛反胃找上脘

上脘穴别名胃脘。它是任脉、足阳明、手太阳的交会之处。顾名思义，该穴是对胃腔具有疗效的穴位，可增加肠胃原动力。刺激该穴具有和胃降逆、化痰凝神的作用。因此，遇到胃出现问题时，只要按摩这个穴位，就可以得到很好的解决。比如胃痛、消化不良等胃部不适症状，通过按摩上脘穴都可以得到改善。如果长期坚持按摩该穴，对反胃、呕吐、食不化、胃痛、腹胀、腹痛、虚劳吐血、咳嗽痰多、胃炎、肠炎等等，诸多疾病都具有良好疗效。

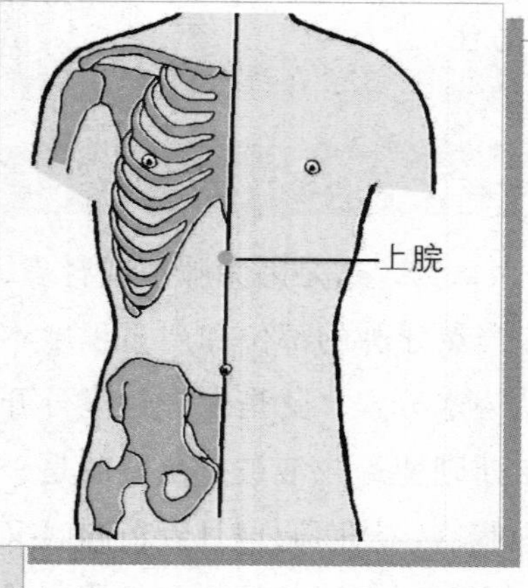

一找就准

取穴时，通常采用正坐或仰卧的姿势，在上腹部正中线上，肚脐中央向上7横指处即是。

按摩方法

用双手中指同时用力按揉该穴位，会有刺痛的感觉。每天早、晚，左右两手上下交替揉按该穴位，每次按摩1~3分钟。

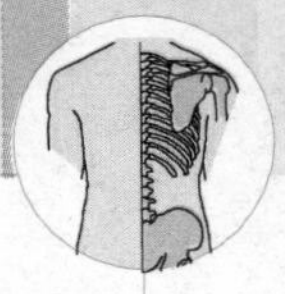

按摩上脘穴治疗反胃

多种原因都能导致反胃，如湿痰阻胃、饮食停滞、胃阴不足、胃气上逆等，均可引起反胃症状。此时我们只要按摩腹部的上脘穴，可有效地改善反胃症状。任脉上的上、中、下脘三穴，相当于脾胃的卫士，对于和脾胃有关的疾病都有很好的防御和治疗作用，是胃的忠实护卫队。还是任脉、足太阳、手太阳的交会之处，按摩上脘穴具有和胃降逆、化痰宁神的功能，对胃部疾病具有很好的治疗作用。因此，通过按摩这个穴位，可以有效地调理脾胃功能，从而达到治疗反胃的目的。

按摩上脘穴治疗胃脘疼痛

导致胃脘痛的病因比较复杂，中医认为，此病多数是由于忧思郁怒、肝气犯胃、肝胃气滞等，引起的不通则痛。而上脘穴属于任脉，其别名就是“胃脘”。脘指的是胃，古人认为：“胃为太仓，三皇五帝之厨府也。”太仓是一个官名，就是给皇帝掌管粮食的。上脘穴也就相当于人体的太仓，管理着脾胃。对于脾胃方面的疾病，刺激这个穴位都管事。通过按摩上脘穴，可起到舒经活络、调畅气机、调和脾胃、宁神化痰的功效，从而实现通则不痛的治疗目的。胃脘痛时，不妨按摩该穴来治疗，具有良好的保健治疗效果。

巨阙穴

解决健忘胃寒找巨阙

巨阙穴是任脉上的要穴。传说中越王勾践，就有一把名为“巨阙”的宝剑，这个穴位以这样的名字命名，足见它有多么重要。巨阙是心脏的募穴，就像是心脏的宫城，巨大的关口，在这里清气上升、浊气下降。巨阙穴就像一把宝剑一样守护者心宫，它能很好地调节心脏功能。尤其是对于由于心火旺盛造成的疾病，如口腔溃疡等症，只要按摩这个穴位，问题就可迎刃而解。而且对于胸痛、心痛、心烦、胸满气短、咳逆上气、腹胀暴痛、噎嗝等病症，也具有很好的调理治疗作用。

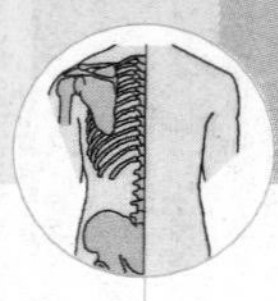

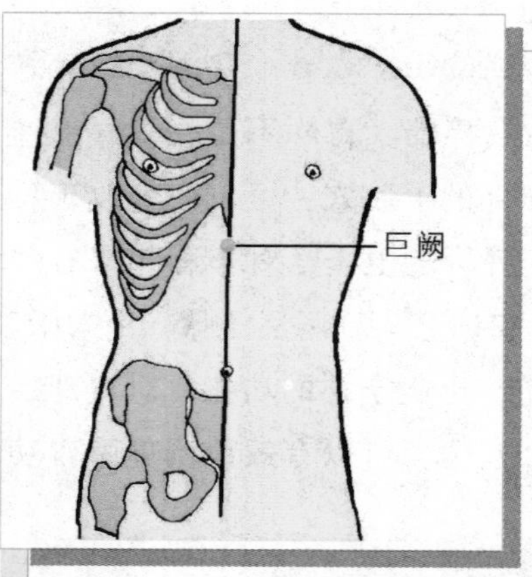

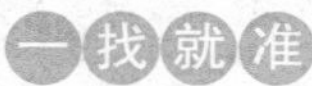

取穴时，采用正坐或仰卧的姿势。巨阙穴位于腹部正中，脐上6寸（约8横指）处即是。

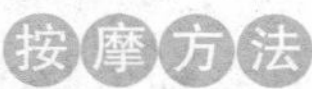

用右手拇指指腹，或将其余四指并拢，以指面着力，轻轻贴在巨阙穴上及其周围，用腕关节带动拇指或四指，在着力部分做顺时针或逆时针方向按摩，每次按摩1~3分钟。

按摩巨阙穴治疗健忘

有些人老爱忘东忘西，记忆力减退，容易忘事。这就是我们常说的健忘症，中医认为“心主神明”，因此健忘症是由于心有毛病引起的。大多是因为心脏气血亏损、神明失舍所致。常按巨阙穴对健忘具有良好的调理效果。这是由于巨阙穴属于任脉经穴，且是心脏的募穴，对于心脏功能的调节非常有好处。通过按摩巨阙穴，可以促进心脏的气血循环，心脏的气血旺盛了，人也就会精力旺盛，自然记忆力也就强，从而可消除健忘症状。健忘除了按摩该穴调理外，平时还应注意蓄养心神。

按摩巨阙穴治疗胃寒

胃寒属于寒症，中医认为，胃寒主要是外感寒湿所引起的。这种寒湿是外来的，吹空调、天气降温，或者出汗吹了凉风，或者淋雨等情况，都会导致发生此病。而按摩巨阙穴，对胃寒有良好的调治效果。因为，巨阙穴是心的募穴，能够募集心脏的气血，同时它又属于任脉，任脉为阴脉之海，主管一身之血。心主神明，与气血的运行有着直接的关系，心经又与小肠相表里。因此，刺激这个穴位可达到行气活血祛寒的目的，从而可消除胃寒症状。对于胃寒的患者来说，经常按摩该穴，对缓解疾病十分有利。

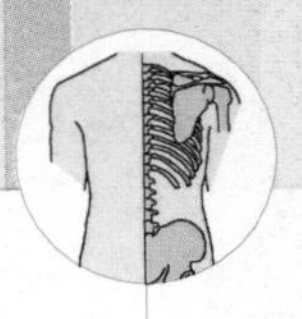

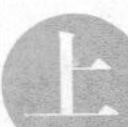

膻中穴

让人心情愉快的穴位

经常看武侠小说的人知道，武功高手会点对手的膻中穴，轻者动弹不得，重者立即毙命。虽然这只是小说家的臆想，但膻中穴的确是人体保健的要穴。《黄帝内经》里说，膻中，喜乐出焉。意思是说喜乐的心情是从膻中这块迸发出来的。膻中穴对人体情绪有宽胸志适的功效。平时生活中，时常会遇到稍食即吐、胸闷胸郁、形体消瘦、气虚体弱等情况，这时我们就可通过按摩膻中穴来解决，将能产生良好的调理和保健功效。此外，经常按摩该穴，对支气管哮喘、支气管炎、咳嗽、气喘、心悸、心烦等诸多疾病，都有良好的调理和治疗效果。

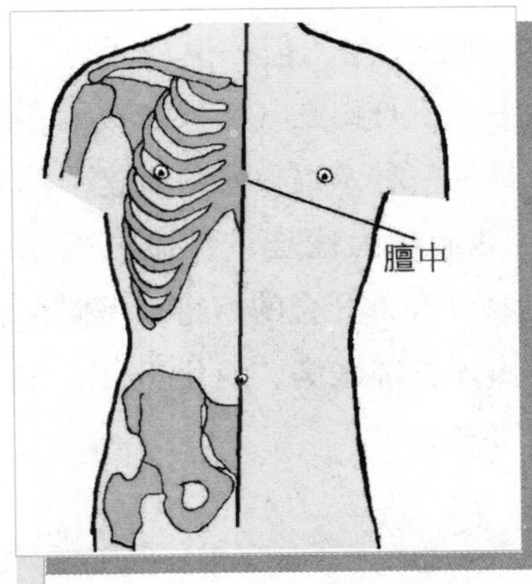

一找就准

卧位或者正坐。两乳头之间中点即是本穴，若女性两乳下垂则由锁骨往下摸四根肋骨处之胸骨柄中央即是本穴。

按摩方法

用双手的中指同时出力揉按该穴位，会有刺痛的感觉，左右两手的中指交替在下按揉穴位，每次按揉 1～3 分钟。

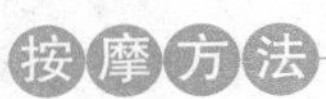

按摩膻中穴治疗生气引发的胸闷

人在生气发怒时，就会胸闷异常。中医认为，此症状主要是因情志不舒、生气发怒而造成的，属于郁症的一种。有个成语叫“捶胸顿足”，形容人发怒时的样子。这是有道理的，因为这里有个膻中穴，敲打这个地方心里边的气就能变顺。膻中穴是任脉上的重要穴位，还是心包经的募穴，募穴也就是脏腑之气聚集的地方，所以膻中又被称为气会。但凡和气有关的疾病，都可以找它来调治。生气时按摩膻中穴，可起到调气降逆、宽胸利膈的作用，能有

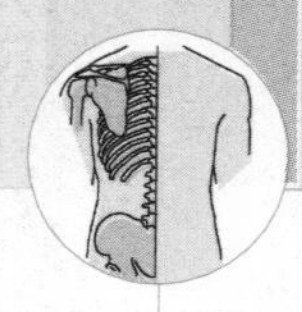

效地排除胸中郁结之气。胸闷不快时，不妨一试。

按摩膻中穴可让人心情愉快

生活中难免会遇到些不开心的事情，平时多揉揉膻中穴，能让你保持一个愉快的心情。《黄帝内经》上说，膻中，喜了乐出焉，就是说喜悦的心情是从膻中这块迸发出来的。膻中穴属于任脉，是心包经的募穴，全身之气都会聚在膻中穴这个地方。通过按摩膻中血，可以舒畅肝气，开胸解郁，使得肝气及全身气机调畅，这样有利于保持情绪的稳定，所以人称膻中穴是开心穴。此外，对于形体消瘦，气虚体弱的人，经常按压膻中穴，有很好的调理保健效果。在按摩时，由轻到重，以能承受为度。

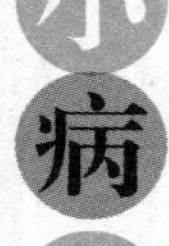

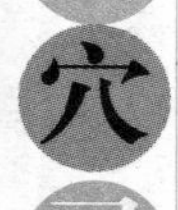

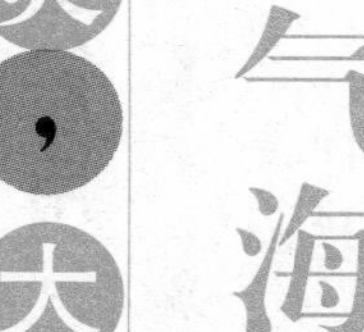

气海穴

『性命之祖』与『生气之源』

说到气海，可能有些人感觉比较陌生，但一说“丹田”，大家都知道它在小腹上。事实上，下丹田是气海穴和关元穴的合称。丹田是道家修炼精气神的一种术语，道家对这个部位非常推崇，尤其是下丹田，他们认为这是“性命之祖”、“生气之源”。确实，气海穴是真气升降开合的枢纽，是储存真气的重要部位。因此，如果出现腹部胀满、消化不良、大便不通等症状时，就可以多按摩气海穴。

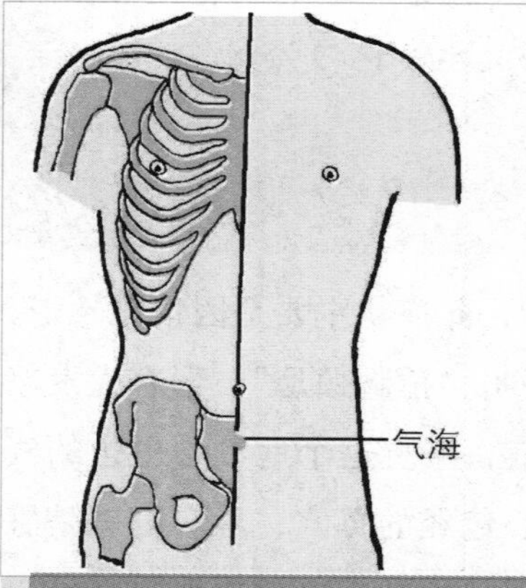

一找就准

气海穴位于前正中线上，脐下 1.5 寸。卧位或者正坐，肚脐中间往下两个横指的位置即是。

按摩方法

用食指指腹按揉，一紧一松。每次压 3~5 分钟。

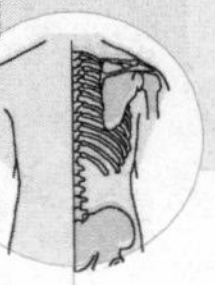

胃下垂，可按气海解决

在每年的春节联欢晚会都会留下一些流行语言，如“整天围着饭桌转，上顿喝下顿喝，三年喝出胃下垂”，就是其中之一。时至今日，我们听到有人在劝老是喝酒的人少喝一些时，还会说：“少喝点吧！喝多了伤胃，当心胃下垂。”胃下垂并非是什么不治之病，要治好，其实有一个很好的办法，那就是刺激气海穴。刺激方法是将双手搓热，放在气海穴上轻轻按压，反复50次左右。

天突穴

可缓解梅核气喉痉挛

打嗝的经历，可能大家都感受过，打嗝时简直让人哭笑不得，根本就控制不住。有时吃东西过快、过饱或者食物太干，都会让人打嗝不停。尽管打嗝并不是什么病，但是打嗝时间长了，也是件让人相当痛苦的事情。其实，在我们身体上就有个地方可以治疗打嗝，且简单有效没有副作用，这就是天突穴。遇到打嗝的时候，咱们只要按摩天突穴就可以缓解。因为天突穴是主管咽喉的，专门治疗气阻。而且对于慢性咽炎、咳嗽、气喘、咽喉炎、扁桃体炎等喉部疾病，按摩该穴都有帮助。

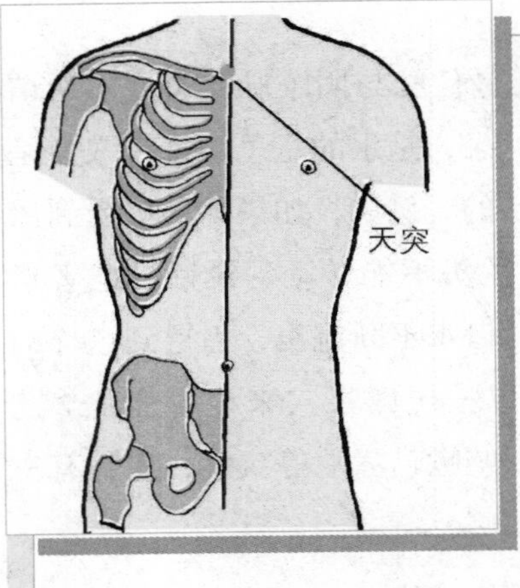

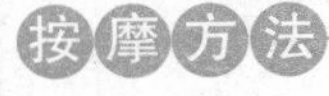

一找就准

仰卧位或仰靠坐位。由喉结直下可摸到一凹窝（即胸骨上窝），在此凹窝中央，按压有酸胀感处，即为本穴。

按摩方法

先伸出一只手的中指或食指，以指端着力，轻轻按在天突穴所在部位，随着呼吸的起伏，轻轻地做一紧一松的按压，每次按压1~3分钟。

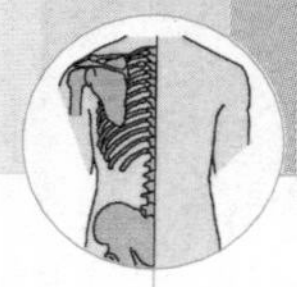

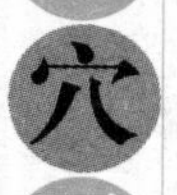
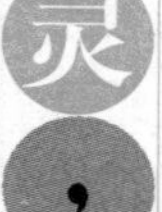
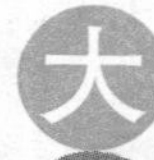
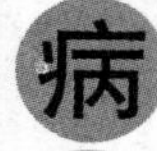

按摩天突穴治疗梅核气

有时候觉得喉咙里像是有个东西咽又咽不下去，吐也吐不出来，中医上叫梅核气，此病属于情志病，是因为生气导致气机不利造成的。此时，按摩天突穴能很好地缓解症状。天突穴又叫玉户穴，玉，金之属也，肺属金。户，就是出入的通道。由此可见，按摩天突穴就像打开肺的窗户，让肺与外面的空气沟通。天突穴主要是用来治气阻的。通过按摩该穴，可起到行气利咽、宽胸理气、降逆化痰的作用。气顺了，喉咙中的不适症状，梅核气症状自然就会消除。预防这种疾病，要少生气，心情舒畅自会减轻。

按摩天突穴可缓解喉痉挛

俗话说：吃不言，睡不语。如果在吃饭时说笑，则容易使食物、汤液误入气道，引发呛咳，甚至导致喉痉挛。既不能吸气，也不能喘气，有窒息的危险。此时，要赶紧按摩天突穴来缓解症状，可使患者转危为安。天突穴属于任脉，是阴维、任脉的交会处。该穴与肺联系密切，是气息出入的要塞，刺激该穴有宣肺平喘，清音利痰，行气利咽，宽胸理气，降逆化痰，宁心安神的功效，它主要用于咽喉部多种疾病的治疗。对于喉痉挛，及时按摩天突穴，可起到清咽开音、消塞散结及通利气机的效果，从而可快速缓解症状。

廉泉穴

舌下肿痛失语寻廉泉

廉泉穴位于人体的颈部，是任脉与阴维脉交会穴。所谓廉，就是廉洁、收敛的意思；泉，是水的意思。这个穴位是用来治疗咽喉和口腔方面症状的。例如，如果不小心受到风寒的侵袭或者中风，而导致舌头不能转动、说话，或者口吃、舌肿难言；甚至讲话时，口水不断流出，当遇到这样的情况时，不要着急，我们可以按压廉泉穴来缓解症状。此外，廉泉穴还对喉痹、聋哑、咳嗽、哮喘等疾病，也具有良好的疗效。

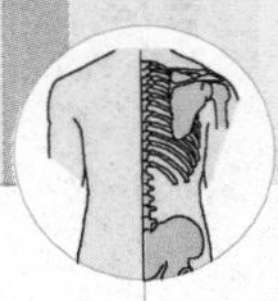

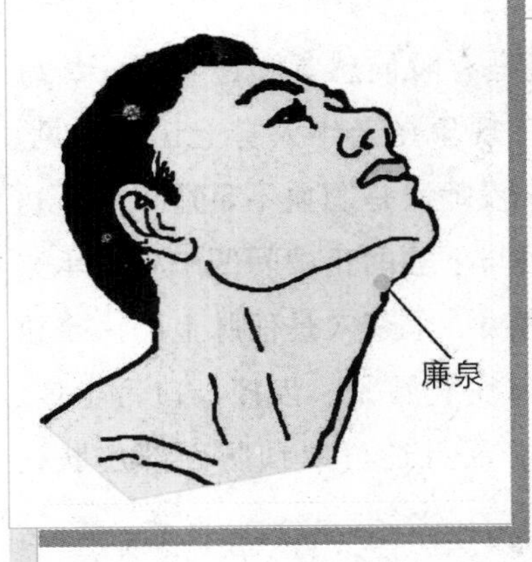

一找就准

仰坐位。从下巴沿颈前正中线向下推，在喉结上方可触及舌骨体，舌骨上缘中点的凹陷处，即为本穴。

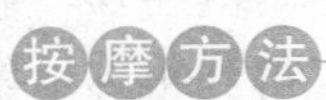

按摩方法

大拇指弯曲，由上往下，用指尖扣按下巴下穴位，会有酸、麻、胀的感觉。每次轮换用左右手的大拇指按揉该穴位，先左后右。每次按揉1～3分钟。

按摩廉泉穴治疗功能性失语

有的人如果突然受到惊吓，如摔倒或遇到恐怖的事情，都会因惊恐而不能说话，这属于功能性失语症。按摩廉泉穴，具有良好的治疗效果。中医认为功能性失语，是由于惊吓导致肝气瘀滞、气机不利，导致舌部经络阻滞不通，舌肌活动不灵活，而造成不能说话。中医认为，“心主神，肝主语。”廉泉穴属于任脉，按摩这个穴位，有通调心肝之气，宣郁疏闭、疏通舌部经络的功能，从而可有效消除不能说话的症状。另外，长期按摩廉泉穴，对言语不清等症状，也有良好的调理治疗效果。

按摩廉泉穴治疗舌下肿痛

舌下肿痛在中医里属于重舌的范畴。这种症状多因为心脾积热上攻，或虚火上扰舌部，热结血瘀、湿热停聚而引起的肿痛。患了此病痛苦不说，说话也不利索，真可谓是“苦不堪言”。遇到这种情况时，揉一揉廉泉穴，症状就可得以缓解。因为廉泉穴属于任脉，是阴维与任脉的交会穴，这块正位于舌头的根部下，刺激这个穴位具有利喉舒舌，消肿止痛的功效，因此，舌下肿痛时，通过按摩该穴，可起到疏通经络、活血化瘀，祛除湿热的疗效，从而能有效地消除肿痛。

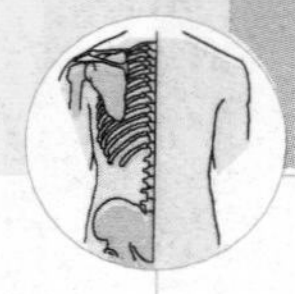

承浆穴

健脾和胃治流涎胃炎

你有没有这样的经历，就是有时候感觉嘴巴特别干，好像是没有唾液似的。当然这种现象在老年人身上比较常见。这是什么原因导致的呢？原来没唾液是阴血不足造成的，这个时候，我们只要按摩在下唇与下颚的正中间凹陷处的承浆穴，问题就可以得到很好地解决。承浆穴是任脉上的一个重要穴位，长期按摩该穴对于口歪、唇紧、齿痛、口舌生疮、面肿、面瘫等都有治疗作用，而且还可以预防面部皮肤松弛，具有美容养颜的功效。

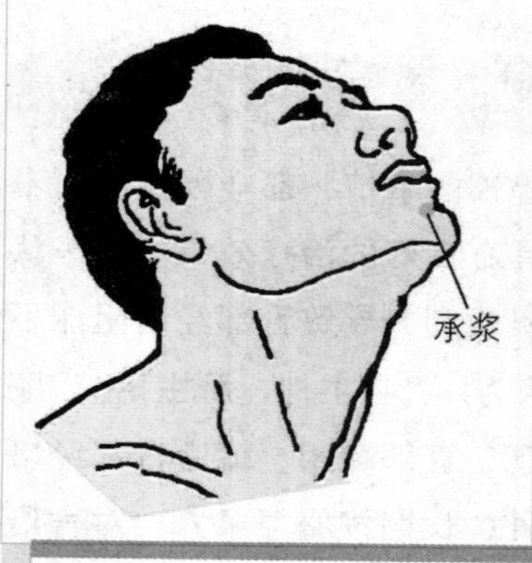

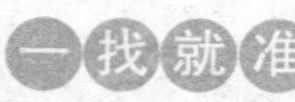

正坐仰头位，微张口，可见颏唇沟较明显，下唇下方正中之凹陷即是本穴。

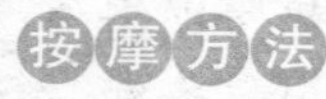

先用一手食指找到位于唇沟的正中凹陷处，按住并以打圈的方式按摩，先顺时针转，再逆时针转。左右手交替按摩，每次按揉 1 ~3 分钟。

按摩承浆穴治疗脾胃虚弱型慢性胃炎

慢性胃炎属于中医里“胃脘痛”的范畴。传统医学认为，饮食失调、情志不舒、感受外邪、脾胃虚弱等因素，均可导致慢性胃炎发生。遇到脾胃虚弱引起的慢性胃炎，我们可以按摩承浆穴治疗，它能有效地缓解胃部的不适症状。至于原因，与承浆穴的位置有关，承浆穴是任脉上的最后一个穴位，除了可治慢性胃炎外，如消化不良、急性胃痉挛等胃部疾病，经常按摩该穴，能使症状得以缓解。

按摩承浆穴治疗流涎

流涎也就是常说的流口水，有的人睡觉时总爱流口水。中医认为，脾开

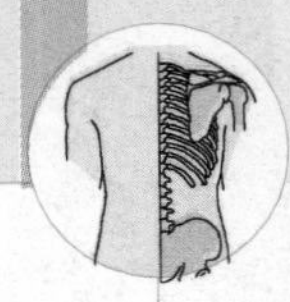

窍于口，睡觉时流口水多是因为脾虚的缘故。治疗这种类型的流口水，只要按摩承浆穴，问题就能有效地解决。我们都知道，脾是主运化的，它运化食物中的营养物质和输布水液以及统摄血液等作用。如果脾虚则运化失常，并可出现营养障碍，水液失于布散而生湿酿痰。而承浆穴属于任脉，是足阳明胃经与任脉的交会穴，因此，它有调节脾胃的功能。刺激该穴可起到健脾和胃的效果，因此睡觉爱流口水的人，不妨按摩该穴来进行治疗。

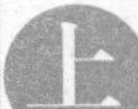

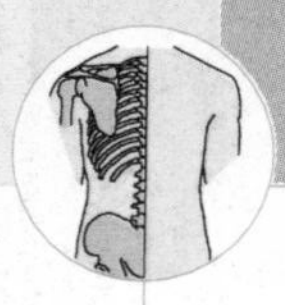

第十四章

督脉：监督健康的升阳大脉

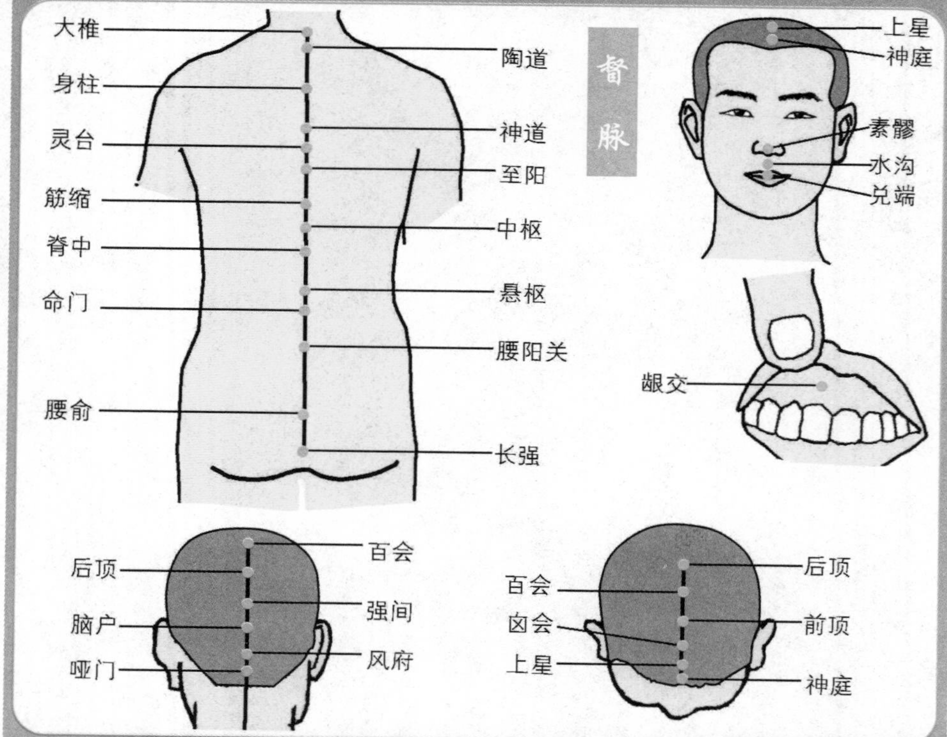

督脉

大椎
陶道
身柱
神道
灵台
至阳
筋缩
中枢
脊中
悬枢
命门
腰阳关
腰俞
长强

上星
神庭
素髎
水沟
兑端
龈交

百会
后顶
强间
脑户
风府
哑门

百会
后顶
囟会
前顶
上星
神庭

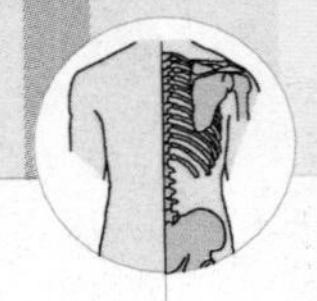

长强穴

止腹泻治痔疮按长强

长强穴是督脉的第一个穴位。督脉我们都知道，它从下到上，穿行于后背正中，是统领人体阳气的经络。而长强穴是督脉的起始穴，阳气就是从这里开始生发的。看名字我们就知道，“长”指的是长大、旺盛的意思；而“强”就是强壮、充实。长强合二为一，意味着这个穴位的气血非常旺盛。古人对这个穴位还有一个解释，叫“循环无端之谓长，健行不息之谓强。”意思也很好理解，人体的气血是循环不息的，新陈代谢就是在循环运行之中完成。气血运行正常的话，人体的健康就能够得到保证。否则，身体就容易出问题。长期按摩该穴具有通督脉、调肠腑的作用，对肠炎、腹泻、痔疮、便血、脱肛、便秘等病症，都具有良好的治疗效果。

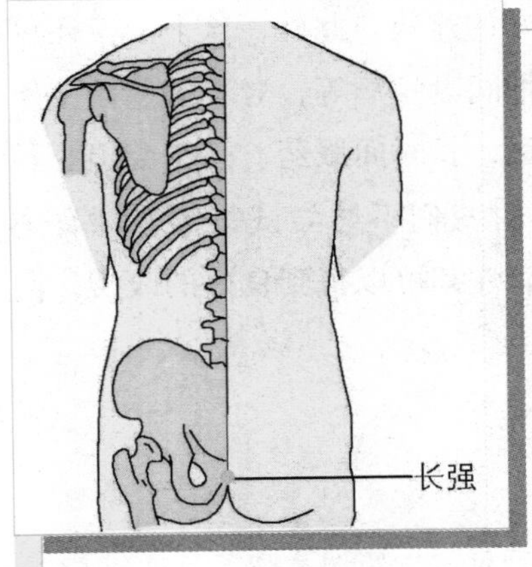

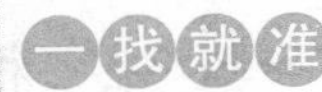

趴着或膝胸位（屁股撅起）取穴。本穴在尾骨尖与肛门的中间。

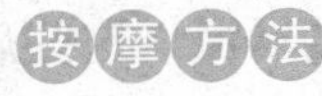

使用中指或食指用力按揉该穴，会有酸胀的感觉，向体内以及四周扩散。按照先左后右的顺序，每次左右手各按揉1～3分钟。

按摩长强穴可防治痔疮

民间有“十人九痔疮”的说法。防治痔疮除了在日常生活和饮食习惯上要多加注意以外，进行一些自我按摩也是很好的养护防治方法。其中最简单也最有效的方法就是按摩长强穴。

长强穴位于尾椎骨尖端和肛门之间，经常按摩可以疏通经络，改善肛门周围的血液循环，防治便秘，预防痔疮。按摩的时候可以侧躺着，也可以利

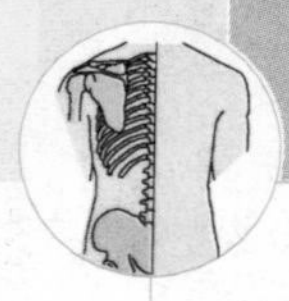

用看电视的时间按摩，按的时候要有胀的感觉才有效。如果已经患了痔疮，可外用生肌玉红膏和黄连膏来协同治疗。

按摩长强穴，改善夫妻生活

按摩长强穴，可以有效调动男性快感，改善夫妻生活。因为长强穴是男性性兴奋的敏感点之一。

具体方法是用手指对长强穴进行轻轻地按揉，可以自己操作，也可以请妻子帮忙。每次按揉50～100下，每天早、晚各1次。

脊中穴

补益脾胃强健胃功能

督脉统领人体的所有阴经，被称为阴经之海。而我们的脊中穴就属于督脉，从命门往上的穴位的第二个穴就是脊中穴。这个穴位具有补益脾胃的功能，对于食欲不振、消化不良、腹泻等胃部疾病有着良好的疗效。此外，这个穴位还可以治疗风湿病、腰腿疼痛、椎间盘疾病等，对于这些慢性疾病，如果只靠药物来治疗的话，长时间服药，必然会担心药物可能带来的毒副作用，这时我们不妨尝试每天按摩脊中穴，只要能持之以恒，这些病症都可以得到良好的改善，同时还对身体具有保健作用。

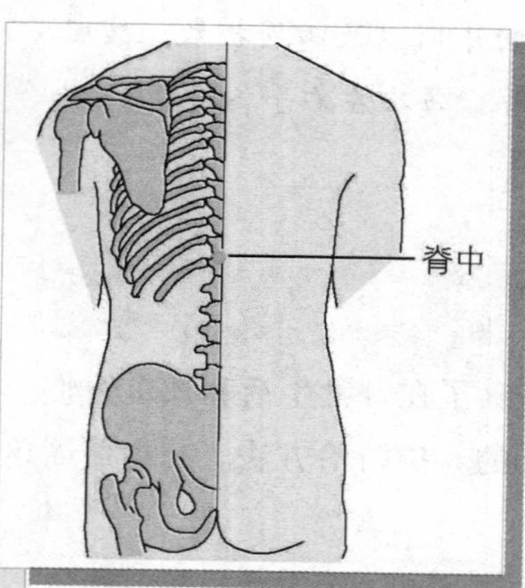

一找就准

正坐或俯卧位。从两侧肩胛下角连线与后正中线相交处（即第7胸椎）垂直向下推4个椎体，其棘突下凹陷处，即为本穴。

按摩方法

把一只手伸到后背，用中指找到脊中穴的位置，贴住并适度用力按压，持续按压一定时间，松开再按，连续按压2～5分钟即可。

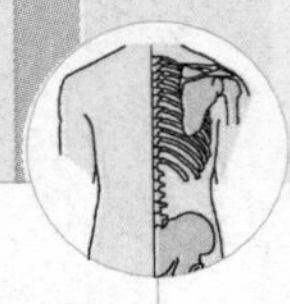

按摩脊中穴可治脾胃虚弱型食欲不振

一般小孩子的脾胃都比较虚弱，也最容易出现食欲不振，吃饭不香的症状。针对这种情况，按摩脊中穴可以增进食欲。脊中穴位于督脉，督脉是能激发人体阳气的。同时在脊中穴的旁边有个脾俞穴，这个穴位与脊中穴关系密切。如果脾胃功能不好的话，在脊中穴这个部位按压，会感到疼痛。这两个穴位是相对应的，是一条线上同气相求的兄弟。脊中穴具有补益脾胃的功能，因此按摩脊中穴，脾胃的功能就能增大增强，从而消除脾胃虚弱的症状。脾胃的功能恢复了，自然食欲就会增强。

按摩脊中穴治疗阴阳不调所致腹痛

引起腹痛的原因有很多，中医认为虽然病因不同，但不外乎阴阳失调。根据“阳病治阴，阴病治阳”、“从阳引阴”的法则，而腹为阴，背为阳，任脉是“阴脉之海”，行走于腹中，与之相对应的是行走于背部的“阳脉之海”督脉，而脊中穴属于督脉，有温阳健脾、凝神止痛的功效。腹痛时按摩这个穴位，可起到振奋全身阳气、平衡阴阳、温通经络、健脾理气和血的作用。所以当腹痛发作急剧时，可按摩该穴来止痛，疗效显著。

身柱穴

强身防病止咳又定喘

身柱穴是督脉上的要穴。身柱，顾名思义就是全身支柱的意思。由于督脉通于脑，该穴有宁神志、理肺气、补虚损之功效。因此，如果遇到因脑力不足而引起的眩晕、肺气不足导致的喘息、大气下陷所致的脱肛等病症，按压身柱穴均可迅速缓解症状，而且还能增强人体免疫力。该穴是治疗小儿疾病的特效穴位。古代有“小儿每月灸身柱、天枢，可保无病”的记载。由于幼儿脏腑娇嫩，身体机能发展尚未健全，尤其是肺和脾脏的功能还没发育健全，因此容易感冒、发热、咳嗽、哮喘、腹泻、消化不良等，遇到这些情况时，只要按摩背后的身柱穴，具有良好的防治作用。长期按摩该穴，还具有益智健脑的功效，对人体起着良好的保健效果。

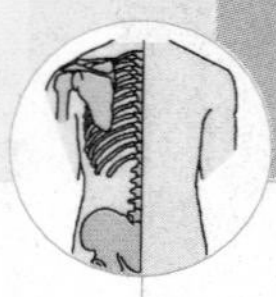

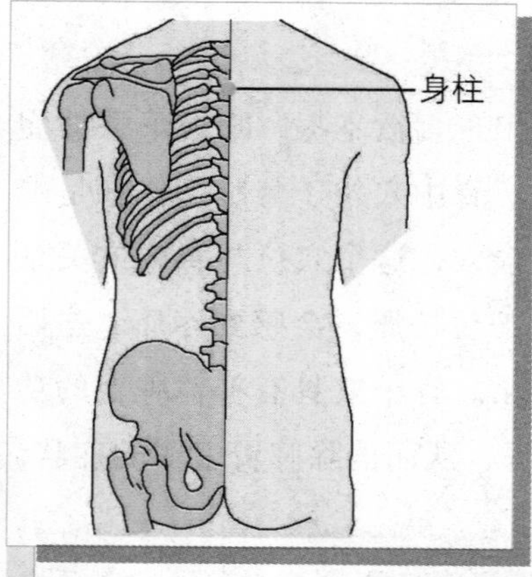

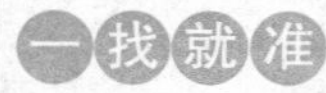

正坐或俯卧位。从两侧肩胛下角连线与后正中线相交处（即第7胸椎）垂直向上推4个椎体（即第3胸椎），其棘突下凹陷处，即为本穴。

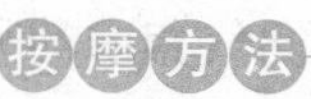

将食指叠加在中指指背上，一起用力按揉该穴，会有刺痛的感觉。按照先左后右的顺序，每次左右手各按揉3~5分钟。

按摩身柱穴可强身防病

一般老年人和儿童的身体相对虚弱，最容易生病。从中医方面来讲，身体虚弱体内的正气就不足，正气是指人体抗邪的能力，相当于人体的免疫功能，是保护身体不生病的屏障。人体的正气足了，就会远离疾病。而身柱穴属于督脉，是督脉、手足三阳经、阳维脉的交会穴，有补气壮阳的作用。经常按摩身柱穴，可起到扶正祛邪，增强人体免疫功能的作用。所以它就像是人体的顶梁柱，承担全身健康的重担。因此，想要身体健健康康不生病，就要经常按摩该穴，有条件也可艾灸。

按摩身柱穴治疗肺气不足引起的气喘

引起气喘的原因有多种，对于因为肺气不足而导致的气喘，我们按摩身柱穴治疗，效果显著。中医认为，这种类型的气喘属于正气先虚，督脉上的阳气无法上升而造成的。阳气也就是正气，身体里的正气不足，自然就不能对抗外来邪气的侵袭，这样身体就容易生病。而身柱穴属于督脉，有补气壮阳的功能。同时督脉又是阳气最足的经脉，通过按摩这个穴位，就可以激发督脉阳气，身体里正气足了，邪气也就无处藏身，从而达到扶正祛邪的治疗目的。经常按摩身柱穴，对气喘等疾病具有特殊的治疗效果。

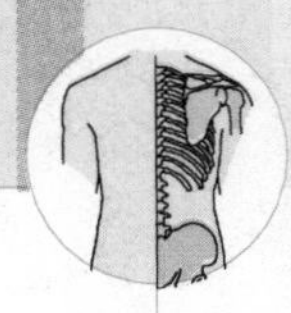

命门穴

固本培元壮阳又延年

关于命门穴，医史有这样的记载，雷公问歧伯：“十二经各有一主，主在何经？”歧伯答：“肾中之命门为十二经之主也。”雷公不同意。歧伯答：“……人非火不生，命门属火，先天之火也……人身先生命门而后生心……十二经非命门不生……故心得命门，而神明应物也；肝得命门，而谋虑也；胆得命门，而决断也；胃得命门，而受纳也；脾得命门，而转输也；肺得命门，而治节也；大肠得命门，而布化也；肾得命门，而作强也……命门为十二官之主。”这段对话形象地说明了，命门的重要作用。中医学认为，命门蕴藏先天之气，集中体现肾的功能，故对五脏六腑的功能发挥起着决定性的作用。经常按摩该穴，能治疗腰痛、腰扭伤、坐骨神经痛等病症，对阳痿、遗精、月经不调、头痛、耳鸣、四肢冷等也有治疗作用。

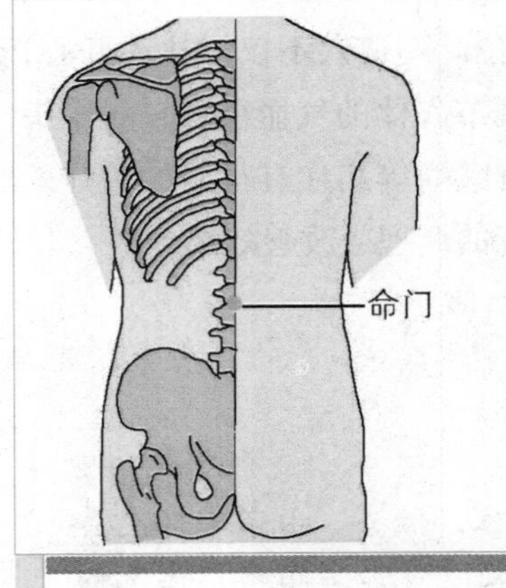

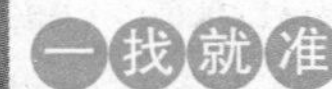

正坐或俯卧位。取一线过脐水平绕腰腹一周，该线与后正中线交点，按压有凹陷处，即为本穴。

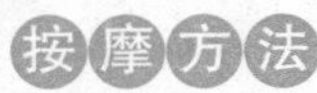

用双手中指同时出力按揉穴位，会有酸、胀、痛的感觉。每次左右手中指在下各按揉 3 ~5 分钟。

按摩命门穴治疗阳痿

饮食不当、情志刺激、六淫侵袭或纵欲过度等都可能导致阳痿，中医认为这是由于身体肾阳亏虚，或耗伤阴精所造成的。命门穴属于督脉，是治疗肾虚阳痿的特效穴位。因为人体中的肾阴和肾阳，分别蕴藏在命门和肾里边，它们是人体生命的来源。肾阴的活动，就像水的流动一样，需要阳气的温熏，

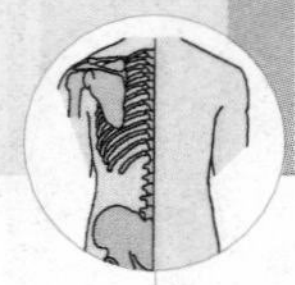

阳气指的就是肾阳，肾阳就藏在命门穴处，而肾阳不足就会导致肾水不能正常流动，从而会出现阳痿症状。此时，刺激命门穴就能起到补充肾阳，固本培元的作用。因此，经常按摩该穴，对阳痿具有很好的调治效果。

按摩命门穴可延缓衰老

命门穴是保持人体长寿的重要穴位，经常按摩这个穴位，能延缓身体衰老，让您焕发青春。命门穴位于督脉，所谓“命门”就是人体生命之门的意思，是先天之气蕴藏的地方，是人体生命的根本。命门穴具有滋补肾阴和养肾阳的功效，同时，督脉又统率着整个身体的阳气，因此刺激该穴，在激发督脉阳气的同时，又可起到强肾固本，温肾壮阳，强腰膝固肾气的作用，这样肾气足了，就能促进督脉的气血旺盛不息，这样整个人体的气血就会保持旺盛状态，增强身体的免疫力，达到防治疾病，预防衰老的目的。

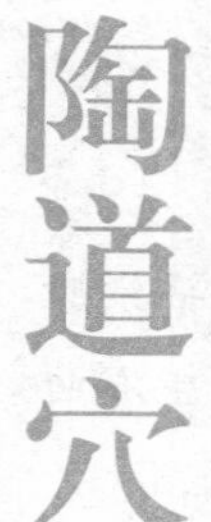

陶道穴

恶寒发热慢支找陶道

陶道是一个能让人高兴的穴位。陶道穴不仅能让人开心，同时还能治疗疾病，陶道穴能调节人体的气血循环，对于头痛项强、恶寒发热、胸痛、脊背酸痛等病症有很好的治疗效果。长期按摩该穴，具有非常好的调理、改善效果。

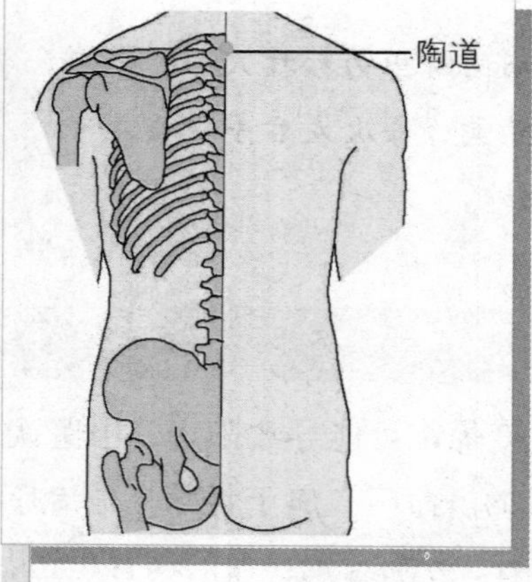

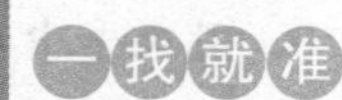

一找就准

俯卧位或坐位，低头。由颈背部交界处椎骨的一高突处（即第7颈椎）垂直向下推1个椎体（即第1胸椎），其棘突下缘凹陷处，即为本穴。

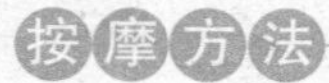

按摩方法

按摩时低下头，一手将头按住，另一只手的大拇指顶住穴位，其余四指抓住脖子，用大拇指按摩。按摩的时候要多用点劲，每次按摩3~5分钟。

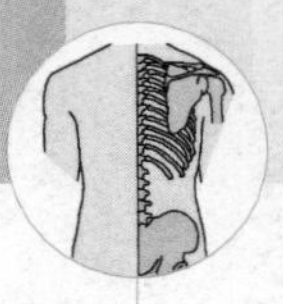

按摩陶道穴治疗恶寒发热

有时身体发热怕冷，就是盖上被子，近火取暖还是嫌冷，这属于恶寒发热症。中医认为此病是由于身体受到外邪的侵袭所导致的，“卫阳郁而发热”，即卫护皮肤的阳气被外邪堵住了，不能正常宣发而导致的发热。而“阳气主温煦”，因此怕冷与阳气的关系密切。遇到这种发热怕冷症状时，可按摩陶道穴来缓解。陶道穴属于总督全身之气的督脉，具有调理人体气血运行的功能，督脉的阳气最旺盛，因此，按摩该穴能够提升阳气，阳气足就不怕冷，还能战胜外邪，而达到解表退热的作用。

按摩陶道穴治疗慢性支气管炎

在中医里，慢性支气管炎属于“咳嗽”、“痰饮”范畴。中医学认为，肺主气，主掌管呼吸，如果外邪侵犯肺部，就会导致肺气郁闭而咳嗽。而陶道穴属于督脉，不仅能调理人体的气血循环，同时，还具有补益肺气的特殊功能。因此，我们通过按摩这个穴位，可以通过调节肺部气血来祛除外邪，通过补益肺气来改善肺功能。所以，患有慢性支气管炎的人，或者经常咳嗽、感觉肺功能不是很好的人，不妨经常按摩陶道穴来进行调理治疗。长期按摩，可收到很好的保健治疗效果。

筋缩穴

癫痫抽动症筋缩来治

筋缩穴是用来治疗腰椎间盘突出、小儿抽动症、癫痫的一个重要穴位。一般来说，凡是腰椎间盘突出的患者，在筋缩穴这个位置都会很痛。而腰椎间盘突出与肝肾有着很大的关系。肾主人体中间的这条脊骨。筋主两边的筋，两边筋有一根筋长，有一根筋短，椎间盘就突出来了。其原因就是由于瘀血造成肌肉僵硬收缩，从而导致筋变短了。筋缩的旁边是肝俞，它跟肝有着密切关系，肝主筋，这个穴就是筋缩穴。筋缩在一起了，证明肝有毛病，此时按摩筋缩穴就可以进行调理。

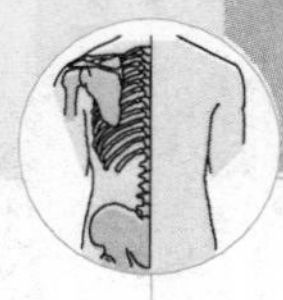

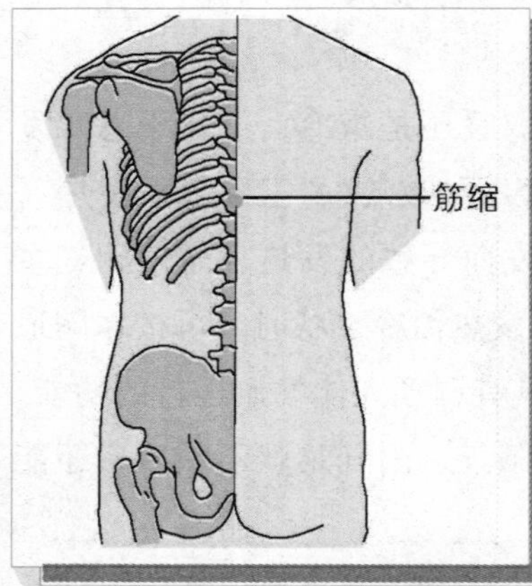

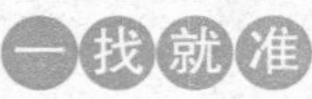
一找就准

正坐或俯卧位。从两侧肩胛下角连线与后正中线相交处（即第 7 胸椎）垂直向下推 2 个椎体，其棘突下凹陷处，即为本穴。

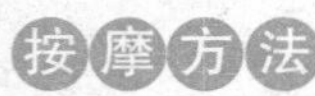
按摩方法

与脊中穴的按摩方法相同。

按摩筋缩穴治疗小儿抽动症

患有抽动症的孩子，平时总会不自觉地动动脖子、挤挤眉毛等。中医认为这种疾病多跟肝、脾、肾三脏功能失调有关系，尤其以肝功能失调最为明显。这时多按摩筋缩穴，能有效缓解抽动症状。筋缩穴属于督脉，督脉可以调理五脏，而在筋缩穴的旁边有个肝俞穴，与肝有着密切联系。肝是主筋的，因此如果筋缩了，就说明肝出现了问题。因此，按摩这个穴位可以调理肝、脾、肾三脏功能，使其恢复正常，从而发挥其治疗作用。长期按摩该穴，可有效改善小儿抽动症。

按摩筋缩穴治疗癫痫

癫痫也就是“羊角风”，只要病情发作，患者就会剧烈抽动。此病按摩筋缩穴可以很好地调节。引起癫痫的原因有很多，但是筋上的问题最为明显，而肝主筋，所以筋有问题，就说明肝有问题。按摩筋缩穴有疏调肝气的功效，因为在筋缩穴两旁就是足太阳膀胱经的肝俞穴，二穴脉气是相通的，所以，按摩这个穴位能够疏通肝气，治疗筋类疾病。对于癫痫患者而言，经常按摩该穴，对疾病的改善和恢复十分有利。

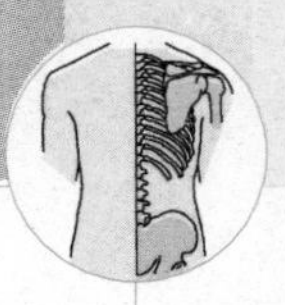

大椎穴

发烧阳虚背寒不用愁

大椎穴，又名百劳穴。根据《针灸甲乙经》记载，该穴是手三阳脉、足三阳脉与督脉的会穴。该穴具有益气壮阳的功用，对于各种神经症有镇静作用。大椎穴是针灸要穴，但凡人发热、发烧了，针大椎，或者在大椎放点儿血，烧就会退去。一般小孩子由于天气的变化患上风寒感冒，或者身体疾病的原因，容易引起高烧，父母会非常担心。这里告诉你一简单的退烧方法，就是按摩大椎穴。大椎穴主泻胸中之热，全身之热及消炎，对肺功能有明显的改善与调整作用。因此，遇到孩子高烧不退的情况，只要及时按摩大椎穴，就可起到快速退烧的目的。此外，该穴对于肩背痛、头痛、气喘、咳嗽、中暑等疾病，都有治疗作用。

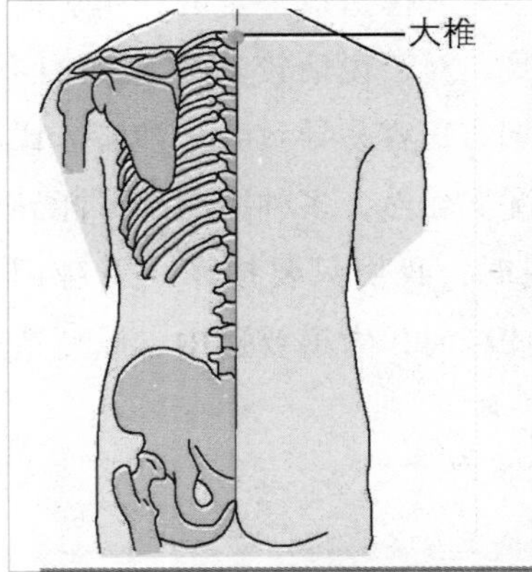

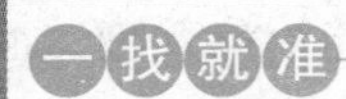

挺直身体、颈部向前倾，在颈根处有块隆起的骨。在此隆起骨中，第 7 颈椎，其下降之骨（第 1 胸椎）间凹洼的中心，即大椎穴。若突起骨不太明显，让患者活动颈部，不动的骨节为第 1 胸椎，只要找会动突起的最下方即可。

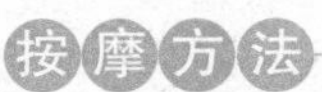

大拇指指尖向下，用指腹或指尖，按揉该穴位，会有酸痛、胀麻的感觉，先左后右，每次各按揉 1 ~3 分钟。

按摩大椎穴治疗阳虚背寒

有时候总是感觉后背这块冰冷，这就是常见的阳虚背寒症，此病多由于感受风寒导致气血不调等引起的。按摩大椎穴治疗此症，效果显著。大椎穴属于督脉，督脉贯穿于背部，总督人体全身的阳气。同时该穴还是手足三阳的交会处，是全身阳经阳气荟萃之处，统摄全身阳气，效果比其他穴都显著，所以大椎穴能治疗多种虚劳损而引起的不适症状。

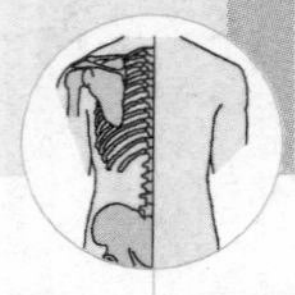

按摩大椎穴治疗风寒感冒

风寒感冒就是受冷，不小心着凉得了感冒。中医认为，这是由于身体受到风寒之邪侵袭、肺气失宣而引起的。大椎穴属于督脉经穴，位于背部，背为阳，该穴是督脉与手足三阳经之会穴，此处阳气最为旺盛，是阳中之阳，是调益身体阳气的总纲。刺激该穴具有益气壮阳的功用，因此患了风寒感冒，赶紧按摩大椎穴，疾病症状就能得到有效缓解。另外对于儿童因疾病引起的高烧不退，按摩大椎穴可起到快速退烧的作用。

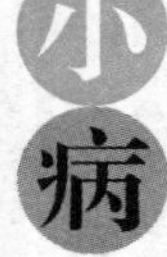

哑门穴

音哑头痛舒缓揉哑门

哑门穴是有特殊含义的，古人之所以给它起这个名，就是告诉人们在这里扎针的时候，一定要小心谨慎。按摩没事，但是如果扎针操作不当，会对人体造成一定的伤害。但同时，该穴又能治疗聋哑。而且，对于说话较多的人，时间一久，就会口干舌燥，嗓子冒烟，很容易导致嗓子沙哑。比如教师职业最容易遇到这种情况。当然，多种原因都可能导致嗓子不舒服。遇到这种情况时，我们只要按摩一下哑门穴，就能够使症状得到缓解。按摩时，力道要适中，以免造成不必要的伤害。

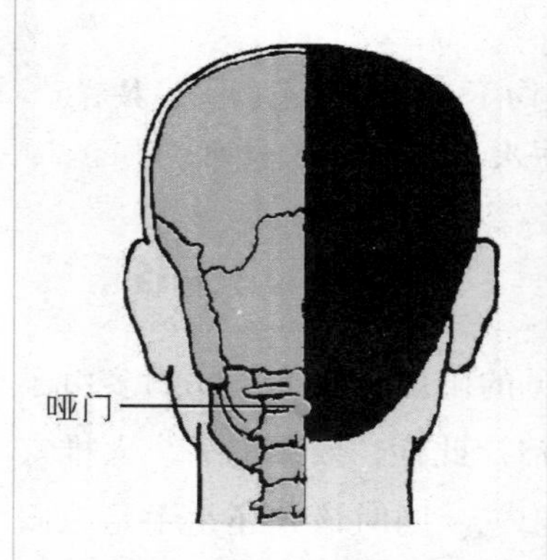

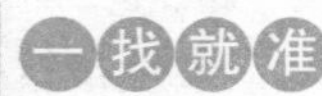

一找就准

哑门穴位于风府穴（见风府穴一节）下约一指宽的位置，第1颈椎的下方。

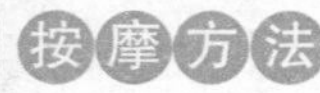

按摩方法

大拇指指尖向下，用指腹或指尖揉按穴位，会有酸痛和胀麻的感觉。先用左手，再用右手，分别按揉该穴位，每次左右各揉按3~5分钟。

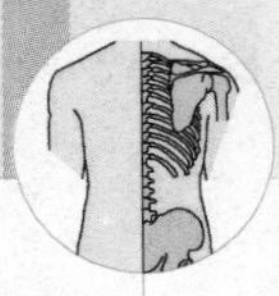

按摩哑门穴可治音哑

有时候一觉醒来，说话声音突然变得嘶哑，甚至发不出声来，这就是喑哑症状。按摩哑门穴具有缓解的作用，因为哑门穴督脉和阳维脉在哑门穴处交会后，发出一分支进入舌部。根据经之所过，主之所及的理论，按摩哑门穴对舌的功能有直接调节作用。在按摩哑门穴时，要注意力道，轻轻用力就行，以免对健康造成不必要的伤害。

按摩哑门穴可调治慢性头痛

无论是哪种慢性头痛，都可通过按摩哑门穴来缓解。因为哑门穴是督脉与阳维脉的交会穴。按摩该穴能够提升人体阳气，疏通头部的经络，促进头部气血循环，从而起到止痛的治疗目的。

强间穴

除烦宁心夜里睡得香

你是否夜里经常失眠，睡不安稳？你是否经常在床上辗转反侧？你是否经常在睡梦中被惊醒？如果遇到这种情况，可以按压强间穴来治疗。不仅仅是失眠，对于颈项强痛、癫狂痫证、烦心等，也都可以向强间求助。

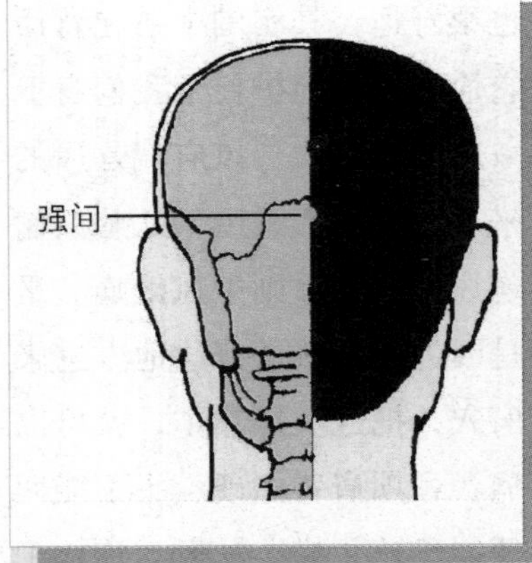

一找就准

强间穴位于人体的头部，当后发际正中直上4寸。从后发际往上量约5横指宽即是本穴。也可伸双手过颈，置于后脑处，掌心向头，扶住后脑勺，四指指尖并拢向头顶，中指指尖所在位置即为穴位位置。

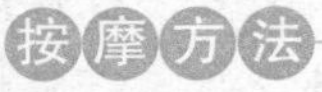

按摩方法

用中指或食指指腹揉按这个穴位，会有酸痛、胀麻的感觉。每次揉按1~3分钟。

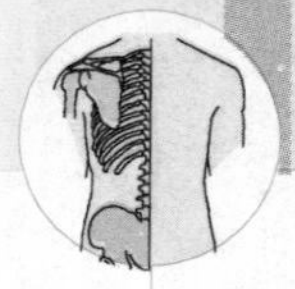

强间穴治失眠，调理效果佳

有些人经常在夜里失眠、在床上辗转反侧难以入睡、还有的经常会在梦里惊醒。尤其是生活在城里的上班族，由于工作上的压力、沉重的生活负担，会经常熬夜、加班，再加上现在夜生活比较丰富，以及不良的生活方式，都容易导致夜里失眠。

强间穴处有大神经分支和左右枕动、静脉的分支，这些神经对睡眠都有一定的影响。因此按压强间穴，便可调整睡眠，让自己得到充分休息。

患上癫狂病，强间穴是良药

癫与狂都是精神失常的疾患，癫属阴，以沉默痴呆，语无伦次，静而多喜为特征，俗称为“文痴”；狂属阳，以喧扰不宁，狂妄打骂，动而多怒为特征，俗称为“武痴”。两者在病理上有一定的联系，病情也可相互转化，所以癫狂并称。患上癫狂病，强间穴便是良药，对于无论是癫还是狂，无论属阴还是属阳的精神失常证都能治疗。此穴除了对癫狂有好处以外，在现代中医临床中，有经验的医生们也利用这个穴位来治疗各种各样的头痛，如血管性头痛、神经性头痛等。

风府穴

风寒头痛感冒速缓解

冬天的时候，很多人脖子上会围着一条围巾，围巾的一头往背后一搭，显得很美观，也很舒适，其实围巾搭在背后也是有医理的。围巾虽小，但它恰到好处地护住了我们身上几个非常重要的穴位，其中之一就是风府穴。风府就是风的一个房子，风爱在其中堆积下来。当“虚邪贼风”从脑后偷袭、侵入人体的时候，人轻则伤风感冒，重则中风瘫痪。平时我们感冒、头痛、头晕，都是因为风邪从风府这地方进来了。所以，平常只要多揉揉风府穴，把这块揉热了，就可以很好地抵御风邪之害。后脑疼痛、颈项肩背僵硬、头不能回顾时，只要按压一下风府穴，便能迅速止痛、祛风，疗效十分明显。

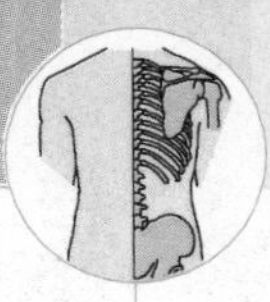

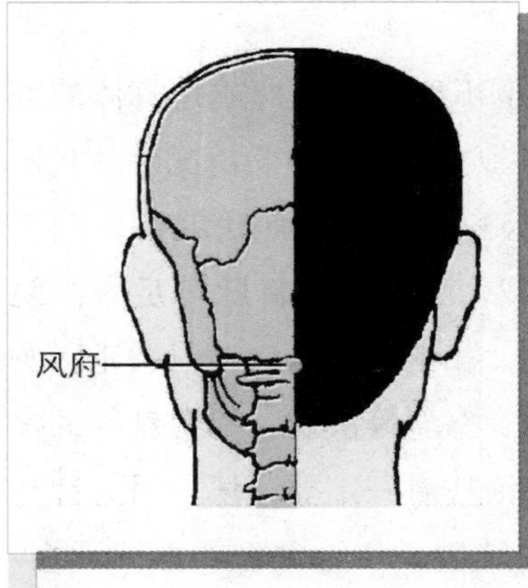

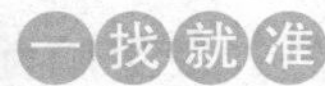

一找就准

风府穴，位于头后正中线，发际上3厘米处。通常采用俯伏、俯卧或正坐的取穴姿势，顺着脖子后正中线上的颈椎向上摸，到头骨时有一个凹陷，这就是风府。

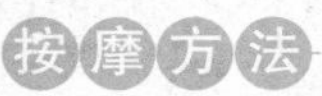

按摩方法

大拇指指尖相互叠加向下，用指腹或指尖揉按穴位，会有酸痛、胀麻的感觉。每次揉按1～3分钟。

头痛感冒，风府最重要

风是一种最常见的自然现象。在长期的摸索当中，人们发现，在人体当中有很多地方很容易遭受风的袭击，所以在这些地方的名字中加了一个“风”字，如风府、风池、风门、翳风，等等，这些地方基本都是风邪容易侵袭之处。当然，这些穴位也是防风、驱风的重要节点，所以，当您患上头痛或者是感冒等与风邪相关的疾病时，完全可以通过按摩这些穴位来调理，而在这些风穴当中，风府相当于是统领风穴的衙门，所以最为重要。只要是与风相关的疾病，如头痛、感冒等，都可以通过它来治疗。

膝痛一族，可向风府求助

人到中年以后，很容易沦为“膝痛一族”，中医认为，膝痛是因为风寒湿邪乘虚而入，侵袭膝部并留驻关节之内而引发疼痛。目前现代医学治疗只能改善症状，减轻痛苦，并且必须坚持治疗才能达到较理想的效果，实际上，中医的针灸也能起效，针灸哪个穴位呢？跟风有关的，自然少不了风府，不过针灸普通人不容易掌握，所以对于患者来说，不妨用按摩来刺激风府穴，效果虽然不能立竿见影，但长期坚持，也有不错疗效。

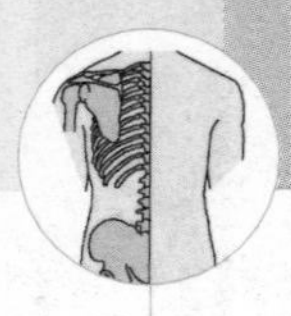

脑户穴

头痛肾虚头晕有速效

工作遇到难题，绞尽脑汁也不能解决，抑或是身体的某些毛病，常常会引起人们头痛。当出现这样的情况时，我们只要轻轻地按摩后脑勺上的脑户穴，头痛症状就可得到缓解。根据《针灸甲乙经》记载，脑户穴是督脉与足太阳之会。该穴具有降浊升清的作用。长期按摩该穴，对头重、头痛、面赤、面痛、喑哑、项强、癫痫等疾病，都有良好的疗效。但是，我们在利用这个穴治病时一定要谨慎，因为针扎该穴时，稍不留意，就会扎到脑髓，会导致患者立即死亡。但是，按摩没有事，因为手揉不到那么深。遇到头痛、头晕等小毛病时，我们就可以揉揉该穴，可起到很好的缓解作用。

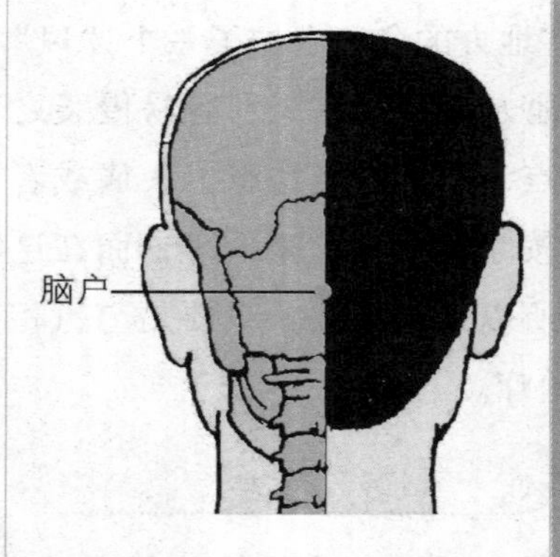

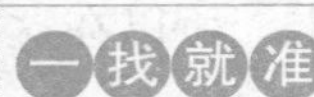

正坐，伏案，低头，或俯卧位。在枕部可摸到一突出的隆起（枕外隆凸），在该隆起的上缘可触及一凹陷，按压有酸痛感处，即为本穴。

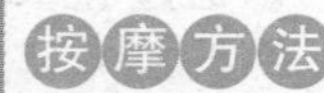

把大拇指指尖相互叠加向下，用指腹或指尖按揉该穴位，会有酸痛、胀麻的感觉。用左右手轮流按摩，每次揉按3～5分钟。

弹击脑户穴可预防肾虚头晕

中医认为，肾开窍于耳，耳通于脑，脑为髓之海，肾虚则髓海不足，易致头晕、耳鸣。脑户穴是督脉与足太阳膀胱经的会穴，刺激脑户穴可起到疏通督脉与膀胱经经气，补益肾气的作用，对头晕、健忘、耳鸣等肾虚症状具有良好的预防作用。脑户穴的按摩方法，可使用弹击法。

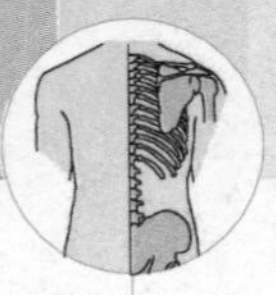

降血压，可找脑户穴

脑户穴是大脑联系身体各部位的神经枢纽。神经长时间受到一种类似相同的刺激，便会处于麻痹状态。人由于长期处于紧张状态或其他原因，血压便会升高。此时，在积极配合医生治疗的同时，也可按摩脑户穴来协助降压。不过需要注意的是，脑户穴的按摩力量要适中，不能过重，否则会对身体造成一定的危害。

百会穴

防脱发胃下垂按百会

百会穴又名三阳五会，其主治特点可谓“能上能下”，即上能升阳举陷，下能平肝潜阳；“能开能合”，既能醒脑开窍，又能温阳固脱；“能补能泻”，即灸其多补，刺其多泻。

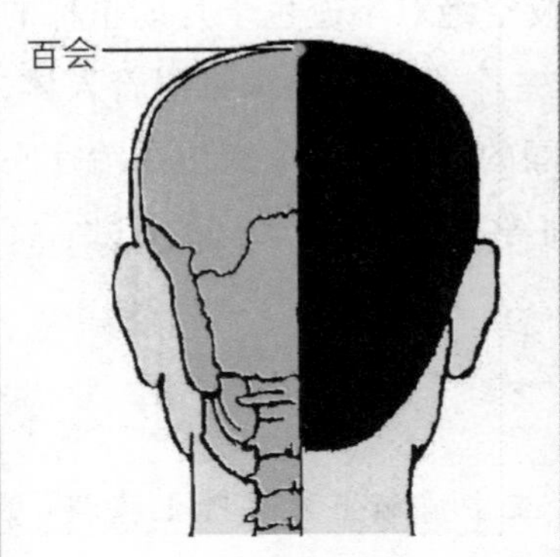

一找就准

百会穴位于头顶的正中线和两耳尖连线的交点处，也就是在头顶的正中心。将左右两只耳朵折向脸部，将左右两个耳朵尖通过头顶连接起来，再从鼻子尖往头上画一条直线，这两条线的交点就是百会穴。

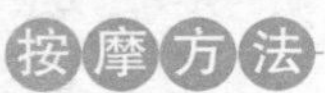

先用左手中指按压在穴位上，再把右手中指按在左手中指指甲上，双手中指交叠，同时向下用力揉按穴位，会有酸胀、刺痛的感觉。每次揉按1～3分钟。

按摩百会穴可预防脱发

有些人经常掉发，甚至头顶“寸草不生”。中医认为“发为肾之华，血之余”。也就是头发生长不仅依赖肾中精气滋养，还要有血液的濡养。而心主

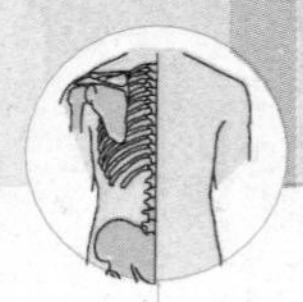

血，肝藏血，脾统血，因此头发的生长与心、肝、脾、肾等有密切关系。气血旺盛，头发就会浓密旺盛，反之则会出现脱发或秃顶现象。百会穴位于头顶，是各经脉气汇集之处，通达阴阳脉络，连贯周身经穴。按摩该穴，可以同时调理肝经、督脉等多条经脉，经脉一通，精气和气血就旺盛，头发自然就健康。

按摩百会穴治疗胃下垂

经常坐着的“坐家”们，很容易患上胃下垂。中医认为，此病多是由于中气不足所致。患了胃下垂的人往往很瘦，吃点东西就会感觉肚子胀，饭量小，这是因为阳气不足，中气下陷。百会穴位于头顶，是三条阳经汇聚之处，可调动三条阳经的阳气以巩固阳气，将下垂的胃慢慢地托起来，从而起到辅助治疗胃下垂的作用。

上星穴

头痛流鼻血可用上星

现在城市里是很难看到星星了，如果大家见过夏天郊区的夜空，就会发现，群星闪耀的夜空绝对不逊色于月朗星稀的夜晚。我们的上星穴就是这样一个高高在上、照耀着人体、福佑我们一生健康、但默默无闻的穴位。这个穴位在治疗头痛、眼痛、鼻炎、鼻塞、鼻出血等方面，均有较好的疗效。

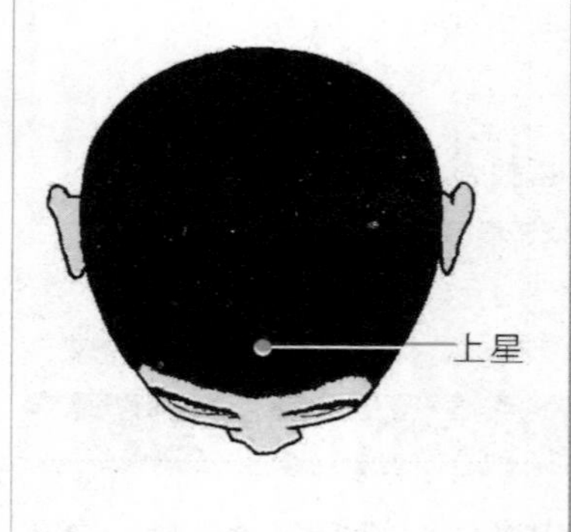

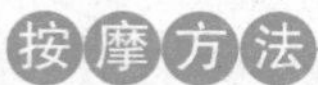

一找就准

上星穴位于正中前额上入发际1横指（拇指）处。取穴时将腕后第一横纹指准鼻尖，使手掌敷于面部，五指向上，中指尽处即是。

按摩方法

用食指指腹按摩，每次持续3~5分钟即可。

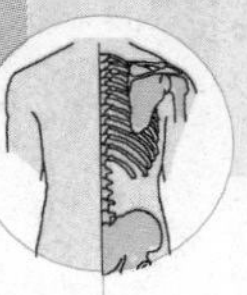

一般性鼻出血，上星穴可止

当天气变得比较干燥时，特别容易流鼻血，有时候一早醒来，也会流鼻血。日常生活中，咳嗽、打喷嚏或常用手去挖鼻孔，都会造成流鼻血的现象。流鼻血怎么办？按摩上星穴是治疗鼻出血的有效方法之一。方法非常简单，用食指指腹向下按压上星穴，并按顺时针方向按揉3～5分钟即可。该法起效迅速，疗效确切，是治疗一般鼻出血的最简单的方法之一，不过如果流大量鼻血时，需要及时就医。

头前额痛，上星穴可帮助缓解

生活中有一个常见的现象，很多人只要一碰到什么闹心事时，就会头痛，甚至有拿头去撞墙的冲动。人们大多觉得他这是痛得抓狂了。其实，这也是身体在进行自我调节。撞墙的那个部位刚好就是我们的上星穴所在的位置，由此可见，上星穴是治疗头痛的要穴之一。头痛时可多按按这个穴位。不过不需要采取撞墙那样激烈的方式，只要用手指在上星穴处专心地推拿50～100次，症状就可以得到很好的缓解。

神庭穴

头晕惊悸神庭定心安

当你感到头昏脑涨、精神疲惫的时候，只要按摩神庭穴即可明显缓解不适症状。神庭穴又称发际穴，属于督脉，是督脉、足太阳、阳明交会的地方。神庭穴别名发际。神，天部之气也；庭，庭院也，聚散之所也。该穴名意指督脉的上行之气在此聚集，是督脉、足太阳、阳明交会的地方。该穴对神经系统有明显的治疗作用。如果患了重感冒，或者是遇到晕车、晕船等征兆，以及在其他情况下出现头晕、呕吐症状，都可按摩神庭穴，可起到缓解治疗的作用。除此之外，神庭穴之“神”并非徒有虚名，它还可以治疗精神、心理疾病，例如失眠、神经官能症、记忆力减退、精神分裂症等。长期按摩该穴具有良好的调节改善作用。

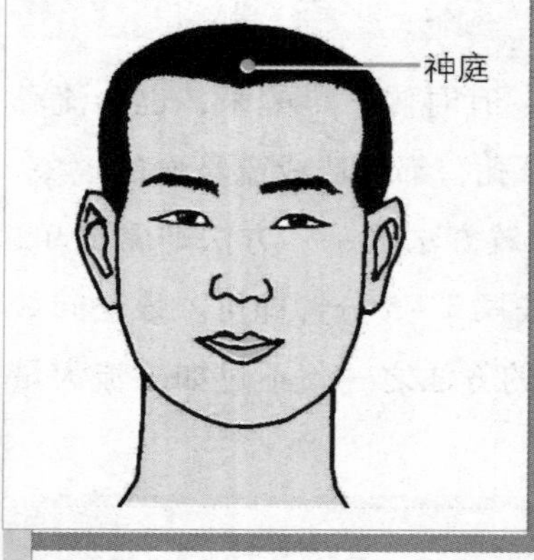

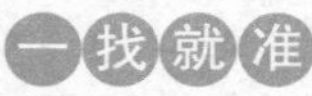

一找就准

正坐或仰卧，从前发际正中直上量半横指（拇指），即是该穴。

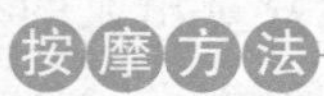

按摩方法

以左右手中指指尖垂直，相并放在穴位上，指背轻触，用双手中指指尖揉按穴位，或者用指甲尖掐按穴位。每次按揉（或掐按）3～5分钟。

头晕疲乏不用愁，神庭给你精神头

长时间用脑会使人感到很疲乏、头晕，这时总是不由自主地按揉一下前额。其实，这无意中刺激了头部的神庭穴等穴位，而这个穴位是缓解头昏，消除疲乏的重要穴位。因为头晕、疲乏，气血不能上达头部。这个穴位位于督脉，督脉是一身的诸阳之汇，按摩这个穴位，可将阳气引入大脑，气行则血行，可补充大脑匮乏的气血。所以可以通过按摩这个穴位来防止头脑疲乏、头晕等症，不仅如此，如果神经衰弱伴有失眠或者脑部疲劳的患者，也可通过按压本穴来进行防治。

按神庭等穴，补脑治头痛、眩晕

不少逾古稀的老人，经常遭受头额疼痛、脑晕、心悸、失眠等的困扰，这类困扰多与年老体虚，髓海不足有关。此时不妨用两只手的五指并拢，左手按在左额上，右手按在右额上，左手指沿逆时针方向，右手指沿顺时针方向，同时作圆形按摩各55次，每天早、晚各按摩1次，无论是头痛、眩晕、心悸、心烦、还是失眠，都可以得到改善。这个方法最关键的一点，就是刺激神庭穴，该法可促进脑部气血流通、髓海充盈，既能保护脑力，令人聪明机智，又可治头痛、眩晕、心悸、失眠等症。

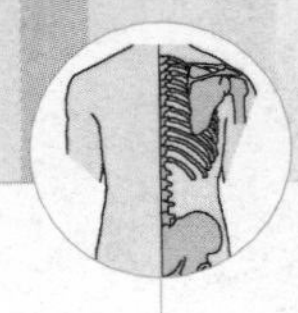

水沟穴

紧急救命时的特效穴

水沟穴就是人们常说的人中穴。历代医家认为，人中是人体上一个重要的急救穴位，遇到紧急情况时，只要用手指掐按或者针刺该穴，就可起到急救的效果。比如中暑、昏迷、晕厥、全身麻醉过程中出现的呼吸停止、低血压、休克、一氧化碳中毒等，按摩该穴可快速地让患者恢复神志。现代中医临床研究也证明，对于因为心脏病突然发作、缺氧、中风而眩晕、昏迷、不省人事，只需用指甲尖稍微用力掐按患者的水沟穴，即可进行急救。水沟穴不仅是紧急救命的特效穴位，而且，长期按摩该穴，对口臭、口眼部肌肉痉挛等疾病，也具有良好的调理作用。

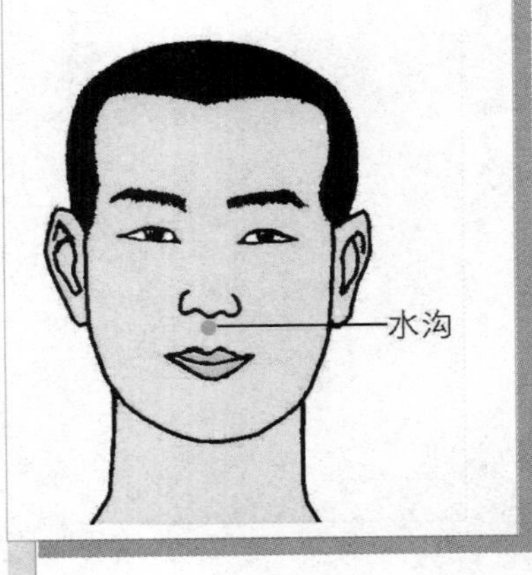

一找就准

水沟穴位于上嘴唇沟的上 1/3 与下 2/3 交界处。

按摩方法

食指弯曲，用指尖按揉该穴位，揉时会有特别的刺痛感。每次揉按 1 ~ 3 分钟即可。如果遇到紧急情况，急救时，就用指甲掐按 1 ~ 3 分钟。

用力掐人中，让休克者醒过来

休克了怎么办？掐人中可缓解。为什么要掐人中？因为在中医看来，天在上，地在下。人中是沟通天地之气的桥梁，而人以天地之气而生，如果天地之气无法有效沟通及有机结合，人也就无法生存。当人处于休克状态时，人中这个穴位就暂时处于闭塞不通的状态，所以掐人中，就是借助于外力的作用强行打开这个机关，令其开通，自然人就能暂时地转危为安了。因此，

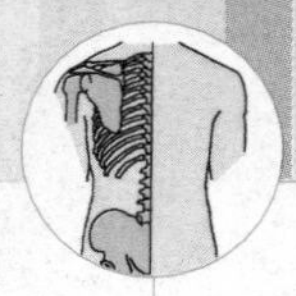

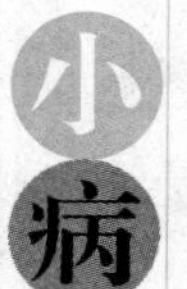

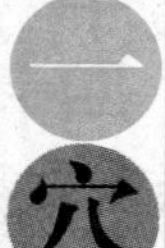

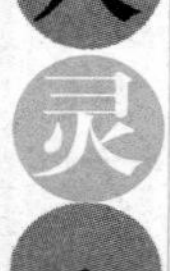

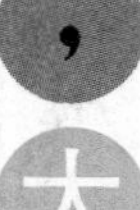

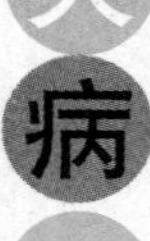

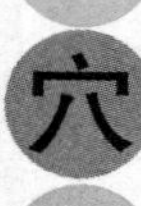

如果遇到急性症状发作且患者神志不清时，须及时地用大拇指指甲尖用力掐按水沟穴进行急救，以赢得更多的抢救时间。

口腔溃疡来袭，人中穴攻守兼备

口腔溃疡不是大病，疼起来却很难受，起初它只是口腔中不经意长出的一个小白点，不久出现针刺似的疼痛，吃饭时一不小心咬到上面，更是痛得流泪，这个时候怎么办？按按人中穴会有意想不到的效果，因为中医认为，胃热是口腔溃疡最常见的原因之一；而人中穴为督脉与手阳明大肠经、足阳明胃经的交会穴，最善于泻胃肠等阳经上的邪火，从而促进溃疡愈合。

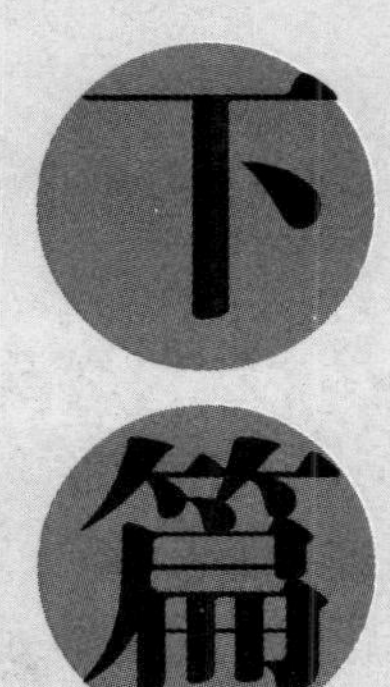

下篇 特效单穴使用指南

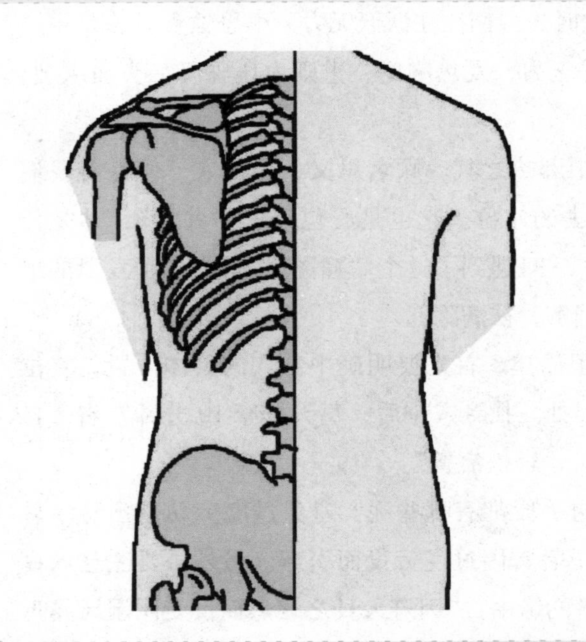

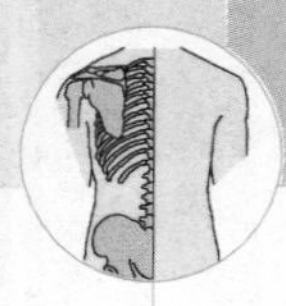

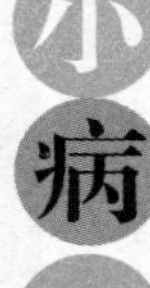

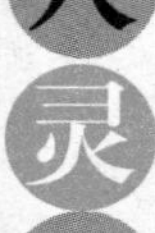

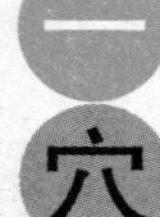

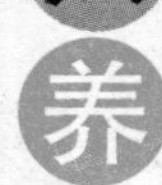

第一章

单穴急用，救人于顷刻之间

按摩中冲，治疗中暑很轻松

“苦”字释义众多，或为味道苦，或为艰难，或为苦厄。不管“苦”字何解，其意都让人望而生畏。以此类推，“苦夏”的意思也就明了了——炎炎夏日，分外难挨。夏天，炙热的光线，黏稠的空气，逼近甚至超过体温的气温，让人们“无病三分虚”。此时，人们往往恹恹无力，不思饮食。若是再严重些，便是“中暑”，轻则头昏乏力，发热胸闷；重则血压骤降，头痛欲裂，汗冷肢厥，甚至抽搐。

中暑应该怎么办？中暑即中邪热之气。顾名思义，中冲穴，便是将我们体内的污浊之气，尽数排散而去的穴位。它也是心包经的“井穴”，井是什么？地面上的窟窿。高温邪热，一旦遇到了这个“窟窿”，便找到了发泄的出口，从此泻出。自然是能清淤消解，祛病除邪。

对于中冲穴的按摩方法也很简单，首先要明确中冲穴的具体位置。它位于中指尖端，距中指指尖约 1 寸处。找到穴位后，每天按摩 10 分钟左右，自然能清暑利湿，可谓“不痛不苦，轻松治暑”。

对于中暑，中医传统的预防手段都有哪些呢？避免过度劳动是预防中暑行之有效的方式。中医认为，中暑常因过度劳役而引起。另外，要注意饮食的清洁和清淡。喻嘉言曾说中暑的缘由：“因避天日之暑热而反受阴湿风露瓜果生冷所伤。”对此，我们要对饮食起居严防死守，随身常备绿豆汤和盐茶水，不宜再使用浓煎厚味，以及过分油腻的东西。还要注意营养的摄入，若

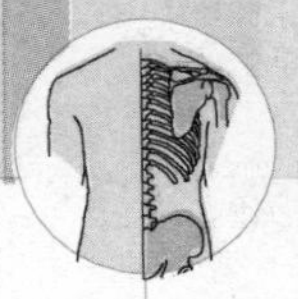

是营养不足，那么正气衰弱，邪气必然会上升，对此李东垣曾经言之谆谆，以飨后人："暑症……有修善长齐之人，胃气久虚而因劳役得之。"提到中暑，不得不提一下节制欲望，尤其是色欲。传统中医理论认为，夏日耽于色欲，百邪入体。朱肱在《活人书》中便说："夏一季是人脱精神之时，是故，尤慎房事，固养精神。"

中暑，看似是小病，但是不宜等闲视之。需知，君有疾在腠理，不治则恐深。

按摩百会穴，轻松治休克

"休克"一词，本身是"舶来词"，从英文"SHOCK"音译而来。原本的意思是"震动"，"打击"，这样就不难理解，为什么影视剧中经常出现，一旦噩耗传来，主角不堪消息的冲击，昏倒了事的场景了。

虽然传统中医理论没有"休克"一词，但是"休克"的症状和中医所说的"厥脱"、"亡阳"、"亡阴"症状相仿。

究竟是什么导致了休克的产生呢？中医传统理论认为，是邪毒入侵，导致阴阳之气不顺之缘故。打个比方，阴阳之气，就像是古代用兵打仗的长蛇阵，连成一体，首尾相顾，士兵们有条不紊，各司其职。此时敌军将长蛇阵拦腰截断，其便溃不成军，顾此失彼，按住葫芦起了瓢，如是，本来训练有素的士兵们会惊慌失措，不顾自身的职责四散奔逃。同理，当邪毒入侵的时候，阴阳二气本身的平衡便被打乱，该供血的不供血了，该供气的不供气了，缺血少氧的情况下，你还能指望循环系统正常作业吗？

对于这种情况，可用百会穴来解决。

急救穴位中，百会穴的"出镜率"比较高。为什么大家如此"垂青"百会穴呢？这要从它的名字说起。《采艾编》曾经说过："三阳五会，五之为言百也。"百，也就是数量众多的意思；会，便是说百脉在此交汇。就像是我们日常遭遇的堵车那样，我们都有这样的经验，并非是每一条道路都堵车，堵车的高发地点是那种很多条道路交叉的路口。若是交警前来疏导，各车遵守秩序，保证路口畅通，那么车就不堵了。百会穴便是这样一个路口，五脏六

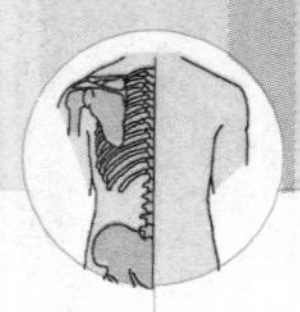

腑的气血皆汇聚于此。稍有不慎，便会交通阻塞。而阴阳两气骤乱，气血不畅，路口便开始出现了阻塞的情况，于是大脑一片空白，便不是形容词，而是真切的病症了。艾灸这个穴道，相当于为堵得水泄不通的路口送去了红绿灯和交警，让人醒神开窍。

当然了，常见的急救穴位不仅仅是百会一穴，足三里和关元穴都有治疗昏厥、休克的作用。

除了这三个穴道外，心包经上的内关穴也能治疗休克。在碰到昏迷不醒的病患者时，这些穴位都可以一试。

虽然按摩穴位有一定功效，但是若骤然发病，缺少必要的工具，要对休克的患者采取紧急救治措施。首先，松开患者衣扣，让患者平卧，下肢应该稍微抬高一点，便于静脉血回流。

其次，将患者的颈部抬高，最好是用垫子或者枕头，给垫起来。下巴抬高，脑袋后仰，头偏向一边，避免休克呕吐物和分泌物误入呼吸道。

再次，休克会引发两种体温的不正常，要么体温低，要么高烧。对于前者，给患者盖上被子，注意保暖。若是后者，注意排热降温。

最后，对于休克的患者，搬动的时候要格外的小心，不仅要少搬动，还要小心轻放。因为患者的身体内，已经是乱作一团了，如果我们在外部继续添乱，那么患者的病情就会有恶化的趋势。

另外，还需要指出的一点是，休克之症，非同小可。按摩虽然有效，但主要起辅助作用。及时拨打急救电话是非常必要的，这一点千万不能忽略。

重掐人中穴，能救昏迷客

我们在看电视的时候，通常会有这样的镜头：某夫人因听到一个不幸的消息，一着急，昏过去了，于是一大群丫鬟婆子惊慌失措地奔走呼喊着：“快来人啊，夫人昏过去了！”其实这样的镜头在我们的现实生活中也经常上演，人着急了，中暑了，跌倒了，或者受了惊吓，劳累过度，都可能突然昏死过去，遇到这种紧急情况，我们千万不能惊慌，除了应该立即拨打 120，还应该重掐我们的“救命穴”——人中穴。这个方法用好了，往往能够回阳救逆，

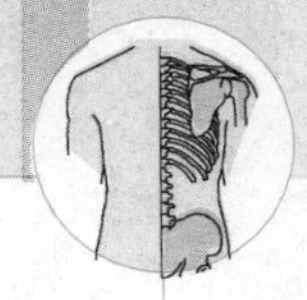

起到“起死回生”的效果。

人中穴究竟是何方“神圣”呢？其实它就在我们的鼻子下面，具体位置在鼻唇沟的上 1/3 与中 1/3 交点处。人中又名“水沟”，这个穴位在人的身体中相当重要，因为它关系着我们人体中两条重要的经脉——督脉和任脉。督脉是人体的一条大阳经，而且是最重要的阳经，它起于小腹内的胞宫，顺着脊梁骨从下往上走，一直到头顶，再从头顶到上嘴唇系带处，督管着一身的阳气，所以对全身阳经的气血都有调节作用。任脉是人体的一条重要的阴经经脉，它起于胞中，沿腹部和胸部正中线直上，一直到头部，具有调节全身诸阴经经气的作用。

那么掐人中穴为什么能让昏迷的人苏醒过来呢？从中医的角度讲，人突然晕厥，是气机逆乱，气血运行失常，阴阳二气不能顺接造成的。在这种情况下压迫人中穴，能使阴阳交合，把气血重新调上来。阴阳之气顺接上了，气血运行正常了，人自然也就苏醒了。据说，在四川民间，如果有婴儿昏厥，就将油浸灯草点燃，以极快的手法接触婴儿人中穴，使火熄灭，并发出爆炸声，以刺激婴儿苏醒。其实，这跟掐人中穴的原理是一样的。

总体来说，掐人中对于某些急症如癫痫、各种原因导致的晕厥和昏迷等，都能起到急救作用，但是患者苏醒之后，一定要及时就医。另外，由于患者晕厥的原因不同，我们在采取急救措施时，也应区别对待。比如他是因为中暑而昏迷的，那么我们首先要做的，是赶紧把患者转移到阴凉的地方再进行急救；如果是在洗澡时突然晕倒的，那就应该先把患者转移到空气新鲜的地方。

缓解肾绞痛，可按压肾俞

肾绞痛不同于头疼脑热，它一发作，疼痛一般都是剧烈的，而且会从患侧腰部沿输尿管向下腹部、腹股沟、大腿内侧、睾丸或阴唇放射，十分痛苦，有些人甚至会疼晕过去。在这种情况下，如果身边的人不懂得急救知识，那就只能让患者在痛苦的煎熬中等待着救护车的到来了。所以，如果您的家里有肾绞痛患者，学习一下急救知识是很有必要的。

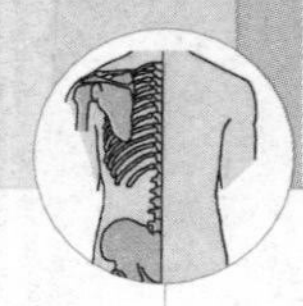

那么如何能做到安全快速地帮患者止痛呢？在肾绞痛发作的时候，按摩肾俞这个穴位，往往能收到立竿见影的效果。

得过肾绞痛的人肯定都知道，这个病其实是伴随肾结石或输尿管结石而来的，确切地说，它是结石患者的常见症状。所以，肾绞痛在中医上属于“石淋”、“砂淋”范畴，认为是肾虚和膀胱湿热，排泄不畅，日久使湿热结石积滞、阻塞，导致气机不畅、水道不通而诱发的疼痛。因此，你想止痛，就得补肾虚，泻湿热，让膀胱经变通畅。而这个肾俞穴恰好能满足这两方面的要求，所以当肾绞痛发作时我们按一按这个穴位，能起到很好的缓解作用。

肾俞穴怎么找呢？人体背部与肚脐眼正对的位置就是第 2 腰椎，在第 2 腰椎棘突下向左或者向右量取 2 横指，就可以了。按压这个穴位前，应该先让患者侧卧在床上，然后你找到疼痛一侧的穴位，将大拇指按在上面，顺时针或逆时针按摩，力量逐渐增加，一般按上 1 ~2 分钟就可止痛。

需要一提的是，肾绞痛的症状与急性阑尾炎、胆囊炎、宫外孕、急性输卵管炎等急腹症有相似之处。所以，如果用上述方法还不能止痛时，千万不能乱吃止痛药，一定要及时就医，以免延误病情。如果已确诊为肾结石引起的肾绞痛，那么在疼痛缓解之后，应多喝水，多运动，最好使每天的排尿量保持在 2000 毫升以上，此外，平时还应该经常喝些菜汤，吃些水果，这对于防止肾绞痛是大有帮助的。

点 按阳陵泉，缓解胆绞痛

胆绞痛是胆结石、急性胆囊炎、慢性胆囊炎、胆道蛔虫症和急性梗阻性化脓性胆管炎等病的一个重要症状，经常发生在饱餐，或者吃了高脂肪的食物之后。它最典型特点是右上腹剧烈疼痛，怕按，同时，疼痛会向右肩部放射，并伴有恶心、呕吐等症状。胆绞痛发作时，人往往非常痛苦，轻一点的，有可能坐卧不定，大汗淋淋，严重的，甚至躺在地上打滚。如果遇到这种情况，身边的人千万不要慌乱，一定要镇定，赶紧按他小腿上的阳陵泉穴。只要你穴位找的准，一般按 2 ~3 分钟，患者的疼痛就能得到明显缓解。

阳陵泉为什么能有此功效呢？从中医的角度讲，胆绞痛的发生，无论是

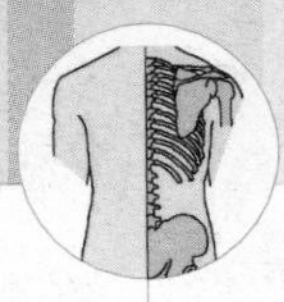

胆囊炎引起的，还是结石、蛔虫引起的，归根结底，都跟胆腑气机不畅有关。而阳陵泉位于人体小腿的外侧，是足少阳胆经上的一个合穴。《杂病穴法歌》明确指出：“胁痛只须阳陵泉。”在中医里面，“胁痛”是对疼痛部位的泛指，胆绞痛包括其中，所以，如果我们把这句话推敲一下，范围缩小，说成“胆绞痛只须阳陵泉”，也是没问题的。

阳陵泉穴的具体位置在哪呢？就在小腿外侧腓骨小头稍前凹陷中。取穴时，最好的办法就是让患者躺下，你用手在他的膝盖斜下方，小腿外侧腓骨小头附近寻找压痛敏感点，一般情况下，这个压痛敏感点找到了，穴位也就找到了。我们在按这个穴位时，可以先按右侧，再按左侧，也可以用两手的大拇指同时按揉两侧的穴位，力度要适中，以穴位处有酸胀感为度，持续按揉2分钟以上，就可以见到效果。

需要注意的是，胆绞痛跟胃痛、心绞痛症状很相似，所以对于从未发生过这种疼痛的患者来说，应先就医确诊，然后才能按着我教您的方法来急救。如果患者出现了高热、频繁呕吐、黄疸等细菌感染或胆石形成的症状，那么一定要及时就医，以免延误病情。另外，易发胆绞痛的患者在日常饮食方面宜清淡，忌食辛辣煎炸及过于油腻的高脂肪食品，尤其是富含高胆固醇的饮食，如肥肉、动物内脏、脑、老母鸡、蛋黄、奶油、带鱼等。因为它们能促使胆囊功能亢进，诱发和加重胆绞痛的发生。

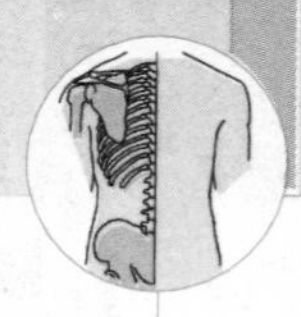

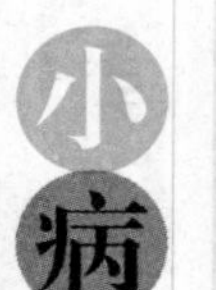
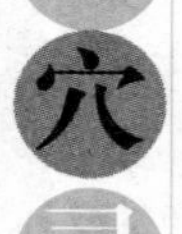
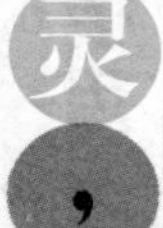

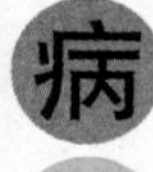
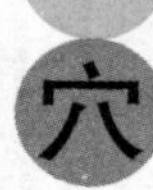
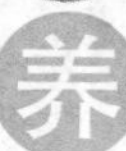

第二章

单穴防控，让慢病不再蔓延

按神门，从容镇静不心悸

近段时间后宫小说风靡网络，吸引了不少读者的眼球，许多通过小说改编拍摄的电视剧更是层出不穷，占据着大量观众的视野。关于“后宫”，其实说的就是皇宫妃嫔们互相算计，明争暗斗，以博取皇上的宠爱，最终赢得后宫之首的故事。其中手段的残忍、可怕，用“最毒妇人心”来形容，恐怕也不为过，俗话说得好，“夜路走多了，总会遇到鬼的”，那些双手沾满血腥的妃嫔，即使住在华丽的宫殿里，也时常被午夜时分的噩梦骇得心悸不已。

那种心跳加快，呼吸急促，全身冒冷汗，又惊慌失措，时不时疑神疑鬼的感觉，就是中医上所说的心悸。心悸俗称“心慌”、“心跳”，指自觉心跳比正常人快而强，并且胸部感觉气促不适，中医又称之为“惊悸”。其实说白了，心悸就是一种害怕的感觉，而且是不自觉的害怕。常常由于心气不足，心神不宁所引起。对于心悸。按摩神门穴的治疗效果是非常明显的。正如《刺灸心法要诀》所写：“神门主治悸怔忡。”

神门穴可以治疗心悸。首先是因为神门穴处于心经之上，又为心经的原穴。《素问·灵兰秘典论》中记载：“心者，君主之官也，神明出焉。”而且“心主神明”，“心藏神”，心作为人体的君主，主宰人体的一切，特别是人的神情魂魄，北宋大文豪苏东坡就说过“此心安处是吾乡”，能让他心神安宁的地方就是他的故乡。神门穴，为心脏气输注汇集之所，故有“门户”之称，

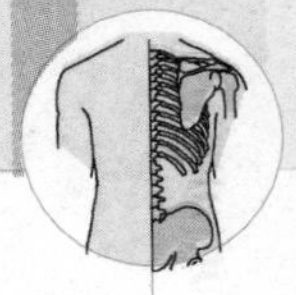

所以称为神门，有安神镇静的功效，善治与心有关的各种神志疾患，包括心悸在内，都能治愈。

神门穴的位置也很好找，位于手腕部，腕掌侧横纹尺侧端，尺侧腕屈肌腱的桡侧凹陷处。取穴时，仰掌屈肘，手掌小鱼际上角有一突起圆骨，其后缘向上可扪及一条大筋，这一大筋外侧缘（桡侧缘）与掌后腕横纹的交点即是本穴。

心脏问题不容忽视，经常心悸的人生活质量肯定会大打折扣，工作做不好，睡觉睡不踏实，倦怠无力，人也没精神。一方面，我们发现了问题要及早治疗，另一方面也要加强预防，这就需要从日常点滴做起，养成良好的生活习惯和饮食习惯是健康生活的前提，少熬夜，忌烟酒，劳逸结合，从根本上保健我们自身，不仅保护了我们的内脏器官，也能使人精神焕发，神采奕奕。另外，平时也要多加强心理保健，有的人天生胆小，心思又重，遇到什么事都心慌不安，总也放不下，憋在心里，久而久之，就给一些外邪带来了可乘之机。

最后需要提醒大家的是，如果您的症状较重，如明显感到心脏跳动不规律或是胸中有痛感，建议您及早到医院就医，以免耽误病情。

按 少海，绞杀心绞痛

心如刀绞，往往形容内心痛苦。刀子在割我们的心脏，这是何等的难受？幸而，心如刀绞这个形容词，往往只应用于我们的精神世界。可是对于心绞痛患者而言，这种疼痛可是实实在在的。

心绞痛发作起来，让人苦不堪言。《素问·藏气法时论》曾经提过：“心病者，胸中痛，胁支满，胁下痛，膺背肩甲间痛，两臂内痛。”可以这样说，心绞痛真正做到了“牵一发而动全身”，心如万针攒心，带动肩痛臂痛。这还不是最危险的，《灵枢·厥病》描述了心绞痛严重的后果：“厥心痛……旦发夕死，夕发旦死。”

如是严重的病情，到底如何产生？《金匮要略》中将心绞痛称之为“胸痹”。“痹”何解呢？闭塞之意。看来导致心绞痛的元凶，便是胸中闭塞。可

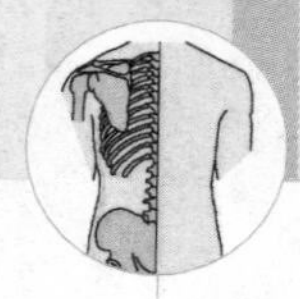

是又是什么导致胸中闭塞呢？张景岳给出了答案，在他的《类经》中说：“阴寒之气，客于肌肉筋骨之间，则凝结不散，阳气不行，故痛不可当……寒则血凝涩，凝则脉不通，不通则痛矣。”说白了，阴寒之气挡住了阳气的道了。这就不难理解，为什么心绞痛常见于老年人，因为“年过四十，阴气过半”的缘故啊。

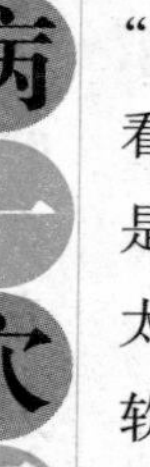

我们不妨打破砂锅问到底，阴寒之气为什么要挡住阳气的道呢？中医传统理论认为，这是心阳不振，鼓动无力造成的。什么导致心阳不振呢？这是因为“脾”的缘故。因为中医传统理论认为：“脾居中焦，为气机升降之枢。”大家看到这个“脾”字了么？右边是一个卑下的“卑”字，可以将我们的脾，看成是大宅门中忙忙碌碌的小丫鬟。这个小丫鬟要烧火做饭，为大宅门里的老爷、太太提供动力。若是她生火晚了，做饭慢了，那么大宅门的老爷、太太就该疲软无力了。我们也可以这样认为，脾，是一块巨大的能量电池。在这块电池的带动下，心脏这条流水线源源不断地提供产品。可是现在这块电池的能量不足，流水线运转缓慢，产品便不能如期地送到急需的客户那里了。

既然知道了病因，我们不妨“按图索骥”，继而对症下药。

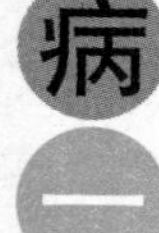

“三万里河东入海，五千仞岳如摩天”，由此我们便能看出海之广博。少海穴，本质同大海相仿。它是手少阴心经的“合穴”。而《灵枢·九针十二原》说：“所入为合。”源源不断的脉气，就像是奔腾入海的河流一般，不断涌来。而《难经·六十八难》又云：“合主逆气而泄。”看来少海这片“海”，可不是“海纳百川”，而是对于进入自己的“气”进行甄别。将不合格产品“逆气”给排出去，如是便能让体内雄霸一时的阴气有所收敛，达到理气通络的效果。

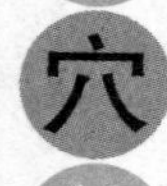
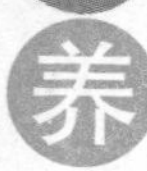

按摩少海穴，对于治疗心绞痛很有效果。每天的午时，即上午 11 点到下午 1 点，气血流注心经，此时按摩不仅可以治疗心绞痛，还能养护心神。每日 1 次，每次按摩 10 ~ 20 分钟即可。

按摩治疗心绞痛有奇效，这点我们毋庸置疑。但是心绞痛，往往骤然发作，而且不分时间、地点和场合。鉴于心绞痛的这种特性，一旦发作，便需要及时救治。为了避免贻误病情，建议心绞痛患者，随身携带如速效救心丸等急救药品，在出现较轻的症状，如胸闷，心痛的情况时，便要及时服用。要在有发作迹象的时候，立刻停下来休息，如是便能行之有效地缓解心绞痛。

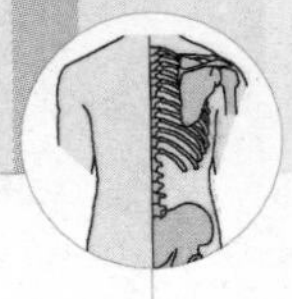

按中府，能止哮，可平喘

中医上有句俗话叫“外不治癣，内不治喘”，可见哮喘是一种多么让人头疼的病。尤其一入深秋季节，哮喘患者便开始陆续拉起“风箱”，哮咳气喘“声势浩大”，挥之不去。无论你多么靓丽动人、英俊潇洒，一旦发出那连绵不断的咳喘声，都会立刻让人把你与“病秧子”联系到一起，真是大跌形象。

中医上讲的“哮喘”，其实不是一种病，它实际上包含的是“哮”和“喘”两种症状。“哮”说的是声响，发作时，喉咙中有哮鸣声，伴有呼吸急促和困难，难受的时候甚至不能平躺着。而“喘”说的是气息，多是表现为呼吸急促，再就是张口抬肩，鼻翼翕动，不能平躺。可以看出，是哮是喘，主要在于有没有哮鸣之声。而在临床上，二者是极难完全分开的，有哮就必然有喘，所以一般称为哮喘。

许多哮喘患者肯定都想在眼花缭乱的药品广告以及亲朋好友的推荐当中求得一种“灵丹妙药”，能够彻底治愈这恼人的哮喘。但是结果，让绝大多数人心灰意冷。事实上，治哮喘根本不用那么麻烦。在我们身上，就有一味止哮平喘大药，它就是肺经上的中府穴。

中府穴为什么是治疗哮喘的“大药”？哮喘患者的中府穴大多“有气无力”，而且中府穴附近的胸部肌肉都比较僵硬，按压的时候会有剧痛感，这都是气血瘀滞不流畅的表现。而胸部肌肉的脆弱，肯定要影响到呼吸的顺畅。中府是负责胸部呼吸问题的大穴，呼吸出了问题，哮喘也好，咳嗽也好，自然它就算是找对“人”了。所以，用中府穴预防哮喘，效果自然是不言而喻的。

用好环跳，中风后遗症也能好

中风的发作好比风的来去无踪，瞬息多变，这是它命名的原因之一。中风相当于西医中的脑溢血，脑血栓，发作时就像大脑的一次地震，带来极大的危害性，轻者致残，重者死亡。不仅如此，中风的复发率和并发症都很高，因此人们谈到中风的时候，不禁谈“风”色变，惊惧不已。历史上的伟大人

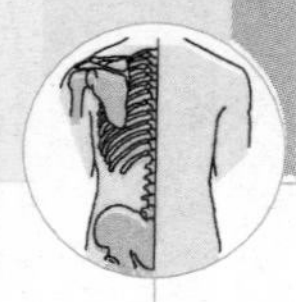

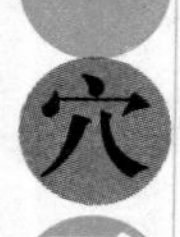

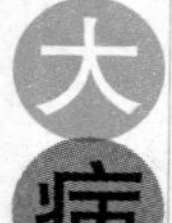
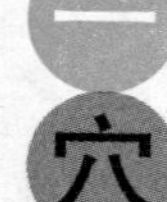
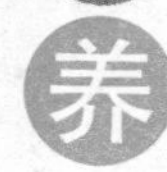

物列宁、罗斯福等都是因为中风而走向生命的终点。

所以对于中风，我们还是要多点心眼，以防不测。但如果已经中风了，如何来减轻中风的痛苦，让后遗症的危害变少一些呢？这里就重点来讲一下，如何通过穴位来调理中风后遗症。

说到中风后遗症，最常见的当属半身不遂，这种症状多由于气虚血瘀、经脉阻滞引起，如同台风地震，灾难过后道路仍然阻塞，只有打通这些道路河流，才能使生活恢复正常，因此益气活血通络，才是当务之急。

怎么打通呢？我们可以借助胆经穴位，并辅助肝经穴位来通络活血。虽然风多由肝脏所生，但肝胆相照，对于肝闯的这个祸，胆经穴位义无反顾地站了出来，这是因为胆气抗邪的能力极强，这也是为什么说一个人很勇敢，就赞誉他浑身是胆。清朝名医程杏轩在引用《医参》时说：“勇者气行则止，怯者着留为疾……凡人之所畏者皆是也，遇大风不畏，则不为风伤……无留滞之患。气以胆壮，邪不可干，故曰十一脏取决于胆也。”简单来说，就是胆气为勇，能克风邪，避免后患。在这里，我们可以选择环跳穴来按摩。每次10~15分钟，即可起到打通河流的功效。

为什么选择这个穴位呢？跳是人类最基本的一个动作，人在准备跳起的时候，首先一个动作便是弯腰、屈膝。这时候，在股外侧部，当股骨大转子最凸点与骶管裂孔连线的外1/3与中1/3交点处，就会形成一个半环形的凹陷，这个凹陷就是环跳穴。环跳穴是膀胱经和胆经交汇的穴位，而膀胱经是人体最大的排毒通道，中风后遗症与中风时所产生的瘀血等脏东西太多无法排出有关，刺激环跳穴，能帮助我们把这些脏东西排出去，排淤减痛，活络筋骨。

总之，中风是很要命的病症，我们要多关注家里的老人。虽然中风后遗症可以缓解，但对于当事人来说，还是非常痛苦的。这里，我再给老年朋友介绍一款茶，经常饮一饮，能预防中风。是什么茶呢，就是槐花茶，做起来很简单，取槐花一小把（6、7克），用开水冲沸，即饮就可以了。

按三阴交，托起胃下垂

现在人们的生活水平虽然提高了，可是生活节奏也越来越快了，尤其是

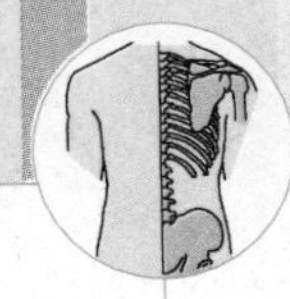

上班族朝九晚五，吃饭没有规律，工作忙的时候没时间吃饭，朋友聚会时心情高兴，吃起来又没了节制，久而久之，就出现了饭后上腹饱胀不适、恶心、厌食、便秘等症状，更有甚者，出现了低血压、消瘦、乏力、头晕、晕厥等症状。去医院一检查，被诊断为胃下垂，真是令人追悔莫及。可是在生活中许多人不引以为戒，却为工作，为聚会，为减肥等等原因饮食不节，总之，就是杜绝“胃”健康。不好好照顾自己的胃，久而久之自然也患上了胃下垂。

那么该如何治疗胃下垂呢？既然造成胃下垂的主要原因就是脾胃虚弱，中气不足，那么最关键的就是要从补益中气，健脾和胃入手。这样的话，按摩脾经的三阴交穴就是一个不错的方法了。因为三阴交是脾经上一个非常重要的交汇穴，“三阴”是指循行于腿部的三条阴经，分别是足太阴脾经，足厥阴肝经和足少阴肾经，“交”就是交会的意思，三阴交穴的意思就是三条阴经的交会，一个穴位与这么多的经络有着联系，其在养生防病方面的重大作用就不言而喻了。这就如同现代社会中讲究人脉一样，一个人想要做出一番事业，尤其是在商业竞争中，有时并不仅仅靠自己的辛勤努力就能成功，还需要广泛的人脉作为支撑，这样才能在走向成功的路途上避免一些危险与挫折。

掌握了穴位按摩的方法，就能够让您远离胃下垂的折磨。当别人还在为此痛不欲生，病急乱投医的时候，你却能够轻轻松松地解决这个问题，并且增强自身抵御病邪的能力。这种既方便又没有痛苦的方法绝对值得试一试。当然，最后还需要注意一个问题，如果女性处于怀孕期间，是不能够按摩三阴交穴的，因为此时按摩三阴交容易导致流产。

按 阴陵泉，治疗腹泻得平安

相信每个人都有过拉肚子的经历，尤其是在夏秋季节，由于饮食不卫生或者脾胃不好，常会导致此病。这是一种令人为之头疼的常见病，在医学上叫腹泻，腹泻患者出现大便次数增多，粪便稀薄浆水样等症状，频繁如厕，腹中不爽，把人折腾的衣带频解，容颜憔悴。如果得了腹泻，在自己家中频繁如厕，也只是有点麻烦而已，可是如果在上班期间或者在公交车上碰上这种情况，不但麻烦，还令人感到十分的尴尬与难堪。

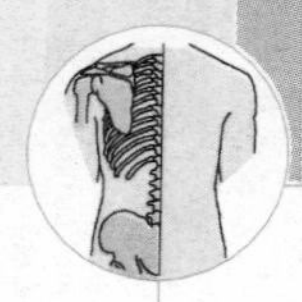

在上班期间或坐车时碰上的腹泻，一般发作较急，属于急性腹泻。与之相对的，还有一种慢性腹泻，大多由急性腹泻转化而来，发病时间较长，发作较缓，大多由脏腑虚弱导致，如久病气虚乏力、脾胃虚弱等因素。无论哪一种腹泻，都与脾胃有着十分密切的关系。因此按摩脾经上的阴陵泉不失为一种治疗腹泻的好方法。

为什么说阴陵泉穴能够有效治疗腹泻呢？

因为阴陵泉穴是足太阴脾经的合穴，《灵枢》中认为“病在胃及以饮食不节得病者，取之于合”，因此，作为脾经合穴的阴陵泉穴，对于脾胃不和所致的腹泻有着积极的治疗作用。

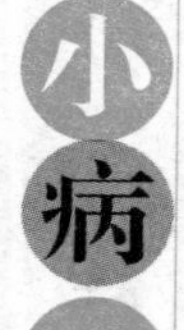
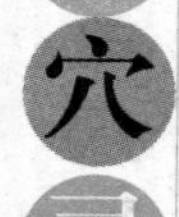
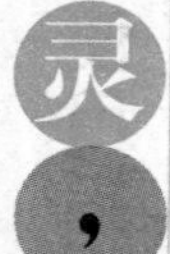

有人在心理上会怀疑阴陵泉的效果，认为在腹泻时腹部尤其难受，仅仅按摩腿部的阴陵泉就会有很好的效果吗？其实这也是中医的神奇之处，它不像西医一样只能头疼医头，脚疼医脚。俗语说“远水解不了近渴”，而按摩阴陵泉治疗腹泻的方法则是“远水解近渴”。当然，腹泻的治疗与调理，穴位只是其中之一，只有做到系统地治疗，才能起到更好的健脾和胃的效果，这也是治病的万全之策。

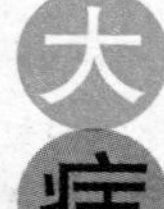

按肾俞，让尿不再失禁

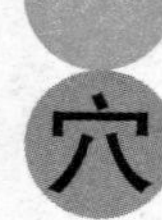
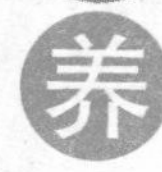

人上了年纪，就会有许多“麻烦”找上身体，有时候是胃口不好，吃点难消化的东西就腹胀难受，有时候胳膊腿儿酸痛，如果这些“麻烦”都是一个个具体的人的话，早就有人控诉他们“歧视”老年人了。对于老年人来说，有些“麻烦”固然可恨，可是还有一种既可恨，又令人尴尬的“麻烦”——老年性尿失禁。这种尿失禁先不说别人怎么看，老人自身就会无形中在精神上羞愧、沮丧，备感压力。

是什么原因导致了老年性尿失禁呢？隋代医家巢元方所著的《诸病源候论·小便不禁候》中说：“小便不禁者肾气虚，肾主水，其气下通于阴。肾虚下焦寒冷，不能温制水液，故小便不禁也。”在中医上讲，尿液的形成和排出主要是通过肾和膀胱这一对“搭档”的通力合作才完成的。膀胱如同一个容器，能够贮尿和排尿，但是它需要依赖于肾的气化作用，只有经过肾的气化，

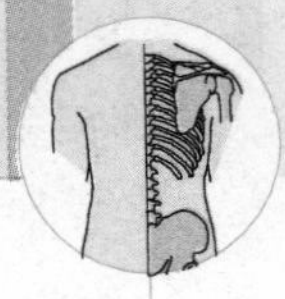

才能形成可供排出的尿液。肾气充足的话，气化功能正常，膀胱开合有度，能够做到正常的排尿；如果肾气不足，气化失常，膀胱的开合也就没有了控制，那么尿液就会自动流出了。因此说，虽然是膀胱出了问题，不能正常排尿，但是首要责任还得肾来承担。老年人肾气渐衰，和膀胱的合作就会出现偏差，不能正常控制尿液的贮存和排出，最终就会得上尿失禁。

对于治疗老年性尿失禁，最重要的就是想办法培肾固本，益气固涩治疗的方法有很多种，在这里推荐的是通过按摩肾俞。

为什么按摩肾俞能够治疗老年性尿失禁呢？肾俞是膀胱经经穴，按摩能有效刺激膀胱，使其加强对自身的“监管”，不让尿液自动流出。这其实只是肾俞最直接的作用，更重要的是肾俞穴是肾脏的背俞穴，也就是肾脏气血经气在背部的一个集散地，它与肾脏是密切相连的，因此按摩肾俞就能够有效地刺激肾脏，起到补益肾气的效果。

老年人上了年纪，在生活中一定要做好调养，养成一种健康的生活习惯，这样保持一种平和的状态，就能防范不少“麻烦”对身体的骚扰。如果平时失于调理，不小心出现了尿失禁，那么也不要有太大的压力，不妨先试试按摩肾俞的方法，或许会出乎意料，得到很好的解决。

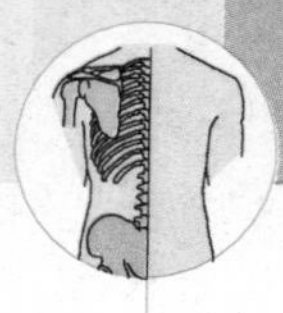

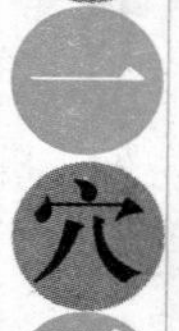
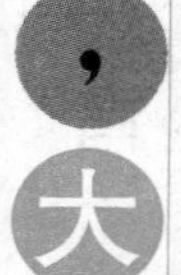
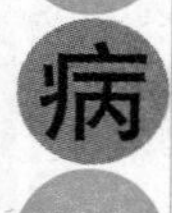
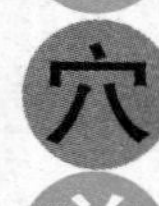
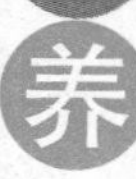

第三章

单穴小用，祛除小儿病痛

大钟，解除遗尿的烦恼

对于小宝宝的尿床，大人们觉得很好玩，戏说那是“画地图”，但对于一些大孩子来说，如果过了7岁还尿床，就是一件有些伤自尊的事情了，尤其是对男孩子来说，这可不是什么光彩的事情，更不是可爱的孙悟空那般，为了证明自己来到了天边，顽皮地在擎天柱上写下“齐天大圣到此一游”，证明自己飞出了如来的手掌心。虽然有时小孩子也会用自己的尿液做些好玩的游戏，像小狗狗一样在沙堆上尿一下，埋个小坑，但如果真遇到频频尿床，哪个小男孩也不想接受“尿床大王”的称呼。

中医认为，肾阳虚是遗尿的一个重要原因，虽然现在的孩子营养都很好，体内的阳气也很足，但也有些孩子先天不足，是存在肾阳虚弱的，这类孩子平时也会有面色苍白、肢寒怕冷、小便清长、脉迟无力等表现，这时家长不能太大意。肾阳虚为啥会尿床呢？肾主闭藏，主管着大小便。当肾气不足，下腹部元气空虚，容易闭藏失职，不能固摄，使膀胱失约无权，从而大开阀门，开阖无度，人体的尿液没了正常的贮藏和排泄，夜里遗尿就容易发生。这就好比自来水管，如果管道的阀门有问题，导致水龙头失控，就会不时地冒出一点水来。

因此，对于遗尿来说，培元固本，补肾益气，缩尿控尿是治疗的根本。按摩大钟穴就是一种有效的中医疗法。

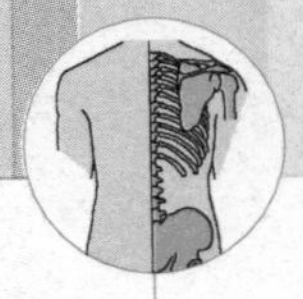

大钟穴，大指巨大，钟代表编钟。大钟穴是肾经络穴，迎接着肾经经水，当肾水在此汇聚时，就像瀑布从高处落下一样，声大如钟，气势磅礴。按摩它后，可以起到巩固冲任，制约膀胱，修复和维持水道的作用。

穴位按摩是一种非常温和的治疗方法，就像妈妈细心的诱导，能慢慢地由表入里调节着孩子的肾气，帮助膀胱约束尿意，改善尿床情况。正如儿科专家 Irmgard Zuleger 博士在《20 步克服尿床》中说："看看小孩子，当他们学走路的时候，有的人学得快一点，有的人慢一些。膀胱也是一样的，需要练习，最后孩子们就能控制它了。"对于孩子尿床，大人要多一些耐心，不要急，更不能嘲笑孩子，在积极引导和帮助下，孩子就不会尿床了。

大敦，手到疝气除

小儿疝气是一种常见病，没有特别大的痛苦，但对孩子的活动有点影响，生活上也有些不便，一般来说不影响孩子的发育，家长们不用太紧张，但是不能掉以轻心。如果孩子在三岁以内，得积极治疗，密切观察，痊愈的会很快。如果孩子超过了三岁，疝块逐渐增大，必要的时候可能需要选择手术治疗，以免病情加重，出现肠梗阻等现象。因此，对于小儿疝气来说，三岁之内是个黄金调理期，不容轻视。

先解释一下什么是疝。简单地说，凡人体内脏器官或其他组织通过一个不正常的通道突出，就称为"疝"。小儿疝气，四季皆可发生，以幼小的男孩子居多，但并不是男孩子的专利。通常，当小儿啼哭、咳嗽、大便时过于用力，腹压增大，会造成肠曲突出，使腹股沟处或阴囊内（女孩在大阴唇上方）出现光滑、圆钝的肿物，即为疝气。疝气病情轻者，可依体位而不同，站立时呈现，卧位时可以消失。病情重者，不仅难以消失，有的可因嵌顿持续造成肠壁缺血、坏死的严重后果。

小儿疝气的原因很多，或者是先天禀赋不足、后天营养失调或者是胎毒内蕴、感受寒邪、甚至久病之后，都可能导致疝气。在这些复杂的原因当中，以肝经受寒、气血凝滞最为常见。因此，温肝驱寒，活气行血是调理疝气的重要一环。在历来的中医研究中，有一个奇效穴——大敦穴。一般每按摩 5 ~

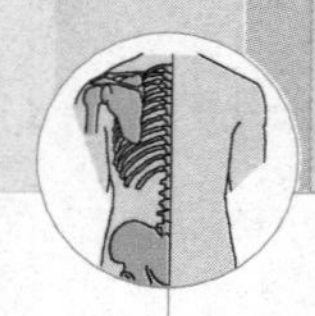

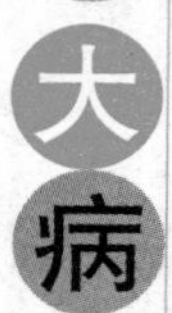

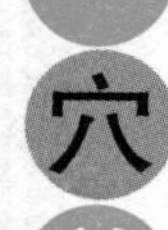

10分钟，每天按1次，即可有效消除疝气。

大敦穴为什么是疝气的特效穴呢？《针灸大成》说：“大敦：主诸疝，阴囊肿。”《玉龙歌》中记“七般疝气取大敦。”《胜玉歌》载：“炙罢大敦除疝气。”对于疝气来说，按摩大敦可消除肝经的寒气和凝滞的气血，气顺血行，从而解除疝气造成的囊肿。《医说续编》记载：“一男子，病卒态暴痛不住，倒于街御，人莫能动，呼张子和数之。张引经证之，邪气客于足胶阴之络，令人卒癌，故病阴丸病也，急灸大敦二穴，其痛立止。”因此，小儿疝气，按摩大敦是不二的选择。

按摩调理的方法总体上是温和的，很适宜孩子，一般选个孩子比较静的时刻来按摩就可以了。如果孩子很好动，那么可以在晚上孩子熟睡的时候按。

神阙，平火去惊，惊风无踪

“我们的祖国像花园，花园里花朵多鲜艳……”这首童谣一旦在耳畔响起，大家就会想到孩子们天真可爱的笑脸，因为用“祖国的花朵”来形容孩子，早已经是约定俗成。但是这些“花朵”们毕竟稚嫩，一旦“风霜”来袭，便失去了往日的娇妍。此风即“惊风”，一旦“惊风”掠过花丛，所到之处，遍地凋零。

惊风，也分两种。一种是“急惊风”，是狂风骤风；一种是“慢惊风”，是和风慢风。狂风骤风，会让小儿迅疾陷入“抽搐”、“发烧”、“呕吐”中来。和风，虽然占了一个“和”字，但是一点也不和气，危害性丝毫不逊于“急惊风”。两种惊风，其危害，都是“气死流脑，羞死乙脑”。

“急惊风”同“慢惊风”虽然同为风，但是发病的原因却是大相径庭。《幼科发挥》中认为：“急惊风者，肝风甚而心火从之。”我们试想一下，一棵植物，光照有余，水分不足。这个时候，我们还要不断地增加其光照时间，却不去灌溉，那么会怎样？植物必然会变蔫，甚至枯死。小孩子一般都是纯阳之体，周身都荡漾着纯阳之气，但是真阴却是欠缺的。儿童如同刚刚破土的小苗，本身缺乏必要的防御功能。外邪侵入，就像是高级的黑客入侵没有防火墙的电脑一样。外邪披上了“热”的外衣，潜入到孩子身体内部，损害

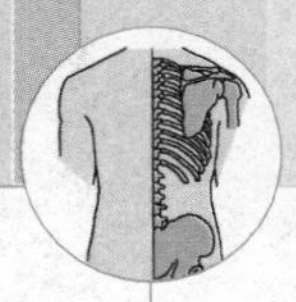

了孩子的心脏和肝脏。火上浇油的是，心主火，而肝主风。风借火势，火倚风威，一瞬间，大火燎原，小孩便会陷入急惊风中的症状中来。

慢惊风呢，则是“先天不足，后天失调”。此病，若非“胎里带”，便会发生在大病初愈后。《小儿要证直诀》说：“小儿五脏六腑不全，全而未壮，故邪毒易损其本质。”这同《育婴家秘》中的“小儿脾常不足”的观点殊途同归。而中医传统理论认为，脾恰恰是后天的根本。打个比方，我们买了一辆性能极其一般的代步车，又缺乏必要的保养，自然是频出故障。再经历几次大修，我们怎么还能指望车子恢复成原本的机动力。

对于患有小儿惊风的儿童，成了“豆腐掉在灰堆里——吹不得，打不得”。就像是《解儿难·儿科总论》中说的那样：“其用药也，稍呆则滞，稍重则伤，稍不对症则莫知其方。”遗憾的是，很多家长并不了解，纷纷选择用抗生素来对抗惊风。抗生素远远地超出了孩子身体的承受能力，即便能暂时遏制病菌但是会损害孩子的免疫功能。一旦无效，便加大剂量，造成孩子的病情加重。

俗话说得好，哪里跌倒，哪里爬起，既然急惊风和慢惊风，一来自心肝，一来自脏脾，我们便可以神阙穴来治疗。

神阙穴，可谓大名鼎鼎。新生儿呱呱坠地的时候，都要剪掉脐带，才能瓜熟蒂落。脐带，如同瓜蒂。胎儿还在腹中的时候，便是依靠着脐带，吸收外界的养分。而神阙穴，便是我们的肚脐眼。可以这样说，神阙穴是我们的能源供应站。前文我们已经说过，慢惊风根源于“肝有余而脾不足”，若是我们对神阙穴进行按摩，那么可以对小儿稚嫩的脾脏进行有效的保护。

小儿惊风，尤其是急惊风，大多来势汹汹，颇有几分“病来如山倒”的架势。此时我们千万不要手忙脚乱，自乱阵脚。小儿惊风时，若是发生昏厥，镇静，镇静，再镇静。此时绝对不能大呼小叫，摇动孩子的身体。而是要让孩子安静地平卧，头转向一侧。这个时候，绝对不能贸然给孩子喂药或者喂水，而是用布包裹着压舌板（如果没有压舌板，筷子也是不错的选择），放在孩子的上下牙之间，防止孩子在抽搐痉挛的时候咬伤舌头。而后再用手指掐人中，让孩子早些结束抽搐痉挛。如果小儿惊风引发了高烧症状，身边亦缺乏必要的药物以及工具，可以用湿毛巾覆盖小儿的头部，频换湿毛巾以退烧。也可以蘸酒精，涂抹在小孩的后背、肚子、脖子、额头以及腿部，帮助退烧。

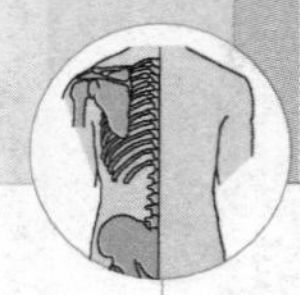

需要注意的一点是，不管是按摩还是其他的急救手段，都只是暂时的治疗行为，对于急惊风来说，一定要及时就医才行。

用好大肠俞，脱肛可回收

脱肛，又叫直肠脱垂，这种病起病缓慢，在发病的初期没有什么明显的症状，大便时直肠或肛管脱出肛外，排便后能够自行回纳，于是有些人也不以为意。后来渐渐地竟发现不能自行回纳，需要用手托回，长期耽误治疗，脱出物逐渐增长，甚至打喷嚏、咳嗽也能够脱出。这种疾病虽然少有疼痛感，可是心里的苦恼却是难以言表。不过，这种病有好发人群。对于一个年轻力壮的小伙子来说，得这种病的机会是少之又少。这种病最是“青睐”老年人、小儿或者久病体弱的人。

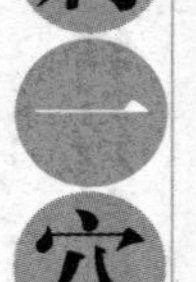
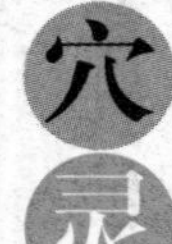
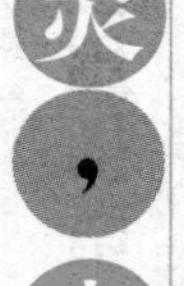

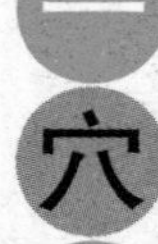
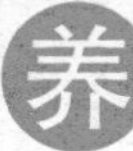

为什么这种病会发生在这些人身上呢？因为这些人有一个共同的病因，就是气血不足。老年人上了岁数，肾气渐衰，脾胃的功能也会变得虚弱，因此，生活中老人们一般很少吃难以消化的食品。“先天之本”的肾气和“后天之本”的脾胃的功能都变弱了，气血就会出现不足；小儿正处于蓬勃生长的时期，脏腑娇嫩，也就是身体上的各个“部件”还没有长成，那么其功能也就会打折扣，气血的供应就不如一个成年人那样充足旺盛。对于一些久病的人来说，出现气血不足更是不足为怪，他们的身体内每天要消耗大量的气血同病魔作斗争，如果气血充盈才是怪事。那么气血不足为何就会造成脱肛呢？气血不足，就会提举无力，尤其是“制造”气血的脾胃，脾主“升清”，它能够维持着人体组织器官的正常位置，如今气血不足，那么脾的功能肯定受挫了。提举无力，那么肛门就会失去了总控制，直肠或者肛管就会脱出肛门，这样就造成了脱肛。

理解了脱肛的原因，用什么办法来把脱出物送回肛门，治疗脱肛呢？首先，最重要的就是把脱出物送回肛门，然后才能想办法补益气血等等。那么选择按摩膀胱经的大肠俞就是一个不错的方法。大肠俞在人体的腰部第四棘突下，旁开1.5寸处。取穴时患者选择俯卧位，选准第4腰椎，其棘突下旁开双侧2横指宽处即是该穴。找到该穴，每天按摩10～15分钟，每天按1次，

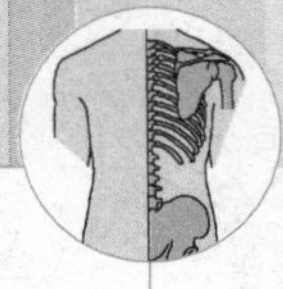

10 天为一个疗程，按完 1 个疗程需停灸 3 ~ 5 天再进入下一个疗程治疗。

为什么按摩大肠俞能够治疗脱肛呢？大肠俞是膀胱经经穴，它所处的位置距离肛门不远，此处按摩的话能直接作用于病变部位，起到治疗的效果。同时，大肠俞也是大肠的背俞穴，背部的腧穴，相当于是该脏腑在膀胱经的“势力范围”。因此按摩大肠腧就能够直接把脱出物送回肛门内。

当然了，想要效果更好，可以加上百会穴和足三里，总而言之，刺激大肠俞，能够直接收回肛门外的脱出物，刺激百会穴，其提举之力，就如同一条绳子，系紧了直肠或肛管等易脱出物，就避免了脱出体外，刺激足三里则是从根本上着眼解决脱肛的问题，三穴合力，共奏治愈脱肛之效。

按角孙，疏风清热治痄腮

每到冬春季节，天气骤然变换，最容易引起一些呼吸道的疾病，痄腮，也就是西医上所说的流行性腮腺炎，就是这一时期最容易出现的疾病。流行性腮腺炎好发于人群聚集处，像幼儿园、学校、宿舍等人群密集的地方最容易感染这种病。虽然成人也可能得这种病，但是 14 岁以下儿童更容易受到感染，因此每到痄腮流行的季节，家长们就会担心不已。孩子们平时贪玩，有时候可能不会在意，这就需要家长们的细心照看了。一旦发现自己的孩子出现边缘不清的腮部肿块，如果按压孩子会说痛，吃饭或者吃酸性的食物时感觉有明显的胀痛，就极有可能是感染了痄腮，一旦发病还经常伴有发热、畏寒、头痛、食欲减退、全身不适等症状。

流行性腮腺炎在中医上被称为痄腮、大头瘟，古代医学书籍《疡医大全》中说：“时毒痄腮，乃风寒郁热。”《疡科心得集》也说“此风温偶袭少阳，筋脉失和所致。”也就是说该病是由于风、湿、热邪毒侵入口鼻，邪毒结聚于少阳经，热毒使气血壅滞在腮腺，从而导致腮部红肿热痛。为什么气血会壅滞在腮部呢？因为手、足少阳经脉都循行于头面部，环绕耳朵，循行到腮部，足少阳胆经与手少阳三焦经交会于双目外侧，因此一旦有邪气侵入少阳经，就会沿着少阳经脉运行，这两条经脉“一荣俱荣，一损俱损”，最终导致耳下、腮部弥漫性肿痛。

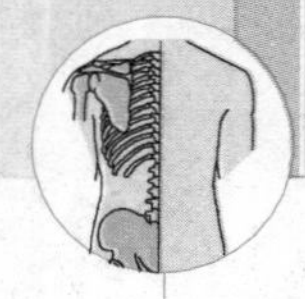

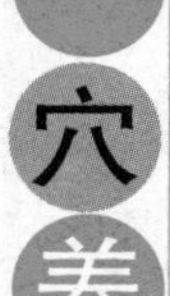

那么该如何治疗痄腮呢？中医上主张疏风清热，散邪消肿。也就是说想办法把风湿热等邪气驱逐出体外，使少阳经壅滞的气血运行通畅，腮部的肿痛感自然就消失了。那么用按摩角孙穴的方法就能起到不错的效果。角孙穴位于人体的头部，在耳尖直上入发际处。可按摩 10 ~ 15 分钟，每天 1 次，5 天为一个疗程。

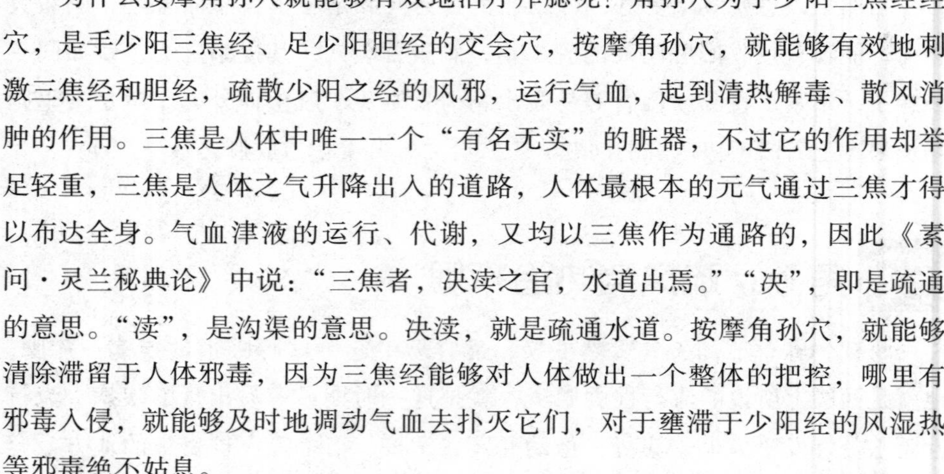

为什么按摩角孙穴就能够有效地治疗痄腮呢？角孙穴为手少阳三焦经经穴，是手少阳三焦经、足少阳胆经的交会穴，按摩角孙穴，就能够有效地刺激三焦经和胆经，疏散少阳之经的风邪，运行气血，起到清热解毒、散风消肿的作用。三焦是人体中唯一一个“有名无实”的脏器，不过它的作用却举足轻重，三焦是人体之气升降出入的道路，人体最根本的元气通过三焦才得以布达全身。气血津液的运行、代谢，又均以三焦作为通路的，因此《素问·灵兰秘典论》中说：“三焦者，决渎之官，水道出焉。”“决”，即是疏通的意思。“渎”，是沟渠的意思。决渎，就是疏通水道。按摩角孙穴，就能够清除滞留于人体邪毒，因为三焦经能够对人体做出一个整体的把控，哪里有邪毒入侵，就能够及时地调动气血去扑灭它们，对于壅滞于少阳经的风湿热等邪毒绝不姑息。

由于十来岁的儿童最容易受到感染，有些家长得知孩子得了痄腮，不是急忙吃药就是去找个诊所打点滴，虽然都是为了孩子能够尽快恢复健康，可是选择吃药、打点滴这些痛苦的治疗方法，孩子心里并不情愿。按摩的治疗方法简单，又没有什么痛苦，容易被孩子接受，是绝对值得一试的方法。

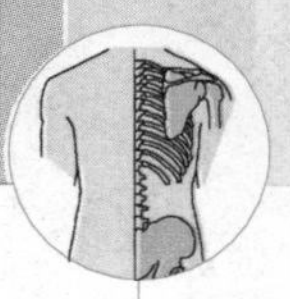

第四章

男女有别，各有各的养生要穴

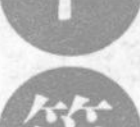

按太溪，滋阴补肾治遗精

在古典名著《红楼梦》中有贾宝玉梦游太虚幻境，与秦可卿缱绻难舍，醒来后却是南柯一梦的情节，紧接着书中有这样的描写："袭人伸手与他系裤带时，不觉伸手至大腿处，只觉冰凉一片沾湿，唬的忙退出手来，问是怎么了。"这句话其实就暗示着贾宝玉在梦中遗精了。何谓遗精？遗精就是没有两性交媾而出现精液自行泄出的现象，如果在做梦时发生了遗精，又叫梦遗，如果没有做梦也遗精，医学上又称为滑精。

中国的传统文化一向讳言男女之事，仿佛一谈起类似的事情就联想到"淫乱"、"道德败坏"这些字眼。这种文化上的基因让一些懵懂的少年在遗精后产生了羞于提及的羞愧感，而不关心遗精是否会危害身体健康。其实，遗精有生理性遗精和病理性遗精之分，生理性遗精就是人体正常的排精，叫精满自溢，就像你往一个碗里倒水，倒满后水会自动的溢出来一样。对于一些年轻人来讲，半月或更长的时间出现一次遗精，并觉得没有其他不适，这就是生理性遗精，是很正常的。病理性的遗精则不然，大多会出现频繁遗精的状况，并常常伴有头昏目眩、耳鸣、腰酸、身疲乏力等症状。

是什么原因导致了病理性的遗精呢？造成病理性遗精的原因不止一种，但肾虚是最常见的一种，现在人们生活富裕安逸，所谓"饱暖思淫欲"，许多年轻人纵欲无度，有一天突然发现频繁遗精并伴有头昏目眩、耳鸣、腰酸、

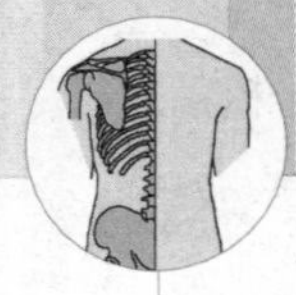

身疲乏力诸多不适，这才幡然悔悟，想到节欲养身。这些都是肾阴亏虚的表现，治疗肾阴亏虚的遗精，最重要的就是滋阴补肾，调整阴阳，才能使精关开和有度，不再妄泄。

按摩肾经的太溪穴就是一种很好的治疗方法。太溪穴位于足内侧，在内踝后方和脚跟骨筋腱之间的凹陷处，在取穴时可以先在内踝后找到凸起的脚跟骨筋腱，其间的凹陷就是太溪穴。按摩 10～20 分钟，每天按 1 次，7～10 次为一个疗程。

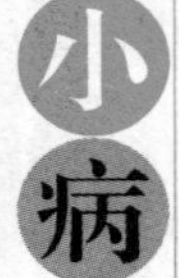

为什么按摩太溪穴能治疗肾阴亏虚的遗精呢？太溪是肾经穴，“太”，大也，在古代，形容事物很大就多用太字，比如说太仓，就是指古代国家储存粮食的大仓库；还有影视剧中常说的某某“太子”继承大统，君临天下，单就一个“太”字就可以推测出其高贵的身份地位了。“溪”，是溪水的意思，太溪就是指肾经的水液在此较大的溪流。所以用这个穴位来治疗遗精，不仅能治标，还能治本。

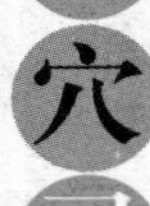

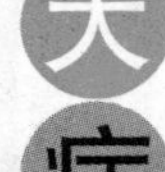

有些人可能患上了肾阴亏虚型遗精，羞于被别人知道。那么，采用按摩的方法进行治疗，能起到不错的效果，而且操作简单，不产生任何的医疗费用，也能保护好自己的隐私，确实是一个不错的选择。

用然谷，阳痿复巍然

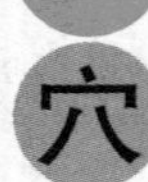
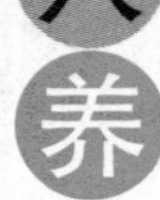

古人说：“饮食男女，人之所大欲也。”就是说吃饭和男女之事是人的基本需求，这是天经地义，无可厚非的。可是中国人向来讳言“性”，以致于许多人忽视了与“性”密切相关的生理健康。尤其是现代生活的节奏越来越快，许多男性朋友承受着越来越大的精神压力，久而久之，竟出现了阳痿。对于一对夫妻来说，正常的性生活会给人带来无尽的愉悦和满足，如果男方出现了阳痿导致了性生活的不和谐，可能会造成夫妻矛盾，甚至危及婚姻关系，处于这种状况下的男性朋友怎一个愁字了得。

阳痿就是阴茎萎缩不能勃起，或者勃起不坚，不能正常性交的一种疾病。造成阳痿的原因有很多，长期的精神压力是其中一个很重要的方面。关于精神压力能导致阳痿有一个特别故事，这个故事出自当代文学家陈忠实的小说

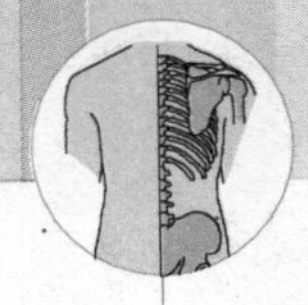

《白鹿原》。书中被称为“淫妇”的田小娥勾引族长的儿子白孝文，可是身为族长的长子，将来要继承族长位子的白孝文顾及当时的伦理道德和自己的身份地位，精神恐惧紧张，与田小娥屡次发生关系，却总是阳痿不起，这就是典型的由精神因素所导致的阳痿。当他们的奸情被发现后，白孝文破罐子破摔，不再有精神上的负累，性能力竟然恢复了。这在中医上讲，是由于恐惧伤肾所致，《灵枢·本神》中说：“恐惧不解则伤精，精伤则骨酸痿厥。”恐惧是肾脏在情感上的表现，过分的恐惧就会损伤肾气，“恐则气下”，我们常说“吓得屁滚尿流”，其实就是把肾气伤了，不能够控制大小便的排放了，那在性生活中就表现为阳痿，或者举而不坚，并且常伴有胆怯，多疑，遗精，失眠，容易受惊吓等症状。

那么该如何治疗这种阳痿呢？在中医上讲就要益肾培元，元，就是元气的意思，它禀于先天，藏于肾中，能温煦和激发脏腑、经络的生理功能，是人体生命活动的基本物质和动力，元气充盈则肾气充盈，就能够控制阴茎的正常勃起。其实意思很简单，不是受了惊惧把肾伤了吗？那就想办法把肾养好，使元气充盈，能够抵御恐惧感并不为所伤，阳痿自然就被治愈了。按摩然谷穴的作用正是如此，然谷穴位于足内侧，舟骨粗隆的下方凹陷处。取穴时可以用手先摸到内踝前斜方有一个突起的骨头，那就是舟骨粗隆，然谷穴就在这个骨头的下缘凹陷中。按摩的方法很简单，只需按揉该穴 10～15 分钟，每天或者隔天 1 次，7～10 天为一个疗程，按完一疗程需要间隔 5 天才能再次按摩。

按摩然谷穴，能有效地治疗因精神恐惧紧张所致的阳痿，为男性朋友解除烦恼。不过，在性生活中，男性一定要想办法摒除精神上的恐惧紧张，不让自己有思想上的包袱，性生活更加完美和谐，才能避免不必要的麻烦，防患于未然总比患上阳痿后的追悔莫及要好得多。

黄 褐斑上脸，消斑用太冲

古往今来，美女总是备受赞誉，声名在外，从《诗经·卫风·硕人》中“手如柔荑，肤如凝脂”的庄姜，到白居易《长恨歌》中“温泉水滑洗凝脂”

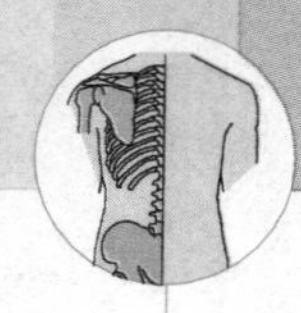

的杨玉环，这些美丽佳人都有这样一个共同点：“皮肤白皙无暇，晶莹剔透。”所以人们说，“女人最美的衣服，就是自己的皮肤。”现代女性各种烦琐的化妆种类中，以裸妆的难度最高。美则美矣，让人赏心悦目，甚至会有“蝶弄美人钗”的动人情景。蝴蝶和美女，互相映衬，更加突出女性斑斓多姿的柔美，高贵美丽的灵动。但是，如果脸上长了蝴蝶斑，恐怕是每个爱美女性所避之不及的。

中医认为“十二经脉，三百六十五络皆上行于面”。人们的脸面不仅仅指好看不好看，也和人们的健康有关，正所谓“病患于内，有形在外”。对于女性来说，如果体内的气血不足，容颜就容易受损，出现苍白、萎黄、发暗、长斑等现象。黄褐斑作为一种色素在脸上的沉积，也正反映了体内病症的积累，其中一个重要原因就是肝郁气结。

“百病皆生于郁”，肝郁气结，简单地说，就是长期心情不舒畅，却又发泄不出来，使肝脏的气机受阻，湿气不能散布而郁结在一起。如果一个人经常心事重重，闷闷不乐，那么就容易肝郁气结，经常莫名其妙发火，郁郁寡欢。此外，判断肝郁气结，有一个很明显的标志——胁肋部位胀痛。《金匮翼》有“肝郁胁痛者，悲哀恼怒，郁伤肝气”的记录。

因此，疏肝解郁，活血祛瘀是调理黄褐斑的重头戏。按摩依旧可以在此大显身手，我们主要选择太冲穴来按摩。为什么选择这个穴位呢？

因为太冲穴是肝经的原穴，原即源头、原气，可以这样理解：它是肝脏之气的源头。而且，太冲穴偏“泄”，能泄肝火、郁气。无论是哪种原因造成的肝郁，都可以得到很好的疏解。举个例子，生活中，当人们生气的时候，就会暴跳、跺脚，这样发泄一通之后，似乎就不那么生气了，原因就在于太冲穴位于足部，暴跳、跺脚的时候刺激到了太冲穴，使肝气得到了适当的抒发。太冲穴位于足背，找的时候，顺着脚的第 1、第 2 趾间缝纹头向足背上推，在其交会处的最高点有一缘凹陷，约缝纹头上 2 横指处，按压一下有酸胀感，即是本穴。按摩太冲，每次以 15 ~20 分钟为宜。

需要提醒的是，肝郁的人一定要养好肝脏，夜里十一点是肝脏开始活动的时候，这时候最好要卧床养肝，熟睡了最好。黄褐斑不是什么病痛症，不用在夜里灸，我们可以选择与肝对应的肾脏当令的时刻来灸，下午 5 点到 7 点，都是可以的，这时人们身心比较放松，灸起来效果会很好，肝肾同源，

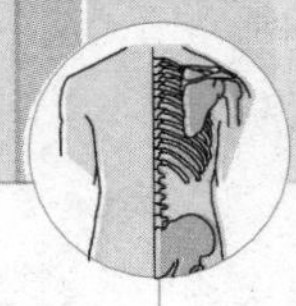

不仅有益肝脏，也利于肾气，既调理肝郁，也能防止肾虚而瘀，脸色发黑等情形。

四满，让月经“风调雨顺”

女性进入成年之后，不可避免的一个问题就是月经，除了月经来临时候的疼痛，最烦心的莫过于经期不调，即月经不规律：有的时候提前来，有的时候推后来，有的时候经量多，有的时候经量少，捉摸不定，不仅让人措手不及，而且也让人担心起身体健康。正如金代医学大家张子和说：“凡看妇人病，入门先问经。”强调了女性月经和身体健康的密切关系。

清朝医学家，有着“医圣”美誉的傅青主在《傅青主女科》中说：“经水出诸肾”。一语道出月经与肾的密切关系。在人体各脏器中，肾是阴阳之本，生命之源，是“先天之本”。在五行中，肾属水，是阴中之阴。对于女性来说，“肾气全盛，冲任流通，经血渐盈，应时而下……”也就是说，女性肾功能强，肾气旺盛，月经就会比较有规律，反之则容易月事不顺，好比孩子吃奶，吭哧吭哧，断断续续，反复无常。

在影响女性肾功能衰退，肾气不足的诸多原因中，以肾阳虚最为常见。肾阳又称为元阳、真阳、真火，具有滋润、抑制机体过度阳热的作用，如果阳气不足，处于过阴的状态，人体内的精血津液生化不足，新陈代谢不好，对于女性来说，就会影响月经，通常表现出月经不调，并伴有怕冷、腰酸、燥热、盗汗、头晕、耳鸣等。

因此，提高肾功能，补充肾阳是调理月经不调的第一步。而四满穴是一个非常值得推荐给大家的穴位。四满穴位于人体的下腹部，当脐中下2寸，前正中线旁开0.5寸处。这个穴位找起来也很简单，可以用大拇指按在肚脐上，用中指顺着肚脐正下方，到2寸的地方以指腹按住，然后用食指向两边平移半寸，就是该穴了。按摩起来也很方便，找到穴位后，按摩5~10分钟即可。

四海穴治疗痛经的临床效果很好。早在《千金要方·妇人方》中就有记载，书中说：“月水不利……灸四满三十壮。”《圣济总录》中也说：“妇人月

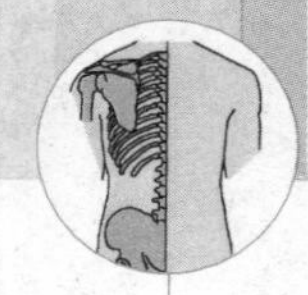

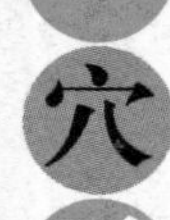

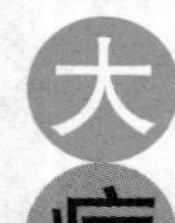
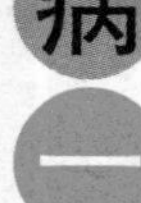
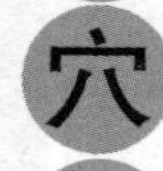
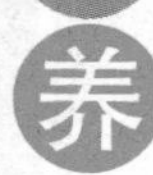

水不利，灸四满二穴……”为什么四满穴这么好用呢？从穴位名称来看，“四”指四面八方，“满”有充斥、充满的意思，它是肾经上的一个重要穴位，当肾经循行到腹部的时候，本穴起的作用最大。所以对于肾阳虚的女性来说，按摩四满穴，能起到除湿降浊的作用，有助于提高身体肾气，强化肾气的运行宣发，进而调理冲脉气血，帮助调理月经不调，甚至痛经，小便不利等相关病症。

总之，对于女性来说，好好护养肾气，健脾和胃，月经一般都会很顺当。除此，还有一点需要注意的就是，女性要学会控制和抒发不好的情绪，暴怒或抑郁，不仅让自己不高兴，也会使“肝主血，主疏泄”的功能有所减弱，血液妄行，疏泄失控，就会引起月经不调，所以中医中有“女子以肝为养”的说法，这一点是必须要注意的。

中极，痛经女子的福音大穴

对于女人来说，每个月“不得劲”的几天总是那么讨厌，让人浑身不自在，尤其是赶上考试，作报告等重要的日子。如果是温和的经期，倒也没什么，如果赶上痛经，好比江南的梅雨，淅淅沥沥，痛感绵绵，或像夏天的冰雹，痛得猛烈，有的还可能是两者交叉，并同时伴有乱箭穿脑的头疼，强烈的恶心甚至呕吐，酸软的腰疼，冒冷汗，浑身无力……这时候，女同志们就不仅仅是简单地嫌弃经期麻烦，而会有大声喊出：“下辈子再不当女人”的冲动。

早在汉代，名医张仲景在《金匮要略方论·妇人杂病》中说：“经水不利，少腹满痛……”这就是痛经。中医认为，经水出诸肾，痛经多是由于肾气亏虚、气血不足，加上各种压力，引起肝郁气结，使经血运行不顺，即“经水不利”，从而“不通则痛”。因此，在调理痛经方面，多以补肾气，养气血，疏肝减压，调理气血为主，尤其是补肾气非常重要，“气行则血行，气滞则血瘀”，肾气可以说是经血强有力的后推力，如果肾气虚弱，不仅影响月经的规律，更会造成痛经，经血，尤其是血块，没有力气推着走，下行不了，就会瘀滞，卡住了，后面的经血积累多了，又走不下来，从而引起腹部膨胀，

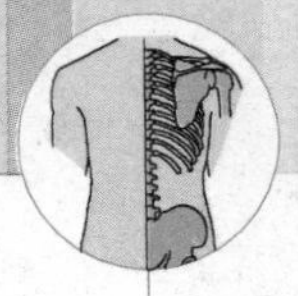

不痛就怪了。

一般情况下，对于暂时性的痛经，人们可能会通过简单的热敷法，即用热水袋捂肚子，或者喝红糖水、益母草等方式来缓解痛经。但是，这样做只能解决燃眉之急，等到下次来月经的时候，身体又会重新痛起来。这时，我们应该从身体的内部出发，找出一个“利水”的治本之道。它就是按摩水泉穴。

水泉穴，一听名字就知道，是和水有关的要穴，人的身体与水液有关的问题，比如代谢、出汗、小便等问题都可以找水泉穴来帮忙。水泉穴的位置非常巧妙，它位于足的内侧，在内踝后下方，找穴的时候，将大拇指放在内踝骨下方，轻轻按压凹陷处，感到酸痛感，即是本穴。

可以这么说，大自然的中草药是外药，人体的治疗是我们自带的内药。痛经时，喝点益母草、红糖水，等等，可以从外在上暂时缓痛，穴位按摩却是从内出发，以内调外，补充肾气。

石门，调冲任，助好“孕”

儿歌中唱道：“世上只有妈妈好，有妈的孩子像块宝。”其实，反过来想想也很有意思，对于一个女人来说，如果不能有一个孩子，人生恐怕就会有很多缺憾，女人也因为成为妈妈而变得具有母性美，含有伟大的特质。在现实生活中，有一些女性迟迟不能顺利地怀孕，享受天伦之乐，生活在不孕的愁云之中。

女性的子宫是个神奇的器官，是孩子的小房子，《类经》中说：“女子之胞，子宫是也。亦以出纳精气而成胎孕者为奇。”如果“女子风寒在子宫”，就可能“绝孕十年无子”。这并不是夸大之词。从中医角度来看，女性受孕的关键在于身体的肾气旺盛，精血充沛，体内的胞宫气血充盈，温暖厚实。相反，如果肾气虚弱，充血不足，冲任失调，胞宫虚寒或虚热，都不利于受孕。

这很好理解，如果将女性的子宫比喻成土地，想要在这片土地上孕育果实，前提就要保证土地有足够的阳光温煦，周边空气流通良好，环境洁净无污染，只有这样，才利于新作物的生长。相反，是很难让作物生根发芽，更

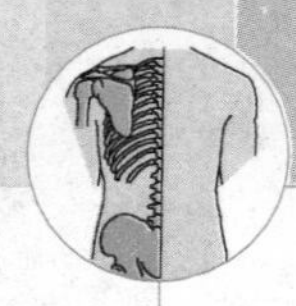

谈不上收获了。换句话说，肾虚则阳气不足，胞宫这片“土地”缺少温煦，一片阴冷，当然就不利于种子着床、生根。

如果备孕很长时间都没有动静，同时感到身心疲惫，没有激情，平时小腹也总是凉飕飕的，赶上天气变化，容易肚子痛，白带清稀、月经时期量少色淡，伴有痛经等，就要考虑是不是肾虚宫寒。在生活中，人们可能会通过“动则生阳”的原理，进行步行，尤其是在卵石路上行走，以刺激足底，疏通经脉、调畅气血，温暖全身，但是这种方法对于锻炼身体有点用，对于备孕却效果不大。

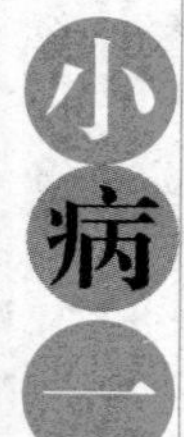

备孕的关键在于“补肾气，益气血，回阳暖宫”。石门穴就是这么一个备孕的要穴。石门穴，又名石关穴，“石”指肾所主的水，“关”指关卡，属于足少阴肾经，与冲脉交汇。该穴内部既含有肾经气血，又迎接着冲脉气血，是治疗腹痛，便秘，产后腹痛，妇人不孕等病症的要穴。俗话说，“一夫当关，万夫莫开”，当冲脉气血到此处的时候，就像进入闸门被牢牢关住，堪称备孕利器。

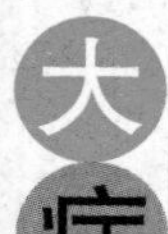

最后提醒一下，备孕离不开房事，但在按摩调理不孕期间，要忌房事。治疗结束后，可以在月经排卵期前后，隔日进行房事一次，这样间隔着进行三次，以后可自行安排。最后祝各位好“孕”。

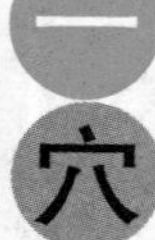

照海，祛湿补阳，扫除带下

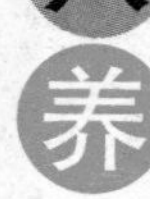

妇科有“十女九带”的说法，意指女性带下非常常见。一般来说，健康的白带是白色的，没有气味，呈现透明状，像鸡蛋清一样。而且，在月经前后几天，怀孕后、性兴奋或房事后，白带的量会自然增多，这都属于正常情况。如果白带出现不正常的变化，比如颜色上，由白变黄、变红，甚至变黑；气味有些恶臭难闻；看起来像豆腐渣时，就要注意了，这多半是带下病。

傅青主在《女科》中说：“带下俱是湿症。”这里的湿有两种，一种是内湿，一种是外湿。外湿很好理解，外湿范围也很广，比如南方梅雨季节的潮湿气候、房屋处于阴面，长期得不到日晒或者在河水里泡得过久、淋了雨，等等。这些湿气都可能感染到人的身体，时间久了，侵入体内，就会引发病

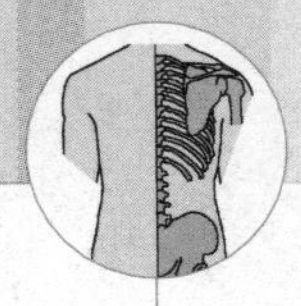

症，带下就是其中之一。

内湿相对而言比较复杂，简单地说，内湿就是体内水液由于身体生病、饮食等原因，发生停滞而自生湿浊的一种病理变化。一般来说，久病、嗜酒、吃辣、过食生冷的朋友比较容易内湿。在这其中，以肾虚内湿最常见。因为肾管生殖。如果女性生殖系统出现问题，一般都与肾脏有关。肾又主水，肾虚导致水的代谢与运输不畅，造成阴液滑脱下行，酿成带下。这类女性通常表现出白带量多，质稀，还会腰酸、怕冷，生活没有激情，性欲也会减退。

因此，祛湿温阳是调理带下的关键。这里我们选择单穴疗法，每天按摩照海穴 10～15 分钟。为什么选这个穴位。照海穴又名阴跷穴，漏阴穴，从名字中包含的“阴”来看，就知道本穴与女性关系很大。确实，本穴是调理女性带下、月经不调等妇科疾病的要穴，照有照射的意思，海，指大水。作为八脉交会穴，与肾经很亲近，发挥着蒸发肾经水液的作用。刺激照海穴，能去除肾虚造成的湿，温补肾阳，从而调理带下。

除了穴位按摩，我们也可以做一些辅助性的工作，比如吃一些合适的祛湿食品，例如赤小豆、薏仁、白果、莲子、糯米等，尤其推荐莲子和白果。《本草纲目》中说，莲子具有“除寒湿”，“赤白浊，女人带下崩中诸血病”。“白果熟食温肺益气、定喘嗽、缩小便、止白浊。”相传古代大臣上朝、和尚打坐之前，都要吃几颗白果，以防时间太长而便急，就是充分运用了白果的收敛性，朋友们不妨试试看。

阴谷，补肾滋阴通小便

俗话说：“人有三急。”小便就是其一。对于小便通畅的人来说，可能很难理解小便不通的情况，对于小便不利的人来说，可真谓有苦说不出。在古代，小便不利是癃闭的合称，《类证治裁·闭癃遗溺》中记载：“闭者小便不通，癃者小便不利。”通俗点说，小便不利，点滴短少，病势较缓的情况可归为“癃”，小便闭塞，点滴全无，病热较急的情况可归为“闭”。癃和闭都是指排尿困难，只是在轻重程度上有所不同，因此多合称为癃闭。

小便怎么会不通呢？《诸病源候论·便病诸侯》中说：“小便不通，由膀

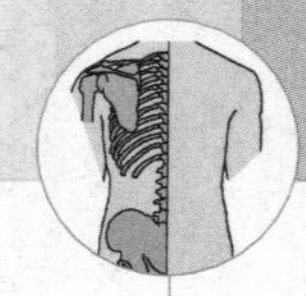

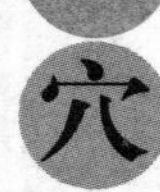

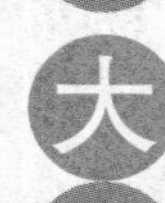
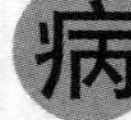
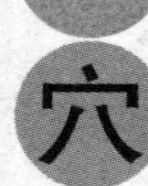
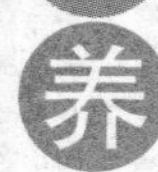

胱与肾俱有热故也。”肾经与膀胱经是表与里的关系，不仅在位置上是“邻居”，从作用上看，它们也都是身体的“水液管理机关”，肾主水，是调水之官，膀胱是储水的容器，人体水液代谢正常与否，与肾、膀胱关系极大，两者协调的好，工作搭配融洽，人体水液就会自然地吸收和排放。当肾和膀胱气化失司，配合不当，协调失衡的时候，就会引起小便不顺，出现癃，甚至闭的情况。

阴谷穴，从名字就可以看出，是与人体阴液有关。在临床上，阴谷穴多用于利尿通膀胱，按摩阴谷穴，能刺激肾经水湿，益肾利水，帮助小便通畅。阴谷穴位于大腿内侧，膝盖关节内侧 5 厘米左右，找穴时，可以顺着膝关节向内触摸，5 厘米左右时向下按压，有酸痛感即是本穴。每次按摩 10 ~ 15 分钟。

除了按摩，有时我们也可以借助一下小偏方，比如民间常用的外敷法。这里，我就给朋友们介绍两种治疗小便不利的小方子，第一种是：用独头蒜 3 个，3 枚栀子，少许盐。将蒜和栀子捣烂，和着盐一起，做成有一定浓度的小贴饼，敷在肚脐上即可，每天可以敷一次。如果没有栀子，我们还可以试试第二种：用葱白 500 克，捣烂，然后加入少许麝香，拌匀，做成两个小敷包，先取一包敷在肚脐上，热敷 15 分钟左右，然后再换另一包，这时用冰敷，交替敷几次，你的小便可能就会通了。您可以试试看。

肩井，赶走恼人乳腺炎

乳腺炎是女性常见的乳腺疾病。患病者主要以哺乳期女性为主，通常表现为乳汁流通不畅、发烧、乳房肿胀、疼痛和肿块压痛，所以乳腺炎，特别是急性乳腺炎，对于准妈妈们来讲，就是高烧、疼痛的代名词，就连抱抱小宝宝都得慎之又慎，弄不好，化脓感染，还可能因此而不得不给宝宝忌奶呢。

患了乳腺炎怎么办？除了接受正规治疗外，我们也可以用中医的方法来进行治疗。

中医对这种疾病的认识，主要是淤积不畅，认为其发病原因主要与肝和胃有关。《黄帝内经》认为：“女子乳头属肝，乳房属胃。”这就是说乳房的问题是属于肝和胃的，肝胃郁积了太多的热火是导致乳腺炎的重要原因，因此哺乳

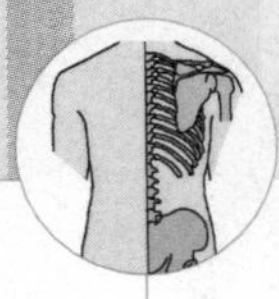

期妈妈想要双峰健康，一定要注意让我们的肝和胃保持一个健康的状态。

要让肝保持健康的状态，首先要少生气，一般的人，只要有理智，就懂得按捺自己的怒火。按捺怒火，就是把怒气强行压抑下去，使自己不至于狂怒不已。压抑怒气的这一刻，也就是伤肝的时候。因为，肝喜条达发散，不喜欢压抑，有了压抑就会造成肝郁，肝气郁结就会化火。

而要让胃保持一个健康的状态，首先是要少吃油腻的食物，很多妈妈在生完宝宝之后，大鱼大肉吃个不停，这实际上等于给乳腺炎以可乘之机，因为大鱼大肉都非常油腻，人们吃多了，胃容易被“腻住”，不能发挥其正常功能，这些食物在胃内堆积发酵，产生热气随胃经上行至乳房，进而引发了乳腺炎，正是因为如此，产后进补还需要循序渐进和适量的原则。

和预防一样，一旦患上乳腺炎，也可从肝和胃的角度着手治疗。这里给大家推荐的穴位是肩井穴。这个穴位虽然在胆经上，但肝和胆在中医上来讲，关系是极为密切的，这一点，我们知道肝胆相照这个成语中便可看出点端倪来，所以肩井血是医治乳腺炎、乳房痛等乳腺疾病最有用的穴位之一。

肩井穴之所以能够治疗乳腺炎，还有一个重要原因，就是肩井穴是一个四通八达的穴位，它同时还是手少阳、足少阳和阳维脉的交会穴、胆经上的腧穴。“腧穴”是肺腑经络之气输注于浅表皮肤的特殊部位，无论是按摩还是针灸，都要对准它，它有点像一个钥匙孔，只要插对钥匙，它就可以打开门，释放或者“激活”功能强大的“长阳”，让我们的问题迎刃而解。

至阴，专治胎位不正

在古代，由于医学技术比较落后，孕产妇缺少产前必要的检查，有许多即将分娩的妇女因为胎位不正，终致难产而死亡，于是也就有了“孩子的生日是母亲的苦日”的俗语。之所以会发生难产，这与分娩前出现胎位不正有很大的关系。

胎位就是胎儿在子宫里的位置，正常情况下胎位为头位，也就是胎儿的头部在下，臀部在上，胎儿屈膝倒坐，胎头屈俯，下颌紧贴胸部，脊柱略向前弯曲。由于胎儿的头部比胎体重，胎儿多是头下臀上的姿势，俗语说“头

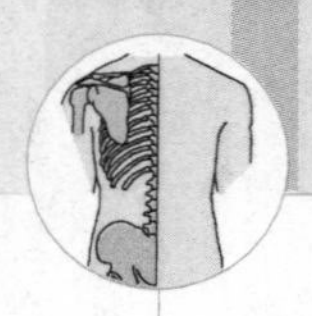

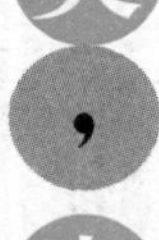
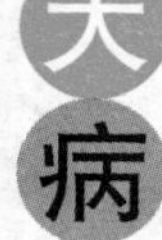
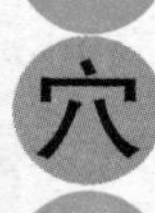
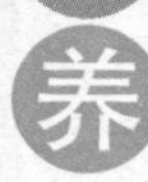

过身就过”，头位的胎儿能顺利地经阴道自然分娩。当然，在妊娠的早期出现了胎位不正也不必太过慌张。在妊娠前3~4个月内，胎儿发育还很小，浮游在羊水中，方位随时在变；妊娠5个月左右，母亲子宫内羊水相对较多，胎儿有充足的活动余地，几乎将近一半的孕妇会发生胎位不正；到了妊娠6~7个月的时候，胎位不正发生率就很低了。一般来说，在怀孕前6个月出现胎位不正也不必太担心，因为这短时间内胎位不正可能会自己转回去。如果妊娠7个月后，胎儿的头部仍不在最下面，而是其他部位在最下面，就是典型的胎位不正了，这时候就要想办法调理。最常见的胎位不正是臀位和横位两种。如果胎儿先露出来的部位是臀部，就是臀位，如果胎儿先露出来的是肩胛骨，这是横位，这两种胎位不正都会威胁到分娩的安全，造成难产。

是什么原因导致了胎位异常呢？中医认为不外乎“虚”、“实”两个方面。“虚”，就是指孕妇身体虚弱，气血不足，自身不能够调整胎儿胎位，最终就很容易导致临产时出现难产。实就是营养过剩，胎儿过大所导致的胎位异常。

无论虚实，至阴穴都有不错的调理效果。《针灸大成》中说：“难产逆生，足小指尖灸三壮即顺产。”至阴穴在脚上小趾外侧趾甲角旁0.1寸处。具体按摩方法是，每穴按摩10~15分钟，每天按摩1次，连续按4天为一个疗程。

那么，为什么按摩至阴穴能够治疗胎位不正呢？中医上认为，肾“主生殖”，它与人的生殖能力密切相关，并且肾经经脉的循行又穿过子宫所在的骨盆，妇女“以血为本”，其经、带、胎、产都与足少阴肾经有着密切的关系。至阴穴是膀胱经最末一个穴位，是膀胱经在此与足少阴肾经经气相通，连接肾经的涌泉穴。按摩至阴穴在激发足太阳膀胱经经气的同时也刺激了足少阴肾经，能调理肾经经气，使调整胎位的信息传至腹部的子宫，起到调整胎位的作用。其实，据现代医学分析，按摩至阴穴后除了增强子宫活动外，同时也使胎儿活动增强，胎儿心率加快，这些变化都有利于矫正胎位。而且胎儿活动的幅度、频率在按摩后1小时达到高峰，也就是在这个时候不正常的胎位会发生调整。因此说，按摩至阴穴是纠正胎位不正的经验效穴。

对于每一位就要当上妈妈的孕妇来说，欣喜激动的心情自然可以理解，那么在怀孕期间尤其是临近分娩的一段时间一定要做好自身的调理，及时去做检查，及早发现胎位不正，进而进行治疗，那么按摩至阴穴就是您治疗胎位不正的一个值得信赖的方法。

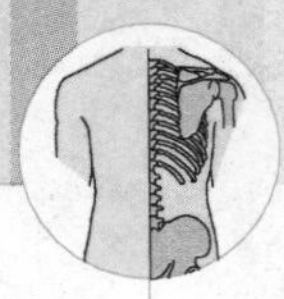

第五章

小病一穴治，一穴祛病神奇妙法

按经渠，咳嗽去无踪

咳嗽是生活中极为常见的呼吸系统病症，可以说人人都经历过咳嗽的烦恼。尤其一到秋冬寒冷季节，一波流感袭来后，假若你的身边有一人不幸“中招”感染了风寒，那接着便会像燎原之火一样你传染我，我再传染他，结果是家里的亲友、单位的同事大范围的患上感冒，所到之处尽是脸红脖子粗的“咳声”。

中医认为，咳嗽最有可能就是肺的问题，因为肺主气，司呼吸，上连喉咙，外合皮毛，开窍于鼻，与外界寒燥之气相通，在内又通过经络与五脏六腑相联系，是一个四通八达的脏器。这么“发达”的脏器，实际上却像“温室里的花朵”一样“娇气”得很。它喜清恶浊，喜温恶燥，既不能耐寒，也不敢受冷，还非常容易受到外邪的侵袭和其他脏腑失调的干扰。无论你是外感寒邪，还是内失调养，一旦影响到肺，就会使得肺气不清、失宣或者肃降失常，出现肺气上逆的情况，引发咳嗽。

调理咳嗽，可求助肺经上的大穴，每天按摩经渠穴 5 ~ 10 分钟即可。

为什么要找经渠穴?《素问 · 五脏生成论》中说：“诸气者，皆属于肺”，就是说肺是人体的“气站”。气虚了就得补，气逆了就要顺，气浊了就得放。哪一方面的工作没有做好，都会影响到肺的宣发和肃降。比如说人体发汗、咳嗽、流鼻涕等等这些都是肺气宣发的表现，而肃降则表现为通调水道，下输膀胱，推动肠道，排泄糟粕，说白了也就是排大小便。不管肺是要发挥宣

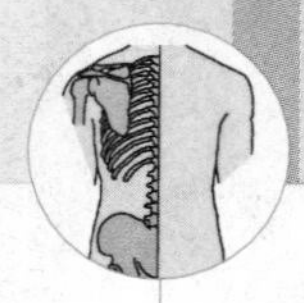

发功能还是肃降功能，都需要有肺气的推动。而若是你天生肺气亏虚不足，或者肺因外邪、内伤的影响而提不起“精神”，它的宣发和肃降就要受到阻碍。这时候就需要我们“上推”、“下拉”帮它一把，使肺气通畅，把不宣的“宣发”出去，不肃的“清肃”下去，这样就不会上逆引咳，而经渠穴的作用就在于此，它能使你的肺气充达顺畅，寒能补，热能泻，宣发和肃降功能运行旺盛。无论你是虚寒性的咳嗽还是肺热引起的咳嗽，它都能帮上忙，可以说是治疗咳嗽的“精兵强将”。

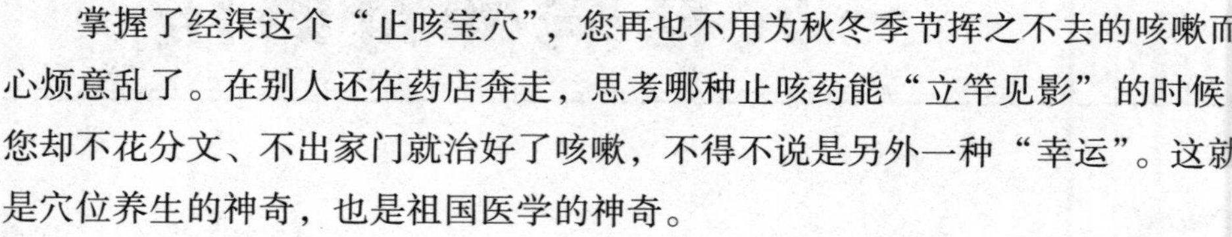

掌握了经渠这个“止咳宝穴”，您再也不用为秋冬季节挥之不去的咳嗽而心烦意乱了。在别人还在药店奔走，思考哪种止咳药能“立竿见影”的时候，您却不花分文、不出家门就治好了咳嗽，不得不说是另外一种“幸运”。这就是穴位养生的神奇，也是祖国医学的神奇。

鱼际，预防咳血有特效

《红楼梦》中的林黛玉，可以说是一位奇女子，关于她的种种讨论从未停止过。而黛玉之死，更是成为“红学迷”们津津乐道的话题。林黛玉到底是怎么死的？大家众说纷纭，有的人认为是肺结核病，有的人认为与宝玉结婚有关。无论黛玉因何而死，但她自幼体弱多病确是不争的事实。无论是在文学作品里，还是在影视剧中，我们常能看到娇弱的黛玉咳嗽数声，然后吐出好多血来。且不说黛玉是“娇袭一身之病”，就算是“铁打”的身子，这么时不时地咳血，也叫人承受不住。

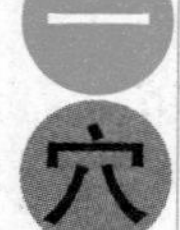

现实生活中，咳血的情况也经常发生。我们身体上就有一个宁肺止血的常用穴——鱼际穴。鱼际穴位于大拇指外侧，掌指关节后的凹陷处，约当第一掌骨中点桡侧，赤白肉际处。摊开手掌，伸直大拇指，在大拇指的根部和手腕连线的中点处就是鱼际穴。要想利用它来治疗咳血，只需要每天按摩鱼际穴 3 ~5 分钟即可。因为鱼际穴是肺经上的荥穴，《难经·六十八难》中提到：“荥主身热”，所以鱼际穴相当于人体自带的“灭火器”，对咳血等有较好的保健功效。尤其是那些本身肺功能就不“给力”的咳血患者，在鱼际穴上下下功夫，不失为明智之选。

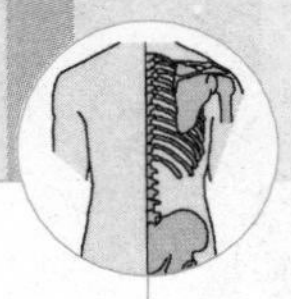

太渊，胸闷难忍，找它就行

当下，有一个很流行的词语叫“郁闷”，但凡谁有点沮丧、尴尬、失败、委屈之事都把它概括为“郁闷”。我们常常能听到身边的“郁闷族”说：“我心情不好，郁闷得不行，总觉得胸闷气短，提不起精神。”还有的朋友会发出这样的疑问：“我最近老是胸闷，是不是经常郁闷引起的呢?”郁闷多与情志内伤有关，也就是说，当人心中有了“不痛快”或者“伤心事”就会感到郁闷。

中医把脏腑与情志联系在一起，将五脏与五志相对应，其中肺在情志主悲，也就是说，“不痛快”、“伤心事”都归肺“管辖”。当一个人心里憋了太多的“不痛快”，郁结之气就会难以排解。还有的人在哭得很伤心或者欲哭无泪的时候，会感到胸口憋闷，喘不过气，这都是悲伤过度，肺气受损的表现。而肺气受损，就会出现胸闷如窒的症状。

胸闷实际上不是闷“胸”，而是闷“气”，闷“精神”，既然是气闷，那么我们想想办法，让“闷”的气“动”起来，那么胸闷症状自然就能消失。怎么让气血畅达，运行不滞呢？我教您一个简单又管用的方法——按摩太渊穴。

太渊穴是“何方神圣”？它是肺经上的俞穴、原穴，是脏腑元气所过和驻留之处，是人体最先得气的地方，也是肺经元气聚集最多、最旺的地方，它能调肺理气，驱邪扶正，畅通气血。可以说，不管你是肺气虚弱，还是肺失宣降，只要是与肺脏有关的疾病，太渊穴均能“挺身而出”。

常按列缺，咽喉不肿痛

京剧《失街亭·空城计·斩马谡》是一出传统的经典戏段，取材于文学名著《三国演义》。说的是蜀魏交战之时，蜀国参军马谡因为刚愎自用，不听劝谏，导致汉中的“咽喉要地”街亭失守。司马懿乘胜追击，欲取空虚的西城。在万分危急的情况下，诸葛亮用一招空城计巧妙地抵御了敌人，使城池转危为安。马谡因贻误军机，被诸葛亮挥泪斩杀的故事。

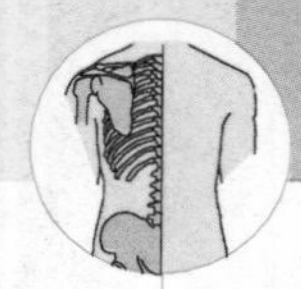

军事领域的“咽喉要地”，历代兵家无不“垂涎欲滴”，因它常常能够决定战争的胜败。任何一方如果稍有差池，便可招来覆国的危险。其实，我们身体的“咽喉”，又何尝不是一块儿“要地”。这块儿“要地”常常也是“险情”不断，比如咽喉肿痛就会时不时地“缠”上我们，少则三五日痊愈，多则十天半月不走。

这个时候怎么办？按摩列缺穴 5 ~ 10 分钟，咽喉肿痛在不知不觉中即可消除。

在中医看来，出现在咽喉部位的肿痛，看上去好像是咽喉的问题，实际上主要跟肺部热有关。为什么呢？中医里有句话叫“咽需液濡，喉赖津养”，也就是说，咽喉需要津液的濡养。而滋养咽喉的津液从何而来呢？要从肺部而来。正所谓“天干物燥”，没有水的涵养，就容易出现咽喉肿痛等上火症状。

而列缺穴是治疗咽喉肿痛的特效穴。用拇指或食指用力点按列缺穴，由轻到重，每天持续 5 ~ 10 分钟就好。当然了，如果您仍旧不放心，可以选择刺血，刺血的时候，先用酒精将三棱针和皮肤都消毒，然后捏起一点点少商穴处的皮肤，用针快速在皮肤上刺两下，同时挤三到五滴血，然后迅速用棉棒轻轻按住，以便于止血。

你看，人体的经络穴位就是这么神奇，哪里出“故障”都有相对应的“点（穴位）”来“修理”它。如果你束手无策，置之不理，摆起“空城计”，疾病可不会担心你对它“使诈”，定是要让你遭罪受苦的。而若是你有一双善于发现的眼睛，懂得“穴”尽其用，就能很简单地远离病痛的侵袭。

合谷，专治下牙痛

俗话说，牙疼不是病，疼起来要人命。在现实生活中，那种疼得想撞墙的感觉，恐怕很多人都经历过。当发生这种状况时，该怎么办呢？大部分人首先想到的是止痛药。不过，引起牙疼的原因各异，止痛药虽然可以暂且缓解疼痛，却是治标不治本，甚至耽误了病情。

那么到底该用什么方法来治疗呢？这也要分情况而论。一般来说，牙痛

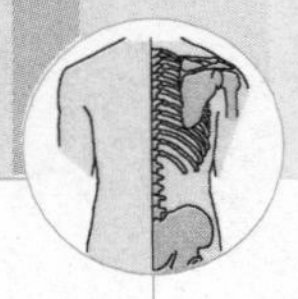

分虚火和实火两种情况，虚火牙痛往往是隐隐作痛，这种疼痛持续的时间比较长，牙龈红肿不明显；实火牙痛就疼地比较剧烈了，而且不敢吃热东西，还会发生大面积的牙龈红肿，严重者会连患者的脸面也肿起来。此外，由于上下牙齿所联系的经脉不同，所以，你还要看是上牙痛还是下牙痛。

如果你是剧烈的下牙痛，那好办，只要按摩手上的合谷穴 5 分钟左右，使皮肤发红，有热感即可。按摩时，如果不是双侧牙齿都疼，那么就没有必要两侧的合谷穴都按，只要左侧牙疼按右侧，右侧牙疼按左侧就可以了。

为什么要按摩这个合谷穴呢？这就得从牙齿与经络的关系说起了。熟悉人体经络图的人都知道，大肠经上有一个支脉，是从缺盆走向颈部，通过脸颊，到下牙龈后回绕至上唇，分左右交会于人中，夹鼻孔两侧接足阳明胃经的。所以下牙剧烈疼痛，或口角常出现溃烂、痤疮等头面疾病，往往是大肠火气太大的缘故。而合谷穴呢，它是手阳明大肠经的原穴，是在身体上的一个非常大的穴道，你刺激这个穴位，能活气行血，止痛泻热，从而对牙痛等症起到很好的缓解作用。所以在《四总穴歌》里头有一句话，叫“面口合谷收”。如果您的手上没有准备艾条，那么就直接用患侧拇指重掐这个穴位 1 分钟左右，也可以看到效果。

最后需要一提的是，按摩合谷虽然对于下牙痛有立竿见影的效果，但孕妇是不能按摩的，以防产生意外。

太溪，补肾强腰，腰好不痛

生活中，总有这一类人，对别人情况并不了解，且不能设身处地替人着想，但又喜欢高谈阔论，妄做评价，乱下结论，自以为是。对于这类人，人们常常调侃着说，“你可真是站着说话不腰痛。”事与愿违的是，在这个俗语之外，现实中真有很多人站着说话腰也痛，经常说着说着，腰部隐隐作痛、酸胀乏力，甚至腿膝酸软，苦不堪言。

腰痛多与肾有关。清代名医沈金鳌说：“腰者，肾之府，凡腰痛为病，其因总与肾虚有关……”肾虚腰痛又分为两种情况，肾阳虚的腰痛和肾阴虚腰痛，前者的症状为腰酸、四肢发冷、畏寒，甚至还有水肿等症状；后者的主

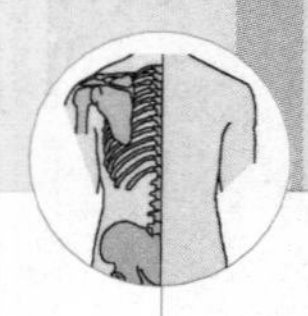

要症状有腰酸、燥热、盗汗、虚汗、头晕、耳鸣等。

当已经腰痛，或者腰痛经常发作，我们就应想办法来调理了。有所警觉，因为腰在人体中的作用太重要了，正如《灵枢》中说，“腰脊者，身之大关节也。”从原始的四肢行走，到现在的直立行走，我们站、卧、坐、行都离不开腰部的配合，腰对于全身动作的变化，重心的稳定起着重要的作用，承担着人体重量的负荷，是身体中最容易受损的部位之一。腰不适，就会渐渐全身不适，引发各种健康问题。这时，我们应该“补肾为先，而后随邪之所见者以施治，标急则治标，本急则治本，初痛宜疏邪滞，理经隧，久痛宜补真元，养血气。”（《证治汇补·腰痛》）从而达到补肾强身，健腰止痛的目的。

在这里，推荐大家每天按摩太溪穴 10～15 分钟。为什么要按摩这个穴位呢？太溪穴是肾经的原穴，原穴的含义有发源，原动力的意思，也即说肾经的元气会于此，是人体当中元气旺盛而又尊贵无比的地方，古代医家称其为“回阳九穴之一”。所以在治疗腰痛上，其功效不容小觑。

在补肾大药中，鹿茸、枸杞、虫草水可以说是三个有名的宝物，而在强肾的人体穴位中，太溪也是生命的至宝。用好了这个穴位，不仅肾好了，腰痛也就会不复存在，生活自然就会多出一份闲适和幸福来。

胃痛别无所谓，按内关可养胃

在微博上经常会看到网友们转发的一些美食图，上面还会配有“吃货必转”、“吃货的幸福”、“我是吃货我骄傲”等类似的话。“吃货”这个词语，不知从什么时候开始流行了起来，成为“馋嘴族”、“美食家”、“贪吃者”的代名词。品尝美食，的确是人生幸福的享受。但若是你见到美食就拔不动腿，没有节制地“胡吃海塞”，那么胃就会对你亮出红牌，用难忍的疼痛向你抗议，保准让你之前美滋滋的享受感消失殆尽，剩下的，就只有无尽的难受。

胃痛大家都不陌生，但却很难说出胃痛的原因。中医认为，胃痛的发病原因在于胃气瘀滞，升降失常。胃气为什么会瘀滞呢？这可不仅仅是胃的问题，还与肝、脾联系紧密。胃是五脏六腑之大源，主受纳，腐熟水谷。脾主运化，水谷精微的运化转输都要靠它。二者互为表里，共同完成水谷精微的

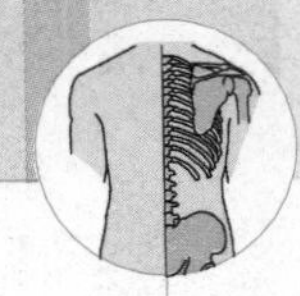

消化、吸收以及气血津液的生化、输布，所以脾胃被合称为“后天之本”、“气血生化之源”。如果你劳倦过度，脾胃素虚，或者日常饮食不节，饥饱无度，过多进食生冷之物，使得寒积胃脘，都会使得脾胃之气受损，气血瘀滞不通，进而引起胃痛。

还有一种情况，也可致胃痛，就是肝气犯胃。胃在腐熟、消化食物的过程中，需要借助肝的疏泄功能来进行。只有肝的疏泄功能正常，脾胃的腐熟、运化功能才能健康有序。而肝喜条达，如果你忧思恼怒、情怀不畅，让它“不条达”，就会使得肝郁气滞，疏泄功能失职，进而横逆犯胃，就会使得胃气阻滞，引发胃痛。

看得出，无论是脾还是肝出了问题，都会导致胃气瘀滞不通。如果“通”了，自然也就“不痛”了。那怎么让它“通”呢？心包经上的内关穴就是助你“通关”的“钥匙”。内关穴为什么有如此神效呢？它的妙用在于能打开人体内在的“机关”。内关穴的“关”指的是关卡、要地，有联络之义。不夸张地说，内关穴内关五脏，联络范围非常广泛，是穴位中的“劳动能手”，上可疏利三焦、宽胸理气，中可和胃降逆，善治胃疾，下能疏通经络，理气活血。所以说，无论你是肝气犯胃，还是脾胃气郁，都可以通过内关穴宣上导下的作用来解肝气，调脾胃，让瘀滞的胃气流动起来，“活”起来。胃气通顺了，自然也就“通则不痛”，胃痛症状就会消失。

内关穴位于手腕部两条明显的肌腱之间。取穴时，可以坐着或者仰卧躺着，然后仰掌微屈腕关节，从掌后第 1 横纹上约 2 横指，当两条大筋之间即是。每日 1 次，每次按摩 10 ~ 15 分钟即可。

当然了，如果按摩内关后没有缓解，也不要怪罪它的无能，无论多么“神”的养生方子，都不一定适合所有人。所以，自医不可缺，求医也很关键。

用对大敦，不再眩晕

人在非常快乐的时候，可能会情不自禁地说：“啊，幸福得都要晕了。”这种眩晕是一种美好的感觉，现实中，一些人的眩晕就不那么美好了。坐久

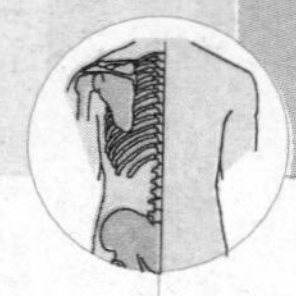

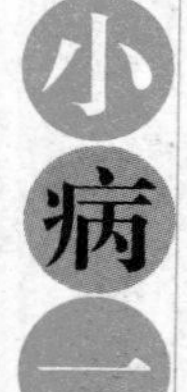
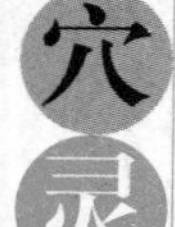

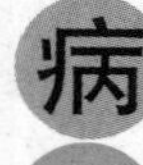
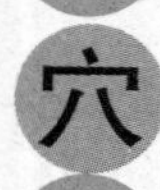
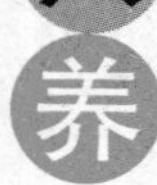

了猛地站起来，或者由躺着一下子坐起来，更甚至站的久了，突然有一种不知道的威力，把人摇晃得晕晕乎乎，大脑失去控制，眼花缭乱，严重的还会伴有恶心、呕吐，甚至恐惧感，让人有撞墙的冲动。时间虽短，但痛苦不轻，据说，荷兰现代派画家梵高，就是在备受眩晕和精神分裂症的双重困扰下，才割掉自己耳朵的。因此，当你发现自己时不时有些眩晕的时候，切不能小看，要积极调理一下。

《内经》中说“无风不作眩”，对于眩晕来说，“风”是缘首，与肝脏密切相关，这在《内经》中也有一句话，说的是“诸风掉眩，皆属于肝”。肝是人体的将官，吃软不吃硬，一旦调达则指挥得当，身体同泰，如果肝脏受到怒气或郁悒，就容易出现肝火旺，即中医里常说的肝阳上亢。肝属木，阳气过重，好比火烧干柴，肝风内动，引起气火上扰，惹得面红耳赤、头涨头痛，时间久了，肝火成灾，形成惯性的眩晕。

可见，对于眩晕的朋友来说，镇肝熄风是解决问题的关键，用什么方法好呢？金代医学大家张子和在著作《儒门事亲》中说：“诸风掉眩，皆属于肝……可刺大敦，灸亦同。”按摩方法也很简单，找到大敦穴，按摩 10 ~ 15 分钟即可。

为什么大敦穴如此有效呢？从命名上看，取名大敦，即大树敦的意思，属木，生发性极强。春天来临，大树敦深处绿叶盎然，生机勃发，将冬天内蕴的干燥郁火尽情向外散发，迫不及待地生长新枝。大敦穴作为肝经的井穴，犹如肝经上的一口深井，在良性刺激下，能将肝经上的风火涌涌地输向体表，是解决肝风内动，肝阳上亢，肝肾阴虚的好手。对于眩晕来说，按摩大敦穴，好比给身体内部注入一股清泉，以不辜负它的另一个美名——水泉穴。另外，如果您平时工作繁忙，需要熬夜，即使不眩晕，但早上醒来时感到头脑混浊，趁机揉一揉大敦穴，也能缓解头脑的酸胀，让脑子清醒过来。大敦穴很好找，它位于大拇指末节外侧不远的地方。取穴时，可正坐，先用食指按住大脚趾，然后将大拇指沿着侧边向后移到第一个侧边骨节，在 0.1 寸处按压，有酸痛感即是本穴。

另外，对于眩晕的朋友来说，平时的饮食也要多注意，就拿肝风而晕来说，你可以多注意食用一些利肝之物，做些固定的膳食。比如将适量牛肝切成片，与一小把枸杞加水，煮成牛肝枸杞饮，可以每天饮用一次，能起到补

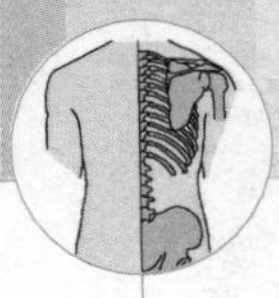

血养肝，调理眩晕眼花的作用。你还可以用柑橘和粳米各适量，煮成甘菊粳米粥，用冰糖调味，早晚吃一次，能降低肝火，平肝熄风，防治眩晕。

按摩日月穴，有效去“黄”疸

现代作家柔石的一篇小说，叫作《为奴隶的母亲》，文中女人的丈夫，一个患有黄病的男人，看起来满面黄色，犹如烟熏，瘦巴巴的，每次总是有气无力地说：“又有什么办法呢？”小说中那个女人的命运是不幸的，只能通过把自己典当出去以维持家里的生活，除了农村的贫困，也与她那个患有黄疸疾病的丈夫有关。

在现代社会，大概已经没有太多人因为患了黄疸病而把妻子典当出去，但是对于黄疸患者来说，痛苦是一样的，不会随着时间的改变而改变。中医将黄疸大概分为两种：阳黄和阴黄，阳黄的患者，皮肤多鲜明如橘子皮，阴黄多是黄色晦暗。无论是阳黄，还是阴黄，都离不开脏腑，有的是由于脾虚，有的是由于肝郁，有的是由于胆府不清，有的是由于五脏不和，湿热内蕴。在这里，主要讲由于胆道阻滞造成的黄疸，这类型的患者通常表现出：面色如亮色的黄纸，精神萎靡，身热口渴，小便发赤，有的还伴有头痛，腹痛等相关症状。

由此看来，疏通瘀滞，调胆去黄是首要目的。怎么办呢？我们可以从胆脏本身出发，主要按摩胆经上的日月穴，这个穴位堪称黄疸的克星，坚持按摩一段时间，黄疸就会知趣地走远了。为什么效果会如此好呢？下面就简单地分析一下。

日月穴是胆经上的一个主要穴道，也是调理黄疸的常用穴位。日月穴中的日指太阳，月指月亮，喻指本穴的光明特性，因此又别名神光。日月穴重要特长是将天之人部的水湿风气由此循着胆经下传京门穴，保证胆经气血的顺畅。当胆经气血瘀滞时，刺激日月穴，好比给迷路的孩子打开一个高处的灯，照亮着它向远方奔去，而不在原地打转。因此，就胆道阻滞造成的黄疸来说，日月穴是不可或缺的要穴，好比“当头炮”。日月穴很好找，它位于人体的上腹部，找穴时，可以顺着乳头正下方，触摸到第七个肋间的前正中线，

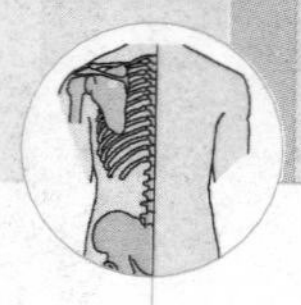

然后旁开4寸处，即是本穴。按摩时，每次按10～15分钟即可。

对于黄疸来说，子时按摩能最好地刺激胆经，因为日月穴这个穴位本身就有日夜交替的内蕴，子时按摩它，不仅能调胆经，补阳气，还能平衡身体的阴阳。俗话说，“一天之计在于晨”，而古代的《历表》中明确指出：“古历分日，起于子半”，也就是说以子时的中点，是新的一天的开始。胆经又与肝经紧密相连，子时疏通一下胆经，不仅益于生阳，疏胆，也利于平肝，疏泄、去黄。只要坚持按摩一段时间，也许某个早晨醒来，你一照镜子，就发现脸色变得红润有光了。

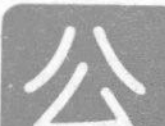

公孙，平呕止吐胃安宁

现在人们的生活水平都提高了，逢年过节或者平时有闲暇的时间，亲朋好友聚在一起吃饭聊天，确实是一件美事。席间推杯换盏，其乐融融，可是有些人一不留神就喝高了，喝酒的时候并没感到难受，酒足饭饱之后就感觉胃里翻江倒海，有些不妙了，非得把吃下的东西再吐出来不可。于是我们就会经常见到这样的情况，一些醉醺醺的人蹲在街边连呕带吐，那难受的样子让路人都为之担忧。

现代常说的呕吐，其实在古代呕与吐是两个不相同的症状，是有区别的，金代的医家李东垣认为，“声物皆出谓之呕”，“物出而无声谓之吐”，但是无论是“呕”还是“吐”，都与胃有着莫大的干系。古代医籍《圣济总录》中就曾道出了造成呕吐的关键：“呕吐者，胃气上而不下也。”中医上讲，胃主和降，在正常情况下，胃气推动食物向下运输，以保证食物营养的正常吸收。患上呕吐后则反其道而行之，胃失去了和降的功能，胃气上逆，致使胃内容物循着食道经口而出，这样使胃大受伤害，更不要说对食物营养的吸收了。因此，想要根治呕吐，最重要的就是想办法平息上逆的胃气，使胃内容物下行而不是上反。

想必大家也见过这样的情况，呕吐的患者难以进食，有时候刚吃下东西就又被吐出来，这时候吃止呕药也很困难，那么不妨换一种治疗的方法，就是按摩公孙穴。公孙穴位于足内侧，第1跖骨基底部前下缘，赤白肉际，太

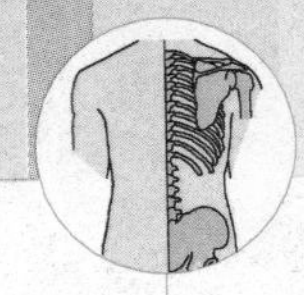

白穴后约 1 寸处。有些人不知道跖骨具体在什么位置，一般来说，脚趾的骨头称为指骨，后面连接指骨的骨头就是跖骨，其中连接大踇趾的跖骨就被称为第 1 跖骨。明确了位置，相信取穴就不难了。按摩时，一般按 10 ~ 20 分钟，每天 1 次，5 ~ 10 天为一疗程，按完一个疗程后需间隔 3 ~ 5 天才能再次按摩。

为什么按摩公孙穴能治疗呕吐呢？公孙穴是脾经的络穴，什么是络穴？“络”有联络的意思，十二经脉各有分出去的络脉，络脉能通达到本经脉没能经过的部位，有加强经脉之间联系的功能。同时公孙穴也是脾经的八脉交会穴，就是与奇经八脉中的冲脉相交通。冲脉也有调节全身的气机升降和调节十二经气血的功能。因此，按摩公孙穴，能够有效地沟通脾经、胃经和冲脉三条经脉，脾胃既和，冲脉能够平抑上逆的胃气，那么呕吐自然就好了。

穴位按摩能够为防治呕吐保驾护航，可是对一些危重性的呕吐，比如说喷射性呕吐，这种呕吐极有可能是中枢神经系统的病变，急需专业医师的诊治，因此，就不宜采取按摩，应该尽早送往医院，以免耽误病情。

外关，专治偏头痛

人生在世，奔波劳碌，让人头疼的事儿真不少。如果让偏头痛找上你，还真是一件棘手的“头等大事”。相传在三国时代叱咤风云、横行天下的曹操，文治武功是多么了得，可是对于身患的偏头痛也是一筹莫展，无法根治，全然没有了睥睨天下的枭雄气概。一代枭雄尚且如此，更何况我辈凡夫俗子。一旦偏头痛发作，一侧头部疼痛剧烈，有时候会出现双侧头疼，甚至发展为全头疼，还经常会伴有恶心、呕吐、视物不清、畏光等症状。如此残酷的病痛折磨，即便是铁打的人也承受不住。

溯本求源，是什么原因导致了偏头痛呢？总的来说，导致偏头痛的原因无非“内伤”与“外感”两个方面。在现实生活中，很多人的偏头痛是由于“外感”造成的，外感包括自然界中风寒暑湿之气对人脑的侵袭，苏轼的词中写道“高处不胜寒”，俗话也说“木秀于林，风必摧之”，位于人体最高处的脑袋最容易受到风寒的侵袭。头为诸阳之会，也就是说人体上的诸条阳经经

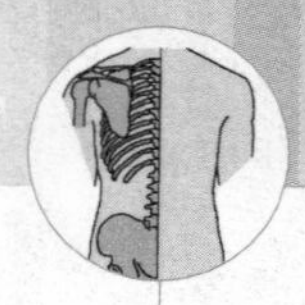

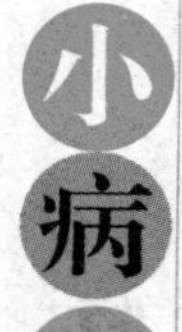

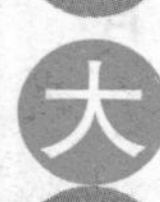
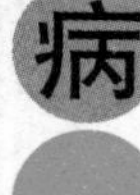
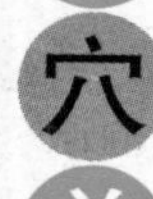

络都上达头面，诸条阳经中手、足少阳经经络都循行于头部两侧，如果风寒侵袭这两条经络，就会使经络中的气血凝滞，通行不畅，“不通则痛”，气血不能够充分滋养人体的“司令部”，就会出现偏头痛。曹操经常犯偏头痛与他常年在外征战，沐风栉雨而饱受风寒不无关系。

那么该如何治疗风寒所致的偏头痛呢？有寒气凝滞了经络中的气血，就要想办法疏通经络，使凝滞的气血能够顺畅地流动，滋养脑髓，才能够消除偏头痛。最好的穴位莫过于外关穴了，外关穴位于前臂背侧，腕背横纹上 2 寸，尺骨与桡骨之间。取穴时患者立掌，取腕背横纹中点，这个中点直上两横指，前臂两骨之间就是外关。每次按摩 15 分钟，每天按 1 次，3 ~ 5 天为一个疗程。

为什么按摩外关穴会对治疗偏头痛起到良好的效果呢？外关穴是三焦经经穴，三焦经循行到胸腔，然后有一个分支直达头面部，终止于头侧。按摩外关穴，就能温通三焦经，使温热之气直达病变部位，祛除凝滞气血的风寒之气，病变部位的气血通了，头部的疼痛自然就消失了。而且三焦经在颈部与督脉大椎穴相交会，并与胸中广泛联系上、中、下三焦，按摩外关穴，就如同下达了一份紧急召集令，能够有效刺激全身的经络脏腑加入到抵御风寒之气的队伍中，那仅仅局限于头部一侧的风寒之气如何是对手呢？

翳风，疏风祛寒治落枕

随着人们生活节奏加快，工作、学习各方面的压力增大，人体的免疫力就容易下降，中医上说：“风为百病之长”，这时候风邪就会乘虚而入，尤其是在夜间人体的防卫能力比较弱的时候。于是往往就有些人前天晚上还玩得不亦乐乎，第二天起床后突然感到颈部及一侧背部酸痛不适，头倾向一侧，不能回转了，这就是生活中常见的落枕。得上落枕，自己难受不说，逢着熟人便忙不迭地解释：“昨儿晚上受风，落枕了。”免得别人以为你趾高气扬，不把人家放在眼里，实在是影响人们生活、工作和学习的心情。

是什么原因造成了落枕呢？许多得过落枕的人都有过这样的经验，晚上睡觉的姿势不好、枕头过高或者睡觉的地方比较冷，第二天就容易落枕。在

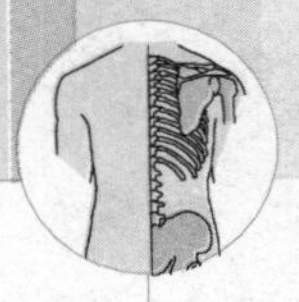

中医上认为，这是由于局部气血运行受阻或因感受风寒，导致颈背部寒邪凝滞、瘀阻脉络，从而出现颈背部僵硬疼痛、活动不利的症状。简单来说就是睡觉时睡觉姿势不好或者受风邪侵袭，使颈背部的气血受阻，不能够正常运行了。颈项部位是诸条阳经上达头部的必经之路，气血都瘀阻在此处，肿胀疼痛的感觉更厉害。

如何治疗落枕呢？可选择按摩三焦经的翳风穴来治疗，翳风穴在耳垂后方，在乳突与下颌角之间的凹陷处。取穴时正坐，从耳后突起的高骨向下摸，到耳垂后面，在下颌骨的后面有一凹陷，如果向前按时有一种酸胀的感觉能传到舌根，那么这个地方就是翳风穴。按摩的方法很简单，点揉即可，每次15～30分钟，每天按1～2次，3天为一个疗程。

为什么按摩翳风穴能治疗落枕呢？翳风，翳有“遮盖、掩盖”的意思，风，就与中医上讲的“风”有关了，顾名思义，翳风就是能够把一切风邪祛除出体外，避免其对人体的伤害。所以用翳风穴治落枕，无论对于感受风寒还是其他原因所致的颈项部气血不足的落枕均有很好的效果，是治疗落枕的绝佳选择。

承山，疏经散瘀治痔

痔疮是生活中比较常见的一种肛肠疾病，在民间就有“十人九痔”的说法。即便在现代，许多年轻人就遭受着痔疮的折磨。年轻人正处于事业的起步阶段，有时候忙着应酬，席间免不了推杯换盏，平时又喜欢吃辛辣的食物，这就为痔疮的发生提供了“方便”；有些人是文职，需要长期坐在电脑面前，久而久之感觉肛门瘙痒、疼痛，并伴有大便带血，那么很不幸，这就是得上痔疮的表现了。一般来说，得上痔疮的早期并没有大的痛苦，只是以便血、肛门瘙痒为主，于是许多人就没太在意，忽视了治疗，于是越来越严重，痔块能随着排便脱出，开始还能自行回去，渐渐地就脱垂于肛门口，不能够自行回去了。

那么都是什么原因导致了这让人羞于言及的肛肠疾病呢？吃太多的辛辣食物，长久地站立或者坐着，以及长期的腹泻、便秘都容易导致痔疮。在中

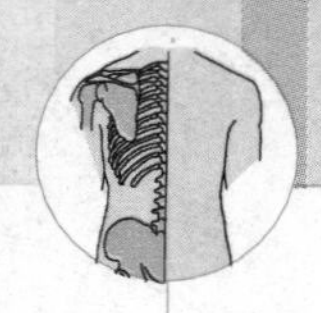

医上讲，这些因素都容易让浊气瘀血结聚在肛门，譬如说吃太多的辛辣食物，这些东西就容易在人体中化为湿热邪气，下传大肠，湿热邪气下行最终聚积在肛门，形成痔疮；久坐久立就容易造成经络瘀伤，气血不通，为什么会这样呢？俗话说“生命在于运动”，人体要不断地运动才能保证机体的正常运转，保持健康的体魄，长期保持一个姿势肯定是会对身体有伤害的。那些健美先生、走T台的模特在台上摆个姿势，风光无限，但是他们很快就会换姿势，如果让他们只摆一个姿势，摆上一天，他们肯定会吃不消，而且这种做法是对身体有害的，容易造成气血瘀滞不通，因此，在《黄定内经》中就说：“久视伤血，久卧伤气，久坐伤肉，久立伤骨，久行伤筋。”久坐久立就容易造成气血瘀滞于肛门部位，形成痔疮。

想要治疗痔疮，就要想办法活血化瘀，清除湿热。也就是把体内湿热之邪想办法驱逐出体外，把聚积在肛门部位的气血梳理通畅，这样就能避免痔疮的发生，缓解痔疮带来的痛苦。

治疗痔疮的方法有很多，最简单的方法莫过于按摩承山穴了。承山穴位于小腿肚上，膀胱经委中穴与昆仑穴之间。取穴时小腿伸直，小腿肚下方会出现一个人字形的纹路，承山穴就在这个人字纹的中央凹陷处。按摩的方法很简便，每天按揉15～30分钟即可。

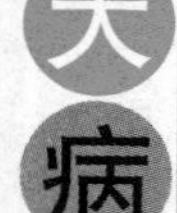

为什么按摩承山穴能治疗痔疮呢？“承”承担、承受的意思，“山”在这里指的是人体，承山就是承受着人体的意思，因为承山穴的位置是人体最直接的受力点，是筋、骨、肉的一个纽结，人体的重量全都落在这一个点上，所以被称为承山就不足为怪了。承山穴既处于这么重要的一个位置，又是膀胱经经穴，按摩此穴就能最大限度地刺激膀胱经经气，就能把盘踞在人体经络中的湿热邪气祛除出体外，起到清除湿热的效果，并且，膀胱经经脉向上能循行到肛门部位，因此，对于瘀滞于肛门部位的气血也能起到疏通的作用。

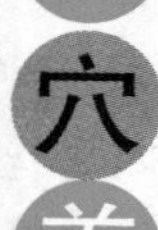

对于许多得上痔疮的人来说，可能有好多在出现症状的早期不太在意，或者羞于去医院进行治疗，以致拖延病情，使痔疮也变得越来越严重。那么对于一些痔疮早期的患者，绝对可以试试按摩的方法，对于痔疮比较严重的朋友则可以选择穴位按摩进行辅助治疗。不过，归根结底，希望大家都能够养成一种健康的生活方式，平时多做运动，力求把痔疮扼杀在“萌芽”当中。

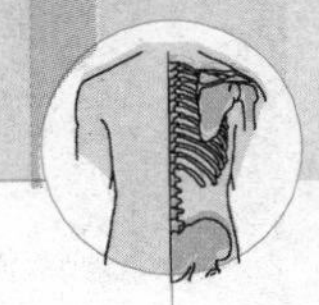

用梁门，呃能停

打嗝是人体比较常见的一种生理现象，如果一个人受到寒冷刺激、进食过多、吃饭过快或者吃了一些干硬的食物，都可能出现暂时性的呃逆，这不能算病；如果持续性地打嗝，这就是病态了，想想嗝音连连，不能自制的那种滋味，肯定让人头疼不已。

打嗝在中医上叫做呃逆，这种病与胃有着千丝万缕的关系。胃处于膈的下方，胃的经脉与膈相连；胃气主降，如果胃气上逆，能使膈的气机不畅，上逆的胃气向上出于咽喉，就产生呃逆，因此，胃气上逆动膈是产生呃逆的主要病机，也就是说这是能够造成呃逆的关键，无论是什么原因，导致了胃气上逆动膈，那么离呃逆就不远了。

都是些什么原因可使胃气上逆动膈而导致呃逆呢？在生活中最常见的一个原因就是过食生冷或者腹部感受寒气，比如吃饭太快、太饱，吃了太多寒凉的食物，使寒气蕴结于胃。胃气本来是向下运行才是正常的，如今受到没有善意的对待，它就会很“生气”，不向下走反而逆向而行，当真是“哪里有压迫，哪里就有反抗”。胃失和降，胃气上逆，就会使膈肌痉挛，并冲击咽喉，发生呃逆。古代医籍《丹溪心法·咳逆》中就说：“呃逆为病，古谓之哕，近谓之呃，乃胃寒所生，寒气自逆而呃上。”因此，胃受寒凉是造成呃逆的一个很重要原因。

如何治疗胃寒受凉的呃逆呢？首先做的就要祛除胃中的寒气，安抚受到不良影响的膈肌，然后温补胃脏，使其“主降”的功能恢复正常。按摩梁门穴治疗胃寒所致的呃逆，是非常正确的选择。

为什么按摩梁门穴会有治疗呃逆的效果呢？“梁”，是指屋顶上横木，古人把小偷称为“梁上君子”，既是君子，却要藏在别人家的屋梁上，真是对小偷充满了揶揄之情。“门”，就是指出入的通道，这个大家都熟悉，有些书中经常描写帝王身居九重之内，这“九重”其实就是九道门，可见在古代皇帝居住的地方是多么的幽深，因此皇宫也有“大内”的称谓。梁门的意思是指胃经的气血物质在本穴得到约束，同时也能平抑不循常道的胃气，我们都知道胃气是“主降”的，梁门就如同一个关卡，能够监督胃气向下，如果出现

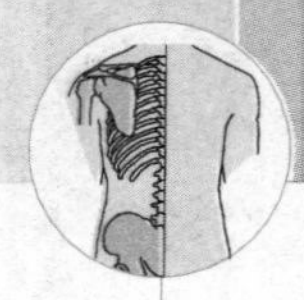

上逆，它就可以行使职权，关上关卡，阻滞上逆的胃气，起到和胃理气，健脾调中的作用。

掌握了按摩穴位的方法，我们平时就不用担心动不动就被呃逆所困扰了。

足三里，治疗腹痛的专家

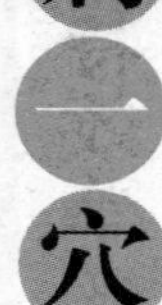

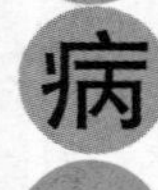

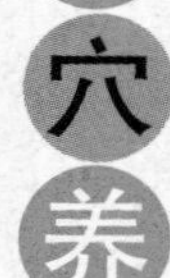

腹痛是生活中一种比较常见的病症，相信许多人都有过腹痛的经历。尤其是到了秋冬寒凉季节，刚吃完饭就急匆匆地出门，很容易为寒气所中；也有些人嗜食冷食，秋冬季节也照吃不误。结果，往往一改平时昂首挺胸的形象，致使腹部疼痛不已，躬身弯背，一副“低头哈腰”的模样，好不狼狈。

其实这些不好的生活习惯最容易招致外来寒邪的侵袭，位于腹部的重要脏器——胃本来喜欢在温暖的环境里工作，如今寒邪滞留在腹部，它能好受得了吗？而且脾胃负责的气血营养的供应，受到寒邪长久的损害，它干脆就罢工不干了。而且《素问·举痛论》中说：“寒气客于脉外则脉寒，脉寒则蜷缩，蜷缩则脉绌急，绌急则外引小络，故卒然而痛。”意思就是说，腹部受到寒气侵害，则腹部的经脉中的气血凝滞，运行不畅，后续的气血不能正常供应，经脉失去气血的濡养，就会收缩，从而牵动腹部的筋肉、脏器，这时候腹部不痛才怪。

如此看来，想要治疗腹痛，首先就得想办法祛寒，给胃提供一个温暖的环境，它才能和脾脏配合好，持续不断地提供气血精微，腹部的疼痛才能消除。按摩胃经的足三里穴就是一个十分有效的方法。足三里在小腿上，外膝眼下 3 寸，胫骨外侧约 1 横指处。取穴时屈膝成 90°，左腿用右手，右腿用左手，以食指第二关节沿着胫骨自下向上移动，至有突出的斜面骨头相挡为止，指尖就是足三里穴。找到穴位后每次拍打或者按摩 10 ~ 20 分钟，每天按摩 1 ~ 2 次。

为什么按摩足三里能有效治疗腹痛呢？我们知道，足三里是古今闻名的保健大穴，而且他在治疗疾病上也有着特殊的疗效。“三里”指的是理上，理中，理下，也就是说它能调理胃部、中腹部以及小腹，可以这么说整个腹部都属于它的“势力范围”，与腹部相关的疾病都可以找它来解决。按摩足三里

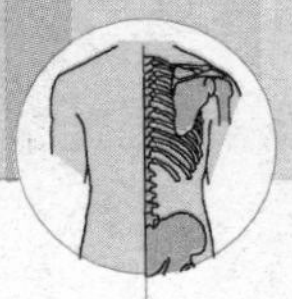

有调理脾胃、补中益气、扶正培元、通经活络的作用，是强壮身心的大穴。《灵枢》中就曾说“阳气不足，调于足三里”、“久寒不已，卒取其三里骨为干”。

而且，足三里是足阳明胃经的合穴，何为合穴?《灵枢·九针十二原》中说：“所入为合。”意思是说脉气由四肢的末端到达合穴时最为盛大，犹如水流合入大海。合穴的医学价值非常大，“合”，就是合力的意思，说明这个穴对于肠胃有关的病症，如果按摩的话能产生最大的合力作用。按摩足三里，能快速提高脾胃经络的温度，有力地祛除脾胃脏腑的寒邪，温补元气，修复仓廪谷道，从而起到“降胃气，理大肠，解痉挛，疗腹患”的作用。因此，对于感受寒邪所致的腹痛大可试试此穴。

理解了足三里的作用，对于治疗寒邪而致的腹痛就可以“手”到病除，当别人还在痛苦不堪的时候，你已经轻轻松松地解决了这个问题。当然，我们在平时的生活当中一定要养成良好的生活习惯，不要病到来时方后悔，毕竟，中医上向来讲究“未病先防”。如果平时能调养好，何必非得越雷一步，自找难受呢?

颊车，祛风治面瘫

夏天天气炎热，有些人外面回来，满头大汗，立马站在空调、电扇前接受沁人心脾的凉气，还有些人贪图凉快，睡觉时也不调整风向或关掉电器，让自己的颜面部暴露在凉风之下。其实，这最容易让你染上一种“面目狰狞”的病症，洗脸、漱口时突然发现一侧面颊动作不灵、嘴巴歪斜，一照镜子，哪还是自己平时的样子，当真是“面目全非，惨不忍睹”。模样变难看了倒在其次，吃饭时病侧齿颊间隙内会滞留许多饭菜的残渣，爱流口水，喝水时也很麻烦，边喝边漏，完全一副生活不能自理的样子。这种病，就是让人备受困扰的面瘫。

那么是什么原因导致了面部肌肉瘫痪呢? 其实还是那句俗话，受风了。中医上认为风邪的性子是轻浮的，它最爱在高的地方窜来窜去。我们的头面部位处于人体最高的位置，因此最容易受到风邪的骚扰，有时候它与寒邪或

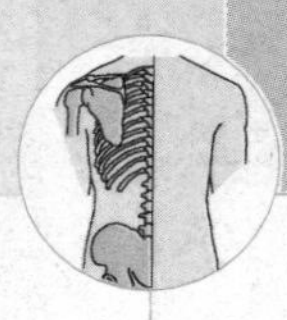

者热邪结伴而来，盘踞在颜面部位。风寒来袭，则颜面部的气血凝滞，筋肉收缩，就会牵动口鼻，造成一侧面颊动作不灵，口角歪斜；风热来袭，则使气血运行缓慢，筋肉不能及时得到濡养，“工作懈怠”，也会使筋肉收缩，形成面瘫。因此，无论是风寒还是风热，都是导致面瘫的重要原因。

面瘫如此困扰人们，而且能够引起的原因又这么多，应该用什么办法治疗呢？在这里向大家推荐一种十分简便实惠的方法，就是按摩足阳明胃经的颊车穴。颊车穴在下颌角前上方约1横指，按之凹陷处。取穴时上下齿用力咬紧，则有一肌肉（咬肌）凸起，放松时，有一个凹陷，用力掐按的话有酸胀感，这个凹陷就是颊车穴了。找到穴位后，每天掐按1~2次，每次10分钟即可，5~6次为一个疗程。

为什么按摩颊车穴能治疗面瘫？中医讲究灵活，也就是具体问题具体分析，比如说有些病要选择远离病变部位的穴位进行针灸才能见效，有些就不必舍近求远。颊车穴的位置就在颜面部，刺激此穴治疗面瘫就如同能救鲫鱼之命的“几桶水”，完全不用舍近求远。

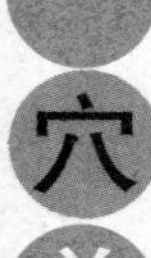

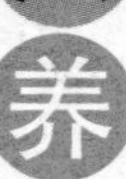

不过需要警惕的是，并不是所有的面瘫都适宜于穴位治疗，尤其是有心脑血管病史的老年人面瘫，要警惕脑血管病变或者颅内肿瘤的可能，这种情况应该尽早住院，接受专业医师的系统诊疗。

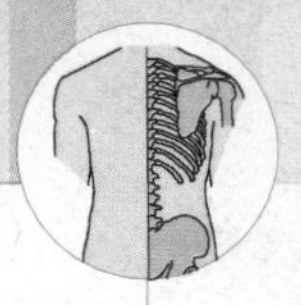

第六章

日常小问题，单穴显神威

揉太冲，比眼药水还管用的养眼大法

小时候，我们看到老人揉眼睛时，总会问是怎么回事，而老人们也会和蔼地说："人老了，就像油灯要枯了一样，眼睛也会变得干干的，揉一揉，流点眼泪，会好过一些。"可是如今，我发现越来越多的年轻人也有干眼的趋势，他们的眼睛总是红红的，揉一揉已经不能解决问题，而需要借助眼药水来维持舒服度。这也难怪，现代人的生活方式和从前大不相同，最显著的地方是人们工作和娱乐的工具太过现代化，电视、电脑接触越来越多，尤其对于那些爱宅着的人来说，眼睛几乎很难得到休息，长时间地奉献在这些电器上，慢慢地，眼睛的泪腺功能下降，眼泪会减少，眼睛会变得像有火一样，红且干。

中医认为，"肝开窍于目"，这是因为肝经从脚部循行到头面部，与目系紧密相连，所以一个人在发怒的时候，总会不自觉地睁大眼睛，而且眼睛瞪着，发红，看起来很吓人，肝火太旺的人，即使不是发怒，平时也总感觉眼睛胀痛发红，这都是因为肝火伤了泪腺。《素问》中说："五脏化液，肝为泪"，又说："久视伤血"，这里的血就是指肝血。因为眼睛的视觉功能主要依赖肝之阴血的濡养，如果对着电脑电视太久，肝血受损，眼睛处的血液就会供应不足，泪液变少，眼睛得不到很好的滋养，从而干涩，视物不清。

因此，对于眼睛干涩，视觉不清的人群来说，润燥养阴，护肝养肝才是

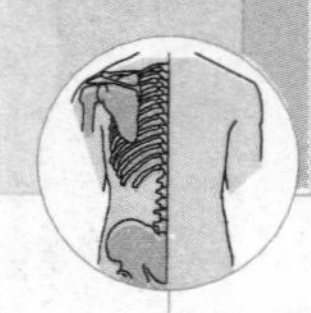

根本。生活中，有些人非常依赖滴眼液，快速地润滑眼睛，减少干涩。客观讲，这种方法是有助于缓解干眼的症状，但并不能根治。因此，我们要寻找其他的方法。

这里，推荐大家按摩太冲穴，为什么要按摩它？因为它是肝经的原穴，“原”有发源、源头的意思。对于每个事物来说，源头的重要性不言而喻。太冲穴也就好比是肝经的一个总开关，打开太冲，肝经的气血就会很畅通、旺盛，促进肝脏心脏供血，帮助肝脏疏泄。对于眼睛干涩来说，按摩太冲，好比加大马力，强化肝脏功能，还能去肝火，祛热，保证眼睛处有足够的气血润泽，从而不干。太冲位于足背侧，第1、第2跖骨连接部位前方凹陷处，找穴时，可以正坐，以手指沿拇趾、次趾夹缝向上移压，压至能感觉到凹陷处有痛感，即是本穴，找到后按摩15～20分钟即可。

除了按摩，日常生活里，我们也可以通过饮食来润燥养阴，滋补肝肾，最简单的方法就是喝点菊花茶了。菊花明目的特点可以说是生活常识了，历来医书也都多有记载，比如《本草纲目》中就说它“性甘、味寒，具有散风热、平肝明目之功效”。现代药理研究也表明，菊花含有丰富的维生素A，维生素A是维护眼睛健康的重要物质，常喝菊花茶，不仅能让人头脑清醒、双目明亮，尤其对于肝火旺、用眼过度导致的双眼干涩有显著的疗效。您不妨试试！

按摩水泉穴，赶走黑眼圈

黑眼圈，别名熊猫眼，但没有熊猫的可爱，却让爱美的女孩子咬牙切齿，是她们“眼睛保卫战”的一个劲敌。眼霜、眼膜等护理法大显神通，彩妆中的烟熏妆、黑眼妆等各显身手。可惜，这些都不是很理想的调理之道。因此，消除黑眼圈，要先找对“病根”。

中医认为，“肾虚眼袋黑”，黑眼圈多因肾虚引起。肾是先天之本，肾虚了，人们就会出现很多衰老的现象，对于女性来讲，明显的症状就是怕冷、月经稀少、眼干、老想喝水，但饮水又不能解渴等，稍微一熬夜，就会顶着个大大的熊猫眼。《素问·逆调论》中也说“肾者水脏，主津液。”强调了肾对人体的水液代谢起着主导、平衡作用。一旦肾虚，肾脏主水能力变弱，就

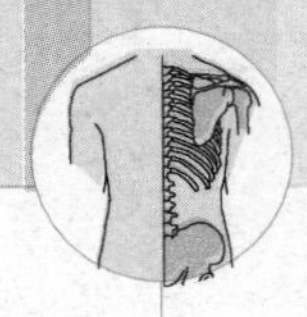

会影响人体的水液代谢，造成水湿堆积，引起气血不畅，时间久了，表现在人的眼睑部位，就是“不良物质”堆积过多，形成黑眼圈。

因此，调理肾虚，提高肾气，强化它的利水功能，是治疗黑眼圈的利器。我们可以通过按摩来调，可选择是水泉穴。因为水泉穴是肾经的郄穴，常用于调理与肾脏有关的水症。对于肾虚黑眼圈来说，使用水泉穴，好比用一股小道的火力，将深藏在骨节中本该发散的多余水分蒸发，从而避免水湿内积，造成血液瘀滞而眼袋发黑。水泉穴位于足内侧，内踝后下方，找穴时，可顺着跟骨结节向内触摸，感觉到内侧凹陷处有酸胀感，即是本穴。每次按摩 10 分钟左右即可。

总而言之，好气色是身体健康的象征，明亮的眼睛是脏腑强壮的象征，而光滑洁白的眼睑肌肤更是气血和顺，青春焕发的标志。爱美的女性，一定要好好爱护眼睑，守护健康。

阳溪，治眼睛酸痛的良穴

俗话说，眼睛是心灵的窗户。但是现在的上班族，由于每天坐在电脑前，所以都有一个通病，就是眼睛容易干涩、胀痛，让这扇窗失去了往日的清明。所以，对于上班族来说，护眼是一个重要话题。可是，忙碌的生活又让他们无暇顾及这点“小毛病”，去求医问药，那么就这样一直干涩酸痛下去吗？

答案当然是否定的。其实要想改善眼睛酸痛并不难，按摩阳溪穴就可以做到。阳溪穴在手腕附近。找这个穴位时，你先把大拇指翘起来，会发现鼓起了一根筋，另外，在手掌边缘也有根筋稍微鼓起，在这两根鼓起的筋之间，有一个凹陷，这个凹陷就是阳溪穴的所在了。按摩阳溪穴时，方法也很简单，只要按摩 5 分钟左右即可。一般来说，用这个方法治疗眼睛干涩、酸痛，一两次就可以得到缓解，效果非常明显。

那么这个阳溪穴为什么能有如此神奇的效果呢？这我就得先给大家补一课，讲讲眼睛干涩胀痛的原因了。《黄帝内经》上说，人体“五脏六腑之精气，皆上注于目而为之精”，又说“诸脉者，皆属于目”。意思是眼睛之所以能够看见万物、辨别颜色，全赖五脏六腑精气的滋养。中医所说的精气，是

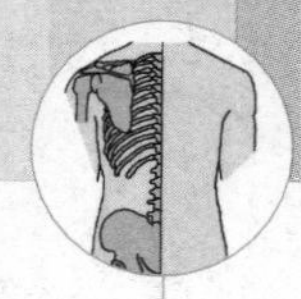

一种无形的比较抽象的东西，但它跟气血的关系极为密切。一个人，如果气血足，那么精气自然足；如果气血不足，那么精气也不会足。说白了，眼睛主要是靠气血来滋养的。中医上说，久视伤血。你天天盯着电脑，气血就会亏虚，气血亏虚了，反过来就会影响到眼睛，出现干涩、酸痛、视物不清等问题。

知道了原因，就好办了。我们知道，大肠经有一个很大的特点，就是气血特别旺盛。而阳溪穴作为大肠经上的一个重要穴位，它的主要职责就是把大肠经的气血像溪水一样，灌输到全身，尤其是头面上去。所以，当你灸这个穴位时，能使大肠经的气血迅速抵达头部，改善脑部和眼部的供血，气血一足，不但眼睛疲劳、酸涩、胀痛、视物不清等问题迎刃而解，眼睛还会变得明亮。也正是因为如此，阳溪穴还得一美名，叫“明目眼药水”。

另外，经常眼睛不适的患者，除了穴位按摩，你也可以每天在上班的时候给自己沏一杯护眼明目的“杞菊茶”。它的制作非常简单，您只需从药店买回一些枸杞和白菊花，然后每天取枸杞子 8 ~ 10 克，白菊花 5 ~ 6 朵，用开水冲泡代茶饮用即可。若想味道更好些，你可以再加些冰糖，相信你一定会喜欢上的。

商阳，改善听力止耳鸣

俗话说，眼睛是心灵的窗户，耳朵是和外界沟通的重要渠道。但如果一个人患上了耳鸣，那无异于给这条与人沟通的渠道增加了障碍，使人烦恼不已。更可怕的是，“耳鸣者，聋之渐也”，也就是说，如果你患上了耳鸣没有及时治疗，它很可能会成为耳聋的序曲。所以，当我们发现耳鸣的症状时，千万要引起注意，及早治疗。

怎样治疗呢？这也得分情况而论。一般来说，耳鸣有两种情况。一种是耳朵里突然就轰隆轰隆，像有钟鼓一样大的响声，而且会在忧伤抑郁或发怒之后发生或加重，这多半与肝火旺盛有关，通常情况下，火气消了，耳鸣自然也就停止了。另一种耳鸣呢，是响声如蝉鸣一般，绵长而尖细，并伴有头晕目眩、腰膝酸软等症状。这种耳鸣通常跟肾虚有关，所以往往是反复发作，缠绵难愈，让患者很是苦恼。因此，咱们今天专门介绍后者的治疗方法。

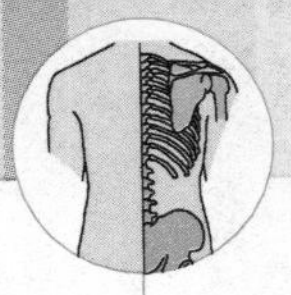

对于这种如蝉鸣一般的耳鸣，有一个行之有效的办法，就是按摩商阳穴。商阳穴很好找，它就在我们的食指上，靠近大拇指的一侧，离指甲角正后方2毫米的地方。按摩这个穴位3分钟左右即可。

也许有人要问了，商阳穴是大肠经上的穴位，它跟肾虚有什么关系呢？别急，让我慢慢来给你解释。从中医的角度讲，商阳穴是大肠经的井穴，什么叫井穴呢？《灵枢·九针十二原篇》上说："所出为井"，意思是在经脉流注方面好像水流开始的泉源一样。而商阳穴作为大肠经的井穴，就是大肠经经气由体内向体外运行的一个出口。我们按摩这个穴位，能旺盛大肠经的气血，调节消化道功能，加快人体新陈代谢，从而达到调节五脏的作用。而且，在中医五行上，这个商阳穴是属金的，而肾属水，金生水，所以，商阳穴虽然属于大肠经，但在补肾固精方面却有很好的效果。男性朋友想要补肾壮阳的，每天在闲暇时按按这个穴位，比吃狗肾鹿鞭还管用。

如果抛开耳鸣与肾的关系，其实商阳穴治耳如蝉鸣的道理要更容易理解一些。我们都知道，蝉鸣只在盛夏时节才有，待秋天到来，秋燥当令时，蝉鸣便消失了。中医里有一句话，叫"燥者，阳明金气之所化也。在天为燥，在地为金，在人为大肠"。也就是说，大肠跟这个阳明燥金之气是相通的。商阳穴是大肠经上的穴位，刺激它，能把大肠经里的阳明燥金之气激发出来。当人体内的阳明燥金之气多了，就仿佛人体内部的秋天来了，这时，耳朵里的蝉鸣自然也就消失了。

最后我们要说的是，耳乃五官九窍之一，是人体重要的一部分，十二经脉、三百六十五络的气血皆上行于面而会聚于耳，所以，产生耳鸣的原因非常复杂。也正是因为如此，我们在患上耳鸣之后，如果用按摩商阳穴的方法仍不能见效，那最好去看看中医，然后再在中医的指导下，根据病因选择最合适的治疗方案。

按上巨虚，为便秘"解秘"

有人调侃生活就是吃、喝、拉、撒、睡，可不要小瞧了这些人体的"琐事"，这五种"琐事"任何一个环节出了问题，都会让你倍感痛苦。便秘就是

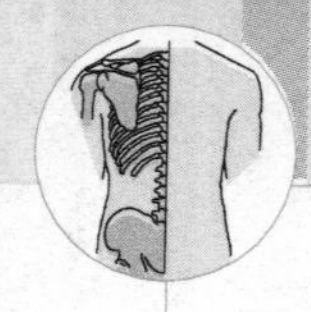

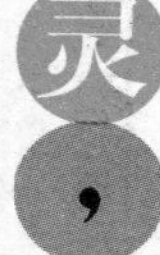

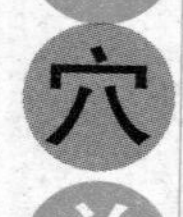
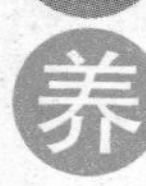

"拉"这一环节出现了问题，每天人体内经过吸收后的糟粕废物都要通过排便排出体外，这样才能保证人体消化系统的正常运行。得了便秘就会出现排便没有规律，两三天或者更长的时间才能排便，而且经常伴有大便干硬，排便困难等症状。很多人感觉不好受，就会随便找点泻药对付一下。头几次可能效果不错，能解燃眉之急。可是大家不要忽视了一个问题，就是有些泻药是不能长期服用的，那会对人体有害的。

现在的生活节奏很快，许多人平时忙着工作，不注意自己的生活方式，突然有一段时间出现了排便困难，也不太在意。久而久之，便秘就越来越严重。其实，便秘的形成与我们平时的生活习惯息息相关。有些南方人爱吃辣的，到北方来工作后依旧照吃不误，结果就得了便秘。由于北方的天气相对来说比较干燥，不适宜吃太多辛辣的食物，吃多了要耗费体内大量的阴液，就会使肠道干燥，胃肠的功能失去控制，不容易把胃肠的糟粕废物排出体外。我们知道，排便主要与胃肠的关系十分密切，它们就如同现代工厂的生产流水线，各司其职。胃主受纳、腐熟水谷，主通降。受纳，就是接受和容纳；腐熟，就是胃把食物变成被小肠容易吸收的食糜。胃主受纳、腐熟水谷，是指胃能够容纳吃下的食物，并将食物变成更容易吸收的食糜，下传给小肠，进入消化的下一个"工作流程"。主通降，就是指胃肠将消化后的食糜下传小肠，经过消化吸收，剩下的糟粕废物下传大肠，这些糟粕废物在大肠中形成粪便，最终排出体外，整个过程就是靠胃气的"通降"作用来完成的。

如果吃了太多辛辣的食物，就容易损伤胃气，那么排便就会出现困难。还有许多久病的人也很容易便秘，由于久病之人往往在吃饭上胃口不好，不愿吃饭，这就容易损伤胃气，使胃的"通降"功能受损。因此，中医上十分注重对久病之人在治疗上"保胃气"，这不仅能够防治便秘，还是判断患者疾病预后的一个重要的指标。

无论是什么原因造成的便秘，都要想办法治疗，最重要的莫过于保证胃气的畅通，胃气通则小肠、大肠的功能才能够发挥作用。那么按摩胃经的上巨虚穴就有不错的效果。上巨虚穴在小腿前外侧，犊鼻下6寸，距胫骨前缘1横指（中指），取穴时正坐屈膝，这样比较容易取穴。有些人不知道犊鼻在哪儿，犊鼻又叫外膝眼，它也是胃经经穴，在膝盖上髌骨下方，髌韧带外侧的凹陷中。明确了犊鼻的位置，相信上巨虚的位置就不难找了。找到穴位后按

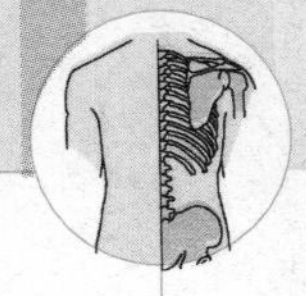

摩15~20分钟，每天1次，6~12次为一个疗程。

为什么按摩上巨虚会对治疗便秘有效呢？“上巨虚”最早见于《千金要方》，在《灵枢·本输》被称为“巨虚上廉”、“上廉”。巨虚，是巨大空虚的意思，由于该穴位于下巨虚穴的上方，胫、腓骨之间大的空隙中，因此叫做上巨虚。按摩此穴能通经活络，有效地刺激胃经经气，保证胃的“主通降”功能正常。另外十分重要的是，上巨虚是大肠经的合穴，《素问·咳论》也说“治府者治其合”。归根结底就是说合穴对治疗六腑的病症比较有效。

患上便秘不是一朝一夕的事儿，想要治疗便秘也要有耐心。如果你对其他治疗方法的效果不太满意，那么不妨试试按摩的方法，极有可能会给你带来意外的惊喜。

商丘，健脾化湿去腹胀

近几年影视圈内掀起了一股重拍古典名著的风潮，尤其是《西游记》更是重拍了两部，我们看新拍的《西游记》，却总感觉没有了老版《西游记》所特有的风情神韵。老版《西游记》中师徒被困小雷音寺那一集让许多人记忆犹新，黄眉怪最终被孙悟空钻进了自己的肚子，顿时腹胀如鼓，叫苦不迭，每位看过的观众看到这里都会为其滑稽的动作会心一笑。

其实在现实生活中，也有许多人由于脾胃不好等原因出现了腹胀，这就不是一件可笑的事情了，想一想腹部鼓胀，活动受限，甚至伴有腹部疼痛、腹泻等症状，无论是谁都会叫苦不迭。

腹胀“为祸不浅”，那究竟是什么原因才导致了腹胀呢？古代医籍《诸病源候论》中解释说：“腹胀者，由阳气外虚，阴气内积故也。阳气外虚受风冷邪气，风冷，阴气也。冷积于府脏之间不散，与脾气相壅，虚则胀，故腹满而气微喘。”这里说明的是外来的邪气侵犯腹部，致使与脾气纠缠不散，最终使脾胃虚弱而造成了腹胀。在中医上讲，脾主运化水液，在正常情况下，脾能够将水液向上输送于肺，在肺的作用下，将其中清的部分布散全身，用以濡养各个脏器，浊的部分或者输布于皮毛以汗液的形式排出体外，或者向下输送到肾，以尿液的形式排出体外。如果脾气遭到邪气的干扰，相互纠缠，

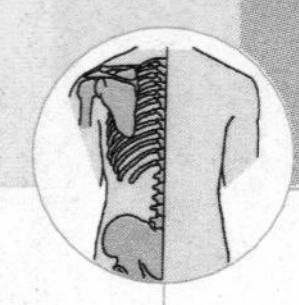

甚至导致脾气虚衰，那么，全身的水液就不能得到有效的输布。从而使水液、邪气滞留腹部，形成腹胀。

由此看来，腹胀与脾的关系是十分密切的，如果脾自身的防御力量十分雄厚，就不会被外来的邪气所纠缠，其运化水液的功能就能正常发挥，腹胀就不会出现。因此，想要治疗腹胀，最重要的就是健脾化湿，保证脾的功能正常发挥。在诸多的治疗方法当中，按摩脾经的商丘穴是一种十分有效的治疗方法。商丘穴位于足内踝前下方凹陷处，一般在足舟骨结节与内踝高点之间连线的中点处取穴。找准穴位后按灸 10 ~ 15 分钟即可。

为什么说按摩商丘穴会有不错的效果呢？在医学古籍《千金方》中就提到商丘穴能治疗“腹胀满不得息”。商丘穴是脾经的经穴，经就是经过的意思，是脾经气血通行的地方，从脾经的上一个穴位公孙穴传过来的气血物质经过该穴上行，又由于该穴的气血通道比较小，气血物质快速地通过该穴，如同风刮过一般。同时使经过的湿热的气血物质在快速上行中冷却下来，有健脾化湿，通调脾胃的功能。因此，通过按摩商丘穴能够有效地解除壅滞于腹部水湿邪气，使水液能够布散全身，祛除邪气对脾胃的伤害，从而防治腹胀。

当然了，如果久病导致了肝、脾、肾三个脏器的功能失调，致使腹胀如鼓，皮色苍黄，腹部脉络暴露，出现了大量腹水，这是中医上所讲的鼓胀，与一般的腹胀有区别，出现这种状况，就不宜采取按摩的方法，而应该寻找专业的医师制定合理的治疗方案，综合治疗。商丘穴是针对饮食不节，脾胃受损所造成的腹胀的，只有因为饮食不节或者感受寒邪等因素导致了腹胀，商丘穴才能发挥出它的效用来。

用阴郄，自汗不用愁

相传，乾隆皇帝极其宠幸一维族女子。而此女子之所以能从三千佳丽中脱颖而出，在于“玉容未近，香气来袭。非花香，非粉香，奇香异馥。”据此，野史为这位维吾尔族女子冠名以“香妃”。据说香妃的“香”，因其饮食唯花，花香通过汗液排散而出。香妃的“香”让后人大为艳羡，因为绝大多数人的汗并

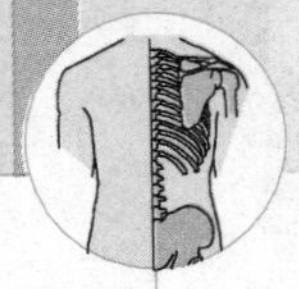

不香。即便不香，汗液的作用却非同小可。要不然怎么会有“请人吃饭，不如请人流汗”的俗语流传？不过被动出汗，可能就会成为人的困扰了。

自汗，便属于被动出汗，常常是“人在家中坐，大汗自然来”。这种被动出汗，不仅对我们的健康没有裨益，还让我们同健康形同陌路。《黄帝内经·素问宣明五气篇》曾经明白无误地告诉我们：“汗为心之液。”心又和血息息相关，有汗血同源之说。若是出汗过多，必然会损伤气血。这点很好理解，身体是一座加工厂，汗就是这座工厂所生产的下脚料。排出的下脚料数量不多不少刚刚好，那么机器运转正常。若是排出的下脚料太多，就能断定，工厂内的机器都在超负荷的运作，必然会对机器的寿命造成某种程度的损伤。

既然我们已经知晓自汗的坏处，那么就要追溯到自汗的源头一探究竟，而后对症下药。

对于自汗为何产生，《伤寒明理论》给出了谜底：“阳气卫外而为固也。卫为阳。言卫护皮肤。肥实腠理。禁固津液，不得妄泄……气不能卫固于外，则皮肤为之缓，腠理为之疏，由是而津液外泄。”而《景岳全书汗症》则对汗症作了进一步的说明，认为汗症源于阴阳失调造成的。

也就是说，皮肤对于汗，就像是大坝同水的关系。正常的时候呢，在需要的时候开闸泄水。若是这个大坝是个豆腐渣工程，千疮百孔，水流外泄，就不受它的控制了。皮肤这座大坝，原本质量很可靠。可是体内阴阳失调，胡窜乱跑，“你一锤，我一锤，将好好的皮肤砸成了蜂窝煤”，汗可不就泄了出去。

面对自汗，该怎么办？按摩阴郄穴，可达到“津液少外流，自汗不用愁”的效果。

阴郄穴，是手少阴心经的穴道。前文说过，汗液又被称为心液，自然同心经息息相关。我们先来研究一下阴郄穴的名称，阴，就是水，郄呢，是缝隙。阴郄穴，就是水道，这条水道很特殊，专门让心经之水，重新回到心经中去。就好像我挖一条水渠，起点同河相接，终点亦同此河相连，那么这条水渠中的水，最终还是要回到河中的。

按摩阴郄穴的时间可略长，需要 40 分钟左右。每天 1 次，10 天为一个疗程。自汗自然不是什么大病，但正所谓千里之堤，溃于蚁穴。倘使不加重视的话，也会给人们带来意想不到的凶险。

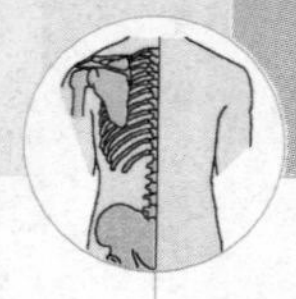

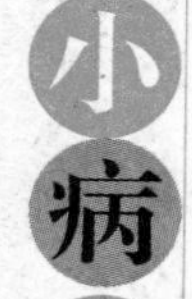
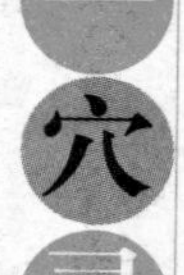

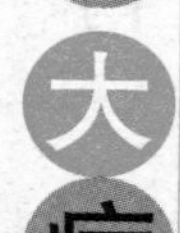
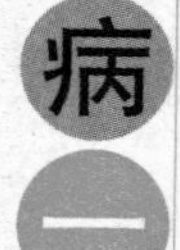
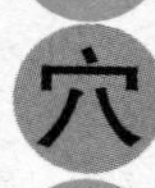
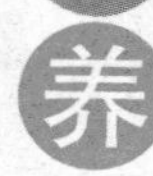

内庭，清热泻火止鼻血

生活中经常会碰上这样的状况，白天正在工作或者晚上正熟睡的时候，突然感觉鼻子中流出一股热乎乎的液体，赶快找纸巾擦拭，一看竟是鲜红的血液，便忙不迭地直奔卫生间用水清洗。白天工作时在大庭广众之下收拾残局，赶到晚上也好不到哪儿去，说不定流出来的血液就为枕头被子“增光添彩”，个中的尴尬滋味真是让人难以言表。

究竟是什么原因造成了让人防不胜防的鼻出血呢？对大多数人来说，肺胃热盛是导致鼻出血的重要原因，另外，阴虚火旺也能导致鼻出血。不过两种鼻出血表现出来的症状是不一样的，肺胃热盛导致的鼻出血血色鲜红，流出的量比较多，鼻腔干燥，口渴欲饮，口中有股秽臭的味道，有时还伴有大便困难；阴虚火旺造成的鼻出血血色是淡红色的，流出量少，还常伴有头晕目眩、咽喉干燥等症状。

这两种不同原因造成的鼻出血比较容易区别，在这里重点介绍的是肺胃热盛导致的鼻出血。血液也是液体的，它同流动的水一样，如果把水放在冰柜中肯定就会冻住，放在水壶中加热，烧开了就会沸腾。同样的道理，人体内的血液遇寒则凝，遇热则沸。肺在人体中是一个很娇嫩的脏器，中医上也有“肺为娇脏”的说法，因此如果它感受了外来的风热邪气，就会出现十分剧烈的反应。肺开窍于鼻，肺脏受到风热之气的熏灼，经内的血液像水一样被煮的沸腾了，不再循着经脉流动，就会向上溢出鼻窍，造成鼻出血。胃经的经脉起于鼻窍旁边，如果平时暴饮暴食，吃下的食物在胃里郁而化热，或者吃过多的辛辣食物，胃经的气血也就受到熏灼，循经向上，溢出鼻窍。

知道了治疗的重点，就要想办法把肺、胃两个脏器中过盛的热邪平息了，祛除热邪，血液就不会被迫上行，溢出鼻窍。那么按摩内庭穴就有不错的治疗效果，内庭穴是胃经穴，在足背第 2 趾与第 3 趾之间，趾蹼缘后方赤白肉际处。每次按摩 15 ~ 30 分钟，每天 1 ~ 2 次就可以了。

为什么按摩内庭穴能治疗鼻出血呢？内庭穴是足阳明胃经的荥穴，古代医籍《难经・六十八难》中指出：“荥主身热。”说明荥穴有治疗热证的作用。作为胃经荥穴的内庭穴，具有清胃泻火、理气止痛的功效。有些人会有

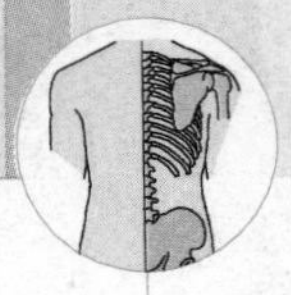

疑问，鼻出血是在人的头面部，而按摩的内庭穴在足背上，病变部位和治疗的部位有“天壤之别”，能起到作用吗？这也是中医的神奇之处，它绝不像西医一样“头疼医头，脚痛医脚”，中医更富有整体辨证观念。胃经起始于鼻窍旁边，终止于脚趾，按摩内庭穴就能够引火下行，最终驱赶出体外，血液自然就不会溢出脉外，出现流鼻血了。

太冲，帮你克制急躁易怒

据调查研究，现代上班族，尤其是生活在北京、上海、广州等大城市的白领阶层压力最大，也是最容易“郁闷”的一族。在公司里，拼命工作，人际上紧张压抑，导致情志积压，一旦出现引爆点，就会表现出极端的愤怒，爆发了以后，会引来很多不必要的麻烦，给自己，也给别人带来很大的困扰。

对于发怒的情形我们都很熟悉，那么对于“怒”的本质我们是否很了解呢？从专业角度来看，“怒”可分为两种：一种是我们平时看到的发火，比如说两个人发生口角，双方都勃然大怒，拍案而起，争执的面红耳赤，气喘吁吁，这在中医，属于“肝火旺”的怒。另一种是“郁怒”。这类型的怒多发生在性格内向、不善表达的人群当中。他们通常遇事喜欢藏在心里面，受了委屈也不到处诉说，多靠自己消化，但是长期久积不泻，容易郁积于肝，中医称之为“肝气郁结”。从怒的类型和发作人群来看，肝火旺的怒多是男性，郁怒的多是女性。

无论是“肝火怒”，还是“郁怒”，怒的症结都在于肝。《素问·灵兰秘典论》中说：“肝者，将军之官，谋虑出焉。”肝藏魂，主谋虑，具有调节情绪的功能，肝又像领导千军万马的将军，或是一个集体的管理者，它的一个重要作用就是调整体内气血运行和情绪变化，既然不能让身体功能过于高亢，也不能过于低迷，而是要处于一定的平衡稳定的状态，使气机顺和，人的心情才会愉快。

如果肝失调，人们就会发怒、忧郁。其实，反之亦然，正如人们说的“怒伤肝”、“气得肝疼”，暴怒生气，也会对肝产生危害，好比公司的经理生了病，无法管理公司，那么职工就缺乏了工作的向导和节奏。这时，气血不

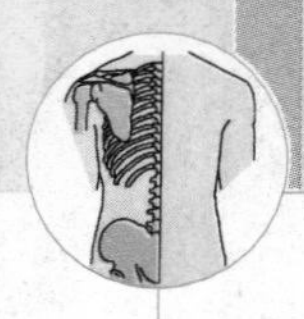

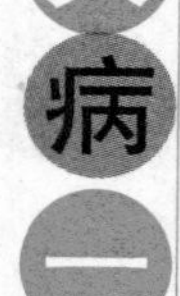
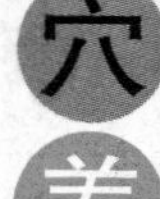
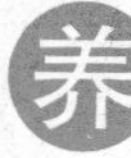

能被正常分配，就会伤心、损肾，导致心肾不交，阴阳失调。接着，焦虑症的种种症状便表现出来了。

因此，无论如何，我们都要将体内的气消灭在要发作的初始。这样不仅利于不发作，保持良好的工作、生活状态，也是调理肝脏的好办法。那么，怎么办呢？我们可以“以牙还牙”，就地取材，借助肝经上著名的“消气穴”——太冲穴。

太冲穴是有名的消气穴，当人们生气，尤其是生闷气的时候，体内“怒”的能量蓄而不发，会暗地里走“肝经”路线，走得多了，会积压而痛，所以有人说怎么闷闷地就胸肋痛了呢，这就是积蓄的结果。太冲穴是肝经原穴，对肝经的变化最敏感，即使是细微的郁积也能感受到。当你郁闷不乐的时候，你可以试试轻轻按压太冲穴，这时你会感到此穴处有压痛感，而不是舒适感，这就是太冲在回应着肝郁，气不得发的缘故。如果我们对太冲进行积极的良性刺激，那么就能将肝经的淤积之气发散，反射到体外，从而疏通身体的郁气，让人变得放松一些。太冲穴位于足背的第 1、第 2 跖骨连接部位，取穴时，正坐，将手指沿拇趾、次趾夹缝向上移压，压至能感觉到动脉跳动，似乎有反射的感觉，即是本穴。每次按摩 10 ~ 15 分钟即可。

《易经》认为，肝属木，对应的是自然界的春生之气。对于容易急躁易怒的人群来说，养肝特别重要，日常的护养肝脏，好比养护树木。按摩是一种外在的梳理肝脏心情的办法，我们还应结合肝脏本身的特点，比如肝在丑时，也就是夜里 11 点开始，应该顺天时而卧，用静养的办法来养肝。我们会有这个经验，生了再大的气，睡过一觉后，人就会感到平和很多。如果你能在丑时进行按摩，那是最好不过的，如果不能的话，我们也可以在同名的手厥阴心包经当令的戌时，也即睡觉前 9 点左右，进行按摩，然后早睡，效果也会很好，好比上课前做了预习，学起来就会容易得多，有效得多。

《黄帝内经》中说：“恬淡虚无，真气从之；精神内守，病安从来？”仔细琢磨一下这句话，也许我们能得到按摩调理之外的更多启发，愿大家共勉。